# 中医师承和确有专长人员考核名师通关笔记

## （精华背诵版）

主　编　　徐　雅

副主编　　穆　岩　　王竹葳　　孙圣楠

编　委　　李　雪　　穆　青　　王宇同　　宋楚玉

　　　　　穆千祥　　张国亮　　张明霞　　范德会

　　　　　穆志超　　张春艳　　许建德　　韩宁宁

　　　　　徐　强　　李　爽　　李　刚　　郭轩轩

　　　　　唐博杰

扫一扫
获取超值赠品

全国百佳图书出版单位

中国中医药出版社

·北京·

**图书在版编目（CIP）数据**

中医师承和确有专长人员考核名师通关笔记：精华背诵版 /
徐雅主编 . —北京：中国中医药出版社，2023.4（2024.7 重印）

ISBN 978 – 7 – 5132 – 8054 – 9

Ⅰ . ①中… Ⅱ . ①徐… Ⅲ . ①中医师—资格考试—自

学参考资料 Ⅳ . ① R2

中国国家版本馆 CIP 数据核字（2023）第 039386 号

**中国中医药出版社出版**

北京经济技术开发区科创十三街 31 号院二区 8 号楼
邮政编码　100176
传真　010-64405721
三河市同力彩印有限公司印刷
各地新华书店经销

开本 787×1092　1/16　印张 21.5　字数 690 千字
2023 年 4 月第 1 版　2024 年 7 月第 2 次印刷
书号　ISBN 978 – 7 – 5132 – 8054 – 9

定价　96.00 元
网址　www.cptcm.com

**服 务 热 线　010-64405510**
**购 书 热 线　010-89535836**
**维 权 打 假　010-64405753**

**微信服务号　zgzyycbs**
**微商城网址　https://kdt.im/LIdUGr**
**官 方 微 博　http://e.weibo.com/cptcm**
**天猫旗舰店网址　https://zgzyycbs.tmall.com**

# 编写说明

传统医学师承出师考核（以下简称"出师考核"）和传统医学医术确有专长考核（以下简称"确有专长考核"），是对传统医学师承和确有专长人员是否具有申请参加医师资格考试的资格评价和认定。编者长期从事此类考核的培训工作，对考试特点、命题规律和出题方向把握精准，同时也深谙考生的心理和需求，在研究了市场上同类图书的长短优劣，并总结多年医考培训经验的基础上，编写了这本《中医师承和确有专长人员考核名师通关笔记（精华背诵版）》。

本书根据卫生部（现国家卫生健康委）颁布的《传统医学师承和确有专长人员医师资格考核考试办法》（卫生部令第52号）和国家中医药管理局制定的《传统医学出师考核和确有专长实施方案（试行）》《传统医学出师考核和确有专长考核大纲（试行）》（下简称《大纲》）（国中医药发〔2007〕47号）编写。其内容涵盖了临床实践技能考核和综合笔试的全部内容。

本书从考生的实际需求出发，注重应试的实用性，具有以下特色：

### 1.设置通关攻略

每科目开头设有【本章通关解析】，向考生介绍该科目的性质特点，历年考核中所占的分值，考核的重点内容和学习的基本方法，使考生能把握好重点，合理分配时间。

### 2.突出重点难点

根据《大纲》要求，在每个细目下讲解重点难点知识，并对常考考点以蓝色文字突出标示，使读者对考核的出题点一目了然。

### 3.解析易混考点

在单元、细目下专门设置【易混考点解析】，主要是针对考生在学习过程中遇到的容易混淆的知识点进行归纳、比较和鉴别，从纵向和横向两个维度梳理，帮助考生加深记忆。如纵向比较方面，中医内科学肺系病证中的咳嗽、哮证、喘证、肺胀等，在证型、治疗方剂方面有很多相同或相近之处，很容易记混。鉴于此，书中就以表格的形式对其进行了比较。再如，横向方面，中医内科学和中医儿科学均有感冒、泄泻等同名的疾病，其证候类型和使用方剂也有相同和相近之处，书中也以表格的形式对类似情形进行梳理。通过比较，不仅能帮助考生厘清易混考点，更能提高考生的记忆效率。

### 4.浓缩考点精华

本书在编写过程中，大幅删减与考核无关的内容，并对重点内容重新进行梳理归纳，采用图表、歌诀等形式，减轻考生负担，缓解复习压力，消除考生的畏难情绪，节省考生的复习时间，提高复习效率。

本书集备考攻略、考点解析和易混考点鉴别于一体，将临床实践技能知识与综合笔试知识融合在一起。其中临床实践技能部分知识适当加"▲"标注说明，还原了知识点之间的联系性，便于考生系统复习。本书非常适合基础薄弱、工作繁忙、复习时间紧张的考生在第一阶段系统学习使用。希望本书能成为广大考生顺利通过传统医学师承出师及确有专长考核的通关利器。

徐 雅

2023年2月6日于北京

# 目　录

# 第一章 中医基础理论

【本章通关解析】

　　中医基础理论是中医学的基础课程，也是入门课程，在历年传统医学师承及确有专长人员出师考核中占据重要地位。其中在综合笔试中，平均每年出题约占40分（综合笔试总分300分）。

　　本章考点主要分布在阴阳学说、五行学说、五脏、气血津液、经络、病因、病机、防治原则8个单元。要求考生掌握中医的基本概念和基本理论，并能与临床中医内、外、妇、儿、针灸等课程有机结合，做到融会贯通，提高辨证论治能力。

## 第一单元　中医学理论体系的主要特点

### 细目　中医学理论体系的主要特点

**1. 整体观念**

（1）整体观念的概念：整体观念，是中医学关于人体自身的完整性及人与自然、社会环境的统一性的认识。

（2）整体观念的内容

| 整体观念的内容 | 具体体现 |
| --- | --- |
| 人体是一个有机整体 | ①五脏一体观。②形神一体观 |
| 人与自然环境的统一性 | 人与自然环境息息相关，即"天人一体"的整体观 |
| 人与社会环境的统一性 | 社会因素通过与人的信息交换影响着人体的各种生理、心理活动和病理变化 |

**2. 辨证论治**

（1）病、证、症的概念和关系

| | 病 | 证 | 症 |
| --- | --- | --- | --- |
| 定义 | 即疾病，是致病邪气作用于人体，人体正气与之抗争而引起的机体阴阳失调、脏腑组织损伤、生理功能失常或心理活动障碍的一个完整的异常生命过程 | 是疾病过程中某一阶段或某一类型的病理概括 | 即症状和体征的总称，是疾病过程中表现出的个别、孤立的现象，可以是患者异常的主观感觉或行为表现，也可以是医生检查患者时发现的异常征象 |
| 构成 | 症状和体征 | 症状和体征 | — |
| 举例 | 感冒、胸痹、痛经、积滞、湿疮 | 心脉痹阻、肝阳上亢 | 头痛、恶寒、无汗、舌红、脉数 |

（2）辨证论治的概念：辨证论治，是运用中医学理论辨析有关疾病的资料以确立其证候，论证其治则、治法与方药并付诸实施的思维和实践过程。

　　辨证，是在认识疾病的过程中确立证的思维和实践过程，即将四诊（望、闻、问、切）所收集的有关疾病的所有资料，包括症状和体征，运用中医学理论进行分析、综合，辨清疾病的原因、性质、部位及发展趋向，然后概括、判断为某种性质的证的过程。

论治，是在通过辨证思维得出证的诊断的基础上，确立相应的治疗原则和方法，选择适当的治疗手段和措施来处理疾病的思维和实践过程。论治过程一般分为因证立法、随法选方、据方施治三个步骤。

（3）同病异治和异病同治

| | 同病异治 | 异病同治 |
|---|---|---|
| 概念 | 指同一种病，由于发病的时间、地域不同，或所处的疾病的阶段或类型不同，或患者的体质各有异，故反映出的证候不同，因而治疗也就有异 | 指几种不同的疾病，在其发展变化过程中出现了大致相同的病机，即大致相同的证候，故可用大致相同的治法和方药来治疗 |
| 举例 | 感冒分风寒证和风热证，分别采用辛温解表和辛凉解表方法治疗 | 胃下垂、肾下垂、子宫脱垂、脱肛，都由中气下陷所致，故均可采用补益中气、升阳举陷的方法治疗 |
| 精神实质 | 证异则治异 | 证同则治同 |

## 易混考点解析

### 病和证的比较

| 知识点 | 相同点 | 不同点 | 举例 |
|---|---|---|---|
| 病 | 都是对疾病本质的认识，均由症状和体征构成 | 强调全过程 | 感冒、泄泻、消渴、痹证、内伤发热 |
| 证 | | 强调现阶段 | 肝阳上亢证、心脉痹阻证、肾精亏虚证 |

### 同病异治和异病同治的比较

| 知识点 | 相同点 | 不同点 | | |
|---|---|---|---|---|
| | | 病 | 证 | 治法 |
| 同病异治 | 都是辨证论治在临床的具体应用 | 同一种病 | 不同 | 不同 |
| 异病同治 | | 不同疾病 | 相同 | 相同 |

# 第二单元 精气学说

### 细目一 精气学说的概念

**1.精** 在中国古代哲学中，是一种充塞于宇宙之中，不断运动又无形可见的精微物质，是构成宇宙万物的本原。

**2.气** 在古代哲学中，指存在于宇宙之中的无形而不断运动的极细微物质，是宇宙万物的共同构成本原。

### 细目二 精气学说的基本内容

①精气是构成宇宙的本原。②精气的运动与变化。③精气是天地万物的中介。④天地精气化生为人。

### 细目三 精气学说在中医学中的应用

1. 对中医学精气生命理论构建的影响。
2. 对中医学整体观念构建的影响。

# 第三单元　阴阳学说

## 细目一　阴阳的概念

**1. 阴阳的含义**　阴阳，是对自然界相互关联的某些事物或现象对立双方属性的概括。阴阳，既可以标示相互对立的事物或现象，又可以标示同一事物或现象内部对立着的两个方面。

| 属性 | 性质 | | | | | | |
|---|---|---|---|---|---|---|---|
| 阳 | 运动 | 外向 | 上升 | 弥散 | 温热 | 明亮 | 兴奋 |
| 阴 | 静止 | 内守 | 下降 | 凝聚 | 寒冷 | 晦暗 | 抑制 |

寒热、动静、明暗是阴阳的标志性属性，而水火皆具备，故称"水火者，阴阳之征兆也"。

**2. 事物阴阳属性的绝对性和相对性**　事物阴阳属性的绝对性，主要表现在其属阴或属阳的不可变性，即绝对性。

事物阴阳属性的相对性，主要体现在三个方面：一是阴阳属性可互相转化；二是阴阳之中复有阴阳。

| 阴阳属性 | 阳（中之） | | 阴（中之） | |
|---|---|---|---|---|
| | 阳 | 阴 | 阴 | 阳 |
| 昼夜 | 上午 | 下午 | 前半夜 | 后半夜 |
| 四季 | 夏季（太阳） | 秋季（少阴） | 冬季（太阴） | 春季（少阳） |

## 细目二　阴阳学说的基本内容

**1. 对立制约**　指属性相反的阴阳双方在一个统一体中的相互斗争、相互制约和相互排斥。生理上，"阴平阳秘，精神乃治""动极者镇之以静，阴亢者胜之以阳"。病理上"阴胜则阳病，阳胜则阴病""阳虚则阴盛""阴虚则阳亢"。

**2. 互根互用**　阴阳互根，指一切事物或现象中相互对立着的阴阳两个方面，具有相互依存、互为根本的关系；阴阳互用，指阴阳双方具有相互资生、促进和助长的关系。生理上，"阴在内，阳之守也；阳在外，阴之使也"。病理上，"孤阴不生，独阳不生""阴阳离决，精气乃绝"。

**3. 交感互藏**　阴阳交感，指阴阳二气在运动中相互感应而交合，即发生相摩、相错、相荡的相互作用；阴阳互藏，指相互对立的阴阳双方中的任何一方都包含着另一方，即阴中有阳，阳中有阴。如"天地氤氲，万物化醇，男女构精，万物化生"。

**4. 阴阳消长**　阴阳消长是阴阳运动变化的一种形式，而导致阴阳出现消长变化的根本原因在于阴阳之间存在着的对立制约与互根互用的关系。

**5. 阴阳转化**　阴阳转化，指事物的总体属性，在一定条件下可以向其相反的方向转化，即属阳的事物可以转化为属阴的事物，属阴的事物可以转化为属阳的事物。如"重阴必阳，重阳必阴""寒极生热，热极生寒""寒甚则热，热甚则寒"。

## 细目三　阴阳学说在中医学中的应用

**1. 阴阳学说在组织结构和生理功能方面的应用**

（1）脏腑及形体组织的阴阳属性

| 阴阳属性 | 身体部位 | | | | 生理功能 |
|---|---|---|---|---|---|
| 阳 | 上 | 体表 | 背 | 四肢外侧　六腑 | 气藏于脏腑，运行于全身 |
| 阴 | 下 | 体内 | 腹 | 四肢内侧　五脏 | 精藏于脏腑之中，主内守 |

（2）五脏阴阳的划分

| 五脏 | 人体位置 | 五行属性 | 方位 | 相应季节 | 阴阳属性 | 《素问·金匮真言论》 |
|---|---|---|---|---|---|---|
| 心 | 膈上 | 火 | 南方 | 夏 | 阳中之阳的太阳 | 阳中之阳 |
| 肺 | 膈上 | 金 | 西方 | 秋 | 阳中之阴的少阴 | 阳中之阴 |
| 脾 | 膈下 | 土 | 中央 | 四时 | 阴中之至阴 | 阴中之至阴 |
| 肝 | 膈下 | 木 | 东方 | 春 | 阴中之阳的少阳 | 阴中之阳 |
| 肾 | 膈下 | 水 | 北方 | 冬 | 阴中之阴的太阴 | 阴中之阴 |

（3）经络系统的阴阳属性

| 阴阳属性 | 十二经脉 | | 奇经八脉 | | 络脉 |
|---|---|---|---|---|---|
| | 所属 | 循行 | 跷脉与维脉 | 督脉与任脉 | 阳络与阴络 |
| 阳 | 腑 | 肢体外侧面 | 行于身之外侧——阳跷脉和阳维脉 | 行于背，称"阳脉之海"——督脉 | 分布于体表及身体上部——阳络 |
| 阴 | 脏 | 肢体内侧面 | 行于身之内侧——阴跷脉和阴维脉 | 行于腹，称"阴脉之海"——任脉 | 分布于内脏、肢体深层及身体下部——阴络 |

**2. 阴阳学说在病理方面的应用**

| | 邪气 | 正气 | 阴阳失调（寒热性疾病的病理总纲） | | |
|---|---|---|---|---|---|
| 阳 | 阳邪（六淫） | 阳气 | 阳胜则热 | 阳胜则阴病 | 阳虚则寒 |
| 阴 | 阴邪（饮食居处、情志失调） | 阴气 | 阴胜则寒 | 阴胜则阳病 | 阴虚则热 |

## 易混考点解析

阴胜则寒和阳虚则寒的比较

| 知识点 | 相同点 | 不同点 |
|---|---|---|
| 阴胜则寒 | 二者均有寒象 | 实寒证：形寒肢冷、脘腹冷痛、吐泻物清冷味小、舌淡苔白、脉沉迟，虚象不明显 |
| 阳虚则寒 | | 虚寒证：畏寒肢冷、面色㿠白、舌淡白胖嫩、脉沉迟无力，虚象明显 |

阳胜则热和阴虚则热的比较

| 知识点 | 相同点 | 不同点 |
|---|---|---|
| 阳胜则热 | 二者均有热象 | 实热证：高热、面赤、大汗、口渴喜饮、大便秘结、小便短赤、舌红而干、苔黄、脉洪数，虚象不明显 |
| 阴虚则热 | | 虚热证：潮热、盗汗、五心烦热、两颧潮红、舌红少苔、脉细数，虚象明显 |

**3. 在疾病诊断方面的应用**

（1）四诊分阴阳

| 四诊 | 阴 | 阳 |
|---|---|---|
| 望诊 | 面色晦暗 | 面色鲜明 |
| | 蜷卧静默 | 躁动不安 |
| 闻诊 | 语声低微无力、少言而沉静者，多属虚、属寒 | 语声高亢洪亮、多言而躁动者，多属实、属热 |
| 问诊 | 身寒喜暖 | 身热恶热 |

| 四诊 | 阴 | 阳 |
|------|-----|-----|
| 脉诊 | 尺脉 | 寸脉 |
| | 迟脉 | 数脉 |
| | 脉去 | 脉至 |
| | 沉涩细小 | 浮大洪滑 |

（2）辨证分阴阳：在临床辨证中，阴阳学说用来概括分析错综复杂的各种证候。

| 八纲辨证 | 表里 | 寒热 | 虚实 |
|---------|------|------|------|
| 总纲 | 阳 | 表 | 热 | 实 |
| | 阴 | 里 | 寒 | 虚 |

**4. 在疾病预防和治疗方面的应用** 调整阴阳，使之保持或恢复相对平衡，达到阴平阳秘，是防治疾病的基本原则，也是阴阳学说用于疾病防治的主要内容。

（1）指导养生：养生最根本的原则就是要"法于阴阳"。"春夏养阳，秋冬养阴"，即遵循自然界阴阳的变化规律来调理人体之阴阳，使人体中的阴阳与四时阴阳的变化相适应。如以"春夏养阳，秋冬养阴"及"冬病夏治，夏病冬养"之法，调养"能夏不能冬""能冬不能夏"之人。

（2）确定治疗原则

1）阴阳偏盛：治疗原则是"实则泻之"，即损其有余。阳偏盛而导致的实热证，用"热者寒之"的治疗方法；阴偏盛而导致的寒实证，用"寒者热之"的治疗方法。

2）阴阳偏衰：治疗原则是"虚则补之"，即补其不足。①通过阴阳互制调补阴阳：阴偏衰产生的是"阴虚则热"的虚热证，治疗当滋阴制阳。《黄帝内经》称之为"阳病治阴"，即"壮水之主，以制阳光"。阳偏衰产生的是"阳虚则寒"的虚寒证，治疗当扶阳抑阴。《黄帝内经》称之为"阴病治阳"，即"益火之源，以消阴翳"。②通过阴阳互济调补阴阳：对于阴偏衰导致的虚热证，采用"阳中求阴"的方法；阳偏衰导致的虚寒证，采用"阴中求阳"的方法。

3）阴阳互损：导致阴阳两虚应采用阴阳双补的治疗原则。对阳损及阴导致的以阳虚为主的阴阳两虚证，当以补阳为主，兼以补阴；对阴损及阳导致的以阴虚为主的阴阳两虚证，当以补阴为主，兼以补阳。

（3）分析和归纳药物的性能：药物的性能，一般来说，主要靠它的气（性）、味和升降浮沉来决定。而药物的气、味和升降沉浮，又皆可以用阴阳来归纳说明。

| 药物的性能 | 阳 | | 阴 | |
|-----------|-----|-----|-----|-----|
| 四气 | 温 | 热 | 寒 | 凉 |
| 作用趋势 | 升 | 浮 | 降 | 沉 |
| 五味 | 辛 | 甘　淡 | 酸　苦 | 咸 |

## 易混考点解析

**阴病治阳与阴中求阳、阳病治阴与阳中求阴的鉴别**

| | 相同点 | 不同点 | |
|---|-------|--------|---|
| | | 内涵不同 | 依据的阴阳关系不同 |
| 阴病治阳 | 都用于治疗阳虚则寒的虚寒证 | 指对于阳虚则寒的虚寒证，采用温阳以抑阴的方法来治疗，即"益火之源，以消阴翳" | 阴阳的对立制约 |
| 阴中求阳 | | 指对于阳虚则寒的虚寒证，在大剂温阳的同时，少佐滋阴药，即阴中求阳 | 阴阳的互根互用 |

续表

| | 相同点 | 不同点 | |
|---|---|---|---|
| | | 内涵不同 | 依据的阴阳关系不同 |
| 阳病治阴 | 都用于治疗阴虚则热的虚热证 | 指对于阴虚则热的虚热证，采用滋阴以抑阳的方法来治疗，即"壮水之主，以制阳光" | 阴阳的对立制约 |
| 阳中求阴 | | 指对于阴虚则热的虚热证，在大剂滋阴的同时，少佐温阳药，即阳中求阴 | 阴阳的互根互用 |

# 第四单元　五行学说

## 细目一　五行学说的概念

**1. 五行的概念**　五行，即木、火、土、金、水五种物质及其运动变化，是归纳宇宙万物并阐释其相互关系的五种基本属性。

**2. 五行的特性**

| 五行 | 特性 | 引申义 |
|---|---|---|
| 木 | "木曰曲直" | 凡具有生长、升发、条达、舒畅等性质或作用的事物和现象 |
| 火 | "火曰炎上" | 凡具有温热、上升、光明等性质或作用的事物和现象 |
| 土 | "土爰稼穑" | 凡具有生化、承载、受纳性质或作用的事物和现象 |
| 金 | "金曰从革" | 凡具有沉降、肃杀、收敛等性质或作用的事物和现象 |
| 水 | "水曰润下" | 凡具有滋润、下行、寒凉、闭藏等性质或作用的事物和现象 |

**3. 事物与现象的五行归类**

| 自然界 | | | | | | | 五行 | 人体 | | | | | | |
|---|---|---|---|---|---|---|---|---|---|---|---|---|---|---|
| 五音 | 五味 | 五色 | 五化 | 五气 | 方位 | 季节 | | 五脏 | 五腑 | 五官 | 形体 | 情志 | 五声 | 变动 |
| 角 | 酸 | 青 | 生 | 风 | 东 | 春 | 木 | 肝 | 胆 | 目 | 筋 | 怒 | 呼 | 握 |
| 徵 | 苦 | 赤 | 长 | 暑 | 南 | 夏 | 火 | 心 | 小肠 | 舌 | 脉 | 喜 | 笑 | 忧 |
| 宫 | 甘 | 黄 | 化 | 湿 | 中 | 长夏 | 土 | 脾 | 胃 | 口 | 肉 | 思 | 歌 | 哕 |
| 商 | 辛 | 白 | 收 | 燥 | 西 | 秋 | 金 | 肺 | 大肠 | 鼻 | 皮 | 悲 | 哭 | 咳 |
| 羽 | 咸 | 黑 | 藏 | 寒 | 北 | 冬 | 水 | 肾 | 膀胱 | 耳 | 骨 | 恐 | 呻 | 栗 |

## 细目二　五行学说的基本内容

**1. 五行正常情况（生理状态）下的关系**

（1）相生：指木、火、土、金、水之间存在着有序的递相资生、助长和促进的关系。顺序是木生火，火生土，土生金，金生水，水生木。比喻为母子关系。

（2）相克：指木、火、土、金、水之间存在着有序的递相克制、制约的关系。顺序是木克土，土克水，水克火，火克金，金克木。又被称为"所胜""所不胜"关系。

（3）五行制化：指五行之间既相互资生，又相互制约，维持平衡协调，推动事物间稳定有序的变化与发展。相生中有克制，在克制中求发展。

**2. 五行异常情况（病理状态）下的关系**

（1）相生关系紊乱：包括母病及子和子病及母。

1）母病及子：是指五行中的某一行异常，累及其子行，导致母子两行皆异常。顺序是木→火→土→金→水。发生条件是母行虚弱，引起子行亦不足，终致母子两行皆不足。

2）子病及母：是指五行中的某一行异常，影响到其母行，终致子母两行皆异常。顺序是水→金→土→火→木。发生条件一是子行亢盛，引起母行亦亢盛，结果是子母两行皆亢盛，一般称为"子病犯母"；二是子行虚弱，上累母行，引起母行亦不足，终致子母俱不足；三是子行亢盛，损伤母行，以致子盛母衰，一般称为"子盗母气"。

（2）相克关系紊乱：包括相乘和相侮。

1）相乘：是指五行中一行对其所胜的过度制约或克制。相乘的次序与相克相同，即木乘土，土乘水，水乘火，火乘金，金乘木。发生条件是所不胜太过和（或）所胜不足。

2）相侮：是指五行中一行对其所不胜的反向制约和克制。顺序是木侮金，金侮火，火侮水，水侮土，土侮木，发生条件是所胜太过和（或）所不胜不足。

## 细目三 五行学说在中医学中的应用

**1. 在生理方面的应用** ①说明五脏的生理特点。②构建天人一体的五脏系统。③说明五脏之间的生理联系。

**2. 在病理方面的应用** 五行学说可以说明脏腑疾病的传变。相生关系的传变，包括"母病及子"和"子病及母"两个方面；相克关系的传变，包括"相乘"和"相侮"两个方面。

**3. 在疾病诊断方面的应用** 观察分析望、闻、问、切四诊所搜集的外在表现，依据事物属性的五行归类和五行生克乘侮规律，可确定五脏病变的部位，推断病情进展和判断疾病的预后，即所谓"视其外应，以知其内脏"。

**4. 在疾病治疗方面的应用**

（1）指导脏腑用药：药物的五色、五味与五脏的关系是以天然色味为基础，以不同性能与归经为依据，按照五行归属来确定的。

| 五行 | 木 | 火 | 土 | 金 | 水 |
|---|---|---|---|---|---|
| 五色 | 青 | 赤 | 黄 | 白 | 黑 |
| 五味 | 酸 | 苦 | 甘 | 辛 | 咸 |
| 五脏 | 肝 | 心 | 脾 | 肺 | 肾 |

（2）控制疾病的传变：临床治疗时除对所病本脏进行治疗之外，还要依据其传变规律，治疗其他脏腑，以防止其传变。如"见肝之病，则知肝当传之于脾，故先实其脾气"（《难经·七十七难》）。

（3）确定治则治法

| | 治则 | 治法 | | | |
|---|---|---|---|---|---|
| 相生规律 | 补母和泻子 | 滋水涵木法 | 益火补土法 | 培土生金法 | 金水相生法 |
| 相克规律 | 抑强与扶弱 | 抑木扶土法 | 培土制水法 | 佐金平木法 | 泻南补北法 |

（4）指导针灸取穴

| 五行 | 木 | 火 | 土 | 金 | 水 |
|---|---|---|---|---|---|
| 阳经 | 输 | 经 | 合 | 井 | 荥 |
| 阴经 | 井 | 荥 | 输 | 经 | 合 |

（5）指导情志疾病的治疗：依据五行的相生相克，人的情志活动也有相互抑制的作用。临床上可以运用不同情志变化的相互抑制关系来达到治疗目的。如"怒伤肝，悲胜怒……喜伤心，恐胜喜……思伤脾，怒胜思……忧伤肺，喜胜忧……恐伤肾，思胜恐"。

## 易混考点解析

### 五行相乘与相侮的比较

| 相互关系 | 主要联系 | 主要区别 |
|---|---|---|
| 相乘 | 二者都属不正常的相克现象。相乘与相侮可同时发生，均可由"太过""不及"引起 | 是按五行相克次序发生的过度克制 |
| 相侮 | | 是按五行相克次序发生的反向克制 |

# 第五单元　藏象学说

**1. 藏象及藏象学说的概念与特点**　藏象，是指藏于体内的内脏及其表现于外的生理病理现象，以及与自然界相通应的应时而表现于外的生理现象。

"藏"，是藏于体内的内脏，包括五脏、六腑和奇恒之腑。由于五脏是所有内脏的中心，故"藏"之所指，实际上是以五脏为中心的五个生理病理系统。

"象"，是这五个生理病理系统的外在现象和比象。其含义有二：一是表现于外的生理病理征象；二是内在以五脏为中心的五个生理病理系统与外在自然环境的事物与现象类比所获得的比象。

藏象学说的主要特点是以五脏为中心的整体观，主要体现在以五脏为中心的人体自身的整体性及五脏与自然环境的统一性两个方面。

**2. 五脏、六腑、奇恒之腑的分类**

| 脏腑分类 | 包含器官 | 结构特点 | 生理特点 | 临床意义 |
|---|---|---|---|---|
| 五脏 | 心、肺、脾、肝、肾 | 实体脏器 | 藏而不泻，满而不实 | "脏病多虚""五脏宜补" |
| 六腑 | 胆、胃、小肠、大肠、膀胱、三焦 | 中空有腔 | 泻而不藏，实而不满 | "腑病多实""六腑宜泻" |
| 奇恒之腑 | 脑、髓、骨、脉、胆、女子胞 | 中空有腔 | 贮藏精气 | "精气易虚""虚者宜补" |

# 第六单元　五　脏

## 细目一　五脏的生理功能与特性

**1. 心的生理功能与特性**

| 心 | 具体内容 | 含义 |
|---|---|---|
| 生理功能 | ①主血脉 | 指心气推动和调控血液在脉道中运行，流注全身，发挥营养和滋润作用 |
| | ②藏神 | 又称主神明或主神志，指心有统帅全身脏腑、经络、形体、官窍的生理活动和主司意识、思维、情志等精神活动的作用 |
| 生理特性 | ①心为阳脏而主阳气 | 心在五行属火，属阳中之阳的太阳，故称为阳脏，又称"火脏"；心必须保持强大的阳气才能使心搏动而温运血脉，振奋精神，温煦周身，故曰心为阳脏而主阳气 |
| | ②心主通明 | 指心脉以通畅为本，心神以清明为要 |
| | ③心气宜降 | 心火在心阴的牵制下合化为心气下行以温肾，维持人体上下协调 |

**2. 肺的生理功能与特性**

（1）主气，司呼吸：包括主呼吸之气和主一身之气两个方面。

| 肺主气司呼吸 | 含义 | 具体表现 |
| --- | --- | --- |
| 主呼吸之气 | 指肺是气体交换的场所 | 是肺气的宣发与肃降运动在气体交换过程中的具体表现 |
| 主一身之气 | 指肺有主司一身之气的生成和运行的作用 | ①宗气的生成。②对全身气机的调节作用 |

（2）肺主宣发肃降：肺气宣发，是肺气向上向外的布散运动，主要体现在以下三个方面：一是呼出体内浊气；二是将脾所转输来的津液和部分水谷精微上输头面诸窍，外达于全身皮毛肌腠；三是宣发卫气于皮毛肌腠，以温分肉、充皮肤、肥腠理、司开阖，将代谢后的津液化为汗液，并控制和调节其排泄。

肺气肃降，是肺气向内向下的布散运动，主要体现在以下三个方面：一是吸入自然界之清气，并将吸入之清气与谷气相融合而成的宗气向下布散至脐下，以资元气；二是将脾转输至肺的津液及部分水谷精微向下向内布散于其他脏腑以濡润之；三是将脏腑代谢后产生的浊液下输于膀胱，成为尿液生成之源。

（3）主通调水道：指肺气的宣发肃降运动推动和调节全身水液的输布和排泄，故说"肺主行水"。又因为肺为华盖，故称"肺为水之上源"。

（4）肺朝百脉，主治节

1）肺朝百脉：指全身的血液都通过百脉流经于肺，经肺的呼吸，进行体内外清浊之气的交换，然后再通过肺气宣降作用，将富有清气的血液通过百脉输送到全身。肺气具有助心行血的作用。宗气有"贯心脉"以推动血液运行的作用。

2）肺主治节：指肺气具有治理调节肺之呼吸及全身之气、血、水的作用，是对肺的主要生理功能的高度概括。《素问·灵兰秘典论》说："肺者，相傅之官，治节出焉。"肺主治节主要表现在四个方面：①治理调节呼吸运动。②调理全身气机。③治理调节血液的运行。④治理调节津液代谢。

（5）生理特性

1）肺为娇脏：肺为清虚之体，外合皮毛，开窍于鼻，与天气直接相通，故六淫等外邪侵袭机体，无论从口鼻还是从皮毛而入，均易犯肺而致病。此外，肺居高位，为华盖而覆盖诸脏，又为百脉之所朝，凡其他脏腑的病变，易上于肺。又因肺不耐寒热，易受邪侵，无论外感、内伤或是他脏病变，多侵袭或累及于肺而为病，故称之为"娇脏"。

2）肺气以降为顺：肺为阳中之阴脏，通于秋气，其性收敛下降；肺居位高以覆诸脏，称之为华盖；肺气以降为顺，顺则五脏六腑之气亦顺，故有"肺为脏之长"之说。肺气降，则一身气血津液上升至肺，必归于升已而降，与下焦肾气之降已而升相呼应，构成气血津液升降相因的循行模式。

3）肺喜润恶燥：肺为清虚之体，性喜清润而恶燥。在病理上，燥邪易灼伤肺津，甚至化火耗阴，肺失滋润，致肃降无权，故喜润恶燥是肺的特性。

**3. 脾的生理功能与特性**

（1）主运化：指脾具有把饮食水谷转化为水谷精微（即谷精）和津液（即水精），并把水谷精微和津液吸收、转输到全身各脏腑的生理功能，包括运化食物和运化水液两个方面。

1）运化食物：食物经胃的受纳腐熟，被初步消化后，变为食糜，下送于小肠并进一步消化，经脾气的作用，则分为清浊两部分。其精微部分，经脾气的激发作用由小肠吸收，再由脾气的转输作用输送到其他四脏，内养五脏六腑，外养四肢百骸。

2）运化水液：指脾气将水液化为水精，亦即津液，并将其吸收、转输到全身脏腑的生理功能。脾气转输津液的途径及方式有四：一是上输于肺，通过肺气宣降输布全身；二是向四周布散，"以灌四傍"，发挥其滋养濡润脏腑的作用；三是将胃、小肠、大肠中的部分水液经过三焦（六腑之一的三焦）下输膀胱，成为尿液生成之源；四是居中枢转津液，使全身津液随脾胃之气的升降而上腾下达。肺之上源之水下降，膀胱水府之津液上升，脾气健运，津液化生充足，输布正常，脏腑形体官窍得养。

运化食物和运化水液，是脾主运化的两个方面，二者是同时进行的。饮食物的消化及其精微的吸收、转输都由脾所主。脾气不但将饮食物化为水谷精微，而且能将水谷精微吸收并转输至全身促进人体的生长发育，是维持人体生命活动的根本，故称为"后天之本"。脾为"后天之本"的理论，对养生防病有着重要意义。

（2）主统血：指脾气具有统摄、控制血液在脉中正常运行而不逸出脉外的作用。脾气统摄血液，实际上是气的固摄作用的体现。脾气是一身之气分布到脾脏的部分，一身之气充足，脾气必然充盛；而脾气健运，一身之气自然充足。气足则能摄血，故脾统血与气摄血是统一的。

（3）脾主升：指脾气具有向上运动以维持水谷精微的上输和内脏位置相对稳定的生理特性。①脾主升清，指脾气的升动转输作用，将胃肠道吸收的水谷精微和水液上输于心、肺等脏，通过心、肺的作用化生气血，以营养濡润全身。②脾主升举内脏。

（4）生理特性

1）脾宜升则健：脾的气机运动特点以上升为主。脾胃居中，脾气宜升，胃气宜降，为气机升降之枢纽，对维持人体气机升降出入的整体协调，起到了关键性的作用。脾能升清，则运化水谷精微的功能正常，气血生化有源，故说"脾宜升则健"（《临证指南医案·卷二》）。

2）脾喜燥恶湿：脾的喜燥恶湿特性与其运化水饮的生理功能相关。脾气健旺，运化水饮正常，水精四布，自然无痰饮水湿的停聚。脾气升动，才能将水液布散全身，而脾气升运的条件之一就是脾体干燥而不被痰饮水湿所困，因而有"脾生湿""湿困脾""脾恶湿""脾燥则升"等说法。

3）脾为孤脏：脾属土，居中央，与四方、四时无配。脾主运化，为精血津液生化之源，"灌四傍"而长养四脏，称为后天之本；属人体中最大最重要的脏，故称孤脏。

**4. 肝的生理功能与特性**

（1）主疏泄：指肝气具有疏通、畅达全身气机的作用。主要表现在：①促进血液与津液的运行输布。②促进脾胃运化和胆汁的分泌排泄。③调畅情志。④促进男子排精与女子排卵行经。

（2）主藏血：指肝脏具有贮藏血液、调节血量和防止出血的功能。肝藏血的生理意义：①涵养肝气。②调节血量。③濡养肝及筋目。④化生和濡养魂，维持正常神志及睡眠。⑤为经血之源。⑥防止出血。

（3）生理特性

1）体阴而用阳：肝"体阴"，一是肝与肾同居下焦，故属阴；二是肝藏血，血属阴。肝为刚脏，非柔润而不和调，必赖阴血之滋养方能发挥其正常的生理作用。肝"用阳"，一是肝主疏泄，其气主升主动，性喜条达，内寄相火，其性属阳；二是肝阳易亢，肝风易动而形成肝阳上亢、肝风内动，临床表现为眩晕、肢麻、震颤、抽搐等症状。故曰肝"体阴而用阳"。

2）肝为刚脏：肝为将军之官，是指肝内寄相火，其性刚烈，具有易亢、易逆、好动的特点。肝之体阴常不足，肝主疏泄阳易亢。病理上肝气易逆，肝阳易亢，化火生风，常见眩晕、头胀、头痛甚抽搐、震颤等症。

3）肝主升发：肝在五行属木，通于春气，春天阳气始发，内蕴生升之机，推动自然万物的生长变化。《素问·四气调神大论》说："春三月，此谓发陈，天地俱生，万物以荣。"春气内应于肝，内藏生升之气。肝之病变以升发太过为多见，临床多见肝阳上亢、肝气上逆的病理变化，故又有"肝气肝阳常有余"之说。

4）肝性喜条达而恶抑郁：肝属木气，应自然界春生之气，宜保持柔和、舒畅、升发、条达，既不抑郁也不亢奋的冲和之象，才能维持肝的疏泄功能正常。暴怒可致肝气亢奋，出现面红目赤、头胀头痛、心烦易怒等症；思虑抑郁则可致肝气郁结，出现郁郁寡欢、多疑善虑，甚或悲伤欲哭等。

**5. 肾的生理功能与特性**

（1）藏精，主生长发育生殖与脏腑气化

1）肾藏精：指肾具有贮存、封藏精的生理功能。

2）主生长发育与生殖：指肾精、肾气促进机体生长发育与生殖功能成熟的作用。

3）调节脏腑气化：指由脏腑之气的升降出入运动推动和调控着各脏腑形体官窍的生理功能，进而推动和调控着机体精气血津液各自的新陈代谢及其与能量的相互转化的过程。

（2）主水：指肾气具有主司和调节全身水液代谢的作用。主要体现在两方面：①肾气对参与水液代谢脏腑的促进作用。②肾气的生尿和排尿作用。

（3）主纳气：指肾气有摄纳肺所吸入的自然界清气，保持吸气的深度，防止呼吸表浅的作用。《难经·四难》说："呼出心与肺，吸入肾与肝。"《类证治裁·喘证》说："肺为气之主，肾为气之根。"

（4）生理特性

1）肾为封藏之本：肾的封藏、固摄作用，可以防止精、气、血、津液的过量排泄与亡失。《素问·六节藏象论》说："肾者主蛰，封藏之本。"同时，还可以维持呼吸运动的平稳和深沉。若肾的封藏、固摄功能失常，则表现为男子遗精，女子带下过多、滑胎，或表现为尿频、小便清长、遗尿、尿失禁，或表现为大便滑脱不禁，或表现为呼多吸少，动则喘甚等病理变化。此外，肾的封藏与肝的疏泄具有相反相成的关系，肝的疏泄可防止精气的排泄不畅或壅滞不通，肾的封藏可防止精气的过度丢失。

2）肾为水火之宅：肾为五脏六腑之本，主一身阴阳，为水火之宅，寓真阴（命门之水）而含真阳（命门之火）。五脏六腑之阴，非肾阴不能滋养；五脏六腑之阳，非肾阳不能温煦。肾阴，为人体阴液之根本，谓之命门之水；肾阳，为人体阳气之根本，谓之命门之火。肾阴与肾阳，同居肾中，二者相互制约、相互依存、相互为用，共同维持着人体生理上的动态平衡，故称肾为水火之宅。

3）肾恶燥：《素问·宣明五气》曰："五脏所恶……肾恶燥。"肾之所以恶燥，因为肾为水脏，主藏阴精，司津液之气化，燥邪易伤津液，久则肾精耗损，甚则骨髓枯竭，所以说肾恶燥。

## 细目二 五脏之间的关系

| 五脏之间的关系 | 具体表现 | | |
|---|---|---|---|
| 心与肺 | 血液运行与呼吸吐纳之间的协同调节关系，即气血关系。积于胸中的宗气是连接心之搏动和肺之呼吸的中心环节 | | |
| 心与脾 | 血液生成 | 血液运行 | — |
| 心与肝 | 行血与藏血 | 精神调节 | — |
| 心与肾 | 心肾相交 | | |
| | 水火既济 | 精神互用 | 君相安位 |
| 肺与脾 | 气的生成 | 水液代谢 | — |
| 肺与肝 | 主要体现在人体气机升降的调节方面。肝升肺降是气机调节的重要环节 | | |
| 肺与肾 | 水液代谢 | 呼吸运动 | 阴阳互资 |
| 肝与脾 | 疏泄与运化的相互为用 | 藏血与统血的相互协调 | — |
| 肝与肾 | 精血同源、"肝肾同源"或"乙癸同源" | 藏泄互用 | 阴阳互滋互制 |
| 脾与肾 | 先天、后天相互资生 | 水液代谢 | — |

## 细目三 五脏与五体、五官九窍、五志五神、五液和五时的关系

| 五脏 | 心 | 肺 | 肝 | 脾 | 肾 |
|---|---|---|---|---|---|
| 五体 | 脉 | 皮 | 筋 | 肉 | 骨 |
| 五华 | 面 | 毛 | 爪 | 唇 | 发 |
| 五官九窍 | 舌 | 鼻 | 目 | 口 | 耳和二阴 |
| 五志 | 喜 | 忧（悲） | 怒 | 思 | 恐 |
| 五神 | 神 | 魄 | 魂 | 意 | 志 |

续表

| 五液 | 汗 | 涕 | 泪 | 涎 | 唾 |
|------|----|----|----|----|----|
| 五时 | 夏 | 秋 | 春 | 长夏 | 冬 |

# 第七单元　六　腑

## 细目一　六腑的生理功能

六腑，即胆、胃、小肠、大肠、膀胱、三焦六个脏器的总称。其共同生理特点是传化物而不藏，实而不能满。后世医家将此概括为"六腑以通为用"。

**1. 胆的生理功能**　胆为"中正之官"，是中空的囊状器官，内盛胆汁。因胆汁清静，称为"精汁"，故《灵枢·本输》称胆为"中精之腑"，亦有医家将其称为"中清之腑"。胆的生理功能主要有两个方面：①贮藏和排泄胆汁。②主决断。

**2. 胃的生理功能与生理特性**　胃的生理功能：①主受纳水谷。②主腐熟水谷。胃的生理特性：①胃气下降。②喜润恶燥。

**3. 小肠的生理功能**　小肠为"受盛之官"，主要生理功能：①主受盛化物。②主泌别清浊。③小肠主液。

**4. 大肠的生理功能**　大肠为"传导之官"，主要生理功能：①主传化糟粕。②大肠主津。

**5. 膀胱的生理功能**　膀胱为"州都之官""津液之腑"，主要生理功能：①汇聚水液。②贮存和排泄尿液。

**6. 三焦的概念和生理功能**　三焦是上焦、中焦、下焦的合称。因其在人体脏腑中，惟它最大，又无脏与之相表里，故又有"孤腑"之称。

（1）三焦的生理功能：①通行诸气。②运行津液。

（2）三焦的生理特点

1）"上焦如雾"：是对心、肺输布营养至全身的作用和形式的形象描写与概括，喻指上焦宣发卫气，敷布水谷精微和津液，如雾露之灌溉。

2）"中焦如沤"：是对脾、胃、肝、胆等脏腑的消化饮食物的作用和形式的形象描写与概括，喻指中焦消化饮食物，如发酵酿造之过程。

3）"下焦如渎"：是对小肠、大肠、肾和膀胱的排泄糟粕的作用和形式的描写与概括，喻指肾、膀胱、大肠等脏腑排泄二便，如沟渠之通导。

## 细目二　五脏与六腑之间的关系

| 脏与腑的关系 | 经脉属络 | 生理配合 | 病理相关 |
|------|------|------|------|
| 心与小肠 | 手少阴经与手太阳经 | 心主血脉，心阳之温煦，心血之濡养，有助于小肠的化物等功能。小肠化物，泌别清浊，清者经脾上输心肺，化赤为血，以养心脉 | 心经实火，可移热于小肠。反之，小肠有热，亦可循经上熏于心 |
| 肺与大肠 | 手太阴经与手阳明经 | 肺气的下降可以推动大肠的传导，有助于糟粕下行。大肠传导正常，腑气通畅，亦有利于肺气的下降 | 肺失清肃，津液不能下达，大肠失润，传导失常，可见大便干结难下。若肺气虚弱，推动无力，大肠传导无力，可见气虚便秘。反之，若大肠腑气不通，传导不利，则肺气壅塞而不能下降，出现胸闷、咳喘、呼吸困难等 |

续表

| 脏与腑的关系 | 经脉属络 | 生理配合 | | 病理相关 |
|---|---|---|---|---|
| 脾与胃 | 足太阴经与足阳明经 | ①纳运相成 | | 胃之受纳失常则脾之运化不利，脾失健运则胃纳失常，出现恶心呕吐、脘腹胀满、不思饮食等，称为"脾胃不和" |
| | | ②升降相因 | | 脾气不升，水谷夹杂而下，出现泄泻，甚则完谷不化。胃气不降反而上逆，可见恶心呕吐、呃逆嗳气。故《素问·阴阳应象大论》有"清气在下，则生飧泄；浊气在上，则生䐜胀" |
| | | ③燥湿相济 | | 脾属阴，阳气易损；胃属阳，津液和阴气易伤。如湿困脾运，可导致胃纳不振；胃津不足，亦可影响脾气运化。脾湿则其气不升，胃燥则其气不降，可见中满痞胀、排便异常等症 |
| 肝与胆 | 足厥阴经与足少阳经 | ①同司疏泄 | | 肝气郁滞可影响胆汁疏利，胆腑郁热也可影响肝气疏泄，最终均可导致肝胆气滞、肝胆湿热，或郁而化火、肝胆火旺之证 |
| | | ②共主勇怯 | | 肝胆气滞，或胆郁痰扰，均可导致情志抑郁或惊恐胆怯等病证 |
| 肾与膀胱 | 足少阴经与足太阳经 | 肾为主水之脏，开窍于二阴；膀胱为津液之腑。肾与膀胱相互协作，共同完成尿液的生成、贮存与排泄 | | 若肾气虚弱，蒸化无力，或固摄无权，可影响膀胱的汇聚水液及贮尿、排尿，而见尿少、癃闭或尿失禁。膀胱湿热，或膀胱失约，也可影响到肾气的蒸化和固摄，出现尿液排泄异常 |

## 易混考点解析

### 胃与小肠生理功能的比较

| | 相同点 | 不同点 | | |
|---|---|---|---|---|
| | | 接受 | 加工 | 运输 |
| 胃 | 功能均是三步：接受→加工→运输 | 受纳 | 腐熟 | 通降 |
| 小肠 | | 受盛 | 化物 | 泌别清浊 |

### 小肠与大肠生理功能的比较

| | 津液代谢方面 | 《素问·灵兰秘典论》 |
|---|---|---|
| 小肠 | 小肠主液 | 小肠者，受盛之官，化物出焉 |
| 大肠 | 大肠主津 | 大肠者，传导之官，变化出焉 |

## 第八单元　奇恒之腑

　　奇恒之腑，包括脑、髓、骨、脉、胆、女子胞六个脏器组织。它们在形态上类腑，但其功能上似脏，主贮藏精气，与六腑传化水谷有别，故称之为奇恒之腑，亦即别于六腑的腑。如《素问·五脏别论》所说："脑、髓、骨、脉、胆、女子胞，此六者，地气之所生也，皆藏于阴而象于地，故藏而不泻，名曰奇恒之腑。"

### 细目一 脑

脑位于头部的颅腔之内，为髓汇聚之处，故《灵枢·海论》说"脑为髓之海"。

**1. 脑的生理功能** ①主宰生命活动。②主司感觉运动。③主司精神活动。

**2. 脑与脏腑精气的关系** 脑的生理病理统归于心而分属于五脏。神、魂、魄、意、志五种不同的表现，分别由心、肝、肺、脾、肾五脏主司。

### 细目二 女子胞

女子胞，又称胞宫、胞脏、子宫、子脏等。女子胞位于小腹部，膀胱之后，直肠之前，通过阴道与外界相通，是女性的生殖器官。

**1. 女子胞的生理功能** ①主持月经。②孕育胎儿。

**2. 女子胞与脏腑经脉的关系**

（1）与天癸的关系：天癸，是肾精、肾气充盈到一定程度时体内出现的一种精微物质，有促进生殖器官发育成熟、女子月经来潮及排卵、男子精气溢泻，因而具备生殖能力的作用。

（2）与经脉的关系：女子胞与冲、任、督、带及十二经脉，均有密切关系。其中与冲脉和任脉的联系最紧密，有"冲为血海""冲为十二经脉之海""任主胞胎"之说。

（3）与脏腑的关系：女子以血为本，经水为血液所化，月经的来潮和周期，以及孕育胎儿，均离不开气血的充盈和血液的正常运行。而心主血；肝藏血；脾胃为气血生化之源，又主统血；肾藏精，关乎天癸，且精能化血。因此，五脏之中，女子胞与心、肝、脾、肾的关系尤为密切。

# 第九单元 气、血、津液

### 细目一 气

**1. 人体之气的概念** 气是人体内活力很强、运行不息的极精微物质，是构成人体和维持人体生命活动的基本物质之一。

（1）哲学之气与人体之气的区别：哲学之气是宇宙万物包括人类的生成本原。人体之气是客观存在于人体中的运动不息的细微物质，既是构成人体的基本物质，又对生命活动起着推动和调控作用。

（2）人体之气与人体之精的区别与联系：人体之气是客观存在于人体中的运动不息的细微物质，是构成人体的基本物质。气是推动和调控脏腑生理功能的动力，是人体生命的维系。人体之精是构成人体的最基本物质，也是维持人体生命活动的基本物质。精为脏腑功能活动的物质基础，是人体生命的本源。人体之气是由人体之精化生的。

**2. 人体之气的生成**

（1）人体之气的生成之源：人体之气来源于先天之精所化生的先天之气（即元气）、水谷之精所化生的水谷之气和自然界的清气，后两者又合称为后天之气（即宗气），并通过肺、脾、胃和肾等脏腑的综合作用，将此三者结合起来而成一身之气。《黄帝内经》称为"人气"。

（2）与气生成的相关脏腑

| 与气生成的关系 | 脏腑 | 功能描述 |
| --- | --- | --- |
| 生气之根 | 肾 | 肾藏先天之精，并受后天之精的充养。先天之精化生元气 |
| 生气之源 | 脾、胃 | 胃主受纳，共同完成对饮食水谷的消化和水谷精微的吸收。水谷之精化生水谷之气 |
| 生气之主 | 肺 | 肺主气，主司宗气的生成，在气的生成过程中占有重要地位 |

**3. 人体之气的功能**

（1）推动作用：气是活动能力极强的精微物质，对人体生长发育、各脏腑组织器官的功能活动、血液的循行、津液的生成输布和排泄等，均能起激发和推动作用。如果气的推动作用减弱，则影响生长发育，甚至出现早衰；使脏腑组织器官、经络等功能减退；或使血液、津液的生成不足，运行滞缓，而发生血虚、血行不利或水液在体内潴留等病变。

（2）温煦作用：气的运动是人体热量的来源。人体体温的恒定，各脏腑组织器官、经络等生理活动的进行，都需要气的温煦作用；血和津液在体内不停地运行，也依赖气的温煦和调节，故古人说"血得温则行，得寒则凝"。如果体内气虚，温煦作用失常，便会引起畏寒喜热、四肢不温、体温下降、血行滞缓、津液凝聚等病变。

（3）防御作用：气具有防御和抵抗各种邪气的功能，表现在：一是护卫肌表，防止外邪侵入；二是与侵入体内的各种邪气进行斗争。气的防御功能，是通过脏腑经络的生理功能而体现的，故《素问·刺法论》说："正气存内，邪不可干。"

（4）固摄作用：气具有防止精、血、津液等物质的无故流失，以及维护脏腑器官各自位置相对稳定的作用。如维持血液在脉管内循行，体内水液代谢的相对平衡，均与气的固摄作用相关。

（5）气化作用：气通过运动可以使机体产生各种变化，称为气的气化作用。气化作用的过程，实际上就是体内物质代谢的过程，即物质转化和能量转化的过程。具体地说，即是指精、气、血、津液等物质的新陈代谢及相互转化。

**4. 人体之气的分类** 人体之气，因其生成来源、分布部位及功能特点的不同而有着各自不同的名称。

| | 元气 | 宗气 | 营气 | 卫气 |
|---|---|---|---|---|
| 定义 | 是人体最根本、最重要的气，是人体生命活动的原动力 | 是由谷气与自然界清气相结合而积聚于胸中的气，属后天之气的范畴。宗气的生成直接关系到一身之气的盛衰 | 是行于脉中而具有营养作用的气 | 是运行于脉外而具有保卫作用的气 |
| 生成 | 由肾精化生 | 脾胃运化的水谷之精所化生的水谷之气和肺从自然界中吸入的清气二者相结合生成 | 由水谷精微中的精华部分化生 | 由水谷精微中的慓悍滑利部分化生 |
| 分布运行 | 根于命门，通过三焦流行于全身 | 聚于胸中，通过上出息道（呼吸道），贯注心脉及沿三焦下行的方式布散全身 | 行于脉中，运行全身 | 在脉外运行 |
| 功能 | ①推动和调节人体的生长发育和生殖功能。②推动和调控各脏腑、经络、形体、官窍的生理活动 | ①走息道以行呼吸。②贯心脉以行血气。③下蓄丹田以资先天 | ①化生血液。②营养全身 | ①防御外邪。②温养全身。③调控腠理 |

**5. 人体之气的气化** 气的运动称为气机。升降出入是气运动变化的基本形式。气的运动而产生的各种变化称为气化。

气化的形式多种多样。体内精、气、血、津液各自的代谢及其相互转化，是气化的基本形式。

**细目二 血**

**1. 血的基本概念** 血是循行于脉中而富有营养的红色液态物质，又称血液。它是构成人体和维持人体生命活动的基本物质之一，具有很高的营养和滋润作用。血液必须在脉管中循行，才能发挥其正常的生理效应。如因某些原因而致血液逸出于脉外，则失去其正常的生理作用，即为出血，又称为"离经之血"。

**2. 血的生成**

（1）血液生化之源

1）水谷之精化血：中焦脾胃受纳运化饮食水谷，吸取其中的精微物质，即所谓"汁"，其中包含营气和津液，二者进入脉中，变化而成红色的血液。

2）肾精化血：精与血之间存在着相互资生和相互转化的关系，因而肾精充足，则可化为肝血以充实血液。

（2）与血生成相关的脏腑：①脾胃是血液生化之源。②心肺对血液的生成起重要作用。③肾藏精，精生髓。

**3. 血的运行**

（1）影响血液运行的因素：①血液的正常运行需要气的推动作用和固摄作用的协调。②血的运行还与寒温有关。

（2）影响血液运行的相关脏腑：心、肝、脾、肺等脏生理功能的相互协调与密切配合，共同保证了血液的正常运行。心阳的推动和温煦、肺气的宣发与肃降、肝气的疏泄是推动和促进血液运行的重要因素。心阴的宁静与凉润、脾气的统摄、肝气的藏血是控制和固摄血液运行的重要因素。

**4. 血的功能**

| 血的功能 | 含义 | 生理表现 | 病理表现 |
|---|---|---|---|
| 濡养作用 | 血液由水谷精微所化生，含有人体所需的丰富的营养物质，对全身各脏腑组织器官起着濡养和滋润作用 | 血量充盈，濡养作用正常，则面色红润，肌肉壮实，皮肤和毛发润泽，感觉灵敏，运动自如 | 血量亏少，濡养作用减弱，则可能出现面色萎黄、肌肉瘦削、肌肤干涩、毛发不荣、肢体麻木或运动无力失灵等 |
| | 血液亦是化生经水、乳汁，养育胎儿，哺育婴儿的物质基础 | 经水按期而至，经量适中，乳汁充足 | 血液亏虚，则经水无源，乳汁亦见缺少，可见经少，甚则经闭、缺乳等 |
| 化神作用 | 血是机体精神活动的主要物质基础。人体的精神活动必须得到血液的营养。只有物质基础充盛，才能产生充沛而舒畅的精神活动 | 人体血气充盛，则精力充沛，神志清晰，感觉灵敏，思维敏捷 | 血液亏耗，血行异常时，都可能出现不同程度的精神方面的病症，如精神疲惫、健忘、失眠、多梦、烦躁、惊悸，甚至神志恍惚、谵妄、昏迷 |

## 细目三　津液

**1. 津液的基本概念**　津液，是机体一切正常水液的总称，包括各脏腑、形体、官窍的内在液体及其正常的分泌物。津液是构成人体和维持生命活动的基本物质之一。

津液是津和液的总称。质地较清稀，流动性较大，布散于体表皮肤、肌肉和孔窍，并能渗入血脉之内，起滋润作用的，称为津。质地较浓稠，流动性较小，灌注于骨节、脏腑、脑、髓等，起濡养作用的，称为液。

**2. 津液的生成输布与排泄**

（1）津液的生成：津液来源于饮食水谷，通过脾胃的运化及有关脏腑的生理功能而生成。胃主受纳腐熟，"游溢精气"而吸收饮食水谷的部分精微。小肠泌别清浊，将水谷精微和水液大量吸收后并将食物残渣下送大肠。大肠主津，在传导过程中吸收食物残渣中的水液，促使糟粕成形为粪便。

（2）津液的输布：津液的输布主要是依靠脾、肺、肾、肝和三焦等脏腑生理功能的协调配合来完成的：①脾气转输布散津液。②肺气宣降以行水。③肾气蒸腾气化水液。④肝气疏泄促水行。⑤三焦决渎利水道。

（3）津液的排泄：津液的排泄主要通过排出尿液和汗液来完成。除此之外，呼气和粪便也将带走一些水分。因此，津液的排泄主要与肾、肺、大肠的生理功能有关。由于尿液是津液排泄的最主要途径，因此肾在津液排泄中的地位最为重要。

**3. 津液的功能** ①滋润濡养。②化生血液。③运输代谢废料。

## 细目四 气、血、津液之间的关系

**1. 气与血的关系**

| 气与血的关系 | 具体表现 | 含义 |
|---|---|---|
| 气为血之帅 | ①气能生血 | 气能参与、促进血液的化生 |
| | ②气能行血 | 气能推动与调控血液在脉中稳定运行 |
| | ③气能摄血 | 气能控制血液在脉中正常循行而不逸出脉外 |
| 血为气之母 | ①血能养气 | 血液对气的濡养作用，血足则气旺 |
| | ②血能载气 | 气存于血中，依附于血而不致散失，赖血之运载而运行全身 |

**2. 气与津液的关系**

| 气与津液的关系 | 具体表现 | 含义 |
|---|---|---|
| 气对津液的作用 | ①气能生津 | 气是津液生成的动力。津液的生成依赖于气的推动作用和气化作用 |
| | ②气能行津 | 气是津液在体内正常输布运行的动力。津液的输布、排泄等代谢活动离不开气的推动与调控作用的协调和升降出入运动的有序 |
| | ③气能摄津 | 气的固摄作用可以防止体内津液无故地大量流失 |
| 津液对气的作用 | ①津能生气 | 津液在输布过程中受到各脏腑阳气的蒸腾温化，可以化生为气，以敷布于脏腑、组织、形体、官窍，促进正常的生理活动 |
| | ②津能载气 | 津液是气运行的载体之一。在血脉之外，气的运行必须依附于津液，否则也会使气漂浮失散而无所归 |

**3. 血与津液的关系** 血和津液都由饮食水谷精微所化生，都具有滋润濡养作用。二者之间可以相互资生、相互转化。《灵枢·营卫生会》有"夺血者无汗，夺汗者无血"之论。

# 第十单元 经 络

## 细目一 经络学说概述

**1. 经络的基本概念** 经络，是经脉和络脉的总称，是运行全身气血，联络脏腑形体官窍，沟通上下内外，感应传导信息的通路系统，是人体结构的重要组成部分。

**2. 经络系统的组成** 人体的经络系统由经脉、络脉及其连属部分组成。

## 细目二 十二经脉

**1. 十二经脉的走向规律** 记忆歌诀：手之三阴胸内手，手之三阳手外头；足之三阳头外足，足之三阴足内腹（胸）。

手三阳经从手走头，足三阳经从头走足。手足六阳经均行经头面部，故称"头为诸阳之会"。

**2. 十二经脉的交接规律** ①相为表里的阴经与阳经在四肢末端交接。②同名手足阳经在头面部交接。③异名的手足阴经在胸部交接。

**3. 十二经脉的分布规律**

（1）头面部的分布规律

| 经脉名称 | | 头面部分布规律 |
|---|---|---|
| 阳明经 | 手 | 面部 |
| | 足 | 面部、额部 |
| 少阳经 | | 侧头部 |
| 太阳经 | 手 | 面颊部 |
| | 足 | 头顶和头后部 |

（2）四肢部的分布规律

| | | 前缘 | 中线 | 后缘 |
|---|---|---|---|---|
| 上肢 | 内侧面 | 太阴（肺） | 厥阴（心包） | 少阴（心） |
| | 外侧面 | 阳明（大肠） | 少阳（三焦） | 太阳（小肠） |
| 下肢 | 内侧面 | 太阴（脾） | 厥阴（肝） | 少阴（肾） |
| | 外侧面 | 阳明（胃） | 少阳（胆） | 太阳（膀胱） |

特殊记忆：下肢内侧，内踝尖上 8 寸以下为厥阴在前，太阴在中，少阴在后；内踝尖上 8 寸以上则太阴在前，厥阴在中，少阴在后。

（3）躯干部的分布规律

| 经脉名称 | | 躯干部分布规律 |
|---|---|---|
| 手三阴经 | | 从胸部浅出于腋下 |
| 手三阳经 | | 行于肩部和肩胛部 |
| 足三阳经 | 阳明经 | 前（胸腹面） |
| | 少阳经 | 侧面 |
| | 太阳经 | 后（背面） |
| 足三阴经 | | 腹胸面（由中线向外依次是足少阴肾经、足阳明胃经、足太阴脾经和足厥阴肝经） |

**4. 十二经脉的表里关系**

| | 表 | 里 |
|---|---|---|
| 手经 | 手阳明大肠经 | 手太阴肺经 |
| | 手少阳三焦经 | 手厥阴心包经 |
| | 手太阳小肠经 | 手少阴心经 |
| 足经 | 足阳明胃经 | 足太阴脾经 |
| | 足少阳胆经 | 足厥阴肝经 |
| | 足太阳膀胱经 | 足少阴肾经 |

**5. 十二经脉的流注次序**

记忆歌诀：肺大胃脾心小肠，膀肾包焦胆肝囊。

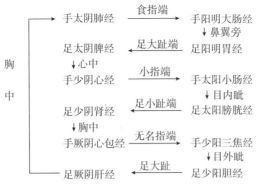

十二经脉流注次序示意图

## 细目三 奇经八脉

**1.奇经八脉的含义及功能**

（1）含义：奇经八脉，是督脉、任脉、冲脉、带脉、阴跷脉、阳跷脉、阴维脉、阳维脉的总称。奇经是与正经相对而言的，由于其分布不如十二经脉那样有规律，与五脏六腑没有直接的属络联系，相互之间也没有表里关系，又异于十二正经，故曰"奇经"。又因其数有八，故曰"奇经八脉"。

（2）功能：①密切十二经脉的联系。②调节十二经脉气血。③与奇恒之腑关系密切。

**2.督脉、任脉、冲脉、带脉、跷脉和维脉的循行特点和基本功能**

（1）督脉

1）循行特点：督脉起于胞中，下出会阴，沿脊柱里面上行，至项后风府穴处进入颅内，络脑，并由项沿头部正中线，经头顶、额部、鼻部、上唇，到上唇系带处。分支：从脊柱里面分出，络肾。分支：从小腹内分出，直上贯脐中央，上贯心，到喉部，向上到下颌部，环绕口唇，再向上到两眼下部的中央。

2）基本功能：①调节阳经气血，为"阳脉之海"。②与脑、髓和肾的功能有关。

（2）任脉

1）循行特点：任脉起于胞中，下出会阴，经阴阜，沿腹部和胸部正中线上行，至咽喉，上行至下颌部，环绕口唇，沿面颊，分行至目眶下。分支：由胞中别出，与冲脉相并，行于脊柱前。

2）基本功能：①调节阴经气血，为"阴脉之海"。②任主胞胎。

（3）冲脉

1）循行特点：冲脉起于胞中，下出会阴，从气街部起与足少阴经相并，夹脐上行，散布于胸中，再向上行，经喉，环绕口唇，到目眶下。分支：从少腹输注于肾下，浅出气街，沿大腿内侧进入腘窝，再沿胫骨内缘，下行到足底。分支：从内踝后分出，向前斜入足背，进入大趾。分支：从胞中分出，向后与督脉相通，上行于脊柱内。

2）基本功能：①调节十二经气血，又称其为"十二经脉之海""血海"。②与女子月经及孕育功能有关。

（4）带脉

1）循行特点：带脉起于季胁，斜向下行到带脉穴，绕身一周，并于带脉穴处再向前下方沿髂骨上缘斜行到少腹。

2）基本功能：①约束纵行诸经。②固护胞胎。

（5）跷脉的基本功能：①主司下肢运动。②司眼睑开阖。

（6）维脉的基本功能：①阴维脉维系联络全身阴经。②阳维脉维系联络全身阳经。

### 细目四 经别、别络、经筋、皮部

**1. 经别的概念** 经别，即别行的正经。十二经别，是从十二经别行分出，深入躯体深部，循行于胸腹及头部的重要支脉。

**2. 别络的概念** 别络，也是从经脉分出的支脉，大多分布于体表。别络有十五条，即十二经脉各有一条，加之任脉、督脉的别络和脾之大络。另外，若再加胃之大络，也可称为"十六别络"。

**3. 经筋的概念** 经筋，是十二经脉之气濡养和支持筋肉骨节的体系，为十二经脉的附属部分，具有约束骨骼、屈伸关节的作用。

**4. 皮部的概念** 皮部，是十二经脉及其所属络脉在体表的分区，经气布散之所在，具有保卫机体、抗御外邪的作用，并能反映十二经脉的病证。

### 细目五 经络的生理功能和经络学说的应用

**1. 经络的生理功能** ①沟通联系作用。②运输渗灌作用。③感应传导作用。④调节作用。

**2. 经络学说的应用**

（1）阐释病理变化及其传变：①外邪由表传里的途径。②体内病变反映于外的途径。③脏腑病变相互传变的途径。

（2）指导疾病的诊断：①循经诊断。②分经诊断。

（3）指导疾病的治疗：①指导针灸推拿治疗。②指导药物治疗。

# 第十一单元 病 因

### 细目一 六淫

**1. 六淫的概念** 六淫，指风、寒、暑、湿、燥、火（热）六种外感病，又称为"六邪"。

**2. 六淫的共同致病特点** ①外感性。②季节性。③地域性。④相兼性。

**3. 六淫各自的性质及致病特点**

（1）风邪的性质及致病特点：①风性轻扬开泄，易袭阳位。②风性善行而数变。③风性主动。④风为百病之长。

（2）寒邪的性质及致病特点：①寒为阴邪，易伤阳气。②寒性凝滞主痛。③寒性收引。

（3）暑邪的性质及致病特点：①暑为阳邪，其性炎热。②暑性升散，易扰心神，易伤津耗气。③暑多夹湿。

（4）湿邪的性质及致病特点：①湿为阴邪，易伤阳气。②湿性重浊。③湿性黏滞，易阻气机。④湿性趋下，易袭阴位。

（5）燥邪的性质及致病特点：①燥性干涩，易伤津液。②燥易伤肺。

（6）火（热）邪的性质及致病特点：①火热为阳邪，其性燔灼趋上。②火热易扰心神。③火热易伤津耗气。④火热易生风动血。⑤火热易致疮痈。

## 易混考点解析

**暑邪和火热之邪的比较**

| | 相同点 | 不同点 |
|---|---|---|
| 暑邪 | 均为阳邪，其性炎热，易于扰神、伤津、耗气 | 暑性升散，暑多夹湿 |
| 火热之邪 | | 火热之邪燔灼趋上，易于生风动血，易致疮痈 |

**寒邪和湿邪的比较**

| | 相同点 | 不同点 |
|---|---|---|
| 寒邪 | 均为阴邪，易伤人体阳气 | 寒性凝滞，寒性收引 |
| 湿邪 | | 湿性黏滞，湿性重浊，湿性趋下，易袭阴位 |

## 细目二 疠气

**1.疠气的概念** 疠气，是一类具有强烈致病性和传染性病邪的统称，又称为"疫毒""疫气""异气""戾气""毒气""乖戾之气"等。

疠气可通过空气传染，多从口鼻侵犯人体而致病，也可随饮食污染、蚊虫叮咬、虫兽咬伤、皮肤接触、性接触、血液传播等途径感染而发病。

疠气种类繁多，其所引起的疾病，统称为疫疠，又称疫病、瘟病，或瘟疫病。

**2.疠气的致病特点** ①发病急骤，病情危笃。②传染性强，易于流行。③一气一病，症状相似。

## 易混考点解析

**六淫与疠气的比较**

| | 相同点 | 不同点 |
|---|---|---|
| 六淫 | 均属于外感病邪，从肌表或口鼻侵入人体 | 外感性、季节性、地域性、相兼性、不具有传染性 |
| 疠气 | | 传染性、流行性 |

## 细目三 七情内伤

**1.七情内伤的基本概念** 七情，指喜、怒、忧、思、悲、恐、惊七种正常的情志活动，是人体脏腑生理和精神活动对内外环境变化产生的情志反应，一般不会导致或诱发疾病。

七情内伤，指喜、怒、忧、思、悲、恐、惊七种引发和诱发疾病的情志活动。过于突然、强烈或持久不解的七情反应，超越了人体生理和心理的适应和调节能力，导致脏腑精气损伤，功能失调；或人体正气虚弱，脏腑精气虚衰，对情志刺激的适应和调节能力低下，引发或诱发疾病时，七情则成为病因。因病从内发，故而称之为"七情内伤"。

**2.七情与脏腑精气的关系** 情志活动与脏腑精气有着密切的关系。五脏精气是情志活动产生和保持正常的物质基础。

**3.七情内伤的致病特点**

（1）直接伤及内脏：①损伤相应之脏：过喜则伤心，过怒则伤肝，过度思虑则伤脾，悲忧过度则伤肺，过恐则伤肾。②首先影响心神。③数情交织，易伤心、肝、脾。④易损伤潜病之脏腑。

（2）影响脏腑气机：怒则气上，喜则气缓，悲则气消，恐则气下，惊则气乱，思则气结。

## 细目四 饮食失宜

| 饮食失宜 | | 致病特点 |
|---|---|---|
| 饮食不节 | 过饥 | 一方面因气血亏虚而脏腑组织失养，功能衰退，全身虚弱；另一方面因正气不足，抗病力弱，易感邪而发病 |
| | 过饱 | 轻则饮食积滞不化，以致"宿食"内停；重则食滞日久，可致脾胃大伤，或可聚湿、化热、生痰而变生他病 |

| 饮食失宜 | | 致病特点 |
|---|---|---|
| 饮食不洁 | | 指因食用不清洁、不卫生，或陈腐变质，或有毒的食物而成为致病因素。饮食不洁所致病变以胃肠病为主 |
| 饮食偏嗜 | 寒热偏嗜 | 如偏食生冷寒凉之品日久，则易损伤脾胃阳气，导致寒湿内生；如偏嗜辛温燥热饮食日久，则易致肠胃积热等 |
| | 五味偏嗜 | 五味各入五脏，如果长期嗜好某种性味的食物，就会导致该脏的脏气偏盛，功能失调而发生多种病变 |

### 细目五　劳逸失度

| 劳逸失度 | | 致病特点 |
|---|---|---|
| 过度劳累 | 劳力过度 | ①过度劳力而耗气，出现少气懒言、体倦神疲、喘息汗出等。②劳伤筋骨 |
| | 劳神过度 | 长思久虑，暗耗心血，损伤脾气，以致心神失养而心悸、健忘、失眠、多梦，或脾失健运而纳少、腹胀、便溏、消瘦 |
| | 房劳过度 | 耗伤肾精肾气而致病，常见腰膝酸软、眩晕耳鸣、精神萎靡、性功能减退、早衰 |
| 过度安逸 | 体力过逸 | ①安逸少动，气机不畅。②阳气不振，正气虚弱。③长期用脑过少，加之阳气不振，可致神气衰弱，常见精神萎靡、健忘、反应迟钝等 |
| | 脑力过逸 | |

### 细目六　痰饮

**1. 痰饮的概念**　痰饮是人体水液代谢障碍所形成的病理产物。

| 痰饮分类 | | 特点 |
|---|---|---|
| 痰 | 有形 | 视之可见，闻之有声，触之有形 |
| | 无形 | 见其征象，不见其形质 |
| 饮 | 痰饮 | 水走肠间，沥沥有声 |
| | 悬饮 | 饮停胸胁，咳唾引痛 |
| | 溢饮 | 饮溢四肢，身体疼重 |
| | 支饮 | 饮停胸膈，喘息不得卧 |

**2. 痰饮的形成**　多因外感六淫，或七情内伤，或饮食不节等，以致脏腑功能失调，气化不利，水液代谢障碍，津液停聚而形成。由于肺、脾、肾、肝及三焦等对水液代谢起着重要作用，故痰饮的形成，多与肺、脾、肾、肝及三焦的功能失常密切相关。

**3. 痰饮的致病特点**　①阻滞气血运行。②影响水液代谢。③易于蒙蔽心神。④致病广泛，变幻多端。

### 细目七　瘀血

**1. 瘀血的概念**　瘀血是指体内因血行滞缓或血液停积而形成的病理产物，又称"恶血""衃血""蓄血""败血""污血"等。瘀血既是病理产物，又是具有致病作用的"死血"。"瘀血"与"血瘀"的概念不同。血瘀是指血液运行不畅或血液瘀滞不通的病理状态，属于病机学概念。瘀血是指具有致病性的病理产物，属于病因学概念。

**2. 瘀血的形成**　凡是影响血液正常运行，引起血液运行不畅，或致血离经脉而瘀积的内外因素，均可导致瘀血。

（1）血出致瘀：①各种外伤，如跌打损伤、金刃所伤、手术创伤。②脾不统血、肝不藏血、热灼脉络。③妇女经行不畅、流产。

（2）血行不畅致瘀：①气滞致瘀。②因虚致瘀（气虚而推动无力，阳虚而脉道失于温通，阴虚而脉道失于柔润，津液亏虚而无以充养血脉）。③血寒致瘀。④血热致瘀。

**3. 瘀血的致病特点** ①易于阻滞气机。②影响血脉运行。③影响新血生成。④病位固定，病证繁多。

**4. 瘀血致病的症状特点** ①疼痛：多为刺痛，痛处固定不移，拒按，夜间痛甚。②肿块：瘀血积于皮下或体内则可见肿块，肿块部位固定。③出血：因瘀血阻滞，损伤血络，血溢脉外而见出血色紫暗，或夹有瘀血块。④色紫暗：一是面色紫暗，口唇、爪甲青紫等；二是舌质紫暗，或舌有瘀斑、瘀点等。⑤可出现肌肤甲错、脉涩或脉结代等。

### 细目八　结石

**1. 结石的概念** 结石是指体内某些部位形成并停滞为病的砂石样病理产物。常见的结石有胆结石、肾结石、膀胱结石、胃结石等。

**2. 结石的致病特点** ①肝、肾、胆、胃、膀胱等脏腑多发。②病程较长，病情轻重不一。③阻滞气机，损伤脉络。

# 第十二单元　发　病

### 细目一　发病的基本原理

**1. 正气与邪气的概念**

（1）正气的基本概念：正气，相对"邪气"而言，指人体内具有抗病、祛邪、调节、修复等作用的一类细微物质。正气含有阴气、阳气两部分。阴气能抵抗阳邪的侵袭，并能抑制、祛除阳邪，阻止阳热病证的发展以使病情向愈；阳气能抵抗阴邪的入侵，并能制约、祛除阴邪，阻止阴寒病证的传变而使之康复。

正气的防御作用主要表现为：①抵御外邪。②祛除病邪。③修复调节。④维持脏腑经络功能的协调，防止痰饮、瘀血、结石等病理产物及内风、内寒、内湿、内燥、内火，即内生五"邪"的产生。

（2）邪气的基本概念：邪气，泛指各种致病因素，简称为"邪"，包括由外而入或由体内产生的各种具有致病作用的因素，如六淫、疬气、外伤、虫兽伤、寄生虫、七情内伤、饮食失宜、痰饮、瘀血、结石等。

邪气对机体的损害作用：①导致生理功能失常。②造成脏腑组织的形质损害。③改变体质类型。

**2. 发病的原理**

（1）正气不足是疾病发生的基础：①正虚感邪而发病。②正虚生邪而发病。③正气强弱可决定发病的证候性质。

（2）邪气是发病的重要条件：①邪气是疾病发生的原因。②影响发病的性质、类型和特点。③影响病情和病位。④某些情况下主导疾病的发生。

（3）邪正相搏的胜负与发病：正胜邪退则不发病；邪胜正负则发病。

### 细目二　影响发病的主要因素

**1. 环境** ①气候变化。②地域因素。③生活工作环境。④社会环境。

**2. 体质** ①决定发病倾向。②决定对某种病邪的易感性。③决定某些疾病发生的证候类型。

**3. 精神状态** 精神状态好，情志舒畅，气机通畅，气血调和，脏腑功能协调，则正气强盛，邪气难以入侵，或虽受邪也易祛除。

### 细目三 发病类型

**1.感邪即发** 又称为猝发、顿发，即感邪后立即发病。

**2.徐发** 又称为缓发，指感邪后缓慢发病。

**3.伏而后发** 指感受邪气后，并不立即发病，病邪在机体内潜伏一段时间，或在诱因的作用下，过时而发病。

**4.继发** 指在原发疾病的基础上，继发新的疾病。

**5.合病与并病** 合病，指外感病初起时两经同时受邪而发病；并病，指一经病证未罢又出现另一经病证的发病特点。

**6.复发** 指疾病初愈或慢性疾病的缓解阶段，在某些诱因的作用下，引起疾病再度发作或反复发作的一种发病形式。

# 第十三单元 病 机

病机，即疾病发生、发展与变化的规律和机理。

## 细目一 邪正盛衰

### 1.邪正盛衰与虚实变化

（1）虚实病机

| 病机类型 | 实 | 虚 |
|---|---|---|
| 概念 | 指以邪气亢盛为主，而正气未衰，正邪激烈相争，出现一系列以太过、亢奋、有余为特征的一种病理变化 | 指以正气虚损为主，而邪气已退或不明显，正邪难以激烈相争，出现一系列以虚弱、衰退和不足为特征的一种病理变化 |
| 临床表现 | 壮热、狂躁、声高气粗、腹痛拒按、二便不通、脉实有力、舌苔厚腻 | 神疲体倦、面色无华、气短、自汗、盗汗、或五心烦热，或畏寒肢冷、脉虚无力 |
| 常见情况 | 外感六淫和疠气致病的初期和中期，或由于湿、痰、水饮、食积、气滞、瘀血等引起的内伤病变 | 素体虚弱，精气不充；或外感病的后期及各种慢性病证日久，耗伤人体的精血津液；或因暴病吐利、大汗、亡血等致使正气脱失的病变 |

（2）虚实变化

| 病机类型 | | 概念 | 举例 |
|---|---|---|---|
| 虚实错杂 | 虚中夹实 | 以正虚为主，又兼有实邪为患的病理变化 | 脾虚湿滞病变 |
| | 实中夹虚 | 以邪实为主，又兼有正气虚损的病理变化 | 邪热炽盛兼津液损伤之证 |
| 虚实真假 | 真实假虚 | 病机的本质为"实"，但表现出"虚"的假象，又称为"大实有羸状" | 瘀血内阻而出现的妇女崩漏下血；热结肠胃而见泻下稀水臭秽的"热结旁流" |
| | 真虚假实 | 病机的本质为"虚"，但表现出"实"的假象，又称为"至虚有盛候" | 脾气虚腹胀；血虚经闭 |

### 2.邪正盛衰与疾病转归

| 邪正盛衰 | 疾病转归 |
|---|---|
| 正盛邪退 | 好转和痊愈 |
| 邪去正虚 | 重病的恢复期，最终转归趋向好转、痊愈 |
| 邪盛正衰 | 疾病趋于恶化、危重，甚至向死亡方面转归 |

续表

| 邪正盛衰 | 疾病转归 |
|---|---|
| 邪正相持 | 病势处于迁延状态 |
| 正虚邪恋 | 疾病缠绵难愈 |

## 易混考点解析

### 虚和实的比较

| 病机类型 | 概念 | 病机特点 | 好发阶段 | 临床表现 |
|---|---|---|---|---|
| 虚 | 指正气不足，是以正气虚损为矛盾主要方面的一种病理状态 | 正气亏虚，邪气不盛，正邪斗争不激烈 | 素体虚弱或疾病后期，以及多种慢性病证 | 虚弱、衰退和不足的证候，可见神疲体倦、面色无华、气短、自汗、盗汗，或五心烦热，或畏寒肢冷、脉虚无力 |
| 实 | 指邪气亢盛，是以邪气为矛盾主要方面的病理状态 | 邪气亢盛，正气不亏，正邪剧烈交争 | 外感病初期和中期，或由于痰、食、水、饮等留滞于体内而引起的病证 | 病理性反应比较剧烈的证候，外感病实证常见壮热、狂躁、声高气粗、腹痛拒按、二便不通、脉实有力、舌苔厚腻等；而内伤病实证则表现为痰涎壅盛、食积不化、水湿泛滥、气滞血瘀等各种病变 |

### 真虚假实和真实假虚的比较

| 病机类型 | 概念 | 病机本质 | 举例 |
|---|---|---|---|
| 真实假虚 | 指病机的本质为"实"，但表现出"虚"的临床假象，又称"大实有羸状" | 实 | 饮食积滞导致的腹泻，其中食积（实）为病变的本质，但是出现泻下（假虚）之象 |
| 真虚假实 | 指病机的本质为"虚"，但表现出"实"的临床假象，又称"至虚有盛候" | 虚 | 脾虚所致的腹胀，其中脾虚（虚）为病变的本质，但是由于脾运化无力，导致腹胀（假实）之象 |

### 细目二 阴阳失调

**1.阴阳偏盛** 指人体在邪正斗争及其盛衰变化中，阴或阳一方病理性亢盛的病变，属于"邪气盛则实"的实性病机。

| 病机类型 | 阳偏盛 | 阴偏盛 |
|---|---|---|
| 概念 | 即阳盛，指机体在疾病过程中所出现的一种阳气病理性偏盛、功能亢奋、机体反应性增强、热量过剩的病理变化 | 即阴盛，指机体在疾病过程中所出现的一种阴气病理性偏盛、功能抑制、热量耗伤过多的病理变化 |
| 病机特点 | 阳盛而阴未虚 | 阴盛而阳未虚 |
| 形成原因 | 感受温热阳邪；或阴邪从阳化热；或情志内伤，五志过极化火；或气滞、血瘀、食积等郁而化热 | 感受寒湿阴邪；或过食生冷，寒邪中阻 |
| 证候特点 | 实热证——热、动、燥 | 实寒证——寒、静、湿 |
| 临床表现 | 壮热、烦渴、面红、目赤、尿黄、便干、苔黄、脉数 | 形寒、肢冷、蜷卧、舌淡而润、脉迟 |
| 病机转化 | 阳偏盛（实热证）→阳盛则阴病（实热兼阴虚证）→阴偏衰（虚热证） | 阴偏盛（实寒证）→阴盛则阳病（实寒兼阳虚证）→阳偏衰（虚寒证） |

**2. 阴阳偏衰** 指人体在疾病过程中，阴或阳一方虚衰不足的病变，属于"精气夺则虚"的虚性病机。

| 病机类型 | 阳偏衰 | 阴偏衰 |
|---|---|---|
| 概念 | 即阳虚，指机体阳气虚损，温煦、推动、兴奋等作用减退，出现功能减退或衰弱、代谢减缓、产热不足的病理变化 | 即阴虚，指机体阴气不足，凉润、宁静、抑制等作用减退，出现代谢相对增快、功能虚性亢奋、产热相对增多的病理变化 |
| 病机特点 | 阳气不足，阳不制阴，阴气相对偏亢 | 阴气不足，阴不制阳，阳气相对偏盛 |
| 形成原因 | 先天禀赋不足，或后天失养，或劳倦内伤，或久病损伤阳气 | 阳邪伤阴；或因五志过极，化火伤阴；或因久病伤阴 |
| 证候性质 | 虚寒证 | 虚热证 |
| 临床表现 | 面色㿠白、畏寒肢冷、脘腹冷痛、舌淡、脉迟等寒象，还有喜静蜷卧、脉微细等虚象 | 低热、五心烦热、骨蒸潮热、面红升火、消瘦、盗汗、舌红少苔、脉细数 |
| 易发脏腑 | 心、脾和肾易于发生阳虚，以肾阳虚最为重要 | 肺、脾、胃、心、肝和肾皆可发生阴虚病变，但以肾阴亏虚为主 |

**3. 阴阳互损** 指在阴或阳任何一方虚损的前提下，病变发展损及另一方，形成阴阳两虚的病机。

| 病机类型 | 阴损及阳 | 阳损及阴 |
|---|---|---|
| 概念 | 指由于阴气亏损日久，以致阳气生化不足，形成以阴虚为主的阴阳两虚病理变化 | 指由于阳气虚损日久，以致阴气化生不足，形成以阳虚为主的阴阳两虚病理变化 |
| 病机转化 | 阴偏衰→阴损及阳 | 阳偏衰→阳损及阴 |
| 证候性质 | 以阴虚为主的阴阳两虚证 | 以阳虚为主的阴阳两虚证 |

**4. 阴阳格拒** 指在阴阳偏盛或偏衰至极的基础上，阴阳双方相互排斥而出现寒热真假病变的一类病机。

| 病机类型 | 阴盛格阳 | 阳盛格阴 |
|---|---|---|
| 概念 | 阴气偏盛至极，壅闭于里，寒盛于内，逼迫阳气浮越于外的一种病理变化 | 阳气偏盛至极，深伏于里，热盛于内，格阴于外的一种病理变化 |
| 病机特点 | 寒盛于内是疾病的本质，格阳于外 | 热盛于内是疾病的本质，格阴于外 |
| 证候性质 | 真寒假热证 | 真热假寒证 |
| 临床表现 | 在原有面色苍白、四肢逆冷、精神萎靡、畏寒蜷卧、脉微欲绝等寒盛于内表现的基础上，又出现面红、烦热、口渴、脉大无根等假热之象 | 在原有壮热、面红、气粗、烦躁、舌红、脉数大有力等热盛于内表现的基础上，又出现四肢厥冷、脉象沉伏等假寒之象 |

**5. 阴阳亡失** 指机体的阴气或阳气突然大量地脱失，导致生命垂危的一种病理变化。

| 病机类型 | 亡阳 | 亡阴 |
|---|---|---|
| 概念 | 机体的阳气突然大量脱失，而致全身功能严重衰竭的一种病理变化 | 机体阴气发生突然大量消耗或丢失，而致全身功能严重衰竭的一种病理变化 |
| 病因 | 因邪气过盛，正不敌邪，阳气突然脱失所致；或因汗出过多，或吐泻太过，气随津泄，阳气外脱；或由于素体阳虚，劳伤过度，阳气消耗过多；亦可因慢性疾病，长期大量耗散阳气 | 多由于热邪炽盛，或邪热久留，大量伤耗阴气，煎灼津液，或逼迫津液大量外泄而为汗，以致阴气随之大量消耗而突然脱失；也可由于长期大量耗损津液和阴气，日久导致亡阴者 |
| 证候性质 | 亡阳证 | 亡阴证 |
| 临床表现 | 冷汗淋漓、面色苍白、四肢逆冷、精神萎靡、脉微欲绝 | 手足虽温而大汗不止、烦躁不安、心悸气喘、体倦无力、脉数疾躁动 |

# 易混考点解析

### 阳偏盛和阴偏衰的比较

| 病机类型 | 概念 | 病因病机特点 | 临床表现 |
|---|---|---|---|
| 阳偏盛 | 机体在疾病过程中出现的一种阳气偏盛、功能亢奋、机体反应性增强、热量过剩的病理状态 | 多表现为阳热亢盛而阴液未亏的实热病变 | "阳胜则热",表现为壮热、面红耳赤、舌红、脉弦数洪等;"阳胜则阴病",表现为口干、口渴等(热、动、燥) |
| | | 病因:感受温热阳邪;或感受阴邪,从阳化热;或情志内伤,五志过极化火;或气滞、血瘀、食积等郁而化热 | |
| 阴偏衰 | 机体精、血、津液等物质亏耗,以及阴不制阳,导致阳相对亢盛,功能活动虚性亢奋的病理状态 | 多表现为阴不制阳,阳气相对偏盛的虚热证——"阴虚则热" | 五心烦热、骨蒸潮热、面红升火、盗汗、咽干燥、舌红少苔、脉细数等阴虚内热、阴虚火旺和阴虚阳亢之象 |
| | | 病因:热性病证,邪热炽盛,灼耗阴液;或五志过极,化火伤阴;或久病耗损阴液所致 | |

### 阴偏盛和阳偏衰的比较

| 病机类型 | 概念 | 病因病机特点 | 临床表现 |
|---|---|---|---|
| 阴偏盛 | 机体在疾病过程中所出现的一种阴气偏盛、功能障碍或减退、产热不足,以及病理性代谢产物积聚的病理状态 | 多表现为阴盛而阳未虚的实寒证 | "阴胜则寒""阴胜则阳病",表现为形寒、肢冷、舌淡而润、脉沉迟等(寒、静、湿) |
| | | 病因:感受寒湿阴邪;或过食生冷,寒邪中阻 | |
| 阳偏衰 | 机体阳气虚损、功能减退、热量不足的病理状态 | 多表现为机体阳不制阴,阴气相对偏亢的虚寒证——"阳虚则寒" | 畏寒肢冷、舌淡、脉迟等寒象,以及喜静蜷卧、小便清长、下利清谷等阳虚之象 |
| | | 病因:先天禀赋不足,后天饮食失养;或五志过极,化火伤阴;或久病损伤阳气所致 | |

## 细目三 气、血失常

### 1.气的失常

(1)气虚:指一身之气不足及其功能低下的病理变化。多因先天禀赋不足,或后天失养,或肺、脾、肾的功能失调而致气的生成不足,也可因劳倦内伤,或久病不复等,过多耗气而致。常见神疲、乏力、眩晕、自汗、易感冒、面白、舌淡、脉虚等。

(2)气机失调:即气的升降出入运动失常,包括气滞、气逆、气陷、气闭、气脱等病理变化。

| | 气滞 | 气逆 | 气陷 | 气闭 | 气脱 |
|---|---|---|---|---|---|
| 概念 | 气的运行不畅,或郁滞不通的病理变化 | 气升之太过,或降之不及,以致气逆于上的一种病理变化 | 气的上升不足或下降太过,以气虚升举无力而下陷为特征的一种病理变化 | 指气机闭阻,失于外达,甚至清窍闭塞,出现昏厥的一种病理变化 | 指气虚至极,不能内守而大量脱失,以致生命功能突然衰竭的一种病理变化 |
| 成因 | 情志抑郁,或痰、湿、食积、热郁、瘀血等的阻滞,影响气的流通;或因脏腑功能失调而致气滞 | 情志所伤,或饮食不当,或外邪侵犯,或痰浊壅阻所致,亦可因虚而无力下降导致气机上逆者 | 气陷多由气虚发展而来,与脾的关系最为密切,通常又称"脾气下陷" | 与情志刺激,或外邪、痰浊等闭塞气机有关 | 由于正不敌邪,或慢性疾病,长期耗气而衰竭,以致突然气不内守而外脱;或因大出血、大汗等气随血脱,或气随津泄而致气脱 |

续表

| | 气滞 | 气逆 | 气陷 | 气闭 | 气脱 |
|---|---|---|---|---|---|
| 易受累脏腑 | 肺、肝、脾、胃 | 肺、肝、胃 | 脾 | — | — |
| 症状特点 | 闷、胀、痛 | — | — | — | — |
| 临床表现 | 肺气壅塞，见胸闷、咳喘；肝郁气滞，见情志不畅、胁肋或少腹胀痛；脾胃气滞，见脘腹胀痛，休作有时，大便秘结 | 肺气上逆，发为咳逆上气；胃气上逆，发为恶心、呕吐、嗳气、呃逆；肝气上逆，发为头痛头胀、面红目赤、易怒 | "上气不足"，以致头目失养，可见头晕、目眩、耳鸣等症；"中气下陷"，常见气短乏力、语声低微、小腹坠胀、便意频频，以及胃下垂、子宫脱垂、脱肛等 | 有因触冒秽浊之气所致的闭厥，突然精神刺激所致的气厥，剧痛所致的痛厥，痰闭气道之痰厥等 | 面色苍白、汗出不止、目闭口开、全身瘫软、手撒、二便失禁、脉微欲绝或虚大无根 |

**2. 血的失常**

| 病机类型 | 概念 | 成因 | 临床表现 |
|---|---|---|---|
| 血虚 | 指血液亏少，濡养功能减退的病理变化 | 失血过多，或脾胃虚弱，血液生化乏源，或血液的化生障碍，或久病消耗等因素致营血暗耗 | 面色淡白或萎黄、唇舌爪甲色淡无华、神疲乏力、头目眩晕、心悸不宁、脉细 |
| 血瘀 | 指血液的运行不畅，甚至血液瘀滞不通的病理变化 | 与气虚、气滞、痰浊、瘀血、血寒、血热、津亏等致血行不畅有关 | 疼痛，痛有定处，面目黧黑、唇舌紫暗，或有瘀斑，肌肤失荣 |
| 出血 | 指血液溢出血脉的病理变化 | 血热、气虚、外伤及瘀血内阻 | 以出血为主，伴有热证、气虚证和瘀血证的表现 |

**3. 气、血关系失调**

| 病机类型 | 概念 | 成因 | 临床表现 |
|---|---|---|---|
| 气滞血瘀 | 指气机阻滞，导致血液运行障碍，出现血瘀的病理变化 | 肝肺气滞而致心血、肝血瘀滞 | 疼痛、瘕聚、癥积、咳喘、心悸、胸痹 |
| 气虚血瘀 | 指因气虚推动无力而致血行不畅，甚至瘀阻不通的病理变化 | 心气不足，运血无力 | 惊悸怔忡、喘促、胸闷、水肿 |
| 气不摄血 | 因气虚统摄无力，以致血溢脉外而出血的病理变化 | 脾气亏虚，统血无权 | 各种出血、脾气虚症状 |
| 气随血脱 | 指在大量出血的同时，气随血液的流失而脱失，形成气血两脱的危重病理变化 | 外伤失血、呕血，或妇女产后大出血 | 突然出现面色苍白、四肢厥冷、大汗淋漓，甚至晕厥、舌淡、脉微细欲绝或浮大而散 |
| 气血两虚 | 气虚和血虚同时存在的病理变化 | 久病气血耗伤；或先有失血，气随血耗；或先因气虚，血液生化障碍而日渐衰少，形成气血两虚 | 面色淡白或萎黄、少气懒言、疲乏无力、形体瘦怯、心悸失眠、肌肤干燥、肢体麻木，甚至感觉障碍、肢体痿废不用 |

### 细目四　津液代谢失常

**1. 津液不足**　指津液亏损，脏腑组织失于滋养，表现为一系列干燥枯涩征象的病理变化。导致津液不足的原因：一是热邪伤津，如外感燥热之邪，灼伤津液；二是耗失过多，如吐泻、大汗、多尿或久病耗津等；三是生成不足，如脏腑功能减退，津液生成不足。轻者，常见口渴引饮、大便燥结、小便短少色黄及口、鼻、皮肤干燥等；重者可出现目眶深陷、小便全无、精神委顿，甚至大肉尽脱、手足震颤、舌光红无苔等。

**2. 津液输布、排泄障碍** 津液的输布障碍和排泄障碍，均可导致痰饮、水湿形成，且两者常相互影响，导致湿浊困阻、痰饮凝聚、水液潴留等多种病变。

**3. 津液与气血关系的失调**

| 病机类型 | 概念 | 成因 |
|---|---|---|
| 水停气阻 | 指津液代谢障碍，水湿痰饮停留导致气机阻滞的病理变化 | 水湿痰饮的形成，可因气滞而水停，而痰饮等有形之邪停滞，又易阻碍气的运行，故水停与气滞常常并见 |
| 气随津脱 | 指津液大量耗失，气失其依附而出现暴脱亡失的病理变化 | 高热伤津或大汗伤津，或严重吐泻耗伤津液；"吐下之余，定无完气" |
| 津枯血燥 | 指津液亏损，导致血燥虚热内生或血燥生风的病理变化 | 因高热伤津或烧伤，导致津液耗损；或阴虚痨热，津液暗耗，而致津枯血燥 |
| 津亏血瘀 | 指津液耗损导致血行瘀滞不畅的病理变化 | 因高热、烧伤，或吐泻、大汗等因素，致使血中津液大量亏耗，则血液循行滞涩不畅，从而发生血瘀之病变 |
| 血瘀水停 | 指因血脉瘀阻，血行不畅导致津液输布障碍而水液停聚的病理变化 | 血瘀则津液不行，从而导致津停为水湿痰饮 |

## 易混考点解析

### 津亏血瘀与津枯血燥的比较

| 病机类型 | 相同点 | 不同点 |
|---|---|---|
| 津枯血燥 | 都是在津液不足的基础上产生的，均有津液不足的表现，如口干咽燥、鼻干少津、小便短少 | 津液不足导致血燥虚热内生或血燥生风，临床除津液不足表现外，尚有虚热和生风表现，如五心烦热、皮肤瘙痒 |
| 津亏血瘀 | | 津液不足致血行瘀滞不畅，临床除津液不足表现外，尚有瘀血特点，如舌质紫降、有瘀点或瘀斑、斑疹显露 |

### 细目五 内生"五邪"

**1. 内生"五邪"的概念** 内生"五邪"，指在疾病过程中，机体自身由于脏腑功能异常而导致化风、化火、化寒、化燥、化湿的病理变化。因病起于内，又与风、寒、湿、燥、火外邪所致病证的临床征象类似，故分别称为"内风""内寒""内湿""内燥"和"内火"，统称为内生"五邪"。内生"五邪"并不是致病因素，而是由于脏腑功能失调及精、气、血、津液代谢失常所引起的综合性病机变化。

## 易混考点解析

| 病机类型 | 相似点 | 不同点 |
|---|---|---|
| 外感六淫 | 风、寒、暑、湿、燥、火（热） | 外感病的病因 |
| 内生"五邪" | 风、寒、湿、燥、火（热） | 内伤病的病机 |

**2. 风气内动** 即"内风"，与外风相对，指脏腑精气阴阳失调，体内阳气亢逆而致风动之征的病理变化。凡是在疾病发展过程中，因为阳盛，或阴虚不能制阳，阳升无制，出现动摇、眩晕、抽搐、震颤等类似风动的征象，都是风气内动的具体表现。

| 病机类型 | 概念 | 成因 | 临床表现 |
|---|---|---|---|
| 肝阳化风 | 指肝阳偏亢，或肝肾阴亏，阴不制阳，致肝阳亢逆无制而动风的病理变化 | 情志所伤，肝郁化火，或年老肝肾阴亏，或操劳过度等，耗伤肝肾之阴，导致阴虚阳亢，风气内动 | 轻者可见筋惕肉𪗻、肢麻震颤、眩晕欲仆，或见口眼歪斜、半身不遂；严重者则因血随气升而猝然仆倒，或为闭证，或为厥证 |
| 热极生风 | 指邪热炽盛，燔灼津液，劫伤肝阴，筋脉失养而动风的病理变化 | 由于火热亢盛，煎灼津液，致使筋脉失养，动而生风，见于热性病的极期 | 在高热不退基础上出现痉厥、抽搐、鼻翼扇动、目睛上吊、神昏谵语等 |
| 阴虚风动 | 阴气虚衰，宁静、抑制作用减退而动风的病理变化 | 多见于热病后期，或由于久病耗伤，阴气和津液大量亏损，阴虚则阳亢，抑制能力减弱，加之筋脉失于滋润，变生内风 | 筋挛肉𪗻、手足蠕动等动风症状，并见低热起伏、舌光红少苔、脉细如丝等阴气衰少表现 |
| 血虚生风 | 指血液虚少，筋脉失养而动风的病理变化 | 生血不足或失血过多；或久病耗伤营血，肝血不足，筋脉失养；或血不荣络，致虚风内动 | 肢体麻木不仁、筋肉跳动，甚则手足拘挛不伸等症 |
| 血燥生风 | 指血虚津亏，失润化燥，肌肤失于濡养而生风的病理变化 | — | 皮肤干燥或肌肤甲错，并有皮肤瘙痒或脱屑等症状 |

**3. 寒从中生** 又称"内寒"，指机体阳气虚衰，温煦作用减退，阳不制阴而虚寒内生的病理变化。多因先天禀赋不足，阳气素虚，或久病伤阳，或外感寒邪，过食生冷，损伤阳气，以致阳气虚衰所致。常见面色苍白、畏寒喜热、四肢不温、舌质淡胖、苔白滑润、脉沉迟弱或筋脉拘挛、肢节痹痛等症。

### 易混考点解析

| 病机类型 | 相互联系 | 不同点 |
|---|---|---|
| 内寒（寒从中生） | 寒邪侵犯人体，必然会损伤机体阳气，日久可致阳虚。阳气素虚之体，易感寒邪而致病 | 虚而有寒，以虚为主 |
| 外寒（外感寒邪） | | 以寒为主，多为实寒 |

**4. 湿浊内生** 又称"内湿"，指因体内水液输布排泄障碍而致湿浊停滞的病理变化。多因过食肥甘，嗜烟好酒，恣食生冷，内伤脾胃，以致脾失健运；或喜静少动，素体肥胖，情志抑郁，以致气机不利，津液输布障碍，聚而成湿所致。相关脏腑主要是脾，其次是肾。

其临床表现常因湿邪阻滞部位不同而异。如湿邪留滞经脉之间，则见头闷重如裹、肢体重着或屈伸不利；湿犯上焦，则胸闷咳嗽；湿阻中焦，则脘腹胀满、食欲不振、口腻或口甜、舌苔厚腻；湿滞下焦，则腹胀便溏、小便不利。

### 易混考点解析

| 病机类型 | 相互联系 |
|---|---|
| 外感湿邪 | 湿邪外袭，每易伤脾，困遏脾气；脾失健运，内湿素盛之体，又易外感湿邪而发病 |
| 内生湿浊 | |

**5. 津伤化燥** 又称"内燥"，指津液耗伤，各脏腑形体官窍失其滋润而出现干燥枯涩的病理状态。多因久病伤津耗液，或大汗、大吐、大下，或亡血失精导致津亏，也可因热性病过程中热盛伤津，或气虚，或气滞，津液不得布散而发挥滋润作用，也可导致内燥产生。内燥病变可发生于各脏腑形体官窍，但以肺、胃及大肠为多见。常见肌肤干燥不泽、起皮脱屑，甚则皲裂、口燥咽干、舌上无津、大便燥结、小便

短赤等症。如以肺燥为主，还兼见干咳无痰，甚则咯血；以胃燥为主时，可见食少、舌干少津；若系肠燥，则兼见便秘等症。

**6. 火热内生** 火热内生有虚实之分，其病机也各有不同。

（1）实火：①阳气过盛化火的"壮火"，又称为"气有余便是火"。②外感六淫病邪，郁而从阳化火。③病理性代谢产物（如痰饮、瘀血、结石等）和食积、虫积等邪郁化火。④情志刺激，气机郁结，日久化火等。临床多表现为壮热、烦渴、尿赤、便结、舌苔黄、脉数有力等。

（2）虚火：阴气亏虚，不能制阳，阳气相对亢盛而化热化火，虚热虚火内生。一般说来，阴虚内热多见全身性的虚热征象，如五心烦热、骨蒸潮热、面部烘热、消瘦、盗汗、舌红少苔、脉细数无力等。阴虚火旺，多见集中于机体某一部位的火热征象，如虚火上炎所致的牙痛、齿衄、咽痛、升火颧红等。此外，气虚无力推动机体的精、血、津液代谢，可致代谢迟缓或郁滞而虚火内生。

## 细目六 疾病传变

**1. 疾病传变的形式**

（1）病位传变：包括表里之间与内脏之间的传变。

| | 表邪入里 | 里病出表 |
|---|---|---|
| 概念 | 指外邪侵袭肌表之后，由表传里，病及脏腑的病理传变过程 | 指病邪原本位于脏腑，由于正气渐复，抗邪有力，病邪由里透达于外的病理传变过程 |
| 成因 | 由于机体正气受损、抗病能力减退，病邪入里；或因邪气过盛，或因失治、误治等，以致表邪不解，迅速传变入里所致 | 如温热病变之汗出而热邪外解，脉静身凉，症状缓解等 |

（2）外感病传变：外感病的发展变化可表现为自表入里、由浅而深的传变。

| 传变类型 | 概念 | 基本形式 | 特殊形式 |
|---|---|---|---|
| 六经传变 | 指疾病的病位在六经之间的传移，实际上是对伤寒热病六个不同发展阶段的病变规律和本质的概括 | 循经传：由阳入阴，即先太阳、阳明、少阳，而后太阴、少阴、厥阴 | ①越经传。②直中 |
| 三焦传变 | 指外感病循上、中、下三焦发生传移 | 顺传：温热病邪，多自口鼻而入，首先侵犯上焦肺卫，病邪深入，则从上焦传入中焦脾胃，再入下焦肝肾。这是疾病由浅入深、由轻而重的一般发展过程 | 逆传：病邪从肺卫直接传入心包，病情恶化 |
| 卫气营血传变 | 指温热病过程中，病变部位在卫、气、营、血四个阶段的传移变化 | 顺传：卫分→气分→营分→血分，病邪由浅入深、病势由轻而重的发展过程 | 逆传：邪入卫分后，不经过气分阶段，直接深入营分或血分 |

（3）内伤病传变：内伤病的病位在脏腑，其基本传变形式是脏腑传变，包括：①脏与脏传变。②脏与腑传变。③腑与腑传变。

**2. 病性转化**

（1）寒热转化

| 转化类型 | 常见形式 |
|---|---|
| 由寒化热 | 实寒转为实热 |
| | 虚寒转为虚热 |
| 由热转寒 | 实热转为虚寒 |
| | 实热转为实寒 |
| | 虚热转为以阴虚为主的阴阳两虚 |

（2）虚实转化

| 转化类型 | 含义 | 成因 |
|---|---|---|
| 由实转虚 | 指疾病本来是以邪气盛为矛盾主要方面的实性病变，转化为以正气虚损为矛盾主要方面的虚性病变 | 由于邪气过于强盛，正不敌邪，正气耗损所致；或因失治、误治等原因，致使病程迁延，虽邪气渐去，然正气已伤，亦可由实转虚 |
| 因虚致实 | 指疾病本来是以正气亏损为矛盾主要方面的虚性病变，转变为以邪气盛为主要方面的实性病变 | 由于脏腑功能减退，气化失常，以致全身气血津液等代谢障碍，从而产生食积、水饮、痰浊、瘀血等病理变化；或因正虚病证，复感外邪，邪盛致实 |

**3. 影响疾病传变的因素**　体质因素、病邪因素、地域因素、气候因素和生活因素。

# 第十四单元　防治原则

## 细目一　预防

**治未病的概念**　预防，就是采取一定的措施，防止疾病的发生与发展，传统称为"治未病"。治未病，包括未病先防和既病防变两个方面。

（1）未病先防：指在未病之前，采取各种措施，以防止疾病的发生。一方面养生以增强正气。其措施包括：①顺应自然。②养性调神。③护肾保精。④形体锻炼。⑤调理饮食。⑥针灸、推拿、药物调养。另一方面防止病邪侵害。其措施包括：①避其邪气。②药物预防。

（2）既病防变：指在疾病发生之后，力求做到早期诊治，防止疾病的传变。一方面应早期诊治。另一方面要防止传变，具体措施是：①阻截病传途径。②先安未受邪之地。

## 细目二　治则

**1. 治则、治法的基本概念**　治则，是治疗疾病时所必须遵循的基本原则，是在整体观念和辨证论治精神指导下而制定的治疗疾病的准绳。如扶正祛邪、调整阴阳、正治反治、治标治本、调理精气血津液及三因制宜等属于基本治则。

治法，是在一定治则指导下制定的针对疾病与证的具体治疗大法、治疗方法和治疗措施。其中治疗大法是针对一类相同病机的证而确立的，如汗、吐、下、和、清、温、补、消八法。

**2. 正治与反治**　是针对疾病过程中病变本质与征象是否一致而提出的治则。

（1）正治：指采用与疾病的证候性质相反的方药以治疗疾病的一种原则。适用于疾病的征象与其本质相一致的病证。

由于采用的方药与疾病证候性质相逆，如热证用寒药，故又称"逆治"。包括寒者热之、热者寒之、虚者补之、实者泻之。

（2）反治：指顺从病证的外在假象而治的一种治疗原则。适用于疾病的征象与其本质不相符的病证，即病有假象者。

由于采用的方药性质与病证假象性质相同，故又称为"从治"。究其实质，仍然是针对疾病本质而进行的治疗，包括：①热因热用，即以热治热，是用热性药物来治疗具有假热征象的病证。适用于阴盛格阳的真寒假热证。②寒因寒用，即以寒治寒，是用寒性药物来治疗具有假寒征象的病证。适用于阳盛格阴的真热假寒证。③塞因塞用，即以补开塞，是用补益药物来治疗具有闭塞不通症状的虚证。适用于"至虚有盛候"的真虚假实证。④通因通用，即以通治通，是用通利的药物来治疗具有通泻症状的实证。适用于"大实有赢状"的真实假虚证。

**3. 治标与治本**

（1）缓则治本：是指在病情缓和、病势迁延、暂无急重症状的情况下，此时必须着眼于疾病本质的治疗。如痨病肺肾阴虚之咳嗽，肺肾阴虚是本，咳嗽、潮热、盗汗是标。标病不至于危及生命，故治疗多不选用单纯止咳、敛汗之剂来治标，而是滋补肺肾之阴以治其本。

（2）急则治标：病情严重，在疾病过程中又出现某些急重症状的情况，这时则应当先治或急治。此时的危重症状已成为疾病矛盾的主要方面，若不及时解决就要危及生命，或影响本病的治疗，故必须采取紧急措施先治其标。如大出血、二便不通、剧烈呕吐等情况。

（3）标本兼治：病变过程中标本错杂并重时，当标本兼治。如气虚感冒者，宜益气解表；津亏便秘者，宜增液行舟。

**4. 扶正与祛邪** 扶正，即扶助正气以提高机体的抗病能力，适用于各种虚性病变，即"虚则补之"。祛邪，即祛除邪气以安正气，适用于各种实性病变，即所谓"实则泻之"。

扶正祛邪的运用，包括：①单独运用。扶正，适用于虚性病变或真虚假实。祛邪，适用于实性病变或真实假虚。②同时运用。即攻补兼施，适用于虚实夹杂的病变。按主次有扶正兼祛邪和祛邪兼扶正的不同。③先后运用。适用于虚实夹杂病变。先扶正后祛邪，即先补后攻，适用于正虚为主，兼祛邪反更伤正气，或机体不能耐受攻伐者。先祛邪后扶正，即先攻后补，适用于邪盛为主，兼扶正反会助邪，或正气尚能耐受攻伐者。

**5. 调整阴阳** 即针对疾病过程中机体阴阳的偏盛偏衰，损其有余，补其不足，以恢复人体阴阳的相对平衡的治则。

| 调整阴阳 | 病机 | 证候 | 治法 |
|---|---|---|---|
| 损其有余<br>（实则泻之） | 阴阳偏盛 | 阳盛则热——实热证 | 热者寒之 |
| | | 阴盛则寒——实寒证 | 寒者热之 |
| 补其不足<br>（虚则补之） | 阴阳偏衰 | 阳虚则寒——虚寒证 | 益火之源，以消阴翳（阴阳互制） |
| | | | 阴中求阳（阴阳互济） |
| | | 阴虚则热——虚热证 | 壮水之主，以制阳光（阴阳互制） |
| | | | 阳中求阴（阴阳互济） |
| 阴阳双补 | 阴阳两虚 | 阳损及阴——阴阳两虚 | 补阳的基础上辅以补阴 |
| | | 阴损及阳——阴阳两虚 | 补阴的基础上辅以补阳 |

**6. 调理气血**

（1）气病治则：气病之治则，概而言之，即气虚则补、气滞则疏、气陷则升、气逆则降、气脱则固、气闭则开。

（2）血病治则：血虚则补、血瘀则行、血脱则固、血寒则温、血热则凉、出血则止。

（3）气血通病治则

1）气病治血：气病血必病，是以治气药中必兼理血之药。

2）血病治气：血病气必伤，治血必治气，气机调畅，血病始能痊愈。

**7. 三因制宜**

| | 概念 | 举例 |
|---|---|---|
| 因时制宜 | 根据时令气候特点，考虑用药的治则 | 用寒远寒，用凉远凉，用温远温，用热远热，食宜同法 |
| 因地制宜 | 根据不同地域环境特点，考虑用药的治则 | 南方者，天地所长养，阳之所盛处也。其地下，水土弱，雾露之所聚也。其民嗜酸而食胕，故其民皆致理而赤色，其病挛痹，其治宜微针 |
| 因人制宜 | 根据患者的年龄、性别、体质等不同特点，考虑用药的治则 | 老年慎泻，少年慎补 |

## 易混考点解析

### 阴病治阳与阴中求阳及阳病治阴与阳中求阴的鉴别

| | 相同点 | 不同点 | | |
|---|---|---|---|---|
| | | 概念 | 依据的阴阳关系 | 使用的药物 |
| 阴病治阳 | 都用于治疗阳虚则寒的虚寒证 | 是指对于阳虚则寒的虚寒证,采用温阳以抑阴的方法来治疗,即"益火之源,以消阴翳" | 阴阳的对立制约 | 纯用温阳药 |
| 阴中求阳 | | 是指对于阳虚则寒的虚寒证,在大剂温阳的同时,少佐滋阴药,即阴中求阳 | 阴阳的互根互用 | 大剂温阳药中少佐滋阴药 |
| 阳病治阴 | 都用于治疗阴虚则热的虚热证 | 是指对于阴虚则热的虚热证,采用滋阴以抑阳的方法来治疗,即"壮水之主,以制阳光" | 阴阳的对立制约 | 纯用滋阴药 |
| 阳中求阴 | | 是指对于阴虚则热的虚热证,在大剂滋阴的同时,少佐温阳药,即阳中求阴 | 阴阳的互根互用 | 大剂滋阴药中少佐温阳药 |

# 第二章 中医诊断学

【本章通关解析】

中医诊断学是中医基础理论与中医临床各科的桥梁课程，是临床诊断病证的依据和基础。本章内容在传统医学师承及确有专长人员出师考核综合笔试中，平均每年出题约占 30 分（综合笔试总分 300 分）。

本学科重点考查四诊、八纲辨证、气血辨证和脏腑辨证的内容。要求考生重点掌握各证的辨证要点，以及类似证候之间的鉴别，以便为后面临床各科辨证能力的提升打好基础。

## 第一单元 绪 论

### 细目 绪论

**中医诊断的基本原则** 整体审察、四诊合参、病证结合。

## 第二单元 望 诊

### 细目一 望神

**得神、失神、假神的常见临床表现及意义**

| | | 临床表现 | 临床意义 |
|---|---|---|---|
| 得神 | | 神志清楚，语言清晰；目光明亮，精采内含；面色荣润含蓄，表情丰富自然；反应灵敏，动作灵活，体态自如；呼吸平稳，肌肉不削 | 提示精气充盛，体健神旺，为健康的表现；或虽病而精气未衰，病轻易治，预后良好 |
| 失神 | 精亏神衰 | 精神萎靡，意识模糊，反应迟钝；面色无华，晦暗暴露；目无光彩，眼球呆滞；呼吸微弱，或喘促无力；肉削著骨，动作艰难等 | 提示脏腑精气亏虚已极，正气大伤，功能活动衰竭。多见于慢性久病重病之人，预后不良 |
| | 邪盛神乱 | 神昏谵语，躁扰不宁，循衣摸床，撮空理线；或猝然昏倒，双手握固，牙关紧闭等 | 提示邪气亢盛，热扰神明，邪陷心包；或肝风夹痰，蒙蔽清窍，阻闭经络。多见于急性患者，亦属病重 |
| 假神 | | 如久病、重病患者，本已神昏或精神极度萎靡，突然神志清楚，想见亲人，言语不休，但精神烦躁不安；或原本目无光彩，突然目光转亮，但却浮光外露，目睛直视；或久病面色晦暗无华，突然两颧泛红如妆；或原本身体沉重难移，忽思起床活动，但并不能自己转动；或久病本无食欲，而突然欲进饮食等 | 提示脏腑精气耗竭殆尽，正气将绝，阴不敛阳，虚阳外越，阴阳即将离决，属病危。常见于临终之前，为死亡的预兆，故古人比喻为回光返照、残灯复明 |

## 细目二 望面色

**1.常色** 常色指健康人面部皮肤的色泽，表示人体精神气血津液充盈。我国正常人的面色应是红黄隐隐，明润含蓄，是有神气、有胃气的表现。

（1）主色：主色为人生来就有的基本面色，属于个体特征，终生基本不变。但由于种族、禀赋的原因，主色也有偏白、偏黑、偏红、偏黄、偏青的差异。

（2）客色：客色是指因外界因素（如季节、昼夜、阴晴气候等）的不同，或生活条件的差异，而微有相应变化的面色。如春应稍青，夏应稍红，长夏应稍黄，秋应稍白，冬应稍黑等。

**2.病色** 病色是指人体在疾病状态时面部显示的色泽。病色是以晦暗（即面部皮肤枯槁发暗而无光泽）、暴露（即某种面色异常明显地显露于外）为特点。

**3.五色主病的临床表现及其意义**

| 五色 | 主病 | 临床表现及意义 |
|---|---|---|
| 赤色 | 主热证、戴阳证 | ①满面通红者——外感发热，或脏腑火热炽盛（实热证） |
| | | ②两颧潮红者——阴虚阳亢（虚热证） |
| | | ③久病、重病患者面色苍白，却颧部嫩红如妆，游移不定者——戴阳证——脏腑精气衰竭殆尽，阴阳离极，阴不敛阳，虚阳浮越所致，属病重 |
| 白色 | 主虚证（血虚、气虚、阳虚）、寒证、失血证 | ①面色淡白无华，舌、唇色淡者——血虚证或失血证 |
| | | ②面色㿠白者——阳虚证；面色白而虚浮者——阳虚水泛 |
| | | ③面色苍白（白中透青）者——阳气暴脱之亡阳证；或阴寒凝滞，血行不畅之实寒证；或大失血之人 |
| 黄色 | 主虚证、湿证 | ①面色淡黄，枯槁无华者——萎黄——脾胃气虚，气血不足 |
| | | ②面黄虚浮者——黄胖——脾气虚衰，湿邪内阻 |
| | | ③面目一身俱黄——黄疸。黄而鲜明如橘子色者——阳黄——湿热熏蒸；黄而晦暗如烟熏者——阴黄——寒湿郁阻 |
| 青色 | 主寒证、痛证、气滞、血瘀、惊风 | ①面色淡青或青黑者——寒盛、痛剧 |
| | | ②突然面色青灰，口唇青紫，肢凉脉微者——心阳暴脱，心血瘀阻 |
| | | ③久病面色口唇青紫者——心气、心阳虚衰，血行瘀阻（气虚血瘀）；或肺气闭塞，呼吸不利（通气障碍） |
| | | ④面色青黄（苍黄）者——肝脾不调 |
| | | ⑤小儿眉间、鼻柱、唇周色青者——惊风或惊风先兆 |
| 黑色 | 主肾虚、寒证、水饮、血瘀、疼痛 | ①面黑暗淡者——肾阳虚 |
| | | ②面黑干焦者——肾阴虚 |
| | | ③眼眶周围色黑者——肾虚水饮或寒湿带下 |
| | | ④面色黧黑、肌肤甲错者——血瘀日久 |

**4.望面色的影响因素**

（1）光线：自然光线或无色灯光。

（2）昼夜：昼——卫气浮于表——光泽外映；黑夜——卫气沉于里——隐约内含。

（3）情绪：喜——面赤，怒——面青，忧——色沉，思——面黄，悲——泽减，恐——面白。

（4）饮食：酒后面红目赤；饱食荣润光泽；过饥泽减而少气。

## 细目三 望形态

**1. 形体强弱胖瘦的临床表现及意义**

（1）形体强弱

| 形体异常 | 临床表现 | 临床意义 |
| --- | --- | --- |
| 强 | 骨骼肌肉强壮 | 脏腑坚实，气血旺盛，不易患病，预后好 |
| 弱 | 骨骼肌肉羸弱 | 脏腑虚衰，气血不足，易患病，预后差 |

（2）形体胖瘦

| 形体异常 | 临床表现 | 临床意义 | 原因 |
| --- | --- | --- | --- |
| 肥胖 | 胖而能食 | 形气有余 | 嗜食肥甘，喜静少动，脾失健运 |
| | 胖而食少 | 形盛气虚，"肥人多痰""肥人湿多" | |
| 消瘦 | 形瘦食多 | 中焦有火，"瘦人多火"、消渴、瘿病 | 脾胃虚弱，气血亏虚 |
| | 形瘦食少 | 中气虚弱 | |
| | 大骨枯槁，大肉陷下 | 脏腑精气衰竭，属病危 | |

**2. 姿态异常的临床表现及意义**

（1）动静姿态

| 形态 | 临床表现 | 临床意义 |
| --- | --- | --- |
| 坐形 | 坐而仰首 | 哮病、肺胀、气胸、痰饮停肺、肺气壅滞 |
| | 坐而喜俯，少气懒言 | 体弱气虚 |
| | 但卧不能坐，坐则眩晕，不耐久坐 | 气血俱虚、脱血夺气、肝阳化风 |
| | 坐时常以手抱头，头倾不能昂，凝神熟视 | 精神衰败 |
| 卧式 | 卧时面常向里，喜静懒动，身重不能转侧 | 阴证、寒证、虚证 |
| | 卧时面常向外，躁动不安，身轻自能转侧 | 阳证、热证、实证 |
| | 仰卧伸足，掀去衣被 | 实热证 |
| | 蜷卧缩足，喜加衣被 | 虚寒证 |
| | 但坐不能卧，卧则气逆，咳逆倚息 | 肺胀、心阳不足、水气凌心、肺有伏饮 |
| 立姿 | 站立不稳，其态似醉，常伴见眩晕者 | 肝风内动、气血亏虚 |
| | 以手扪心，闭目蹙额 | 心悸、心痛 |
| | 不耐久站，站立时常欲依靠他物支撑 | 气血虚衰 |
| | 以两手护腹，俯身前倾者 | 腹痛 |
| 行态 | 以手护腰，弯腰曲背，行动艰难 | 腰腿病 |
| | 行走之际，突然止步不前，以手护心 | 脘腹痛或心痛 |
| | 行走时身体震动不定 | 肝风内动、筋骨受损 |

（2）异常动作：①颤动：病人睑、面、唇、指（趾）不时颤动者，在外感热病中，多是动风预兆；在内伤杂病中，多是气血不足，筋脉失养，虚风内动。②抽搐：四肢抽搐或拘挛，项背强直，角弓反张者，常见于小儿惊风、痫病、破伤风、子痫、马钱子中毒等。③偏瘫：猝然昏倒，不省人事，口眼歪斜，半身不遂者，属中风。④痿软：肢体软弱无力，行动不灵而无痛，多是痿病。⑤强直：关节拘挛，屈伸不利，

多属痹病。

## 细目四　望头面五官

### 1. 望头、发的主要内容及临床意义

| 望头 | | 临床表现 | 临床意义 |
|---|---|---|---|
| 囟门 | | 突起（囟填） | 多属实证 |
| | | 凹陷（囟陷） | 多属虚证 |
| | | 迟闭（解颅） | 多属肾气不足，发育不良 |
| 形 | | 头形过大或过小 | 先天不足，肾精亏损 |
| 态 | | 头摇不能自主 | 动风先兆，或气血不足，筋脉失养 |

| 望发 | 临床表现 | 临床意义 |
|---|---|---|
| 发黄 | ①指发黄干枯，稀疏易落 | 多属精血不足，可见于慢性虚损患者或大病之后精血未复 |
| | ②小儿头发稀疏黄软，生长迟缓，甚至久不生发，或枕后发稀，或头发稀疏不匀 | 多因先天不足，肾精亏损而致 |
| | ③小儿发结如穗，枯黄无泽，伴见面黄肌瘦 | 多为疳积病 |
| 发白 | ①发白伴有耳鸣、腰酸 | 属肾虚 |
| | ②伴有失眠健忘症状 | 为劳神伤血所致 |
| | ③因先天禀赋不足所致 | |
| 脱发 | ①突然片状脱发，脱落处显露圆形或椭圆形光亮头皮而无自觉症状，称为斑秃 | 多为血虚受风所致 |
| | ②青壮年头发稀疏易落，伴有眩晕、健忘、腰膝酸软 | 多为肾虚 |
| | ③头发已脱，头皮瘙痒，多屑多脂 | 多为血热化燥 |

### 2. 目的脏腑分属，以及望目色、目形、目态的主要内容及临床意义

（1）目的脏腑分属

| 部位 | 脏腑分属 | 名称 |
|---|---|---|
| 目内眦及外眦 | 心 | 血轮 |
| 黑珠 | 肝 | 风轮 |
| 白睛 | 肺 | 气轮 |
| 瞳仁 | 肾 | 水轮 |
| 眼胞 | 脾 | 肉轮 |

（2）望目形

| 目形 | 临床意义 |
|---|---|
| 目胞浮肿 | 水肿 |
| 眼窠凹陷 | 吐泻伤津或气血虚衰——多为伤津耗液或气血不足 |
| | 久病重病——脏腑精气竭绝，正气衰竭，属病危 |
| 眼球突出 | 兼见喘满上气者——肺胀——痰浊阻肺，肺气不宣，呼吸不利 |
| | 兼颈前微肿，急躁易怒者——瘿病——肝郁化火，痰气壅结 |

| 目形 | 临床意义 |
|---|---|
| 胞睑红肿 | 睑缘肿起结节如麦粒，红肿较轻者，为针眼；胞睑漫肿，红肿较重者，为眼丹——风热邪毒或脾胃蕴热上攻于目 |

（3）望目态

| 目态 | 临床意义 |
|---|---|
| 瞳孔缩小 | 川乌、草乌、毒蕈、有机磷农药及吗啡、氯丙嗪等药物中毒 |
| 瞳孔散大 | 颅脑损伤（如头部外伤）、出血中风病——危重；临床死亡指征；也可见于青风内障或颠茄类药物中毒 |
| 目睛凝视 | 指患者两眼固定，不能转动，固定前视者，称瞪目直视；固定上视者，称戴眼反折；固定侧视者，称横目斜视——多属肝风内动 |
| 昏睡露睛 | 脾气虚弱，气血不足，胞睑失养所致，常见于吐泻伤津和慢脾风的患儿 |
| 胞睑下垂 | 双——多因先天禀赋不足，脾肾亏虚 |
| | 单——脾气虚衰，脉络失养，肌肉松弛，亦见于外伤 |

**3. 望齿、龈的主要内容及临床意义**

（1）望齿

| 望齿 | 临床表现 | 临床意义 |
|---|---|---|
| 色泽 | 牙齿洁白润泽 | 津液内充，肾气充足 |
| | 牙齿干燥 | 胃阴已伤 |
| | 牙齿光燥如石 | 阳明热盛，津液大伤 |
| | 牙齿燥如枯骨 | 肾阴枯竭，温热病晚期 |
| | 牙齿枯黄脱落 | 见于久病者，多为骨绝 |
| | 齿焦有垢 | 胃肾热盛，但气液未竭 |
| | 齿焦无垢 | 胃肾热甚，气液已竭 |
| 动态 | 牙关紧急 | 风痰阻络或热极生风 |
| | 咬牙龂齿 | 热盛动风 |
| | 睡中龂齿 | 胃热、虫积、正常人 |

（2）牙龈

| 望牙龈 | 临床表现 | | 临床意义 |
|---|---|---|---|
| 色泽 | 牙龈淡红而润泽 | | 胃气充足，气血调匀 |
| | 牙龈淡白 | | 血虚或失血 |
| | 牙龈红肿疼痛 | | 胃火亢盛 |
| 形态 | 齿衄（齿缝出血） | 痛而红肿 | 胃热伤络 |
| | | 不痛、不红、微肿 | 气虚，或肾火伤络 |
| | 牙宣 | 龈肉萎缩，牙根暴露，牙齿松动 | 肾虚或胃阴不足 |
| | 牙疳 | 牙龈溃烂，流腐臭血水 | 外感疫疠之邪，积毒上攻所致 |

**4. 望咽喉的主要内容及临床意义**

| 望咽喉 | | 临床表现 | | 临床意义 |
|---|---|---|---|---|
| 色泽 | | 咽部深红，肿痛明显 | | 属实热证——肺胃热毒壅盛 |
| | | 咽部嫩红，肿痛不显 | | 属阴虚证——肾水亏少，阴虚火旺 |
| | | 咽喉淡红漫肿 | | 属痰湿凝聚 |
| 形态 | 乳蛾 | 一侧或两侧喉核红肿肥大，形如乳头或乳蛾，表面或有脓点，咽痛不适 | | 属肺胃热盛，邪客喉核；或虚火上炎，气血瘀滞所致 |
| | 喉痈 | 咽喉部红肿高突，疼痛剧烈，吞咽困难 | | 多因脏腑蕴热，复感外邪，热毒客于咽喉所致 |
| | 咽喉腐烂 | 溃烂成片或凹陷者 | | 肺胃热毒壅盛 |
| | | 腐烂分散浅表者 | | 肺胃之热尚轻 |
| | | 溃腐日久，周围淡红或苍白者 | | 属虚证 |
| | 伪膜 | 咽部溃烂处上覆白腐，形如白膜者 | 如伪膜松厚，容易拭去，去后不复生 | 属肺胃热浊上壅于咽，证较轻 |
| | | | 如伪膜坚韧，不易剥离，重剥则出血，或剥去随即复生 | 属重证，多是白喉，又称"疫喉"，因肺胃热毒伤阴而成，属烈性传染病 |
| | 成脓 | 咽喉局部红肿高突 | 压之有波动感，柔软凹陷 | 已成脓 |
| | | | 压之坚硬者 | 尚未成脓 |

## 细目五　望皮肤

**1. 望斑疹的内容及临床意义**

（1）斑：指皮肤黏膜出现深红色或青紫色片状斑块，平摊于皮肤，摸之不碍手，压之不退色的症状。可由外感温热邪毒，热毒窜络，内迫营血，或脾虚血失统摄，或阳衰寒凝血瘀，或外伤血溢肌肤所致。

（2）疹：指皮肤出现红色或紫红色粟粒状疹点，高出皮肤，抚之碍手，压之退色的症状。常见于麻疹、风疹、瘾疹等病，也可见于温热病中。多因外感风热时邪，或过敏，或热入营血所致。

①麻疹：疹色桃红，形似粟粒，先见于耳后发际，渐延及颜面、躯干和四肢，疹发透彻后按出疹顺序依次消退。因外感时邪所致，属儿科常见传染病。

②风疹：疹色淡红，细小稀疏，瘙痒不已，时发时止。为外感风热时邪所致。

③瘾疹：皮肤上出现淡红色或苍白色风团，大小形态各异，瘙痒，搔之融合成片，高出皮肤，发无定处，出没迅速，时隐时现。为外感风邪或过敏所致。

**2. 望疮疡的内容及临床意义**　疮疡，指发于皮肉筋骨之间的疮疡类疾患。

（1）痈：患部红肿高大，根盘紧束，焮热疼痛，并能形成脓疡的疾病。具有未脓易消、已脓易溃、脓液黏稠、疮口易敛的特点。由湿热火毒蕴结，气滞血瘀所致，属阳证。

（2）疽：患部漫肿无头，皮色不变或晦暗，局部麻木，不热少痛的疾病。具有未脓难消、已脓难溃、脓汁稀薄、疮口难敛、溃后易伤筋骨的特点。为气血亏虚，阴寒凝滞所致，属阴证。

（3）疔：患部形小如粟，根深如钉，漫肿灼热，麻木痒痛的疾病。多发于颜面和手足。多因竹木刺伤，或外感风热火毒、疫毒等所致。

（4）疖：患部形小而圆，红肿热痛不甚，根浅，出脓即愈的疾病。常因外感热毒或湿热蕴结所致。

## 细目六　望排泄物与分泌物

**1. 望痰的内容及临床意义**

（1）痰黄黏稠，坚而成块者，属热痰。因热邪煎熬津液之故。

（2）痰白而清稀，或有灰黑点者，属寒痰。因寒伤阳气，气不化津，湿聚为痰之故。

（3）痰白滑而量多，易咳出者，属湿痰。因脾虚不运，水湿不化，聚而成痰之故。

（4）痰少而黏，难于咳出者，属燥痰。因燥邪伤肺，或肺阴虚津亏所致。

（5）痰中带血，色鲜红者，为热伤肺络。多因肺阴亏虚，或肝火犯肺，或痰热壅肺所致。

（6）咳吐脓血腥臭痰，属肺痈。是热毒蕴肺，化腐成脓所致。

**2. 望涕的内容及临床意义**

（1）新病鼻塞流清涕，是外感风寒；鼻流浊涕，是外感风热。

（2）阵发性清涕，量多如注，伴喷嚏频作，多属鼻鼽，是风寒束于肺卫所致。

（3）久流浊涕，质稠、量多、气腥臭者，为鼻渊，是湿热蕴阻所致。

### 细目七 望小儿食指络脉

**1. 诊察小儿指纹的方法** 在自然光线下，家长将小儿抱到光亮的地方。医生用左手的食指、中指固定小儿腕关节，拇指固定小儿食指的末端，另一手用手指从小儿食指的远心端向近心端推切，轻轻推几次，使指纹显露，观察推移前后指纹脉络的变化。

**2. 小儿食指络脉的正常表现** 在食指掌侧前缘，隐隐显露于掌指横纹附近，纹色浅红略紫，呈单支且粗细适中。

**3. 小儿食指络脉病理变化的临床表现及意义**

| 要点 | 临床意义 |
|------|----------|
| 红紫辨寒热 | 纹色鲜红浮露，多为外感风寒；纹色紫红，多为邪热郁滞；纹色淡红，多为内有虚寒；色青主疼痛、惊风或肝风内动；淡白属脾虚、疳积；紫黑为血络郁闭，病属危重 |
| 淡滞定虚实 | 指纹色淡，推之流畅，主气血亏虚；指纹色紫，推之滞涩，复盈缓慢，主实邪内滞，如瘀热、痰湿、积滞 |
| 浮沉分表里 | "浮"指纹浮现，显露于外，主病邪在表；"沉"指纹沉伏，深而不显，主病邪在里 |
| 三关测轻重 | 纹在风关，示病邪初入，病情轻浅；纹达气关，示病邪入里，病情较重；纹进命关，示病邪深入，病情加重；纹达指尖，称透关射甲，若非一向如此，则示病情危重 |

# 第三单元 望 舌

### 细目一 舌诊原理

**1. 舌诊原理** 舌尖多反映上焦心、肺的病变。舌中多反映中焦脾、胃的病变。舌根多反映下焦肾的病变。舌两侧多反映肝、胆的病变。

**2. 舌诊的方法**

（1）望舌的体位和伸舌姿势：望舌时，医者姿势可略高于患者，以便俯视口舌部位。患者可以采用坐位或仰卧位，面向自然光线，头略扬起，自然地将舌伸出口外，舌体放松，舌面平展，舌尖略向下，尽量张口使舌体充分暴露。

（2）诊舌的方法：望舌的顺序是先看舌尖，再看舌中、舌边，最后看舌根部。先看舌质，再看舌苔，再根据舌质、舌苔的基本特征，分项察看。望舌质，主要观察舌质的颜色、光泽、形状、动态、舌下脉络等；察舌苔，重点观察舌苔的有无、色泽、质地及分布状态等。

（3）刮舌与揩舌：刮舌可用消毒压舌板的边缘，以适中的力量，在舌面上由舌根向舌尖刮三五次。若刮之不去或刮而留有污质，多为里有实邪；刮之即去，舌体明净光滑者，多为虚证。揩舌可用消毒纱布卷在食指上，蘸少许清洁水在舌面上揩抹数次，可用于鉴别舌苔有根无根，以及是否属于染苔。

### 细目二　正常舌象

**1. 正常舌象的主要特征**　淡红舌，薄白苔。
**2. 影响因素**　年龄，性别，体质、禀赋，气候、环境。
**3. 临床意义**　正常舌象说明胃气旺盛，气血津液充盈，脏腑功能正常。

### 细目三　望舌质

**1. 舌色变化（淡白、淡红、红、绛、青紫）的特征与临床意义**

（1）淡白舌：舌色较正常人的淡红色浅淡，白色偏多，红色偏少，甚至全无血色（枯白舌）的表现。主气血两虚、阳虚。

| 舌色 | 表现特征 | 临床意义 |
| --- | --- | --- |
| 淡白舌 | 枯白舌 | 主脱血夺气 |
| | 淡白湿润，舌体胖嫩 | 多为阳虚水湿内停 |
| | 淡白光莹，舌体瘦薄 | 属气血两亏 |

（2）淡红舌：舌体颜色淡红润泽、白中透红的表现，多见于正常人，或病之轻者。

（3）红舌：舌色较淡红色为深，甚至呈鲜红色的表现，可见于整个舌体，亦可只见于舌尖。主实热、阴虚。

| 舌色 | 表现特征 | 临床意义 |
| --- | --- | --- |
| 红舌 | 舌色稍红，或舌边尖略红 | 外感风热表证初期 |
| | 舌色鲜红，舌体不小，或兼黄苔 | 实热证 |
| | 舌尖红 | 多为心火上炎 |
| | 舌两边红 | 多为肝经有热 |
| | 舌体小、舌鲜红而少苔，或有裂纹，或光红无苔 | 属虚热证 |

（4）绛舌：舌色较红色更深，或略带暗红色的表现。主里热亢盛、阴虚火旺。

| 舌色 | 表现特征 | 临床意义 |
| --- | --- | --- |
| 绛舌 | 舌绛有苔，伴有红点、芒刺 | 温病热入营血，或脏腑内热炽盛 |
| | 舌绛少苔或无苔，或有裂纹 | 久病阴虚火旺，或热病后期阴液耗损 |

（5）青紫舌：全舌呈现青紫色，或局部出现青紫斑点的表现。舌淡而泛现青紫者，为淡紫舌；舌红而泛现紫色者，为紫红舌；舌绛而泛现紫色者，为绛紫舌；舌体局部出现青紫色斑点者，为斑点舌。主血行不畅。

| 舌色 | 表现特征 | 临床意义 |
| --- | --- | --- |
| 青紫舌 | 全舌青紫 | 多是全身性血行瘀滞 |
| | 舌有紫色斑点 | 多属瘀血阻滞于局部 |
| | 舌色淡红中泛现青紫 | 多因肺气壅滞，或肝郁血瘀，亦可见于先天性心脏病或某些药物、食物中毒 |
| | 舌淡紫而湿润 | 阴寒内盛，或阳气虚衰致寒凝血瘀 |
| | 舌紫红或绛紫而干枯少津 | 热盛伤津，气血壅滞 |

**2. 舌形变化（老嫩、胖瘦、裂纹、齿痕）的特征与临床意义**

| 舌形 | 表现特征 | 临床意义 |
|---|---|---|
| 老舌 | 舌质纹理粗糙或皱缩，坚敛而不柔软，舌色较暗者，为苍老舌 | 多见于实证 |
| 嫩舌 | 舌质纹理细腻，浮胖娇嫩，舌色浅淡者，为娇嫩舌 | 多见于虚证 |
| 胖舌（胖大舌） | 舌体较正常舌大而厚，伸舌满口者，称为胖大舌；舌体肿大，盈口满嘴，甚者不能闭口，不能缩回者，称为肿胀舌 | 多主水湿内停、痰湿热毒上泛 |
| | 舌淡胖大 | 多为脾肾阳虚、水湿内停 |
| | 舌红胖大 | 多属脾胃湿热，或痰热内蕴 |
| | 舌红绛肿胀者 | 多见于心脾热盛，热毒上壅 |
| | 舌青紫肿胀 | 多见于先天性舌血管瘤患者 |
| 瘦舌（瘦薄舌） | 舌体比正常舌瘦小而薄者，称为瘦薄舌 | 多主气血阴液不足 |
| | 舌体瘦薄而色淡 | 多是气血两虚 |
| | 舌体瘦薄而色红绛干燥 | 多见于阴虚火旺、津液耗伤 |
| 裂纹舌 | 舌面出现各种多少不等、深浅不一、各种形态的裂沟，有深如刀割剪碎的，有横直皱纹而短小的，有纵形、横形、"井"字形、"爻"字形，以及辐射状、脑回状、鹅卵石状等 | 多属阴血亏损，不能荣润舌面所致 |
| | 舌红绛而有裂纹 | 多是热盛伤津，或阴液虚损 |
| | 舌淡白而有裂纹 | 多为血虚不润 |
| | 舌淡白胖嫩，边有齿痕、裂纹 | 属脾虚湿侵 |
| | 健康人舌面上出现裂纹、裂沟，裂纹中一般有舌苔覆盖，且无不适感觉者 | 为先天性舌裂 |
| 齿痕舌 | 舌体边缘见牙齿压迫的痕迹 | 多主脾虚、水湿内停证，常与胖大舌同见 |
| | 舌淡胖润，有齿痕 | 多属寒湿壅盛，或阳虚水湿内停 |
| | 舌淡红而有齿痕 | 多是脾虚或气虚 |
| | 舌红肿胀而有齿痕 | 为内有湿热痰浊壅滞 |
| | 舌淡红而嫩，舌体不大而边有轻微齿痕 | 可为先天性齿痕；如病中见之，提示病情较轻，多见于小儿或气血不足者 |

**3. 舌态变化（强硬、痿软、颤动、歪斜、吐弄、短缩）的特征与临床意义**

| 舌态 | 表现特征 | 临床意义 |
|---|---|---|
| 强硬舌 | 舌体板硬强直，运动不灵活 | 多见于热入心包，或高热伤津，或风痰阻络 |
| | 舌红绛少津而强硬 | 多因邪热炽盛 |
| | 舌强胖大兼厚腻苔 | 多见于风痰阻络 |
| | 舌强语謇，伴肢麻、眩晕 | 多为中风先兆 |
| 痿软舌 | 舌体软弱，无力屈伸，痿废不灵 | 多见于伤阴，或气血俱虚 |
| | 舌淡白而痿软 | 多是气血俱虚 |
| | 新病舌干红而痿软 | 多是热灼津伤 |
| | 久病舌绛少苔或无苔而痿软 | 多见于外感病后期，热极伤阴，或内伤杂病，阴虚火旺 |

续表

| 舌态 | 表现特征 | 临床意义 |
|---|---|---|
| 颤动舌 | 舌体震颤抖动，不能自主的表现，轻者仅伸舌时颤动，重者不伸舌时亦抖颤难宁 | 多属肝风内动 |
| | 久病舌淡白而颤动 | 多属血虚动风 |
| | 新病舌绛而颤动 | 多属热极生风 |
| | 舌红少津而颤动 | 多属阴虚动风 |
| | 长期饮酒者舌体颤动 | 多因酒毒内蕴 |
| 歪斜舌 | 伸舌时舌体偏向一侧，或左或右 | 多见于中风、喑痱或中风先兆 |
| 吐弄舌 | 舌伸于口外，不即回缩者，为"吐舌"；舌微露出口，立即收回，或舐口唇上下左右，摇动不停者，叫作"弄舌" | 皆因心、脾二经有热 |
| | 吐舌 | 可见于疫毒攻心，或正气已绝 |
| | 弄舌 | 多见于热甚动风先兆 |
| | 吐弄舌 | 可见于小儿智能发育不全 |
| 短缩舌 | 舌体卷短、紧缩，不能伸长 | 多属危重证候 |
| | 舌短缩，色淡白或青紫而湿润 | 多属寒凝筋脉 |
| | 舌短缩，色淡白而胖嫩 | 多属气血俱虚 |
| | 舌短缩，体胖而苔滑腻 | 多属痰浊内蕴 |
| | 舌短缩，色红绛而干 | 多属热盛伤津 |

## 细目四　望舌苔

**1. 苔质变化（厚薄、润燥、腐腻、剥落、真假）的特征与临床意义**

（1）厚薄、润燥

| 苔质 | 代表意义 | 表现特征 | 临床意义 |
|---|---|---|---|
| 薄、厚 | 邪正盛衰和邪气深浅 | 薄苔 | 正常舌苔 |
| | | 厚苔 | 邪热入里、痰湿、食积 |
| | | 由薄转厚 | 邪气渐盛，表邪入里，为病进 |
| | | 由厚转薄 | 正气胜邪，内邪消散外达，为病退 |
| | | 骤然消退 | 正不胜邪，胃气暴绝 |
| 润、燥 | 津液的盈亏和输布 | 润苔 | 正常舌苔 |
| | | 滑苔 | 寒证、湿证、痰饮 |
| | | 燥苔 | 津液已伤 |
| | | 糙苔 | 热盛伤津之重证 |
| | | 由润变燥 | 热重津伤，津失输布 |
| | | 由燥变润 | 热退津复，饮邪始化 |

（2）腐腻、剥落、真假

| 苔质 | 分类 | 表现特征 | 临床意义 |
|---|---|---|---|
| 腐、腻苔 | 腐苔 | 苔质颗粒疏松，粗大而厚，形如豆腐渣堆积舌面，揩之可去 | 多见于食积胃肠，或痰浊内蕴 |
| | | 若舌上黏厚一层，有如疮脓，则称"脓腐苔" | 多见于内痈，或邪毒内结，是邪盛病重的表现 |
| | | 病中腐苔渐退，续生薄白新苔 | 为正气胜邪之象，是病邪消散 |
| | | 病中腐苔脱落，不能续生新苔 | 为病久胃气衰败，属于无根苔 |
| | 腻苔 | 苔质颗粒细腻致密，揩之不去，刮之不脱，如涂有油腻之状，中间厚边周薄 | 多由湿浊内蕴，阳气被遏，湿浊痰饮停聚于舌面所致 |
| | | 苔薄腻，或腻而不板滞 | 多为食积，或脾虚湿困 |
| | | 苔白腻而滑 | 为痰浊、寒湿内阻 |
| | | 苔黏腻而厚，口中发甜 | 为脾胃湿热 |
| | | 苔黄腻而厚 | 为痰热、湿热、暑湿等邪内蕴 |
| 剥（落）苔 | 光剥苔 | 舌苔全部退去，以致舌面光洁如镜（又称为光滑舌或镜面舌） | 观苔之剥落，可了解胃气胃阴之存亡及气血的盛衰，判断疾病的预后。①舌红苔剥，多为阴虚。②舌淡苔剥或类剥，多为血虚或气血两虚。③舌色红绛如镜，主营阴枯竭，胃乏生气。④舌色白如镜，主营血大虚，阳气虚衰。⑤舌苔部分脱落，未剥处仍有腻苔者，为正气亏虚，痰浊未化。⑥舌苔从全到剥是胃的气阴不足，正气衰败的表现。⑦舌苔剥脱后，复生薄白之苔，为邪去正胜，胃气渐复之佳兆 |
| | 花剥苔 | 舌苔剥落不全，剥脱处光滑无苔，余处斑斑驳驳地残存舌苔，界限明显 | |
| | 地图舌 | 舌苔不规则地大片脱落，边缘凸起，界限清楚，形似地图 | |
| | 类剥苔 | 剥脱处并不光滑，似有新生颗粒 | |
| | 前剥苔 | 舌前半部分苔剥脱 | |
| | 中剥苔 | 舌中部分苔剥脱 | |
| | 根剥苔 | 舌根部分苔剥脱 | |
| | 鸡心苔 | 舌苔周围剥脱，仅留中心一小块 | |
| 真、假苔 | 真苔 | 舌苔紧贴舌面，似从舌里生出，乃胃气所生，又称为有根苔 | ①病之初期、中期，舌见真苔且厚，为胃气壅实，病邪深重。②久病见真苔，说明胃气尚存 |
| | 假苔 | 舌苔浮涂舌上，不像从舌上长出来者，又称为无根苔 | ①新病出现假苔，乃邪浊渐聚，病情较轻。②久病出现假苔，是胃气匮乏，不能上潮，病情危重 |

**2. 苔色变化（白、黄、灰黑）的特征与临床意义**

| 苔色 | 特征 | 临床意义 |
|---|---|---|
| 白苔 | 苔薄白而润 | 主表证初期、里证病轻、阳虚内寒 |
| | 苔薄白而干 | 多为外感风热所致 |
| | 苔薄白而滑 | 多为外感寒湿，或脾肾阳虚，水湿内停 |
| | 苔白厚腻 | 多为湿浊内停、痰饮、食积 |
| | 积粉苔 | 多为温病秽浊湿邪与热毒相结而成 |

续表

| 苔色 | 特征 | 临床意义 |
|---|---|---|
| 黄苔 | 淡黄苔、深黄苔、焦黄苔 | 主热证、里证 |
| | | 苔色愈黄，邪热愈甚 |
| | | 黄腻、黄滑，主湿热、痰热 |
| 灰黑苔 | 灰苔与黑苔同类，只有轻重之别 | 主里热和里寒重证 |
| | | 苔色深浅与寒热程度相应 |
| | | 灰黑而润主寒；灰黑而燥主热 |

### 细目五　舌象综合分析

**1. 舌质和舌苔的综合诊察**

（1）舌质：察舌体可以了解脏腑虚实、气血津液的盛衰。

（2）舌苔：察舌苔重在辨病邪的寒热、邪正消长及胃气的存亡。

**2. 舌诊的临床意义**　①判断邪正盛衰。②区别病邪性质。③辨别病位浅深。④推断病势进退。⑤估计病情预后。

# 第四单元　闻　诊

### 细目一　听声音

**1. 音哑与失音的临床表现及意义**　语声嘶哑者为音哑，语而无声者为失音，或称为"喑"。前者病轻，后者病重。

（1）新病音哑或失音者，多属实证。多因外感风寒或风热袭肺，或痰湿壅肺，肺失清肃，邪闭清窍所致，即所谓"金实不鸣"。

（2）久病音哑或失音者，多属虚证。多因各种原因导致阴虚火旺，肺肾精气内伤所致，即所谓"金破不鸣"。

（3）暴怒喊叫或持续高声宣讲，伤及喉咙所致音哑或失音者，亦属气阴耗伤。

（4）妇女妊娠末期出现音哑或失音者，称为妊娠失音（子喑），系因胎儿渐长，压迫肾之络脉，使肾精不能上荣于舌咽所致。

**2. 谵语、郑声、独语、错语的临床表现及意义**

| | 临床表现 | 临床意义 |
|---|---|---|
| 谵语 | 神志不清，语无伦次，声高有力 | 多因邪热内扰神明所致，属实证，故《伤寒论》谓"实则谵语"。见于外感热病，温邪内入心包；或阳明实热证，痰热扰乱心神等 |
| 郑声 | 神志不清，语言重复，时断时续，语声低弱模糊 | 多因久病脏气衰竭，心神散乱所致，属虚证，故《伤寒论》谓"虚则郑声"。见于多种疾病的晚期、危重阶段 |
| 独语 | 自言自语，喃喃不休，见人语止，首尾不续 | 多因心气虚弱，神气不足；或气郁痰阻，蒙蔽心神所致，属阴证。常见于癫病、郁证 |
| 错语 | 患者神志清楚而语言时有错乱，语后自知言错 | 证有虚实之分，虚证多因心气虚弱，神气不足所致，多见于久病体虚或老年脏气衰微之人；实证多为痰湿、瘀血、气滞阻碍心窍所致 |

**3. 咳嗽、喘、哮、短气、少气的临床表现及意义**

| | | 临床表现 | 临床意义 |
|---|---|---|---|
| 咳嗽 | | 咳声重浊沉闷 | 多属实证。多因寒痰湿浊停聚于肺，肺失肃降所致 |
| | | 咳声轻清低微 | 多属虚证。多因久病肺气虚损，失于宣降所致 |
| | | 咳声不扬，痰稠色黄，不易咳出 | 多属热证。多因热邪犯肺，肺津被灼所致 |
| | | 咳有痰声，痰多易咳 | 多因痰湿阻肺所致 |
| | | 干咳无痰或少痰 | 多因燥邪犯肺或阴虚肺燥所致 |
| | | 咳声短促，呈阵发性、痉挛性、连续不断、咳后有鸡鸣样回声，并反复发作者 | 多因风邪与痰热搏结所致，常见于小儿顿咳（百日咳） |
| | | 咳声如犬吠，伴有声音嘶哑、吸气困难 | 多因肺肾阴虚，疫毒攻喉所致，多见于白喉 |
| 喘 | 实喘 | 发作急骤，呼吸深长，息粗声高，唯以呼出为快者 | 多因风寒袭肺或痰热壅肺，痰饮停肺，肺失宣肃，或水气凌心所致 |
| | 虚喘 | 病势缓慢，呼吸短浅，急促难续，息微声低，唯以深吸为快，动则喘甚者 | 多因肺肾亏虚，气失摄纳，或心阳气虚所致 |
| 哮 | | 呼吸急促似喘，喉间有哮鸣音 | 多因痰饮内伏，复感外邪所诱发，或因久居寒湿之地，或过食酸咸生冷所诱发 |
| 短气 | | 自觉呼吸气急短促，气短不足以息，数而不相接续，似喘而不抬肩，喉中无痰鸣音 | 虚证短气，声低息微。多因肺气虚、肾气虚、失血、病后、产后或年老体衰所致 |
| | | | 实证短气，呼吸声粗。多因痰饮、胃肠积滞、气滞、瘀阻所致 |
| 少气 | | 呼吸微弱而声低，气少不足以息，言语无力 | 久病体虚，或肺肾气虚所致，属于诸虚劳损 |

**4. 呕吐、呃逆、嗳气的临床表现及意义**

| | 临床表现 | 临床意义 |
|---|---|---|
| 呕吐 | 饮食物、痰涎从胃中上涌，由口中吐出者 | 胃失和降，胃气上逆 |
| | 吐势徐缓，声音微弱，呕吐物清稀者 | 多属虚寒证。常因脾胃阳虚，脾失健运，胃失和降，胃气上逆所致 |
| | 吐势较猛，声音壮厉，呕吐黏稠黄水，或酸或苦者 | 多属实热证。常因热伤胃津，胃失濡养所致 |
| | 呕吐呈喷射状者 | 多为热扰神明，或因头颅外伤，颅内有瘀血、肿瘤等，使颅内压力增高所致 |
| | 呕吐酸腐味的食糜 | 多因暴饮暴食，或过食肥甘厚味，以致食滞胃肠，胃失和降，胃气上逆所致 |
| | 共同进餐者皆发吐泻 | 多为食物中毒 |
| | 朝食暮吐，暮食朝吐者 | 为胃反。多属脾胃阳虚证 |
| | 口干欲饮，饮后则吐者 | 称为水逆。多因饮邪停胃，胃气上逆所致 |
| 呃逆 | 从咽喉发出的一种不由自主的冲击声，声短而频，呃呃作响者 | 是胃气上逆的表现 |
| | 呃声频作，高亢而短，其声有力者 | 多属实证 |
| | 呃声低沉，声弱无力者 | 多属虚证 |
| | 新病呃逆，其声有力者 | 多属寒邪或热邪客于胃 |
| | 久病、重病呃逆不止，声低气怯无力者 | 属胃气衰败之危候 |
| | 突发呃逆，呃声不高不低，无其他病史及兼症者 | 多属饮食刺激，或偶感风寒 |

| | 临床表现 | 临床意义 |
|---|---|---|
| 嗳气 | 胃中气体上出咽喉所发出的一种声长而缓的症状，古称"噫" | 是胃气上逆的表现 |
| | 嗳气酸腐，兼脘腹胀满者 | 多因宿食内停，属于实证 |
| | 嗳气频作而响亮，嗳气后脘腹胀减；嗳气发作因情志变化而增减者 | 多为肝气犯胃，属于实证 |
| | 嗳气频作，兼脘腹冷痛，得温症减者 | 多为寒邪犯胃，或为胃阳亏虚 |
| | 嗳声低沉断续，无酸腐气味，兼见纳呆食少者 | 为胃虚气逆，属虚证。多见于老年人或体虚之人 |

**5. 太息的临床表现及意义** 太息又称叹息，指情志抑郁、胸闷不畅时发出的长吁或短叹声。不自觉地发出太息声，太息之后自觉宽舒者，是情志不遂，肝气郁结之象。

### 细目二 嗅气味

**1. 口气异常的临床意义**

| | 临床表现 | 临床意义 |
|---|---|---|
| 口气 | 口中散发臭气者——口臭 | 口腔不洁、龋齿、便秘或消化不良 |
| | 口气酸臭，并伴食欲不振、脘腹胀满者 | 多属食积胃肠 |
| | 口气臭秽者 | 多属胃热 |
| | 口气腐臭，或兼咳吐脓血者 | 多是内有溃腐脓疡 |
| | 口气臭秽难闻，牙龈腐烂者 | 为牙疳 |

**2. 病室气味异常的临床意义**

（1）病室臭气触人，多为瘟疫类疾病。

（2）病室有血腥味，病者多患失血。

（3）病室散有腐臭气，病者多患溃腐疮疡。

（4）病室有尸臭，多为脏腑衰败，病情重笃。

（5）病室有尿臊气（氨气味），见于肾功能衰竭。

（6）病室有烂苹果样气味（酮体气味），多为消渴并发症患者，属危重病症。

（7）病室有蒜臭气味，多见于有机磷杀虫剂中毒。

# 第五单元 问 诊

### 细目一 问诊内容

**1. 主诉的概念与意义**

（1）主诉的概念：主诉是病人就诊时最感痛苦的症状、体征及其持续时间。

（2）主诉的意义：主诉通常是病人就诊的主要原因，也是疾病的主要矛盾所在，是调查、认识、分析及处理疾病的重要线索。

**2. 十问歌** "一问寒热二问汗，三问头身四问便，五问饮食六胸腹，七聋八渴俱当辨，九问旧病十问因，再兼服药参机变，妇女尤必问经期，迟速闭崩皆可见，再添片语告儿科，天花麻疹全占验"。

## 细目二 问寒热

**1. 恶寒发热的临床表现及意义**

（1）恶寒重发热轻：是风寒表证的特征。因寒为阴邪，束表伤阳，故恶寒明显。

（2）发热轻而恶风：是伤风表证的特征。因风性开泄，使玄府开张，故自汗恶风。

（3）发热重恶寒轻：是风热表证的特征。因热为阳邪，易致阳盛，故发热明显。

**2. 但寒不热的临床表现及意义**

| | 概念 | 临床表现 | 临床意义 |
|---|---|---|---|
| 新病恶寒 | 指患者突然感觉怕冷，且体温不高的症状 | 四肢不温，或脘腹、肢体冷痛，或呕吐泄泻，或咳喘痰鸣，脉沉紧 | 主要见于里实寒证 |
| 久病畏寒 | 指患者经常怕冷、四肢凉，得温可缓的症状 | 面色㿠白，舌淡胖嫩，脉弱 | 主要见于里虚寒证 |

**3. 但热不寒（壮热、潮热、微热）的临床表现及意义**

| | | 临床表现 | 临床意义 |
|---|---|---|---|
| 壮热 | | 患者身发高热，持续不退（体温在39℃以上），伴有满面通红、口渴饮冷、大汗出、脉洪大等症 | 属里实热证。多见于伤寒阳明经证和温病气分阶段 |
| 潮热 | 日晡潮热 | 热势较高，日晡热甚，兼见腹胀便秘 | 阳明腑实证 |
| | 阴虚潮热 | 午后或夜间潮热。其特点是午后和夜间有低热。有热自骨内向外透发的感觉者，称为骨蒸发热 | 多为阴虚火旺所致 |
| | 湿温潮热 | 午后发热明显。其特点是身热不扬，肌肤初扪之不觉很热，扪之稍久即觉灼手 | 此属湿温，为湿郁热蒸之象 |
| | 瘀血潮热 | 午后和夜间有低热，可兼见肌肤甲错，舌有瘀点瘀斑者 | 属瘀血积久，郁而化热 |
| 微热 | | 发热不高，体温一般在37～38℃，或仅自觉发热 | |
| | 气虚发热 | 长期微热，烦劳则甚，兼见少气自汗、倦怠乏力等症 | 常见于某些内伤病和温热病的后期 |
| | 血虚发热 | 时有低热，兼面白、头晕、舌淡、脉细等症 | |
| | 阴虚发热 | 长期低热，兼颧红、五心烦热 | |
| | 气郁发热 | 每因情志不舒而时有微热，兼胸闷、急躁易怒等症 | |
| | 小儿夏季热 | 小儿在夏季气候炎热时长期发热不已，兼见烦躁、口渴、无汗、多尿等症 | 是由于小儿气阴不足，不能适应夏令炎热气候所致 |

**4. 寒热往来的临床表现及意义** 寒热往来是指病人自觉恶寒与发热交替发作的症状，是正邪相争，互为进退的病理反映，为半表半里证寒热的特征。在临床上有以下两种类型：

（1）寒热往来无定时：病人自觉时冷时热，一日多次发作而无时间规律的症状，多见于少阳病。兼见口苦、咽干、目眩、胸胁苦满、不欲饮食、脉弦等症。

（2）寒热往来有定时：病人恶寒战栗与高热交替发作，发有定时，每日发作一次，或二三日发作一次的症状，兼见头痛剧烈、口渴、多汗等症，常见于疟疾。

## 细目三 问汗

**特殊汗出（自汗、盗汗、绝汗、战汗）的临床表现及意义**

| | 临床表现 | 临床意义 |
|---|---|---|
| 自汗 | 醒时经常汗出，活动后尤甚的症状，兼见畏寒、神疲、乏力等症 | 多见于气虚证和阳虚证 |
| 盗汗 | 睡时汗出，醒则汗止的症状，兼见潮热、颧红等症 | 多见于阴虚证 |

续表

| | 临床表现 | 临床意义 |
|---|---|---|
| 绝汗 | 在病情危重的情况下，出现大汗不止的症状 | 常是亡阳或亡阴的表现 |
| | 亡阳之汗——患者冷汗淋漓，兼见面色苍白、四肢厥冷、脉微欲绝者 | 属亡阳证 |
| | 亡阴之汗——汗热而黏腻如油，兼见躁扰烦渴、脉细数疾者 | 属亡阴证 |
| 战汗 | 患者先恶寒战栗，表情痛苦，几经挣扎，而后汗出 | 见于温病或伤寒病邪正相争剧烈之时，是疾病发展的转折点 |
| | 如汗出后热退脉缓 | 是邪去正安、疾病好转的表现 |
| | 汗出后仍身发高热，脉来急疾 | 是邪盛正衰、疾病恶化的表现 |

## 细目四　问疼痛

### 1. 疼痛的性质及临床意义

| 疼痛性质 | 临床表现 | 临床意义 |
|---|---|---|
| 胀痛 | 疼痛带有胀满的症状 | 是气滞作痛的特点 |
| 刺痛 | 疼痛如针刺之状 | 是瘀血致痛的特点 |
| 冷痛 | 疼痛伴有冷感而喜暖的症状 | 是寒证疼痛的特点（有虚实之分） |
| 灼痛 | 疼痛伴有灼热感而喜凉的症状 | 是热证疼痛的特点（有虚实之分） |
| 重痛 | 疼痛伴有沉重感的症状 | 多因湿邪困阻气机所致 |
| 酸痛 | 疼痛伴有酸软不适的症状 | 多因风湿侵袭，气血运行不畅，或肾虚、气血不足，组织失养所致 |
| 绞痛 | 疼痛剧烈如刀绞一般而难于忍受的症状 | 多因瘀血、气滞、结石、虫积等有形实邪阻闭气机，或寒邪凝滞气机所致 |
| 空痛 | 疼痛带有空虚感的症状 | 是虚证疼痛的特点 |
| 隐痛 | 痛势较缓，尚可忍耐，但绵绵不休的症状 | 是虚证疼痛的特点 |
| 走窜痛 | 疼痛的部位游走不定，或走窜攻冲作痛的症状 | 或为气滞所致，或见于行痹 |
| 固定痛 | 疼痛部位固定不移的症状 | 若胸胁、脘腹等处固定作痛，多是瘀血为患；若四肢关节固定作痛，多因寒湿、湿热阻滞，或热壅血瘀所致 |
| 掣痛 | 抽掣牵引作痛，由一处连及他处的症状，也称引痛、掣痛 | 多因筋脉失养，或筋脉阻滞不通所致 |

注：新病疼痛，痛势剧烈，持续不解，或痛而拒按，多属实证；久病疼痛，痛势较轻，时痛时止，或痛而喜按，多属虚证。

### 2. 头痛、胸痛、胁痛、胃脘痛、腹痛的临床表现及意义

| | 临床表现 | 临床意义 |
|---|---|---|
| 头痛 | 前额部连眉棱骨痛 | 属阳明经头痛 |
| | 侧头部痛，痛在两侧太阳穴附近为甚者 | 属少阳经头痛 |
| | 后头部连项痛 | 属太阳经头痛 |
| | 颠顶痛 | 属厥阴经头痛 |
| | 全头重痛 | 多为太阴经头痛 |
| | 脑中痛，或牵及于齿 | 多属少阴经头痛 |

| | 临床表现 | 临床意义 |
|---|---|---|
| 头痛 | 头痛连项，遇风加重者 | 风寒头痛 |
| | 头痛怕热，面红目赤者 | 风热头痛 |
| | 头痛如裹，肢体困重者 | 风湿头痛 |
| | 头痛绵绵，过劳则盛者 | 气虚头痛 |
| | 头痛眩晕，面色苍白者 | 血虚头痛 |
| | 头脑空痛，腰膝酸软者 | 肾虚头痛 |
| 胸痛 | 左胸心前区憋闷作痛，时痛时止者 | 多因痰、瘀等邪气阻滞心脉所致 |
| | 胸痛剧烈，面色青灰，手足青冷者 | 多因心脉急骤闭塞不通所致，可见于真心痛等病 |
| | 胸痛，壮热面赤，喘促鼻扇者 | 多因热邪壅肺，脉络不利所致，可见于肺热病等 |
| | 胸痛，颧赤盗汗，午后潮热，咳痰带血者 | 多因肺阴亏虚，虚火灼络所致，可见于肺痨等病 |
| | 胸痛，壮热，咳吐脓血腥臭痰者 | 多因痰热阻肺，热壅血瘀所致，可见于肺痈等病 |
| 胁痛 | 胁肋胀痛，太息易怒者 | 为肝郁气滞 |
| | 胁肋胀痛，纳呆厌食，身目发黄者 | 为肝胆湿热 |
| | 胁肋灼痛，面红目赤者 | 为肝胆火盛 |
| | 胁肋刺痛，或胁下触及肿块，固定而拒按者 | 属肝血瘀阻 |
| | 胁痛，患侧肋间饱胀，咳唾引痛者 | 为悬饮痛，为饮邪停留胸胁所致 |
| 胃脘痛 | 胃痛多在进食后加剧 | 多为实证 |
| | 胃痛多在进食后缓解 | 多为虚证 |
| | 胃脘突然剧痛暴作，出现压痛及反跳痛者 | 多因胃脘穿孔所致 |
| | 胃痛失去规律，痛无休止而明显消瘦者 | 考虑胃癌 |
| 腹痛 | 腹部持续性疼痛，阵发性加剧，伴腹胀、呕吐、便闭者 | 多见于肠痹或肠结，因肠道麻痹、梗阻、扭转或套叠，气机闭塞不通所致 |
| | 全腹痛、有压痛及反跳痛者 | 多因腹部脏器穿孔或热毒弥漫所致 |
| | 脐外侧及下腹部突然剧烈绞痛，向大腿内侧及阴部放射，尿血者 | 多系结石所致 |
| | 破裂脏器或癌瘤所在部位疼痛 | 腹部脏器破裂，或癌瘤所致 |
| | 妇女小腹及少腹部疼痛 | 常见于痛经、异位妊娠破裂等病 |

## 细目五 问头身胸腹

### 问头晕的临床表现及意义

| | 临床表现 | 临床意义 |
|---|---|---|
| 头晕 | 头晕面胀，烦躁易怒，舌红苔黄，脉弦数者 | 多因肝火上炎 |
| | 头晕胀痛，头重脚轻，舌红少津，脉弦细者 | 多因肝阳上亢 |
| | 头晕面白，神疲乏力，舌淡，脉细弱者 | 多因气血亏虚 |
| | 头晕且重，如物裹缠，痰多苔腻者 | 多因痰湿内阻 |
| | 头晕耳鸣，腰酸遗精者 | 多因肾虚精亏 |
| | 若外伤后头晕刺痛者 | 多属瘀血阻络 |

## 细目六　问耳目

### 1. 耳鸣、耳聋的临床表现及意义

| 证型 | 临床表现 | 临床意义 |
|---|---|---|
| 实证 | 突发耳鸣，声大如雷，按之鸣声不减，或新病暴聋者 | 可因肝胆火盛、肝阳上亢、痰火壅结、气血瘀阻、风邪上袭，或药毒损伤耳窍等所致 |
| 虚证 | 渐起耳鸣，声细如蝉，按之可减，或耳渐失聪而听力减退者 | 可因肾精亏虚、脾气亏虚、肝阴血不足等引起 |

**2. 目眩的临床表现及意义**　目眩是指病人自觉视物旋转动荡，如在舟车之上，或眼前如有蚊蝇飞动的症状。实者，多因肝阳上亢、肝火上炎、肝阳化风及痰湿上蒙清窍所致；虚者，多因气虚、血亏、阴精不足，目失充养所致。

## 细目七　问睡眠

**1. 失眠的临床表现及意义**　失眠是指病人经常不易入睡，或睡而易醒不能再睡，或睡而不酣时易惊醒，甚至彻夜不眠的病症，常伴有多梦，又称"不寐"或"不得眠"。

（1）不易入睡，甚至彻夜不眠，兼心烦不寐者，多见于心肾不交。

（2）睡后易醒，不易再睡者，兼心悸、便溏，多见于心脾两虚。

（3）睡眠时时惊醒，不易安卧者，多见于胆郁痰扰。

（4）夜卧不安，腹胀嗳气酸腐者，多为食滞内停。

**2. 嗜睡的临床表现及其意义**　嗜睡是指患者神疲困倦，睡意很浓，经常不自主地入睡的症状。嗜睡常因痰湿内盛，或阳虚阴盛导致。

（1）困倦嗜睡，伴头目昏沉，胸闷脘痞，肢体困重者，乃痰湿困脾，清阳不升所致。

（2）饭后嗜睡，兼神疲倦怠，食少纳呆者，多由脾失健运，清阳不升所致。

（3）大病之后，精神疲乏而嗜睡，是正气未复的表现。

（4）精神极度疲惫，神志蒙眬，困倦欲睡，肢冷脉微者，系心肾阳衰，神失温养所致。

## 细目八　问饮食与口味

### 1. 口渴与饮水：口渴多饮、渴不多饮的临床表现及意义

| 口渴与饮水 | 临床表现 | 临床意义 |
|---|---|---|
| 口渴多饮 | 口渴咽干，鼻干唇燥，发于秋季者 | 多因燥邪伤津 |
| | 口干微渴，兼发热者 | 多见于外感温热病初期，伤津较轻 |
| | 大渴喜冷饮，兼壮热面赤、汗出、脉洪数者 | 属里热炽盛，津液大伤，多见于里实热证 |
| | 口渴多饮，伴小便量多、多食易饥、体渐消瘦者 | 为消渴 |
| | 口渴咽干，夜间尤甚，兼颧红盗汗、舌红少津者 | 属阴虚证 |
| 渴不多饮 | 渴不多饮，兼身热不扬、头身困重、苔黄腻者 | 属湿热证 |
| | 口渴饮水不多，兼身热夜甚、心烦不寐、舌红绛者 | 属温病营分证 |
| | 渴喜热饮，饮水不多，或饮后即吐者 | 多为痰饮内停 |
| | 口干但欲漱水而不欲咽，兼面色黧黑，或肌肤甲错者 | 多为瘀血内停 |

**2. 食欲与食量：食欲减退、厌食、消谷善饥、饥不欲食、除中的临床表现及意义**

| 食欲与食量 | 临床表现 | 临床意义 |
|---|---|---|
| 食欲减退 | 食欲减退，兼见面色萎黄、食后腹胀、疲乏无力者 | 多属脾胃虚弱 |
| | 纳呆食少，兼见脘闷腹胀、头身困重、便溏苔腻者 | 多属湿邪困脾 |
| | 纳呆食少，兼见脘腹胀闷、嗳腐食臭者 | 多属食滞胃肠 |
| 厌食 | 厌食，兼脘腹胀满、嗳气酸腐、舌苔厚腻者 | 多属食滞胃肠 |
| | 厌食油腻之物，兼脘腹痞闷、呕恶便溏、肢体困重者 | 多属湿热蕴脾 |
| | 厌食油腻厚味，伴胁肋胀痛灼热、口苦泛呕、身目发黄者 | 多属肝胆湿热 |
| | 妇女在妊娠早期，若有择食或厌食反应 | 多为冲气上逆，胃失和降 |
| | 妇女妊娠期，反复出现恶心呕吐、厌食，甚至食入即吐 | 多为妊娠恶阻 |
| 消谷善饥 | 消谷善饥，兼多饮多尿、形体消瘦者 | 多见于消渴 |
| | 消谷善饥，兼大便溏泄者 | 多属胃强脾弱 |
| 饥不欲食 | 饥不欲食，兼脘痞，胃中有嘈杂、灼热感，舌红少苔，脉细数者 | 多属胃阴不足，虚火内扰 |
| 除中 | 危重患者，本来毫无食欲，突然索食，食量大增，称为"除中" | 是假神的表现之一，因胃气败绝所致 |

**3. 口味：口淡、口甜、口黏腻、口酸、口涩、口苦、口咸的临床表现及意义**

| 口味 | 临床表现 | 临床意义 |
|---|---|---|
| 口淡 | 患者味觉减退，口中乏味，甚至无味 | 多见于脾胃虚弱 |
| 口甜 | 患者自觉口中有甜味 | 多见于脾胃湿热或脾虚 |
| 口黏腻 | 患者自觉口中黏腻不爽 | 多见于痰热内盛、湿热蕴脾及寒湿困脾 |
| 口酸 | 患者自觉口中有酸味，或泛酸 | 多因肝胃郁热或饮食停滞所致 |
| 口涩 | 患者自觉口有涩味，如食生柿子 | 多为燥热伤津或脏腑热盛所致 |
| 口苦 | 患者自觉口中有苦味 | 多见于心火上炎或肝胆火热 |
| 口咸 | 患者自觉口中有咸味 | 多见于肾病或寒水上泛 |

## 细目九　问二便

**1. 大便异常（便次、便质、排便感觉）的临床表现及意义**

| 大便异常 | | 临床表现 | 临床意义 |
|---|---|---|---|
| 便次异常 | 便秘 | 大便燥结，排出困难，便次减少，甚则多日不便 | 可因胃肠积热，或阳虚寒凝，或气血阴津亏损，或腹内癥块阻结等，导致肠道燥化太过，肠失濡润，或推运无力，传导迟缓，气机阻滞所致 |
| | 泄泻 | 大便次数增多，粪质稀薄不成形，甚至呈水样的症状 | 可因外感风寒湿热疫毒之邪；或饮食所伤，食物中毒，痨虫或寄生虫寄生于肠道；或情志失调，肝气郁滞，或脾肾阳气亏虚等，导致脾失健运所致 |

续表

| 大便异常 | | | 临床表现 | 临床意义 |
|---|---|---|---|---|
| 便质异常 | 完谷不化 | | 大便中含有较多未消化食物 | 多见于脾虚、肾虚或食滞胃肠的泄泻 |
| | 溏结不调 | | 大便时干时稀 | 多因肝脾不调所致，若大便先干后溏，多属脾虚 |
| | 脓血便 | | 大便中含有脓血黏液 | 多见于痢疾或肠癌，常因湿热疫毒等邪阻滞肠道，肠络受损所致 |
| | 便血 | 远血 | 便黑如柏油，或便血紫暗，其来较远 | 多见于胃脘等部位出血 |
| | | 近血 | 便血鲜红，血附着在大便表面，或于排便前后滴出者 | 多见于内痔、肛裂等 |
| 排便感异常 | 肛门灼热 | | 指排便时肛门有灼热感 | 多因大肠湿热下注，或大肠郁热下迫直肠所致。见于湿热泄泻或湿热痢疾 |
| | 里急后重 | | 指腹痛窘迫，时时欲便，肛门重坠，便出不爽 | 多因湿热内阻，肠道气滞所致。常见于湿热痢疾 |
| | 肛门重坠 | | 肛门有下坠之感 | 常于劳累或排便后加重，多属脾虚中气下陷。常见于久泻久利不愈的患者 |

**2. 小便异常（尿次、尿量、排尿感觉）的临床表现及意义**

| 小便异常 | | 临床表现 | 临床意义 |
|---|---|---|---|
| 尿次异常 | 小便频数 | 小便短赤，频数急迫者 | 为淋证，是湿热蕴结下焦，膀胱气化不利所致 |
| | | 小便澄清，频数量多，夜间明显者 | 是因肾阳虚或肾气不固，膀胱失约所致 |
| | 癃闭 | 小便不畅，点滴而出为"癃"；小便不通，点滴不出为"闭"，一般统称为"癃闭" | 癃闭有虚实的不同，因湿热蕴结，或瘀血、结石，或败精阻滞、阴部手术者，多属实证；因老年气虚，肾阳不足，膀胱气化不利者，多属虚证 |
| 尿量异常 | 尿量增多 | 小便清长量多 | 属虚寒证 |
| | | 多饮多尿而形体消瘦者 | 属消渴 |
| | 尿量减少 | 小便短赤量少 | 多属实热证，或汗、吐、下后伤津所致 |
| | | 尿少浮肿 | 是肺、脾、肾三脏功能失常，气化不利，水湿内停所致 |
| 排尿感异常 | 尿道涩痛 | 排尿不畅，且伴有急迫、疼痛、灼热感 | 可因湿热蕴结、热灼津伤、结石或瘀血阻塞等所致。多见于淋证 |
| | 余沥不尽 | 排尿后小便点滴不尽 | 多因老年人肾阳亏虚，肾气不固所致 |
| | 小便失禁 | 患者神志清醒时，小便不能随意控制而自遗 | 多属肾气不固，膀胱失约所致 |
| | 遗尿 | 即3岁以上小儿睡时不自主排尿 | 多属肾气不足，膀胱虚衰所致 |

# 第六单元　脉　诊

**细目一　脉诊概说**

**1. 寸口诊法**　寸口，又称气口或脉口，是指单独切按桡骨茎突内侧一段桡动脉的搏动。寸口脉分为寸、关、尺三部。通常以腕后高骨（桡骨茎突）为标记，其内侧的部位为关，关前（腕侧）为寸，关后

（肘侧）为尺。两手各有寸、关、尺三部，共六部脉。寸、关、尺三部又可施行浮、中、沉三候。

**2. 寸口脉与脏腑的关系**

| 寸口 | 寸 | 关 | 尺 |
|---|---|---|---|
| 左 | 心、膻中 | 肝胆、膈 | 肾、小腹（膀胱、小肠） |
| 右 | 肺、胸中 | 脾胃 | 肾、小腹（大肠） |

**3. 诊脉的方法**

| 诊脉 | | | 操作方法 |
|---|---|---|---|
| 患者体位 | | | 诊脉时患者应取正坐位或仰卧位，前臂自然向前平展，与心脏置于同一水平，手腕伸直，手掌向上，手指微微弯曲，在腕关节下面垫一松软的脉枕，使寸口部位充分伸展，局部气血畅通，便于诊察脉象 |
| 医生指法 | 选指 | | 医生用左手或右手的食指、中指和无名指三个手指指目诊察。三指平齐，手指略呈弓形，与受诊者体表约呈 45° 为宜 |
| | 布指 | | 中指定关，医生先以中指按在掌后高骨内侧动脉处，然后食指按在关前（腕侧）定寸，无名指按在关后（肘侧）定尺。布指的疏密要与患者手臂长短、医生手指粗细相适应 |
| | 运指 | | 医生运用指力的轻重、挪移及布指变化以体察脉象 |
| | | 举法 | 是指医生用较轻的指力，按在寸口脉搏跳动部位，以体察脉搏部位的方法，亦称"轻取"或"浮取" |
| | | 按法 | 是指医生用较重的指力，甚至按到筋骨体察脉象的方法，又称"重取"或"沉取" |
| | | 寻法 | 是指切脉时指力从轻到重，或从重到轻，左右推寻，调节最适当指力的方法。在寸口三部细细寻找脉动最明显的部位，统称寻法，以捕获最丰富的脉象信息。医生手指用力适中，按至肌肉以体察脉象的方法称为"中取" |
| | | 循法 | 是指切脉时三指沿寸口脉长轴循行，诊察脉之长短，比较寸、关、尺三部脉象的特点 |
| | | 总按 | 即三指同时用力诊脉的方法。从总体上辨别寸、关、尺三部和左右两手脉象的形态、脉位的浮沉等。总按时一般指力均匀，但亦有三指用力不一致的情况 |
| | | 单诊 | 是用一个手指诊察一部脉象的方法。主要用于分别了解寸、关、尺各部脉象的形态特征 |
| 平息 | | | 医生在诊脉时注意调匀呼吸 |
| 切脉时间 | | | 一般每次诊脉每手应不少于 1 分钟，两手以 3 分钟左右为宜 |

## 细目二　正常脉象

**1. 正常脉象的表现**　正常脉象的主要特点是：寸关尺三部有脉，一息四五至，相当于 72 ～ 90 次 / 分，不浮不沉，不大不小，从容和缓，节律一致，尺部沉取有一定力量，并随生理活动、气候、季节和环境不同而有相应变化。这些特征在脉学中称为有胃、有神、有根。

**2. 正常脉象的特点（胃、神、根）**

（1）胃：胃也称胃气。脉之胃气主要反映脾胃运化功能的盛衰和营养状况的优劣。脉有胃气的特点是从容、和缓、流利的感觉。

（2）神：脉搏有力是有神的标志，故有胃即有神。脉之有神是指有力柔和、节律整齐。

（3）根：脉之有根关系到肾。脉之有根主要表现在尺脉有力、沉取不绝两个方面。

### 细目三 常见脉象的特征与临床意义

**常见脉象的特征与临床意义**

| 脉纲 | 脉名 | 脉象特征 | 临床意义 |
|------|------|----------|----------|
| 浮脉类 | 浮 | 轻取即得，重取稍减而不空 | 主表证、虚证。主虚证时必虚大无力 |
| 沉脉类 | 沉 | 轻取不应，重按始得 | 主里证。有力为里实，无力为里虚 |
| 迟脉类 | 迟 | 脉来迟慢，一息不足四至 | 寒证；迟而有力为实寒；迟而无力为虚寒。亦见于邪热结聚的里实证 |
| 数脉类 | 数 | 脉来急数，一息五至以上而不足七至 | 主热证。有力为实热，无力为虚热 |
| 洪脉类 | 洪 | 指下极大，如波涛汹涌，来盛去衰 | 里热亢盛 |
| 滑脉类 | 滑 | 往来流利，应指圆滑，如珠走盘 | 痰浊、食积、实热，或见于青壮年 |
| | 涩 | 往来艰涩不畅，如轻刀刮竹 | 气滞血瘀、精伤血少 |
| 弦脉类 | 弦 | 端直以长，如按琴弦 | 主肝胆病、疟疾、痛证、痰饮 |
| | 紧 | 紧张有力，如转绳索 | 主寒证、痛证、宿食 |
| 细脉类 | 细 | 脉细如线，但应指明显 | 主诸虚劳损，又主湿证 |
| | 濡 | 浮而细软 | 主诸虚证、湿证 |
| | 微 | 极细极软，似有似无，至数不明 | 元阳衰微，或气血阴阳俱虚 |
| 结脉类 | 结 | 脉来缓而时见一止，止无定数 | 阴盛气结、气血虚衰 |
| | 代 | 脉来而时一止，止有定数，良久方来 | 脏气衰微、风证、痛证、七情惊恐、跌打损伤 |
| | 促 | 脉来数而时一止，止无定数，良久复来 | 阳热亢盛、邪实阻滞、脏气衰微 |

## 易混考点解析

**相似脉部位比较**

| 脉位 | 脉名 | 特征 |
|------|------|------|
| 脉位表浅 | 浮脉 | 举之有余，重按稍减而不空 |
| | 濡脉 | 浮细无力而软 |
| 脉位在皮下深层 | 沉脉 | 轻取不应，重按始得 |

**相似脉至数比较**

| 脉率 | 脉名 | 特征 |
|------|------|------|
| 脉率快于正常脉象 | 数脉 | 一息五至以上，不足七至（91～120次/分） |
| | 促脉 | 脉率每息在五至以上，且有不规则的歇止 |
| 脉率慢于正常脉象 | 迟脉 | 一息不足四至（60次/分以下） |
| | 结脉 | 脉来缓慢，且有不规则的歇止 |

**相似脉节律不整比较**

| 脉节律 | 脉名 | 特征 |
|--------|------|------|
| 节律有间歇的脉象 | 促脉 | 数而时止，止无定数 |
| | 结脉 | 缓而时止，止无定数 |
| | 代脉 | 脉来一止，止有定数，良久方还 |

续表

| 脉节律 | 脉名 | 特征 |
|---|---|---|
| 节律无间歇的脉象 | 涩脉 | 脉律不齐，三五不调，往来艰涩，形态不匀 |
| | 微脉 | 极细极软，似有似无 |

**相似脉脉宽比较**

| 脉象宽细 | 脉名 | 特征 |
|---|---|---|
| 具有细的特征的脉象 | 细脉 | 脉细如线，应指显然 |
| | 濡脉 | 浮细无力而软 |
| | 微脉 | 脉极细极软，似有若无 |
| 具有宽的特征的脉象 | 洪脉 | 脉体宽大，充实有力，来盛去衰 |

**相似脉脉紧张度比较**

| 脉体紧张度 | 脉名 | 特征 |
|---|---|---|
| 脉体较硬 | 弦脉 | 端直以长，如按琴弦 |
| | 紧脉 | 紧张有力，如按绳索。在脉势绷急和脉形宽大两方面超过弦脉 |
| 脉体柔软 | 濡脉 | 脉浮细而软 |

**相似脉脉流利度比较**

| 脉流利度 | 脉名 | 特征 |
|---|---|---|
| 脉来流利 | 数脉 | 频率快，一息五至以上而不足七至（91～120次/分） |
| | 滑脉 | 往来流利圆滑，如珠走盘 |
| 脉来艰涩 | 涩脉 | 形细而行迟，往来艰涩不畅，脉势不匀，如轻刀刮竹 |

# 第七单元 按 诊

## 细目 按诊

### 1. 按诊的方法

| 按诊方法 | | | 具体操作 |
|---|---|---|---|
| 触 | | | 医生将自然并拢的第二、三、四、五指的掌面或全手掌轻轻接触或轻柔地进行滑动触摸的方法 |
| 摸 | | | 医生用指掌稍用力寻抚局部的方法 |
| 按 | | | 医生以重手按压或推寻局部的方法 |
| 叩 | 直接叩击法 | | 医生用中指指尖或并拢的二、三、四、五指的掌面轻轻地直接叩击或拍打按诊部位 |
| | 间接叩击法 | 拳掌叩击法 | 医生用左手掌平贴在患者的诊察部位，右手握成空拳叩击左手背，边叩边询问患者叩击部位的感觉 |
| | | 指指叩击法 | 医生用左手中指第二指节紧贴病体需诊察的部位，其他手指稍微抬起，勿与体表接触，右手指自然弯曲，第二、四、五指微翘起，以中指指端叩击左手中指第二指节前端 |

**2. 按肌肤的内容及临床意义**

| | 内容 | 临床意义 |
|---|---|---|
| 诊寒热 | 肌肤寒冷，体温偏低者 | 阳虚 |
| | 肌肤冷而大汗淋漓、面色苍白、脉微欲绝者 | 亡阳之象 |
| | 肌肤灼热，体温升高者 | 阳盛——实热证 |
| | 若汗出如油，四肢肌肤尚温而脉躁疾无力者 | 亡阴之象 |
| | 身灼热而肢厥 | 阳盛格阴——真热假寒证 |
| | 外感病，汗出热退身凉 | 表邪已解 |
| | 皮肤无汗而灼热者 | 热甚 |
| | 身热初按热甚，久按热反转轻者 | 热在表 |
| | 身热初按热甚，久按其热反甚者 | 热在里 |
| | 肌肤初扪之不觉很热，但扪之稍久即感灼手者 | 身热不扬，常兼头身困重、脘痞、苔腻——湿热蕴结证 |
| | 皮肤不热，红肿不明显者 | 多为阴证 |
| | 皮肤灼热，红肿疼痛者 | 多为阳证 |
| 诊润燥滑涩 | 肌肤滑润者 | 为气血充盛 |
| | 肌肤枯涩者 | 为气血不足 |
| | 新病，皮肤多滑润而有光泽者 | 为气血未伤之表现 |
| | 久病，肌肤枯涩者 | 为气血两伤 |
| | 肌肤甲错者 | 多为血虚失荣或瘀血所致 |
| 诊疼痛 | 肌肤濡软，按之痛减者 | 为虚证 |
| | 硬痛拒按者 | 为实证 |
| | 轻按即痛者 | 病在表浅 |
| | 重按方痛者 | 病在深部 |
| 诊肿胀 | 按之凹陷，举手不能即起者 | 为水肿 |
| | 按之凹陷，举手即起者 | 为气肿 |
| 诊疮疡 | 肿硬不热者 | 属寒证 |
| | 肿处灼手而压痛者 | 属热证 |
| | 根盘平塌漫肿者 | 属虚证 |
| | 根盘收束隆起者 | 属实证 |
| | 患处坚硬者 | 多无脓 |
| | 患处边硬顶软者 | 已成脓 |

**3. 按腹部辨疼痛、痞满、积聚的内容及临床意义**

| | | 内容 | 临床意义 |
|---|---|---|---|
| 辨疼痛 | 腹痛 | 腹痛喜按，按之痛减，腹壁柔软者 | 多为虚证 |
| | | 腹痛拒按，按之痛甚，伴有腹部硬满者 | 多为实证 |
| | | 局部肿胀拒按者 | 多为内痈 |
| | | 按之疼痛，固定不移 | 多为内有瘀血 |
| | | 按之胀痛，病处按此连彼者 | 为病在气分，多为气滞、气闭 |

续表

| | | 内容 | 临床意义 |
|---|---|---|---|
| 辨疼痛 | 腹部压痛 | 右季肋部压痛 | 见于肝、胆、右肾和升结肠病变 |
| | | 上腹部压痛 | 见于肝、胆、胃、胰和横结肠病变 |
| | | 左季肋部压痛 | 见于脾、左肾、降结肠病变 |
| | | 脐部压痛 | 见于小肠、横结肠、输尿管病变 |
| | | 下腹部压痛 | 见于肠痈或膀胱、女性生殖器官病变 |
| | | 左少腹作痛，按之累累有硬块者 | 多为肠中有宿粪 |
| | | 右少腹作痛而拒按，或见"反跳痛" | 常见于肠痈等病 |
| 辨痞满 | 脘腹痞满 | 心下部按之较硬而疼痛者 | 多属实证，多因邪实积聚胃脘部所致 |
| | | 按之濡软而无疼痛者 | 多属虚证，多因胃腑虚弱所致 |
| | 脘腹胀满 | 凡腹部按之手下饱满充实而有弹性，有压痛者 | 多为实满 |
| | | 若腹部虽膨满，但按之手下虚软而缺乏弹性，无压痛者 | 多为虚满 |
| | | 腹部高度胀大，如鼓之状者 | 称为鼓胀 |
| 辨积聚 | 癥瘕积聚 | 凡肿块推之不移，肿块痛有定处者 | 为癥积，病属血分 |
| | | 肿块推之可移，或痛无定处，聚散不定者 | 为瘕聚，病属气分 |
| | | 肿块大者 | 为病深 |
| | | 形状不规则，表面不光滑者 | 为病重 |
| | | 坚硬如石者 | 为恶候 |
| | | 腹中结块，按之起伏聚散，往来不定；或按之形如条索状，久按转移不定；或按之手下如蚯蚓蠕动者 | 多为虫积 |
| | | 小腹部触及肿物，若触之有弹性，不能被推移，呈横置的椭圆形或球形，按压时有压痛，有尿意 排空尿后肿物消失者 | 多因积尿所致 |
| | | 排空尿后肿物不消者 | 若系妇女停经后，多为怀孕而胀大的胞宫，否则可能是石瘕等胞宫或膀胱的肿瘤 |
| | 妇女妊娠 | 妊娠后腹形明显大于正常，皮肤光亮，按之胀满者 | 多为胎水肿满 |
| | | 妊娠后腹形明显小于正常，而胎儿尚存活者 | 多为胎萎不长 |

**4. 按虚里**

（1）虚里的部位：虚里即心尖搏动处，位于左乳下第四、五肋间，乳头下稍内侧。当心脏收缩时，心尖向胸壁冲击而引起的局部胸壁的向外搏动，可用手指指尖触到。

（2）正常表现：虚里为诸脉之所宗。虚里按之应手，动而不紧，缓而不息，动气聚而不散，节律清晰一致，一息4～5至，是心气充盛，宗气积于胸中的正常征象。

（3）按虚里的病理表现与临床意义：①虚里按之其动微弱者为不及，是宗气内虚之征，或为饮停心包之支饮。②搏动迟弱，或久病体虚而动数者，多为心阳不足。③按之弹手，洪大而搏，或绝而不应者，是心肺气绝，属于危候。④虚里动高，聚而不散者，为热甚，多见于外感热邪、小儿食滞或痘疹将发之时。

# 第八单元　八纲辨证

## 细目一　概述

**八纲辨证的概念**　八纲指表、里、寒、热、虚、实、阴、阳八个纲领。

## 细目二　表里

**表证与里证的临床表现和辨证要点**

| 证型 | 临床表现 | 辨证要点 |
|---|---|---|
| 表证 | 发热恶寒（或恶风），头身痛，舌淡红苔薄白，脉浮，兼见鼻塞、流涕、喷嚏、咽喉痒痛、咳嗽等 | 起病急，病位浅，病程短，有发热恶寒或恶风 |
| 里证 | 凡非表证的一切证候 | 病情较重，病位较深，病程较长，无新起恶寒发热并见 |

## 易混考点解析

### 表证与里证的鉴别

|  | 表证 | 里证 |
|---|---|---|
| 热型 | 发热恶寒并见 | 但热不寒或但寒不热 |
| 常见症状 | 头身疼痛、喷嚏、鼻塞流涕、脏腑症状不明显 | 以脏腑症状为主，如咳喘、心悸、腹痛、呕吐，鼻塞、头身疼痛少见 |
| 舌象 | 舌苔变化不明显 | 舌苔多有变化 |
| 脉象 | 多见浮脉 | 多见沉脉或其他脉象 |

## 细目三　寒热

**寒证与热证的临床表现和辨证要点**

| 证型 | 临床表现 | 辨证要点 |
|---|---|---|
| 寒证 | 恶寒喜暖，口淡不渴，面色苍白，肢冷蜷卧，小便清长，大便稀溏，舌淡苔白而润滑，脉迟或紧等 | 冷、白、静、稀、润 |
| 热证 | 发热喜凉，口渴饮冷，面红目赤，烦躁不宁，小便短赤，大便燥结，舌红苔黄而干燥，脉数等 | 热、赤、动、稠、燥 |

## 易混考点解析

### 寒证与热证的鉴别

|  | 寒证 | 热证 |
|---|---|---|
| 寒热喜恶 | 恶寒喜温 | 恶热喜凉 |
| 口渴 | 不渴 | 渴喜冷饮 |
| 面色 | 白 | 红 |
| 四肢 | 冷 | 热 |

续表

| | 寒证 | 热证 |
|---|---|---|
| 大便 | 稀溏 | 秘结 |
| 小便 | 清长 | 短赤 |
| 舌象 | 舌淡苔白润 | 舌红苔黄 |
| 脉象 | 迟或紧 | 数 |

## 细目四 虚实

**虚证与实证的临床表现和辨证要点**

| 证型 | 临床表现 | 辨证要点 |
|---|---|---|
| 虚证 | 面色淡白或萎黄，精神萎靡，身疲乏力，心悸气短，形寒肢冷，自汗，大便滑脱，小便失禁，舌淡胖嫩，脉虚沉迟；或五心烦热，消瘦颧红，口咽干燥，盗汗潮热，舌红少苔，脉虚细数 | 以不足、虚弱为主 |
| 实证 | 发热，腹胀痛拒按，胸闷烦躁，甚或神昏谵语，呼吸气粗，痰涎壅盛，大便秘结，小便不利，舌苔厚腻，脉实有力 | 以有余、亢盛为主 |

# 易混考点解析

**虚证与实证的鉴别**

| | 虚证 | 实证 |
|---|---|---|
| 病程 | 长（久病） | 短（新病） |
| 体质 | 多虚弱 | 多壮实 |
| 精神 | 萎靡 | 兴奋 |
| 声息 | 声低息微 | 声高气粗 |
| 疼痛 | 喜按 | 拒按 |
| 胸腹胀满 | 按之不痛，胀满时减 | 按之疼痛，胀满不减 |
| 发热 | 五心烦热，午后微热 | 蒸蒸壮热 |
| 恶寒 | 畏寒，得衣近火则减 | 恶寒，添衣加被不减 |
| 舌象 | 质嫩，苔少或无苔 | 质老，苔厚 |
| 脉象 | 无力 | 有力 |

## 细目五 阴阳

**1. 阴证与阳证的概念与鉴别要点**

（1）阴证与阳证的概念：凡见抑制、沉静、衰退、晦暗等表现的里证、寒证、虚证，以及症状表现于内的、向下的、不易发现的，或病邪性质为阴邪致病、病情变化较慢等，均属阴证范畴。凡见兴奋、躁动、亢进、明亮等表现的表证、热证、实证，以及症状表现于外的、向上的、容易发现的，或病邪性质为阳邪致病、病情变化较快等，均属阳证范畴。

（2）阴证与阳证的鉴别

| 四诊 | 阴证 | 阳证 |
|---|---|---|
| 问 | 恶寒畏冷，喜温，食少乏味，不渴或喜热饮，小便清长或短少，大便溏泄气腥 | 身热，恶热，喜凉，恶食，心烦，口渴引饮，小便短赤涩痛，大便干硬或秘结不通，或有奇臭 |
| 望 | 面色苍白或暗淡，身重蜷卧，倦怠无力，精神萎靡，舌淡胖嫩，舌苔润滑 | 面色潮红或通红，狂躁不安，口唇燥裂，舌红绛，苔黄燥或黑而生芒刺 |
| 闻 | 语声低微，静而少言，呼吸怯弱，气短 | 语声壮厉，烦而多言，呼吸气粗，喘促痰鸣 |
| 切 | 腹痛喜按，肢凉，脉沉、细、迟、无力等 | 腹痛拒按，肌肤灼热，脉浮、洪、数、大、滑、有力等 |

**2.阳虚证、阴虚证的临床表现和辨证要点**

| 证型 | 临床表现 | 辨证要点 |
|---|---|---|
| 阳虚证 | 畏寒肢凉，口淡不渴或喜热饮，或自汗，小便清长或小便不利，大便溏薄，面色㿠白，舌淡胖，苔白滑，脉沉迟无力，兼有神疲、气短、乏力 | 畏寒肢冷，小便清长，面色㿠白，舌淡胖 |
| 阴虚证 | 形体消瘦，口燥咽干，两颧潮红，五心烦热，潮热盗汗，小便短黄，大便干结，舌红少津或少苔，脉细数 | 两颧潮红，五心烦热，潮热，盗汗，舌红少津或少苔，脉细数 |

**3.亡阳证、亡阴证的临床表现和辨证要点**

| 证型 | 临床表现 | 辨证要点 |
|---|---|---|
| 亡阳证 | 冷汗淋漓，汗质稀淡，神情淡漠，肌肤不温，手足厥冷，呼吸气弱，面色苍白，舌淡而润，脉微欲绝 | 大汗淋漓 + 寒象 |
| 亡阴证 | 汗热味咸而黏、如珠如油，身灼肢温，虚烦躁扰，恶热，口渴饮冷，皮肤皱瘪，小便极少，面赤颧红，呼吸急促，唇舌干燥，脉细数疾 | 大汗淋漓 + 热象 |

## 易混考点解析

亡阳证与亡阴证的鉴别

| 证名 | 汗出 | 寒热 | 四肢 | 面色 | 气息 | 口渴 | 舌象 | 脉象 |
|---|---|---|---|---|---|---|---|---|
| 亡阳证 | 汗冷清稀 | 身冷畏寒 | 厥冷 | 苍白 | 微弱 | 不渴或渴喜热饮 | 苔白润 | 脉微欲绝 |
| 亡阴证 | 汗热黏稠 | 身热恶热 | 温暖 | 面赤颧红 | 急促 | 渴喜冷饮 | 舌红干 | 脉细数疾而无力 |

### 细目六　八纲证候间的关系

**1.八纲证候间的关系**

（1）证候相兼：即在疾病某一阶段，出现不相对立的两纲或两纲以上的证候同时存在的情况。

（2）证候错杂：指疾病某一阶段同时存在八纲中对立两纲的证候。

（3）证候转化：指疾病在其发展变化过程中，其病位、病性，或邪正盛衰的状态发生变化，由一种证候转化为对立的另一种证候。证候的转化包括表里出入、寒热转化、虚实转化。

**2.寒热真假的临床表现及鉴别要点**

| | 真热假寒 | 真寒假热 |
|---|---|---|
| 概念 | 指内有真热而外见某些假寒的"热极似寒"证候，又称热极肢厥证，或阳盛格阴证 | 指内有真寒而外见某些假热的"寒极似热"证候，又称虚阳浮越证，或阴盛格阳证、戴阳证 |

续表

| | 真热假寒 | 真寒假热 |
|---|---|---|
| 临床表现 | 四肢凉甚至厥冷，神志昏沉，面色紫暗（假寒之象），身热，胸腹灼热，口鼻气灼，口臭息粗，口渴引饮，小便短黄，舌红苔黄而干，脉有力（真热之象） | 自觉发热，欲脱衣揭被，触之胸腹无灼热，下肢厥冷，面色浮红如妆，非满面通红，神志躁扰不宁，疲乏无力，口渴但不欲饮，咽痛而不红肿，脉浮大或数，按之无力，便秘而便质不燥，或下利清谷，小便清长（或尿少浮肿），舌淡苔白 |
| 鉴别要点 | 辨别寒热证候的真假，应以表现于内部、中心的症状为准、为真。肢末、外部的症状是现象，可能为假象。故胸腹的冷热是辨别寒热真假的关键，胸腹灼热者为热证，胸腹冷而不灼热者为寒证 | |

### 3. 虚实真假的临床表现及鉴别要点

| | 真实假虚 | 真虚假实 |
|---|---|---|
| 概念 | 指本质为实证，反见某些虚羸现象的证候 | 指本质为虚证，反见某些盛实现象的证候 |
| 临床表现 | 神情默默，倦怠懒言，身体羸瘦，脉象沉细等。虽默默不语却语时声高气粗，虽倦怠乏力却动之觉舒，肢体羸瘦而腹部硬满拒按，脉沉细而按之有力 | 腹部胀满，呼吸喘促，或二便闭涩，脉数等。腹虽胀满而有时缓解，或触之腹内无肿块而喜按，虽喘促但气短息弱，虽大便闭塞而腹部不甚硬满，虽小便不利但无舌红口渴等症；并有神疲乏力、面色萎黄或淡白、脉虚弱、舌淡胖嫩等症 |
| 鉴别要点 | ①脉象的有力无力、有神无神，其中尤以沉取之象为谛。<br>②舌质的嫩胖与苍老、言语、呼吸的高亢粗壮与低怯微弱。<br>③患者体质状况、病之新久、治疗经过等 | |

## 易混考点解析

### 真寒假热和真热假寒的比较

| 证型 | 假象 | 本质 |
|---|---|---|
| 真寒假热 | 自觉发热，欲脱衣揭被 | 触之胸腹无灼热、下肢厥冷 |
| | 面色浮红如妆 | 非满面通红 |
| | 神志躁扰不宁 | 疲乏无力 |
| | 口渴 | 不欲饮 |
| | 咽痛 | 不红肿 |
| | 脉浮大或数 | 按之无力 |
| | 便秘 | 便质不燥，或下利清谷 |
| | — | 小便清长（或尿少浮肿） |
| | — | 舌淡，苔白 |
| 真热假寒 | 四肢凉甚至厥冷，神志昏沉，面色紫暗 | 身热，胸腹灼热，口鼻气灼，口臭息粗，口渴引饮，小便短黄，舌红苔黄而干，体内反见一派热象 |
| | 脉沉迟 | 但有力 |

**真虚假实和真实假虚的比较**

| 证型 | 假象 | 本质 |
|---|---|---|
| 真虚假实 | 腹部胀满 | 腹虽胀满而有时缓解，或触之腹内无肿块而喜按 |
| | 呼吸喘促 | 虽喘促但气短息弱 |
| | 二便闭涩 | 虽大便闭塞而腹部不甚硬满；虽小便不利但无舌红、口渴 |
| | 脉数 | 脉虚弱 |
| | — | 神疲乏力，面色萎黄或淡白 |
| | — | 舌淡胖嫩 |
| 真实假虚 | 神情默默 | 虽默默不语却语时声高气粗 |
| | 倦怠懒言 | 倦怠乏力却动之觉舒 |
| | 身体羸瘦 | 肢体羸瘦而腹部硬满拒按 |
| | 脉象沉细 | 按之有力 |

# 第九单元　气血津液辨证

## 细目一　气病辨证

**气病的常见证型、临床表现和辨证要点**

| 气病 | 临床表现 | 辨证要点 |
|---|---|---|
| 气虚证 | 气短声低，少气懒言，精神疲惫，体倦乏力，脉虚，舌质淡嫩，或有头晕目眩，自汗，动则诸症加重 | 病体虚弱，以神疲、乏力、气短、脉虚为主 |
| 气陷证 | 头晕眼花，气短疲乏，脘腹坠胀感，大便稀溏，形体消瘦，或见内脏下垂、脱肛、阴挺等 | 体弱而瘦，以气短、气坠、脏器下垂为主 |
| 气滞证 | 胸胁、脘腹等处或损伤部位的胀闷或疼痛，疼痛性质可为胀痛、窜痛、攻痛，症状时轻时重，部位不固定，按之一般无形，通常随嗳气、肠鸣、矢气等而减轻，或症状随情绪变化而增减，脉象多弦，舌象可无明显变化 | 以胸胁、脘腹或损伤部位的胀闷、胀痛、窜痛为主 |
| 气逆证 | 咳嗽频作，呼吸喘促，呃逆、嗳气不止，或恶心呕吐、呕血，头痛、眩晕，甚至昏厥、咯血等 | 以咳喘或呕吐、呃逆等为突出表现 |

## 细目二　血病辨证

**血病的常见证型、临床表现和辨证要点**

| 血病 | 临床表现 | 辨证要点 |
|---|---|---|
| 血虚证 | 面色淡白或萎黄，眼睑、口唇、舌质、爪甲的颜色淡白，头晕，或见眼花、两目干涩，心悸，多梦，健忘，神疲，手足发麻，或妇女月经量少、色淡、延期，甚或经闭，脉细无力等 | 病体虚弱，以面、睑、唇、舌、爪甲的颜色淡白，脉细为主 |
| 血瘀证 | ①疼痛特点为刺痛，痛久拒按，固定不移，常在夜间痛甚。②肿块的性状是在体表者包块色青紫，腹内者触及质硬而推之不移。③出血的特征是出血反复不止，色紫暗或夹血块，或大便色黑如柏油状，或妇女血崩、漏血。④瘀血色脉征主要有面色黧黑，或唇甲青紫，或皮下紫斑，或肌肤甲错，或腹露青筋，或皮肤出现丝状红缕，或舌有紫色斑点、舌下络脉曲张，脉多细涩或结、代、无脉等 | 以固定刺痛、肿块、出血、瘀血色脉征为主要表现 |

续表

| 血病 | 临床表现 | 辨证要点 |
|------|----------|----------|
| 血热证 | 身热夜甚，或潮热，口渴，面赤，心烦，失眠，躁扰不宁，甚或狂乱、神昏谵语，或见各种出血色深红，或斑疹显露，或为疮痈，舌绛，脉数疾等 | 以身热口渴、斑疹吐衄、烦躁谵语、舌绛、脉数等为主要表现 |
| 血寒证 | 畏寒，手足或少腹等患处冷痛拘急、得温痛减，肤色紫暗发凉；或为痛经，月经愆期，经色紫暗，夹有血块，唇舌青紫，苔白滑，脉沉迟弦涩等 | 以患处冷痛拘急、畏寒、唇舌青紫、妇女月经愆期、经色紫暗夹块等为主要表现 |

## 细目三 气血同病辨证

**气血同病的常见证型、临床表现和辨证要点**

| 气血同病 | 临床表现 | 辨证要点 |
|----------|----------|----------|
| 气滞血瘀证 | 胸胁胀满疼痛，乳房胀痛，情志抑郁或易怒，兼见痞块刺痛、拒按，妇女痛经，经血紫暗有块，或闭经，舌紫暗或有瘀点瘀斑，脉弦涩 | 气滞证＋血瘀证 |
| 气虚血瘀证 | 面色淡白，神疲乏力，气短懒言，食少纳呆，面色晦滞，局部青紫、肿胀、刺痛不移而拒按，或肢体瘫痪、麻木，或可触及肿块，舌淡紫或有瘀点瘀斑，脉细涩 | 气虚证＋血瘀证 |
| 气血两虚证 | 头晕目眩，少气懒言，神疲乏力，自汗，面色淡白或萎黄，唇甲淡白，心悸失眠，形体消瘦，舌淡而嫩，脉细弱 | 气虚证＋血虚证 |

## 细目四 津液病辨证

**津液病的常见证型、临床表现辨证要点**

| 津液病 | 临床表现 | 辨证要点 |
|--------|----------|----------|
| 痰证 | 咳嗽痰多，痰质黏稠，胸脘痞闷，呕恶、纳呆，或头晕目眩，或形体肥胖，或神昏而喉中痰鸣，或神志错乱而为癫、狂、痴、痫，或某些部位出现圆滑柔韧的包块等，舌苔腻，脉滑 | 以咳吐痰多、胸闷、呕恶、眩晕、体胖，或局部有圆滑包块，苔腻，脉滑为主要表现 |
| 津液亏虚证 | 口、鼻、唇、舌、咽喉、皮肤、大便等干燥，皮肤枯瘪而缺乏弹性，眼球深陷，口渴欲饮水，小便短少而黄，舌红，脉细数无力等 | 以口渴尿少、口、鼻、唇、舌、皮肤、大便干燥等为主要表现 |

# 第十单元 脏腑辨证

## 细目一 心与小肠病辨证

**1. 心气虚证的临床表现、辨证要点**

| 证型 | 临床表现 | 辨证要点 |
|------|----------|----------|
| 心气虚证 | 心悸，胸闷，气短，精神疲倦，或有自汗，活动后诸症加重，面色淡白，舌质淡，脉虚 | 以心悸、神疲与气虚症状共见为主 |

**2.心血虚证的临床表现、辨证要点**

| 证型 | 临床表现 | 辨证要点 |
|------|----------|----------|
| 心血虚证 | 心悸，头晕眼花，失眠，多梦，健忘，面色淡白或萎黄，舌色淡，脉细无力 | 久病、失血病史＋心悸、失眠、多梦＋血虚症状 |

**3.心脉痹阻证的临床表现、辨证要点**

| 证型 | 临床表现 | 辨证要点 |
|------|----------|----------|
| 心脉痹阻证 | 心悸怔忡，心胸憋闷疼痛，痛引肩背内臂，时作时止；或以刺痛为主，舌质晦暗或有青紫斑点，脉细、涩、结、代；或以心胸憋闷为主，体胖痰多，身重困倦，舌苔白腻，脉沉滑或沉涩；或以遇寒痛剧为主，得温痛减，畏寒肢冷，舌淡苔白，脉沉迟或沉紧；或以胀痛为主，与情志变化有关，喜太息，舌淡红，脉弦 | 心悸怔忡、心胸憋闷疼痛＋瘀血症状 |

## 易混考点解析

### 瘀阻心脉、痰阻心脉、寒凝心脉、气滞心脉四证的鉴别

| 证型 | 相同症状 | 不同症状 |
|------|----------|----------|
| 瘀阻心脉证 | 心悸怔忡，心胸憋闷作痛，痛引肩背内臂，时作时止 | 心胸刺痛，舌暗或有青紫斑点，脉细涩或结代 |
| 痰阻心脉证 | | 心胸闷痛，体胖痰多，身重困倦，苔白腻，脉沉滑或沉涩 |
| 寒凝心脉证 | | 心胸剧痛，遇寒加重，得温痛减，形寒肢冷，舌淡苔白，脉沉迟或沉紧 |
| 气滞心脉证 | | 心胸胀痛，胁胀，善太息，舌淡红，脉弦 |

**4.痰蒙心神证、痰火扰神证的临床表现、辨证要点**

| 证型 | 临床表现 | 辨证要点 |
|------|----------|----------|
| 痰蒙心神证 | 神情痴呆，意识模糊，甚则昏不知人；或神情抑郁，表情淡漠，喃喃独语，举止失常；或突然昏仆，不省人事，口吐涎沫，喉有痰声，并见面色晦暗，胸闷，呕恶，舌苔白腻，脉滑 | 神志异常＋痰湿证 |
| 痰火扰神证 | 发热口渴，胸闷气粗，咳吐黄痰，喉间痰鸣，心烦失眠，甚则神昏谵语，或狂躁妄动，打人毁物，不避亲疏，胡言乱语，哭笑无常，面赤，舌质红，苔黄腻，脉滑数 | 神志异常＋痰热证 |

## 易混考点解析

### 痰蒙心神证与痰火扰神证的鉴别

| 证型 | 相同症状 | 不同症状 |
|------|----------|----------|
| 痰蒙心神证 | 均有神志异常的表现，均可或见神昏 | 以抑郁、痴呆、错乱为主，有痰无火，无热证表现 |
| 痰火扰神证 | | 以神志狂躁、神昏谵语为主，既有痰，又有火 |

### 细目二  肺与大肠病辨证

**1.肺气虚证、肺阴虚证的临床表现、辨证要点**

| 证型 | 临床表现 | 辨证要点 |
|------|----------|----------|
| 肺气虚证 | 咳嗽无力，气短而喘，动则尤甚，咳痰清稀，声低懒言，或有自汗、畏风，易于感冒，神疲体倦，面色淡白，舌淡苔白，脉弱 | 咳嗽无力、气短而喘、自汗＋气虚症状 |

续表

| 证型 | 临床表现 | 辨证要点 |
|------|---------|---------|
| 肺阴虚证 | 干咳无痰，或痰少而黏、不易咳出，或痰中带血，声音嘶哑，口燥咽干，形体消瘦，五心烦热，潮热盗汗，两颧潮红，舌红少苔乏津，脉细数 | 干咳、痰少难咳+潮热、盗汗等阴虚症状 |

## 易混考点解析

### 肺气虚证、肺阴虚证的鉴别

| 证型 | 相同症状 | 不同症状 |
|------|---------|---------|
| 肺气虚证 | 咳嗽 | 有气虚表现——咳嗽无力，气短而喘，伴有气虚症状 |
| 肺阴虚证 | | 有阴虚表现——干咳少痰，伴有虚热内扰、潮热盗汗等阴虚症状 |

**2. 风寒犯肺证、寒痰阻肺证的临床表现、辨证要点**

| 证型 | 临床表现 | 辨证要点 |
|------|---------|---------|
| 风寒犯肺证 | 咳嗽，咳少量稀白痰，气喘，微有恶寒发热，鼻塞，流清涕，喉痒，或见身痛无汗，舌苔薄白，脉浮紧 | 外感风寒病史+咳嗽、咳稀白痰+风寒表证 |
| 寒痰阻肺证 | 咳嗽，痰多色白、质稠或清稀、易咳，胸闷，气喘，或喉间有哮鸣声，恶寒，肢冷，舌质淡，苔白腻或白滑，脉弦或滑 | 咳喘、痰白量多易咳+白腻苔、滑脉 |

## 易混考点解析

### 风寒犯肺证、寒痰阻肺证的鉴别

| 证型 | 相同症状 | 不同症状 |
|------|---------|---------|
| 风寒犯肺证 | 咳嗽、咳痰、痰色白 | 多为风寒侵袭，伴有风寒表证，舌苔薄白，脉浮紧 |
| 寒痰阻肺证 | | 多为寒饮或痰浊停聚于肺，伴有寒象，舌质淡，苔白腻或白滑，脉弦或滑 |

**3. 风热犯肺证、肺热炽盛证、燥邪犯肺证的临床表现、辨证要点**

| 证型 | 临床表现 | 辨证要点 |
|------|---------|---------|
| 风热犯肺证 | 咳嗽，痰少而黄，气喘，鼻塞，流浊涕，咽喉肿痛，发热，微恶风寒，口微渴，舌尖红，苔薄黄，脉浮数 | 多有感受风热的病史，咳嗽、痰少色黄+风热表证 |
| 肺热炽盛证 | 发热，口渴，咳嗽，气粗而喘，甚则鼻翼扇动，鼻息灼热，胸痛，或有咽喉红肿疼痛，小便短黄，大便秘结，舌红苔黄，脉洪数 | 新病势急，咳喘气粗、鼻翼扇动+火热症状 |
| 燥邪犯肺证 | 干咳无痰，或痰少而黏、不易咳出，甚则胸痛，痰中带血，或见鼻衄，口、唇、鼻、咽、皮肤干燥，尿少，大便干结，舌苔薄而干燥少津，或微有发热恶风寒，无汗或少汗，脉浮数或浮紧 | 与气候干燥有关，干咳痰少、鼻咽口舌干燥 |

## 易混考点解析

### 风热犯肺证、肺热炽盛证、燥邪犯肺证的鉴别

| 证型 | 病机 | 辨证要点 | 临床表现 |
|------|------|---------|---------|
| 风热犯肺证 | 风热犯肺，肺卫失宣 | 咳嗽，痰黄稠+风热表证 | 咳嗽痰稠色黄，恶寒轻发热重，鼻塞，流黄浊涕，身热恶风，口干咽痛，舌尖红苔薄黄，脉浮数 |

| 证型 | 病机 | 辨证要点 | 临床表现 |
|------|------|----------|----------|
| 肺热炽盛证 | 火热炽盛，壅积于肺 | 咳喘气粗，鼻翼扇动+实热症状 | 发热，口渴，咳嗽，气粗而喘，甚则鼻翼扇动，鼻息灼热，咽喉红肿，小便短黄，舌红苔黄，脉洪数 |
| 燥邪犯肺证 | 燥邪犯肺，肺卫失宣 | 干咳，痰少质黏+燥邪犯表证 | 干咳痰少质黏，口舌咽喉干燥，恶寒发热，无汗或少汗，舌苔薄白而干燥，脉浮偏数或浮紧 |

**4.肠道湿热证、肠热腑实证、肠燥津亏证的临床表现及辨证要点**

| 证型 | 临床表现 | 辨证要点 |
|------|----------|----------|
| 肠道湿热证（大肠湿热证） | 身热口渴，腹痛腹胀，下痢脓血，里急后重，或暴泻如水，或腹泻不爽，粪质黄稠秽臭，肛门灼热，小便短黄，舌质红，苔黄腻，脉滑数 | 腹痛、暴泻如水、下痢脓血、大便黄稠秽臭+湿热症状 |
| 肠热腑实证（大肠热结、大肠实热证） | 高热或日晡潮热，汗多，口渴，脐腹胀满硬痛、拒按，大便秘结或热结旁流，大便恶臭，小便短黄，甚则神昏谵语、狂乱，舌质红，苔黄厚而燥，或焦黑起刺，脉沉数（或迟）有力 | 发热、大便秘结、腹满硬痛 |
| 肠燥津亏证 | 大便干燥如羊屎，艰涩难下，数日一行，腹胀作痛，或可于左少腹触及包块，口干或口臭，或头晕，舌红少津，苔黄燥，脉细涩 | 病久而势缓、大便燥结、排便困难+津亏症状 |

## 易混考点解析

### 肠道湿热证、肠热腑实证、肠燥津亏证的鉴别

| 证型 | 病机 | 辨证要点 | 临床表现 |
|------|------|----------|----------|
| 肠道湿热证 | 湿热内蕴，阻滞肠道 | 腹痛，暴泻如水，下痢脓血，大便黄稠秽臭 | 身热口渴，下痢脓血，里急后重，或暴泻如水，或腹泻不爽，粪质黄稠秽臭，肛门灼热，小便短黄，舌质红，苔黄腻，脉滑数 |
| 肠热腑实证 | 里热炽盛，腑气不通 | 发热，大便秘结，腹满硬痛 | 高热或日晡潮热，汗多，口渴，脐腹胀满硬痛、拒按，大便秘结，或热结旁流，大便恶臭，小便短黄，甚则神昏谵语、狂乱，舌质红，苔黄厚而燥，或焦黑起刺，脉沉数或迟有力 |
| 肠燥津亏证 | 津液亏损，肠失濡润 | 大便燥结、排便困难+津亏症状 | 大便干燥如羊屎，艰涩难下，数日一行，腹胀作痛，或可于左少腹触及包块，口干或口臭，或头晕，舌红少津，苔黄燥，脉细涩 |

## 细目三　脾与胃病辨证

**1.脾气虚、脾阳虚、脾虚气陷、脾不统血证的临床表现及辨证要点**

| 证型 | 临床表现 | 辨证要点 |
|------|----------|----------|
| 脾气虚证 | 不欲食，纳少，脘腹胀满，食后胀甚，或饥时饱胀，大便溏稀，肢体倦怠，神疲乏力，少气懒言，形体消瘦，或肥胖、浮肿，面色淡黄或萎黄，舌淡苔白，脉缓或弱 | 食少、腹胀、便溏+气虚症状 |
| 脾阳虚证（脾虚寒证） | 食少，腹胀，腹痛绵绵，喜温喜按，畏寒怕冷，四肢不温，面白少华或虚浮，口淡不渴，大便稀溏，甚至完谷不化，或肢体浮肿，小便短少，或白带清稀量多，舌质淡胖或有齿痕，舌苔白滑，脉沉迟无力 | 食少、腹胀腹痛、便溏+虚寒症状 |
| 脾虚气陷证（中气下陷证） | 脘腹重坠作胀，食后益甚，或便意频数，肛门重坠，或久泻不止，甚或脱肛，或小便浑浊如米泔，或内脏、子宫下垂，气短懒言，神疲乏力，头晕目眩，面白无华，食少，便溏，舌淡苔白，脉缓或弱 | 脘腹重坠、内脏下垂+气虚症状 |

续表

| 证型 | 临床表现 | 辨证要点 |
|---|---|---|
| 脾不统血证<br>（脾（气）不摄血证） | 各种慢性出血，如便血、尿血、吐血、鼻衄、紫斑，妇女月经过多、崩漏，食少便溏，神疲乏力，气短懒言，面色萎黄，舌淡，脉细无力 | 各种慢性出血+气血两虚症状 |

## 易混考点解析

### 脾气虚证与脾阳虚证、脾虚气陷证、脾不统血证的鉴别

| 证型 | 病机 | 相同症状 | 不同症状 | 舌象 | 脉象 |
|---|---|---|---|---|---|
| 脾气虚证 | 脾气亏虚，失于运化 | 纳呆腹胀，食后尤甚，便溏肢倦，食少懒言，神疲乏力，面色萎黄 | 或浮肿，或消瘦 | 舌质淡或胖嫩有齿痕，苔白润 | 脉缓弱或沉细弱或虚大 |
| 脾阳虚证 | 脾阳虚衰，失于温运，阴寒内生 | | 腹痛喜温喜按，形寒肢冷等 | 舌质淡胖或边有齿痕，苔白滑 | 脉沉迟无力 |
| 脾虚气陷证 | 脾气亏虚，升举无力而反下陷 | | 脘腹坠胀，或便意频数，肛门坠重，甚则脱肛，或子宫下垂等脏器脱垂表现 | 舌质淡，苔薄白 | 脉缓弱 |
| 脾不统血证 | 脾气虚弱，不能统摄血液 | | 便血，尿血，鼻衄，或妇女月经过多、崩漏等各种出血证 | 舌淡苔白 | 脉细弱 |

### 2. 湿热蕴脾证、寒湿困脾证的临床表现、辨证要点

| 证型 | 临床表现 | 辨证要点 |
|---|---|---|
| 湿热蕴脾证<br>（中焦湿热证、脾经湿热证） | 脘腹胀闷，纳呆，恶心欲呕，口中黏腻，渴不多饮，便溏不爽，小便短黄，肢体困重，或身热不扬，汗出热不解，或见面目发黄鲜明，或皮肤发痒，舌质红，苔黄腻，脉濡数或滑数 | 腹胀、纳呆、发热、身重、便溏不爽、苔黄腻 |
| 寒湿困脾证<br>（湿困脾阳证、寒湿中阻证、太阴寒湿证） | 脘腹胀闷，口腻纳呆，泛恶欲呕，口淡不渴，腹痛便溏，头身困重，或小便短少，肢体肿胀，或身目发黄，面色晦暗不泽，或妇女白带量多，舌体淡胖，舌苔白滑或白腻，脉濡缓或沉细 | 纳呆、腹胀、便溏、身重、苔白腻 |

## 易混考点解析

### 湿热蕴脾证与寒湿困脾证的鉴别

| 证型 | 病机 | 相同症状 | 不同症状 | 舌象 | 脉象 |
|---|---|---|---|---|---|
| 湿热蕴脾证 | 湿热内蕴，脾失健运 | 脘腹痞闷，纳呆，恶心呕吐，便溏，肢体困重 | 身热起伏，汗出热不解，肌肤发黄，色泽鲜明，皮肤发痒，小便短赤 | 舌红苔黄腻 | 濡数 |
| 寒湿困脾证 | 寒湿内盛，困阻脾阳，脾失温运 | | 口淡不渴，肢体浮肿，小便不利 | 舌淡苔白腻 | 濡缓 |

### 3. 胃热炽盛证的临床表现、辨证要点

| 证型 | 临床表现 | 辨证要点 |
|---|---|---|
| 胃热炽盛证 | 胃脘灼痛、拒按，渴喜冷饮，或消谷善饥，或口臭，牙龈肿痛溃烂，齿衄，小便短黄，大便秘结，舌红苔黄，脉滑数 | 胃脘灼痛、消谷善饥+实火症状 |

**4. 寒滞胃肠证、食滞胃肠证的临床表现、辨证要点**

| 证型 | 临床表现 | 辨证要点 |
|---|---|---|
| 寒滞胃肠证<br>（中焦实寒证、寒滞胃脘证） | 胃脘冷痛，痛势暴急，遇寒加剧，得温则减，恶心呕吐，吐后痛缓，口淡不渴，或口泛清水，腹泻清稀，或腹胀便秘，面白或青，恶寒肢冷，舌苔白润，脉弦紧或沉紧 | 多有寒冷刺激的诱因，胃脘冷痛，痛势急剧 |
| 食滞胃肠证<br>（食滞胃脘证） | 脘腹胀满疼痛、拒按，厌食，嗳腐吞酸，呕吐酸馊食物，吐后胀痛得减，或腹痛，肠鸣，矢气臭如败卵，泻下不爽，大便酸腐臭秽，舌苔厚腻，脉滑或沉实 | 多有伤食病史，脘腹痞胀疼痛，呕泻酸馊腐臭 |

## 易混考点解析

### 寒滞胃肠证、食滞胃肠证的鉴别

| 证型 | 病机 | 相同症状 | 不同症状 | 舌象 | 脉象 |
|---|---|---|---|---|---|
| 寒滞胃肠证 | 寒邪犯胃，阻滞气机 | 胃脘疼痛痞胀 | 胃脘部冷痛，痛势剧烈，得温则减 | 舌苔白润 | 脉弦紧或沉紧 |
| 食滞胃肠证 | 饮食阻滞肠胃，气机受阻 | | 脘腹痞胀疼痛，呕泻酸馊腐臭 | 舌苔厚腻 | 脉滑或沉实 |

## 细目四　肝与胆病辨证

**1. 肝血虚证、肝阴虚证的临床表现、辨证要点**

| 证型 | 临床表现 | 辨证要点 |
|---|---|---|
| 肝血虚证 | 头晕眼花，视力减退或夜盲，或肢体麻木，关节拘急，手足震颤，肌肉瞤动，或妇女月经量少、色淡，甚则闭经，爪甲不荣，面白无华，舌淡，脉细 | 眩晕、视力减退、经少、肢麻手颤 + 血虚症状 |
| 肝阴虚证 | 头晕眼花，两目干涩，视力减退，或胁肋隐隐灼痛，面部烘热或两颧潮红，或手足蠕动，口咽干燥，五心烦热，潮热盗汗，舌红少苔乏津，脉弦细数 | 头晕、目涩、胁痛 + 虚热症状 |

## 易混考点解析

### 肝血虚证与肝阴虚证的鉴别

| 证型 | 相同症状 | 不同症状 |
|---|---|---|
| 肝血虚证 | 头晕眼花，视力减退 | 兼血虚证，无热象，常见眩晕、视物模糊、经少、肢麻手颤等症 |
| 肝阴虚证 | | 兼阴虚证，虚热象明显，常见两目干涩、潮热、颧红、手足蠕动等症 |

**2. 肝郁气滞证、肝火炽盛证、肝阳上亢证的临床表现、鉴别要点**

| 证型 | 临床表现 | 辨证要点 |
|---|---|---|
| 肝郁气滞证 | 情志抑郁，善太息，胸胁、少腹胀满疼痛，走窜不定，或咽部异物感，或颈部瘿瘤、瘰疬，或胁下肿块，妇女可见乳房作胀疼痛，月经不调，痛经，舌苔薄白，脉弦。病情轻重与情绪变化关系密切 | 与情志因素有关，情志抑郁、胸胁或少腹胀痛 |
| 肝火炽盛证<br>（肝火上炎证、肝经实火证） | 头晕胀痛，痛如刀劈，面红目赤，口苦口干，急躁易怒，耳鸣如潮，甚或突发耳聋，失眠，噩梦纷纭，或胁肋灼痛，吐血、衄血，小便短黄，大便秘结，舌红苔黄，脉弦数 | 头痛、烦躁、耳鸣、胁痛 + 火热症状 |

| 证型 | 临床表现 | 辨证要点 |
|---|---|---|
| 肝阳上亢证 | 眩晕耳鸣，头目胀痛，面红目赤，急躁易怒，失眠多梦，头重脚轻，腰膝酸软，舌红少津，脉弦有力或弦细数 | 眩晕耳鸣、头目胀痛、面红、烦躁、腰膝酸软 |

## 易混考点解析

### 肝火炽盛证与肝阳上亢证的鉴别

| 证型 | 相同症状 | 不同症状 |
|---|---|---|
| 肝火炽盛证 | 头晕胀痛，面红目赤，口苦口干，急躁易怒，耳鸣，失眠 | 属火热过盛的实证，以目赤头痛、胁肋灼痛、口苦口渴、便秘尿黄等火热症状为主，阴虚证候不突出，病程较短，病势较急 |
| 肝阳上亢证 | | 属上实下虚，虚实夹杂，系肝肾阴虚阳亢所致，以眩晕、头目胀痛、头重脚轻等上亢症状为主，且见腰膝酸软、耳鸣等下虚症状，阴虚证候明显，病程较长 |

**3. 肝风内动四证的临床表现、辨证要点**

| 证型 | 临床表现 | 辨证要点 |
|---|---|---|
| 肝阳化风证 | 眩晕欲仆，步履不稳，头胀头痛，急躁易怒，耳鸣，项强，头摇，肢体震颤，手足麻木，语言謇涩，面赤，舌红，或有苔腻，脉弦细有力，甚至突然昏仆，口眼歪斜，半身不遂，舌强语謇 | 眩晕、肢麻震颤、头胀痛、面赤、甚至突然昏仆、口眼歪斜、半身不遂等 |
| 热极生风证 | 高热口渴，烦躁谵语或神昏，颈项强直，两目上视，手足抽搐，角弓反张，牙关紧闭，舌质红绛，苔黄燥，脉弦数 | 高热、神昏、抽搐 |
| 阴虚动风证 | 手足震颤、蠕动，或肢体抽搐，眩晕耳鸣，口燥咽干，形体消瘦，五心烦热，潮热颧红，舌红少津，脉弦细数 | 眩晕、手足震颤、蠕动＋阴虚内热症状 |
| 血虚生风证 | 眩晕，肢体震颤、麻木，手足拘急，肌肉瞤动，皮肤瘙痒，爪甲不荣，面白无华，舌质淡白，脉细或弱 | 眩晕、肢麻、震颤、瘙痒、拘急、动＋血虚症状 |

## 易混考点解析

### 肝风内动四证的鉴别

| 证型 | 性质 | 主症 | 兼症 | 舌象 | 脉象 |
|---|---|---|---|---|---|
| 肝阳化风证 | 上实下虚证 | 眩晕欲仆，头摇肢颤，言语謇涩或舌强不语 | 手足麻木，步履不正 | 舌红，苔白或腻 | 脉弦而有力 |
| 热极生风证 | 实热证 | 手足抽搐，颈项强直，两目上视，牙关紧闭，角弓反张 | 高热神昏，躁热如狂 | 舌质红绛 | 脉弦数 |
| 阴虚动风证 | 虚证 | 手足蠕动 | 午后潮热，五心烦热，口咽干燥，形体消瘦 | 舌红少津 | 脉弦细数 |
| 血虚生风证 | 虚证 | 手足震颤，肌肉瞤动，关节拘急不利，肢体麻木 | 眩晕耳鸣，面白无华 | 舌淡，苔白 | 脉细 |

**4. 肝胆湿热证的临床表现、辨证要点**

| 证型 | 临床表现 | 辨证要点 |
|------|----------|----------|
| 肝胆湿热证 | 身目发黄，胁肋胀痛，或胁下有痞块，纳呆，厌油腻，泛恶欲呕，腹胀，大便不调，小便短赤，发热或寒热往来，口苦口干，舌红，苔黄腻，脉弦滑数；或阴部潮湿、瘙痒、湿疹，阴器肿痛，带下黄稠、臭秽等 | 胁肋胀痛、身目发黄，或阴部瘙痒、带下黄臭等＋湿热症状 |

**5. 胆郁痰扰证的临床表现、辨证要点**

| 证型 | 临床表现 | 辨证要点 |
|------|----------|----------|
| 胆郁痰扰证 | 胆怯易惊，惊悸不宁，失眠多梦，烦躁不安，胸胁胀闷，善太息，头晕目眩，口苦呕恶，舌淡红或红，苔白腻或黄滑，脉弦缓或弦数 | 胆怯、惊悸、烦躁、失眠、眩晕、呕恶 |

## 细目五　肾与膀胱病辨证

**1. 肾阳虚证、肾阴虚证、肾精不足证、肾气不固证、肾虚水泛证的临床表现、辨证要点**

| 证型 | 临床表现 | 辨证要点 |
|------|----------|----------|
| 肾阳虚证 | 头目眩晕，面色㿠白或黧黑，腰膝酸冷疼痛，畏冷肢凉，下肢尤甚，精神萎靡，性欲减退，男子阳痿早泄、滑精精冷，女子宫寒不孕，或久泻不止，完谷不化，五更泄泻，或小便频数清长，夜尿频多，舌淡，苔白，脉沉细无力，尺脉尤甚 | 腰膝酸冷、性欲减退、夜尿多＋虚寒症状 |
| 肾阴虚证 | 腰膝酸软而痛，头晕，耳鸣，齿松，发脱，男子阳强易举、遗精、早泄，女子经少或经闭、崩漏，失眠，健忘，口咽干燥，形体消瘦，五心烦热，潮热盗汗，骨蒸发热，午后颧红，小便短黄，舌红少津，少苔或无苔，脉细数 | 腰酸而痛、遗精、经少、头晕耳鸣等＋虚热症状 |
| 肾精不足证 | 小儿生长发育迟缓，身体矮小，囟门迟闭，智力低下，骨骼痿软，男子精少不育，女子经闭不孕，性欲减退，成人早衰，腰膝酸软，耳鸣耳聋，发脱齿松，健忘恍惚，神情呆钝，两足痿软，动作迟缓，舌淡，脉弱 | 与先天不足有关，以生长发育迟缓、早衰、生育机能低下等为主 |
| 肾气不固证 | 腰膝酸软，神疲乏力，耳鸣失聪，小便频数而清，或尿后余沥不尽，或遗尿，或夜尿频多，或小便失禁，男子滑精、早泄，女子月经淋沥不尽，或带下清稀量多，或胎动易滑，舌淡，苔白，脉弱 | 腰膝酸软，小便、精液、经带、胎气不固＋气虚症状 |
| 肾虚水泛证 | 腰膝酸软，耳鸣，身体浮肿，腰以下尤甚，按之没指，小便短少，畏冷肢凉，腹部胀满，或见心悸、气短、咳喘痰鸣，舌质淡胖，苔白滑，脉沉迟无力 | 以水肿下肢为甚、尿少、畏冷肢凉等为主 |

## 易混考点解析

### 肾阳虚证与肾虚水泛证的鉴别

| 证型 | 病机 | 相同症状 | 不同症状 | 舌象 | 脉象 |
|------|------|----------|----------|------|------|
| 肾阳虚证 | 命门火衰，温煦失职，火不暖土，气化不行 | 腰膝酸冷，性欲减退，夜尿频多等与虚寒症状共见 | 头晕目眩，面色㿠白或黧黑，腰膝酸冷疼痛，畏寒肢冷，下肢尤甚，精神萎靡，性欲减退，男子阳痿早泄、滑精精冷，女子宫寒不孕，或久泻不止，完谷不化，五更泄泻，或小便频数清长，夜尿频多 | 舌淡苔白 | 脉沉细无力，尺部尤甚 |
| 肾虚水泛证 | 肾阳虚弱，气化无权，水液泛滥 | | 腰膝酸软，耳鸣，身体浮肿，腰以下为甚，按之没指，小便短少 | 舌质淡胖，苔白滑 | 脉沉迟无力 |

### 肾阴虚证与肾精不足证的鉴别

| 证型 | 病机 | 相同症状 | 不同症状 | 舌象 | 脉象 |
|---|---|---|---|---|---|
| 肾阴虚证 | 肾阴亏损，失于滋养，虚热内扰 | 腰膝酸软 | 失眠多梦，阳强易举，遗精早泄，潮热盗汗，咽干颧红，溲黄便干 | 舌红少津 | 脉细数 |
| 肾精不足证 | 肾精亏损，脑与骨髓失充 | | 成人精少，经闭，发脱齿摇，健忘耳聋，动作迟缓，足痿无力，精神呆钝 | 舌淡红苔白 | 脉沉细 |

**2. 膀胱湿热证的临床表现、辨证要点**

| 证型 | 临床表现 | 辨证要点 |
|---|---|---|
| 膀胱湿热证 | 小便频数，排尿灼热涩痛，小便短赤，尿血或有砂石，小腹胀痛，腰痛，发热口渴，舌红苔黄腻，脉濡数 | 新病势急、小便频急、灼涩疼痛等与湿热症状共见 |

## 细目六 脏腑兼病辨证

**1. 心肾不交证、心脾气血虚证的临床表现、辨证要点**

| 证型 | 临床表现 | 辨证要点 |
|---|---|---|
| 心肾不交证 | 心烦失眠，惊悸健忘，头晕，耳鸣，腰膝酸软，梦遗，口咽干燥，五心烦热，潮热盗汗，便结尿黄，舌红少苔，脉细数 | 心烦、失眠、腰酸、耳鸣、梦遗 + 虚热症状 |
| 心脾气血虚证（心脾两虚证） | 心悸怔忡，头晕，多梦，健忘，食欲不振，腹胀，便溏，神疲乏力，或见皮下紫斑，女子月经量少色淡、淋沥不尽，面色萎黄，舌淡嫩，脉弱 | 心悸、神疲、头晕、食少、腹胀、便溏 |

## 易混考点解析

### 心肾不交证与心脾气血虚证的鉴别

| 证型 | 相同症状 | 不同症状 |
|---|---|---|
| 心肾不交证 | 心悸、失眠 | 多由心肾阴液亏虚所致，可兼有腰酸、腰痛、耳鸣及虚热症状 |
| 心脾血虚证 | | 多由脾气亏虚，心血不足所致，多伴有食少、腹胀、便溏等症状 |

**2. 肝火犯肺证、肝胃不和证、肝脾不调证的临床表现、辨证要点**

| 证型 | 临床表现 | 辨证要点 |
|---|---|---|
| 肝火犯肺证 | 胸胁灼痛，急躁易怒，头胀头晕，面红目赤，口苦口干，咳嗽阵作，痰黄稠黏，甚则咳血，舌红，苔薄黄，脉弦数 | 胸胁灼痛、急躁、咳嗽痰黄或咳血等 + 实热症状 |
| 肝胃不和证 | 胃脘、胁肋胀满疼痛，走窜不定，嗳气，吞酸嘈杂，呃逆，不思饮食，情绪抑郁，善太息，或烦躁易怒，舌淡红，苔薄黄，脉弦 | 脘胁胀痛、嗳气、吞酸、情绪抑郁 |
| 肝脾不调证（肝郁脾虚证） | 胸胁胀满窜痛，善太息，情志抑郁，或急躁易怒，食少，腹胀，肠鸣矢气，便溏不爽，或腹痛欲便，泻后痛减，或大便溏结不调，舌苔白，脉弦或缓 | 胁胀作痛、情志抑郁、腹胀、便溏 |

## 易混考点解析

### 肝火犯肺证与肝胃不和证、肝脾不调证的鉴别

| 证型 | 相同症状 | 不同症状 |
|------|----------|----------|
| 肝火犯肺证 | 胸胁胀痛，急躁易怒 | 由肝火炽盛，上逆犯肺所致，临床多见胸胁灼痛、面红目赤、口苦口干，伴有咳嗽阵作、痰黄稠黏 |
| 肝胃不和证 | | 由肝郁气滞引起，导致胃失和降，可见嗳气、吞酸 |
| 肝脾不调证 | | 由肝郁气滞引起，导致脾失健运，可见食少、腹胀、便溏 |

# 第三章 中药学

【本章通关解析】

中药学是中医学的四大基础学科之一，在传统医学师承及确有专长人员出师考核中占据重要地位。在综合笔试中，本科目平均每年出题约占40分（综合笔试总分300分）。考核侧重考查中药的功效、主治和中药的特殊用法。

本科目各章节均有考题出现，其中重点考查的章节有药性理论、解表药、清热药、祛风湿药、理气药、化痰止咳平喘药、补益药等。本科目的特点是需要记忆的药物很多，所以想掌握全部考点，要善于横向总结、纵向对比，而不仅仅是死记硬背。

## 第一单元　药性理论

药性又称中药的性能，是中药作用的基本性质和特征的概括，又称中药的偏性。其主要内容包括四气、五味、升降、浮沉、归经、毒性等。

### 细目一　四气

**四气的作用及适应证**　一般来讲，寒凉药分别具有清热泻火、凉血解毒、滋阴除蒸、泄热通便、清热利尿、清化热痰、清心开窍、凉肝息风等作用；而温热药则分别具有温里散寒、暖肝散结、补火助阳、温阳利水、温经通络、引火归原、回阳救逆等作用。

### 细目二　五味

**五味的作用及适应证**

| 五味 | 作用 | 常见药物 | 适应证 |
|---|---|---|---|
| 辛 | 发散、行气、行血 | 解表药、行气药、活血药 | 表证及气血阻滞之证 |
| 甘 | 补益、和中、调和药性、缓急止痛 | 滋养补虚、调和药性及缓解疼痛的药物 | 正气虚弱、脘腹挛急疼痛，以及调和药性、中毒解救等 |
| 酸 | 收敛、固涩 | 固表止汗、敛肺止咳、涩肠止泻、固精缩尿、固崩止带的药物 | 体虚多汗、肺虚久咳、久泻滑肠、遗精滑精、遗尿尿频、崩带不止等 |
| 苦 | 泻、燥、坚阴，即具有清泻火热、泻降气逆、通利大便、燥湿、坚阴（泻火存阴）等作用 | 清热泻火、下气平喘、降逆止呕、通利大便、清热燥湿、苦温燥湿、泻火存阴的药物 | 火热证、喘证、呕恶、便秘、湿证、阴虚火旺等 |
| 咸 | 软坚散结、泻下通便 | 泻下或润下通便及软化坚结、消散结块的药物 | 大便燥结、痰核、瘰疬、瘿瘤、癥瘕痞块等 |
| 淡 | 渗湿、利小便 | 利水渗湿的药物 | 水肿、脚气、小便不利等证 |
| 涩 | 收敛固涩 | 同酸味药 | 虚汗、泄泻、尿频、遗精、滑精、出血等 |

### 细目三　升降浮沉

**1. 各类药物的升降浮沉趋向**

| | 作用趋向 | 药物种类 |
|---|---|---|
| 升 | 上升提举，趋向于上 | 发表、透疹、升阳、涌吐、开窍类药 |
| 浮 | 向外发散，趋向于外 | |
| 降 | 下达降逆，趋向于下 | 收敛固涩、泻下、利水、潜阳、镇惊安神、止咳平喘、止呕类药 |
| 沉 | 向内收敛，趋向于内 | |

　　**2. 影响升降浮沉的主要因素**　主要与四气、五味、药物质地轻重有密切关系，并受到炮制和配伍的影响。

### 细目四　归经

　　**归经的含义及实例**　归经指药物对于机体某部分的选择性作用，即某药对某些脏腑经络有特殊的亲和作用，因而对这些部位的病变起着主要的或特殊的治疗作用。药物归经不同，其治疗作用也不同。如朱砂、远志能治疗心悸、失眠，说明它们归心经；桔梗、杏仁能治疗胸闷、咳喘，说明它们归肺经；白芍、钩藤能治疗胁痛、抽搐，说明它们归肝经。

### 细目五　毒性

**毒性的含义及产生原因**

| 含义 | 产生原因 | |
|---|---|---|
| | 药物因素 | 患者因素 |
| 药物对机体所产生的不良影响及损害性 | 药物贮存、加工炮制、配伍、剂型、给药途径、用量、使用时间的长短 | 患者的体质、年龄、证候性质等 |

## 易混考点解析

**药物毒性与副作用的鉴别**

| 鉴别要点 | 毒性 | 副作用 |
|---|---|---|
| 含义 | 药物对机体所产生的不良影响及损害性 | 在常用剂量时出现与治疗需要无关的不适反应 |
| 轻重程度 | 对人体的危害性较大，甚至可危及生命 | 一般比较轻微，对机体危害性不大，停药后可自行消失 |
| 分类 | 急性毒性、亚急性毒性、亚慢性毒性、慢性毒性和特殊毒性 | — |

# 第二单元　中药的配伍

### 细目一　中药配伍的意义

　　**中药配伍的意义**　①增进药物疗效。②扩大治疗范围。③减少毒副作用。

## 细目二　中药配伍的内容

**各种配伍关系的意义**

| 七情配伍 | 含义 | 实例 |
|---|---|---|
| 单行 | 就是单用一味药物治疗某种病情单一的疾病。对病情比较单纯的病证，往往选择一种针对性强的药物即可达到治疗目的 | 独参汤 |
| 相须 | 就是两种功效相似的药物配合应用，可以增强原有药物的疗效 | 如麻黄配桂枝，能增强发汗解表、祛风散寒的作用；石膏与知母配合，能明显增强清热泻火的治疗效果 |
| 相使 | 就是以一种药物为主，另一种药物为辅，两种药物合用，辅药可以提高主药的功效 | 黄芪补气利水，茯苓利水健脾，两药配合，茯苓能提高黄芪补气利水的治疗效果 |
| 相畏 | 就是一种药物的毒副作用能被另一种药物所抑制 | 生半夏和生南星的毒性能被生姜减轻或消除，所以说生半夏和生南星畏生姜 |
| 相杀 | 就是一种药物能够减轻或消除另一种药物的毒副作用 | 生姜能减轻或消除生半夏和生南星的毒性或副作用，所以说生姜杀生半夏和生南星的毒 |
| 相恶 | 就是两药合用，一种药物能使另一种药物原有的功效降低，甚至丧失 | 人参恶莱菔子，莱菔子能削弱人参的补气作用 |
| 相反 | 就是两种药物同用能产生或增强毒性或副作用 | 如甘草反甘遂、贝母反乌头等，详见用药禁忌"十八反""十九畏"中的若干药物 |

# 第三单元　中药的用药禁忌

### 细目一　配伍禁忌

**1."十八反"的内容**　甘草反甘遂、大戟、海藻、芫花；乌头类（川乌、草乌、附子）反贝母、瓜蒌、天花粉、半夏、白蔹、白及；藜芦反人参、西洋参、党参、沙参、丹参、玄参、苦参、细辛、芍药。

十八反歌诀：本草明言十八反，半蒌贝蔹及攻乌，藻戟遂芫俱战草，诸参辛芍叛藜芦。

**2."十九畏"的内容**　硫黄畏朴硝，水银畏砒霜，狼毒畏密陀僧，巴豆畏牵牛，丁香畏郁金，川乌、草乌畏犀角，牙硝畏三棱，官桂畏赤石脂，人参畏五灵脂。

十九畏歌诀：硫黄原是火中精，朴硝一见便相争，水银莫与砒霜见，狼毒最怕密陀僧；巴豆性烈最为上，偏与牵牛不顺情，丁香莫与郁金见，牙硝难合京三棱；川乌草乌不顺犀，人参最怕五灵脂，官桂善能调冷气，若逢石脂便相欺。

## 易混考点解析

**十九畏与相畏的鉴别**

| 鉴别要点 | 十九畏 | 相畏 |
|---|---|---|
| 含义 | 产生或增强毒副作用，也可能是削弱或抵消另一种药物的功效 | 减弱或消除药物的毒副作用 |
| 属性 | 药物配伍禁忌 | 药物配伍应用 |

### 细目二　妊娠用药禁忌

**妊娠用药禁忌的概念**　妊娠用药禁忌是指妇女妊娠期治疗用药的禁忌。某些药物具有损害胎元或致流产堕胎的副作用，所以应作为妊娠禁忌的药物。根据药物对胎元损害的程度不同，一般可分为慎用与禁用两类。

# 第四单元　中药的剂量与用法

## 细目一　剂量

**影响中药剂量的因素**　①药物性质。②剂型、配伍。③年龄、体质、病情。④季节变化。

## 细目二　中药的用法

**煎煮方法**

（1）先将药材浸泡 30～60 分钟，用水量以高出药面为度。

（2）一般中药煎煮 2 次，第二煎加水量为第一煎的 1/3～1/2。两次煎液去渣滤净混合后分 2 次服用。

（3）煎煮的火候和时间，要根据药物性能而定。一般来讲，解表药、清热药宜武火煎煮，时间宜短，煮沸后煎 10～20 分钟即可；补养药需用文火慢煎，时间宜长，煮沸后再续煎 30～60 分钟。

（4）某些药物因其质地不同，煎法比较特殊，处方上需加以注明，归纳起来包括先煎、后下、包煎、另煎、溶化、泡服、冲服、煎汤代水等不同煎煮法。

1）先煎：①有效成分难溶于水的金石、矿物、介壳类药物，应打碎先煎，煮沸 20～30 分钟，再下其他药物同煎，以使有效成分充分析出。如磁石、赭石、生铁落、生石膏、寒水石、紫石英、龙骨、牡蛎、海蛤壳、瓦楞子、珍珠母、石决明、紫贝齿、龟甲、鳖甲等。②毒副作用较强的药物，宜先煎 45～60 分钟后再下他药，久煎可以降低毒性，安全用药。如附子、乌头等。

2）后下：①某些气味芳香的药物，久煎其有效成分易于挥发而降低药效，须在其他药物煎沸 5～10 分钟后放入，如薄荷、青蒿、香薷、木香、砂仁、沉香、豆蔻、草豆蔻等。②久煎也能破坏其有效成分的药物，如钩藤、大黄、番泻叶等亦属后下之列。

3）包煎：主要指那些黏性强、粉末状及带有绒毛的药物，宜先用纱布袋装好，再与其他药物同煎，以防止药液浑浊或刺激咽喉引起咳嗽及沉于锅底，加热时引起焦化或煳化。如蛤粉、滑石粉、旋覆花、车前子、蒲黄及灶心土等。

4）另煎：又称另炖，主要是指某些贵重药材，为了更好地煎出有效成分，还应单独另煎，即另炖 2～3 小时。煎液可以另服，也可与其他煎液混合服用。如人参、西洋参、羚羊角、鹿茸等。

5）溶化：又称烊化，主要是指某些胶类药物及黏性大而易溶的药物，为避免人煎粘锅或黏附其他药物影响煎煮，可单用水或黄酒将此类药加热溶化（即烊化）后，用煎好的药液冲服，也可将此类药放入其他药物煎好的药液中加热烊化后服用。如阿胶、鹿角胶、龟甲胶、鳖甲胶、鸡血藤胶及蜂蜜、饴糖等。

6）泡服：又叫焗服，主要是指某些有效成分易溶于水或久煎容易破坏药效的药物，可以用少量开水或复方中其他药物的煎出液趁热浸泡，加盖闷润，减少挥发，半小时后去渣即可服用。如藏红花、番泻叶、胖大海、肉桂等。

7）冲服：主要指某些贵重药，用量较轻，为防止散失，常需要研成细末制成散剂，用温开水或复方中其他药物煎液冲服。如麝香、牛黄、珍珠、羚羊角、猴枣、马宝、西洋参、鹿茸、人参、蛤蚧等。某些药物，根据病情需要，为提高药效，也常研成散剂冲服。如用于止血的三七、花蕊石、白及、紫珠草、血余炭、棕榈炭及用于息风止痉的蜈蚣、全蝎、僵蚕、地龙和用于制酸止痛的乌贼骨、瓦楞子、海蛤壳、延胡索等。某些药物高温容易破坏药效或有效成分难溶于水，也只能做散剂冲服。如雷丸、鹤草芽、朱砂等。此外，还有一些液体药物如竹沥汁、姜汁、藕汁、荸荠汁、鲜地黄汁等也需冲服。

8）煎汤代水：主要指为了防止某些药物与其他药物同煎使煎液浑浊，难于服用，宜先煎后取其上清液代水再煎煮其他药物，如灶心土等。此外，某些药物质轻用量多，体积大，吸水量大，如玉米须、丝瓜络、金钱草等，也需煎汤代水用。

# 第五单元　解表药

## 细目一　发散风寒药

**1. 麻黄**

【性能】辛、微苦，温。归肺、膀胱经。

【功效】发汗散寒，宣肺平喘，利水消肿。

【主治病证】①风寒感冒。②喘咳胸闷。③风水水肿。④风寒痹证，阴疽，痰核。

【用法用量】煎服，2～9g。发汗解表宜生用，止咳平喘多炙用。

【使用注意】本品发汗宣肺力强，凡表虚自汗、阴虚盗汗及肺肾虚喘者均当慎用。

**2. 桂枝**

【性能】辛、甘，温。归心、肺、膀胱经。

【功效】发汗解肌，温经通脉，助阳化气，平冲降气。

【主治病证】①风寒感冒。②寒凝血滞诸痛证。③痰饮、水肿。④心悸、奔豚。

【使用注意】本品辛温助热，易伤阴动血，凡外感热病、阴虚火旺、血热妄行等证，均当忌用。孕妇及月经过多者慎用。

### 易混考点解析

**麻黄与桂枝的比较**

| 中药名称 | 相同点 | 不同点 |
|---|---|---|
| 麻黄 | 两药均辛温，发汗解表，治疗风寒表证，常相须为用 | 发汗力强，多治风寒表实无汗证；兼有宣肺平喘、利水消肿的作用 |
| 桂枝 | | 发汗力缓，风寒表虚有汗、表实无汗均适用；兼能温经通阳，用治寒凝经脉、风寒湿痹、痰饮蓄水、胸痹、心动悸、脉结代等证 |

**3. 紫苏**

【性能】辛，温。归肺、脾经。

【功效】解表散寒，行气宽中，解鱼蟹毒。

【主治病证】①风寒感冒。②脾胃气滞，胸闷呕吐。③进食鱼蟹中毒引起的腹痛吐泻。

**4. 生姜**

【功效】解表散寒，温中止呕，温肺止咳，解鱼蟹毒。

【主治病证】风寒感冒，脾胃寒证，胃寒呕吐，肺寒咳嗽。此外，能解生半夏、生南星和鱼蟹之毒。

### 易混考点解析

**生姜与紫苏的比较**

| 中药名称 | 相同点 | 不同点 |
|---|---|---|
| 生姜 | 二药均为发汗解表药，有解表散寒、止呕之功，可用于风寒感冒、呕吐，并且均可用于解鱼蟹毒 | 生姜能够温中止呕，温肺止咳，用治中焦虚寒引起的冷痛、呕吐，肺寒咳嗽。生姜还可解生半夏、生南星之毒 |
| 紫苏 | | 紫苏能够行气宽中，用治中焦气机郁滞之胸脘胀满、恶心呕吐 |

**5. 香薷**

【功效】发汗解表，化湿和中，利水消肿。

【主治病证】①暑湿感冒。②水肿脚气，小便不利。

【用法用量】煎服，3～10g。用于发表，量不宜过大，且不宜久煎；用于利水消肿，量宜稍大，且须浓煎。

【使用注意】本品发汗力强，表虚多汗者忌用。

**6. 荆芥**

【性能】辛，微温。归肺、肝经。

【功效】解表散风，透疹消疮，止血。

【主治病证】①外感表证。②麻疹不透、风疹瘙痒。③疮疡初起兼有表证。④吐衄下血。

【用法用量】煎服，5～10g，不宜久煎。发表透疹消疮宜生用；止血宜炒炭用。荆芥穗长于祛风。

**7. 防风**

【性能】辛、甘，微温。归膀胱、肝、脾经。

【功效】祛风解表，胜湿止痛，止痉。

【主治病证】①外感表证。②风疹瘙痒。③风湿痹痛。④破伤风。

此外，以其升清燥湿之性，也可用于脾虚湿盛、清阳不升之泄泻，以及土虚木乘、肝郁侮脾、肝胃不和、腹泻而痛者，如痛泻要方。

## 易混考点解析

### 荆芥与防风的比较

| 中药名称 | 相同点 | 不同点 |
|---|---|---|
| 荆芥 | 二药皆性微温，温而不燥，长于祛风解表，用于风寒或风热表证，常相须为用 | 荆芥质轻透散，发汗之力较防风强，并有透疹消疮、止血功效 |
| 防风 | | 防风祛风之力较强，为风药之润剂，并能胜湿、止痛和止痉，可治风湿痹证及破伤风等证 |

**8. 羌活**

【性能】辛、苦，温。归膀胱、肾经。

【功效】解表散寒，祛风胜湿，止痛。

【主治病证】①风寒感冒，头痛项强。②风寒湿痹，肩背酸痛，尤以上半身疼痛更为适宜。

**9. 白芷**

【性能】辛，温。归胃、大肠、肺经。

【功效】解表散寒，祛风止痛，宣通鼻窍，燥湿止带，消肿排脓。

【主治病证】①风寒感冒。②头痛，牙痛，风湿痹痛。③鼻渊。④带下证。⑤疮痈肿毒。

此外，本品祛风止痒，可用治皮肤风湿瘙痒。

**10. 细辛**

【功效】解表散寒，祛风止痛，通窍，温肺化饮。

【主治病证】①风寒感冒，阳虚外感。②头痛，牙痛，风湿痹痛。③鼻渊，鼻鼽。④肺寒痰饮咳喘。

【用法用量】煎服，1～3g；散剂每次服0.5～1g。外用适量。

【使用注意】阴虚阳亢头痛，肺燥阴伤干咳者忌用。不宜与藜芦同用。

**11. 藁本**

【功效】祛风散寒，除湿止痛。

【主治病证】风寒感冒，颠顶头痛；风寒湿痹。

**12. 苍耳子**

【功效】散风寒，通鼻窍，祛风湿。

【主治病证】①风寒感冒。②鼻渊头痛。③风湿痹痛。④风疹瘙痒。

【使用注意】血虚头痛不宜使用。过量服用易致中毒。

**13. 辛夷**

【功效】散风寒，通鼻窍。

【主治病证】风寒感冒；头痛鼻塞，鼻鼽鼻渊。

【用法用量】煎服，3～10g。本品有毛，易刺激咽喉，入汤剂宜包煎。

## 易混考点解析

### 发散风寒药的功效比较和高频考点

| 中药名称 | 相似功效 | 不同功效 | 高频考点 |
|---|---|---|---|
| 麻黄 | 发汗散寒 | 宣肺平喘，利水消肿 | 治肺气壅遏之喘咳要药，用于风寒表实证 |
| 桂枝 | 发汗解肌 | 温通经脉，助阳化气，平冲降气 | 外感风寒表实证和表虚证皆可使用 |
| 紫苏 | 解表散寒 | 行气宽中，解鱼蟹毒 | 解鱼蟹毒 |
| 生姜 | 解表散寒 | 温中止呕，温肺止咳，解鱼蟹毒 | 呕家圣药；解鱼蟹毒 |
| 香薷 | 发汗解表 | 化湿和中，利水消肿 | 夏月麻黄 |
| 荆芥 | 祛风解表 | 透疹消疮，止血 | 既可散风寒，又能散风热 |
| 防风 | 祛风解表 | 胜湿止痛，止痉 | 既可散风寒，又能散风热 |
| 羌活 | 解表散寒 | 祛风胜湿，止痛 | 善治上半身风湿痹痛；治太阳头痛 |
| 白芷 | 解表散寒 | 祛风止痛，宣通鼻窍，燥湿止带，消肿排脓 | 治阳明头痛 |
| 细辛 | 解表散寒 | 祛风止痛，通窍，温肺化饮 | 治寒饮伏肺之要药 |
| 藁本 | 祛风散寒 | 除湿止痛 | 治厥阴头痛 |
| 苍耳子 | 散风寒 | 通鼻窍，祛风湿 | |
| 辛夷 | 散风寒 | 通鼻窍 | 治鼻渊要药；需包煎 |

## 细目二 发散风热药

**1. 薄荷**

【性能】辛，凉。归肺、肝经。

【功效】疏散风热，清利头目，利咽透疹，疏肝行气。

【主治病证】①风热感冒，温病初起。②风热头痛，目赤多泪，咽喉肿痛。③麻疹不透，风疹瘙痒。④肝郁气滞，胸闷胁痛。⑤夏令感受暑湿秽浊之气，脘腹胀痛，呕吐泄泻。

【用法】煎服，3～6g；宜后下。薄荷叶长于发汗解表；薄荷梗偏于行气和中。

【使用注意】本品芳香辛散，发汗耗气，故体虚多汗者不宜使用。

**2. 牛蒡子**

【性能】辛、苦，寒。归肺、胃经。

【功效】疏散风热，宣肺透疹，解毒。

【主治病证】①风热感冒，温病初起。②麻疹不透，风热疹痒。③痈肿疮毒，丹毒，痄腮，喉痹。

【使用注意】本品性寒，滑肠通便，脾虚便溏者慎用。

**3. 蝉蜕**

【性能】甘，寒。归肺、肝经。

【功效】疏散风热，利咽开音，透疹，明目退翳，息风止痉。

【主治病证】①风热感冒，温病初起，咽痛音哑。②麻疹不透，风疹瘙痒。③目赤翳障。④急慢惊风，破伤风。⑤小儿夜啼不安。

## 易混考点解析

### 薄荷、牛蒡子与蝉蜕的比较

| 中药名称 | 相同点 | 不同点 |
|---|---|---|
| 薄荷 | 三药均可疏散风热，透疹，利咽，用治风热感冒、温病初起、麻疹不透、风疹瘙痒、咽喉肿痛等 | 薄荷宣散表邪力强，还可清利头目，利咽喉，疏肝行气，用治风热头痛、目赤咽痛、肝郁胁痛等 |
| 牛蒡子 | | 牛蒡子疏风发散之力不及薄荷，但长于宣肺祛痰、清利咽喉，对咽痛或咳痰不利者尤为适宜 |
| 蝉蜕 | | 蝉蜕长于疏散肺热、宣肺利咽、开音疗哑，还可明目退翳、息风止痉，多用治目赤翳障、急慢惊风、破伤风及小儿夜啼不安 |

**4. 桑叶**

【性能】甘、苦，寒。归肺、肝经。

【功效】疏散风热，清肺润燥，平抑肝阳，清肝明目。

【主治病证】①风热感冒，温病初起。②肺热咳嗽，燥热咳嗽。③肝阳上亢，头晕头痛。④目赤昏花。⑤血热妄行之吐血、衄血轻症。

【用法】煎服，或入丸散；外用煎水洗眼。桑叶蜜制能增强润肺止咳的作用，肺燥咳嗽多用。

**5. 菊花**

【性能】甘、苦，微寒。归肺、肝经。

【功效】疏散风热，平抑肝阳，清肝明目，清热解毒。

【主治病证】①风热感冒，温病初起。②肝阳上亢，头痛眩晕。③目赤昏花。④疮痈肿毒。

## 易混考点解析

### 桑叶与菊花的比较

| 中药名称 | 相同点 | 不同点 |
|---|---|---|
| 桑叶 | 二药均能疏散风热，平抑肝阳，清肝明目，常相须为用治疗外感风热、肝火上炎之头痛、眩晕、目赤等症 | 桑叶疏散风热之力较强，并长于清肺润燥，兼能凉血止血，用治肺热燥咳、血热吐衄 |
| 菊花 | | 菊花平肝明目之力较强，兼能清热解毒，多用于肝阳上亢、疮痈肿毒 |

**6. 蔓荆子**

【功效】疏散风热，清利头目。

【主治病证】风热感冒，头昏头痛；目赤肿痛，耳鸣耳聋。还可用治风湿痹痛。

**7. 柴胡**

【性能】苦、辛，微寒。归肝、胆、肺经。

【功效】解表退热，疏肝解郁，升举阳气。

【主治病证】①表证发热，少阳证。②肝郁气滞证。③气虚下陷，脏器脱垂。

此外，本品还有退热截疟的作用，为治疗疟疾寒热的常用药。

【用法】煎服。解表退热宜生用，且用量宜稍重；疏肝解郁宜醋炙，升阳可生用或酒炙，用量均宜稍轻。

**8. 升麻**

【功效】发表透疹，清热解毒，升举阳气。

【主治病证】①风热头痛，麻疹不透。②齿痛口疮，咽喉肿痛，温毒发斑。③气虚下陷，脏器脱垂，崩漏下血等。

**9. 葛根**

【性能】甘、辛，凉。归脾、胃、肺经。

【功效】解肌退热，透疹，生津止渴，升阳止泻，通经活络，解酒毒。

【主治病证】①表证发热，项背强痛。②麻疹不透。③热病口渴，阴虚消渴。④热泻热痢，脾虚泄泻。

【用法】煎服。解肌退热、透疹、生津宜生用，升阳止泻宜煨用。

## 易混考点解析

### 柴胡、升麻与葛根的比较

| 中药名称 | 相同点 | | 不同点 |
|---|---|---|---|
| 柴胡 | 三药皆能发表、升阳，均可治风热感冒、发热、头痛，以及清阳不升等证 | 柴胡、升麻两者均能升阳举陷，用治气虚下陷、食少便溏、久泻脱肛，以及胃下垂、肾下垂、子宫脱垂等脏器脱垂 | 柴胡主升肝胆之气，长于疏散少阳半表半里之邪，并退热、疏肝解郁，为治疗少阳证的要药。常用于伤寒邪在少阳，症见寒热往来、胸胁苦满、口苦咽干、目眩；感冒发热；肝郁气滞，胸胁胀痛、月经不调、痛经 |
| 升麻 | | | 升麻主升脾胃清阳之气，其升提（升阳举陷）之力较柴胡为强，并善于清热解毒，常用于多种热毒证 |
| 葛根 | | 升麻、葛根两者均能透疹，常用治麻疹初期，透发不畅 | 葛根主升脾胃清阳之气而达到生津止渴、止泻之功，常用于热病烦渴、阴虚消渴、热泻热痢、脾虚泄泻。同时，葛根解肌退热，对于外感表证，症见发热恶寒、头痛无汗、项背强痛，无论风寒、风热，均可使用 |

### 发散风热药的功效比较和高频考点

| 中药名称 | 相似功效 | 不同功效 | 高频考点 |
|---|---|---|---|
| 薄荷 | 疏散风热 | 清利头目，利咽透疹，疏肝行气 | 后下 |
| 牛蒡子 | 疏散风热 | 宣肺透疹，解毒 | 风热感冒见咽喉红肿疼痛，或咳嗽痰多不利者，十分常用 |
| 蝉蜕 | 疏散风热 | 利咽开音，透疹，明目退翳，息风止痉 | |
| 桑叶 | 疏散风热 | 清肺润燥，平抑肝阳，清肝明目 | |
| 菊花 | 疏散风热 | 平抑肝阳，清肝明目，清热解毒 | |
| 柴胡 | 解表退热 | 疏肝解郁，升举阳气 | 治少阳证之要药 |
| 葛根 | 解肌退热 | 透疹，生津止渴，升阳止泻，通经活络，解酒毒 | 治项背强痛之要药 |
| 蔓荆子 | 疏散风热 | 清利头目 | |
| 升麻 | 解表 | 透疹，清热解毒，升举阳气 | 升阳举陷之要药 |

# 第六单元 清热药

## 细目一 清热泻火药

**1. 石膏**

【性能】甘、辛，大寒。归肺、胃经。

【功效】生用：清热泻火，除烦止渴；煅用：敛疮，生肌，收湿，止血。

【主治病证】①温热病气分实热证。②肺热喘咳证。③胃火牙痛、头痛，实热消渴。④溃疡不敛，湿疹瘙痒，水火烫伤，外伤出血等。

【用法】生石膏煎服，宜先煎。煅石膏研末，撒敷患处。

【使用注意】脾胃虚寒及阴虚内热者忌用。

【常用配伍】石膏配知母。

**2. 知母**

【性能】苦、甘，寒。归肺、胃、肾经。

【功效】清热泻火，滋阴润燥。

【主治病证】①气分实热，烦渴。②肺热燥咳。③骨蒸潮热。④内热消渴。⑤肠燥便秘。

【用法】煎服。清热泻火宜生用，滋阴润燥宜盐水炙用。

【使用注意】本品性寒质润，有滑肠作用，故脾虚便溏者不宜使用。

## 易混考点解析

### 石膏与知母的比较

| 中药名称 | 相同点 | 不同点 |
|---|---|---|
| 石膏 | 二药均能清热泻火，除烦止渴，常用治温病气分实热证、肺热咳嗽 | 石膏清解力强，重在清泻火热，长于清泻肺胃实火，治肺热喘咳、胃火牙痛等。煅石膏还能收敛生肌 |
| 知母 | | 知母滋阴润燥力强，重在滋润肺、胃、肾阴，治阴虚火旺证 |

**3. 芦根**

【功效】清热泻火，生津止渴，除烦，止呕，利尿。

【主治病证】①热病烦渴。②胃热呕哕。③肺热咳嗽，肺痈吐脓。④热淋涩痛。

**4. 天花粉**

【功效】清热泻火，生津止渴，消肿排脓。

【主治病证】①热病烦渴。②肺热燥咳。③内热消渴。④疮疡肿毒。

【使用注意】不宜与乌头类药材同用。

## 易混考点解析

### 芦根与天花粉的比较

| 中药名称 | 相同点 | 不同点 |
|---|---|---|
| 芦根 | 二药均有清热泻火、生津止渴之功，用治热病烦渴、消渴、肺热咳嗽 | 芦根止呕、利尿，用治胃热呕逆、肺痈吐脓、热淋涩痛 |
| 天花粉 | | 天花粉消肿排脓，用治痈肿疮疡 |

**5. 淡竹叶**

【功效】清热泻火，除烦止渴，利尿通淋。

【主治病证】①热病烦渴。②口疮尿赤，热淋涩痛。

**6. 栀子**

【性能】苦，寒。归心、肺、三焦经。

【功效】泻火除烦，清热利湿，凉血解毒；外用消肿止痛。焦栀子：凉血止血。

【主治病证】①热病心烦。②湿热黄疸。③热淋涩痛。④血热吐衄。⑤目赤肿痛。⑥火毒疮疡。

【用法】煎服。外用生品适量，研末调敷。

**7. 夏枯草**

【性能】辛、苦，寒。归肝、胆经。

【功效】清热泻火，明目，散结消肿。

【主治病证】①目赤肿痛，头痛眩晕，目珠夜痛。②瘰疬，瘿瘤。③乳痈肿痛。

**8. 决明子**

【功效】清热明目，润肠通便。

【主治病证】①目赤肿痛，羞明多泪，目暗不明。②头痛，眩晕。③肠燥便秘。

【用法】煎服。润肠通便，不宜久煎。

## 易混考点解析

**清热泻火药的功效比较和高频考点**

| 中药名称 | 相似功效 | 不同功效 | 高频考点 |
|---|---|---|---|
| 石膏 | 清热泻火 | 生用：清热泻火，除烦止渴；煅用：敛疮、生肌，收湿，止血 | 清解肺卫气分实热之要药 |
| 知母 | 清热泻火 | 滋阴润燥 | |
| 栀子 | 清热泻火 | 除烦，利湿，凉血解毒；外用消肿止痛。焦栀子：凉血止血 | 清三焦火热 |
| 夏枯草 | 清热泻火 | 明目，散结消肿 | 善泻肝胆火热 |
| 芦根 | 清热泻火 | 生津止渴，除烦，止呕，利尿 | |
| 天花粉 | 清热泻火 | 生津止渴，消肿排脓 | 反乌头 |
| 淡竹叶 | 清热泻火 | 除烦止渴，利尿通淋 | |
| 决明子 | 清热 | 明目，润肠通便 | 润肠通便，不宜久煎 |

## 细目二 清热燥湿药

**1. 黄芩**

【性能】苦，寒。归肺、胆、脾、大肠、小肠经。

【功效】清热燥湿，泻火解毒，止血，安胎。

【主治病证】①湿温，暑湿，胸闷呕恶，湿热痞满，黄疸泻痢。②肺热咳嗽，高热烦渴。③血热吐衄。④痈肿疮毒。⑤胎动不安。

【用法】煎服。清热多生用，安胎多炒用，清上焦热多酒炙用，止血可炒炭用。

**2. 黄连**

【性能】苦，寒。归心、脾、胃、肝、胆、大肠经。

【功效】清热燥湿，泻火解毒。

【主治病证】①湿热痞满，呕吐吞酸。②湿热泻痢。③高热神昏，心烦不寐，血热吐衄。④痈肿疔疮，目赤牙痛。⑤消渴。⑥外治湿疹、湿疮、耳道流脓。

【用法】煎服。外用适量。

**3. 黄柏**

【性能】苦，寒。归肾、膀胱经。

【功效】清热燥湿，泻火除蒸，解毒疗疮。

【主治病证】①湿热带下，热淋涩痛。②湿热泻痢，黄疸。③湿热脚气，痿躄。④骨蒸劳热，盗汗，遗精。⑤疮疡肿毒、湿疹瘙痒。

【用法】煎服。外用适量。

## 易混考点解析

### 黄芩、黄连与黄柏的比较

| 中药名称 | 相同点 | 不同点 |
|---|---|---|
| 黄芩 | 三药均能清热燥湿、泻火解毒，治诸湿热、火热及热毒证 | 黄芩善清上焦热邪，并善清肺热及少阳胆经之热，用于肺热咳嗽及邪在少阳，寒热往来；兼能凉血止血、清热安胎，可用于血热出血与胎热不安 |
| 黄连 | | 黄连清热燥湿与泻火解毒力尤强，为治湿热泻痢要药，善清中焦热邪，并善泻心火、清胃火，为治心、胃火热证常用之品 |
| 黄柏 | | 黄柏善清下焦热邪，多用于下焦湿热证，并能退虚热，可用于阴虚发热 |

**4. 龙胆**

【功效】清热燥湿，泻肝胆火。

【主治病证】①湿热黄疸，阴肿阴痒，带下，湿疹瘙痒。②肝火头痛，目赤耳聋，胁痛口苦。③惊风抽搐。

## 易混考点解析

### 栀子与龙胆的比较

| 中药名称 | 相同点 | 不同点 |
|---|---|---|
| 栀子 | 二药均为苦寒之品，归肝经，功效清热泻火、除湿，用治肝火头痛、目赤肿痛及湿热黄疸、胁痛口苦 | 栀子清三焦火热，重在泻心火除烦，用治热病心烦、躁扰不宁；还能凉血止血，治血热妄行之多种出血；解毒消肿，又可治火毒疮疡、扭挫肿痛；性寒不燥，重在清利湿热，可治热淋、血淋 |
| 龙胆 | | 龙胆苦寒性燥，主入肝、胆经，清热燥湿泻火，以清下焦及肝胆湿热和清泻肝胆实火为核心，又治湿热带下、阴肿阴痒、湿疹瘙痒及肝胆火盛之高热惊厥 |

**5. 苦参**

【功效】清热燥湿，杀虫，利尿。

【主治病证】①湿热泻痢，便血，黄疸。②湿热带下，阴肿阴痒，湿疹湿疮，皮肤瘙痒，疥癣。③湿热淋证，小便不利。

【使用注意】脾胃虚寒者忌用，反藜芦。

## 易混考点解析

### 清热燥湿药的功效比较和高频考点

| 中药名称 | 相似功效 | 不同功效 | 高频考点 |
|---|---|---|---|
| 黄芩 | 清热燥湿 | 泻火解毒，止血，安胎 | 善清上焦热邪 |
| 黄连 | 清热燥湿 | 泻火解毒 | 治湿热泻痢之要药；善泻心火、清胃火 |
| 黄柏 | 清热燥湿 | 泻火除蒸，解毒疗疮 | 善清下焦热邪 |
| 龙胆 | 清热燥湿 | 泻肝胆火 | 治肝经湿热、实火之要药 |
| 苦参 | 清热燥湿 | 杀虫，利尿 | 反藜芦 |

### 细目三 清热解毒药

**1. 金银花**

【性能】甘，寒。归肺、心、胃经。

【功效】清热解毒，疏散风热。

【主治病证】①痈肿疔疮。②外感风热，温病初起。③热毒血痢。

此外，尚可用治咽喉肿痛、小儿热疮及痱子。

**2. 连翘**

【性能】苦，微寒。归肺、心、小肠经。

【功效】清热解毒，消肿散结，疏散风热。

【主治病证】①痈肿疮毒，瘰疬痰核。②风热外感，温病初起。

## 易混考点解析

### 金银花与连翘的比较

| 中药名称 | 相同点 | 不同点 |
|---|---|---|
| 金银花 | 二药均能清热解毒，疏散风热，常相须为用，用治疮痈、外感风热与温病初起 | 金银花疏散风热之力较强，并能凉血止痢，用治热毒血痢 |
| 连翘 | | 连翘清心解毒之力强，消痈散结，为"疮家圣药"，用治瘰疬痰核 |

**3. 穿心莲**

【功效】泻火解毒，清热燥湿，凉血，消肿。

【用法用量】煎服，6～9g。煎剂易致呕吐，故多作丸、散、片剂。外用适量。

【使用注意】不宜多服久服；脾胃虚寒者不宜用。

**4. 大青叶**

【性能】苦，寒。归心、胃经。

【功效】清热解毒，凉血消斑。

【主治病证】①热入营血，温毒发斑。②喉痹口疮，痄腮丹毒，疮痈。

**5. 青黛**

【功效】清热解毒，凉血消斑，泻火定惊。

【主治病证】①温毒发斑，血热吐衄。②咽痛口疮，痄腮，喉痹，火毒疮疡。③咳嗽胸痛，痰中带血。④暑热惊痫，肝风抽搐。

【用法用量】入丸、散，1～3g。本品难溶于水，一般作散剂冲服，或入丸剂服用。外用适量。

## 易混考点解析

### 大青叶与青黛的比较

| 中药名称 | 相同点 | 不同点 |
|---|---|---|
| 大青叶 | 二者大体同出一源，功效亦相近，皆有清热解毒、凉血消斑之功效 | 大青叶凉血消斑力强 |
| 青黛 | | 青黛清肝定惊功著 |

**6. 贯众**

【功效】清热解毒，止血，杀虫。

【主治病证】①风热感冒，热毒斑疹。②血热出血，虫疾。

**7. 蒲公英**

【性能】苦、甘，寒。归肝、胃经。

【功效】清热解毒，消肿散结，利尿通淋。

【主治病证】①痈肿疔毒，乳痈内痈。②热淋涩痛，湿热黄疸。

**8. 紫花地丁**

【功效】清热解毒，凉血消肿。

## 易混考点解析

### 蒲公英与紫花地丁的比较

| 中药名称 | 相同点 | 不同点 |
|---|---|---|
| 蒲公英 | 二药均能清热解毒、消肿散结，用于外科热毒痈疡，常配伍同用 | 蒲公英主入胃经，善治痈肿、乳痈；又能利尿通淋，治淋证、黄疸及小便不利 |
| 紫花地丁 | | 紫花地丁兼有辛味，有散结之功，归心、肝经，故善治疗疮 |

**9. 土茯苓**

【功效】解毒，除湿，通利关节。

【主治病证】①杨梅毒疮，肢体拘挛。②淋浊带下。③痈肿疮毒。

**10. 鱼腥草**

【性能】辛，微寒。归肺经。

【功效】清热解毒，消痈排脓，利尿通淋。

【主治病证】①肺痈吐脓，肺热咳嗽。②热毒疮毒。③湿热淋证。

**11. 射干**

【性能】苦，寒。归肺经。

【功效】清热解毒，消痰，利咽。

【主治病证】①咽喉肿痛。②痰盛咳喘。

【使用注意】孕妇慎用。

**12. 山豆根**

【功效】清热解毒，利咽消肿。

【主治病证】咽喉肿痛；牙龈肿痛。

【用法用量】煎服，3～6g。外用适量。

【使用注意】本品有毒，过量服用易引起恶心、呕吐、腹泻、胸闷、心悸等，故用量不宜过大。

**13. 马勃**

【功效】清热解毒，利咽，止血。

**14. 白头翁**

【性能】苦，寒。归胃、大肠经。

【功效】清热解毒，凉血止痢。

【主治病证】①热毒血痢。②阴痒带下。

**15. 马齿苋**

【功效】清热解毒，凉血止血，止痢。

### 清热解毒药的功效比较和高频考点

| 中药名称 | 相似功效 | 不同功效 | 高频考点 |
|---|---|---|---|
| 金银花 | 清热解毒 | 疏散风热 | 治疗一切内、外痈之要药 |
| 连翘 | 清热解毒 | 消肿散结，疏散风热 | "疮家圣药" |
| 穿心莲 | 清热解毒 | 泻火燥湿，凉血，消肿 | |
| 大青叶 | 清热解毒 | 凉血消斑 | |
| 青黛 | 清热解毒 | 凉血消斑，泻火定惊 | 内服 1.5～3g，难溶，入丸、散剂 |
| 贯众 | 清热解毒 | 止血，杀虫 | |
| 蒲公英 | 清热解毒 | 消肿散结，利尿通淋 | 治乳痈之要药 |

续表

| 中药名称 | 相似功效 | 不同功效 | 高频考点 |
|---|---|---|---|
| 紫花地丁 | 清热解毒 | 凉血消肿 | |
| 鱼腥草 | 清热解毒 | 消痈排脓，利尿通淋 | 治肺痈之要药 |
| 土茯苓 | 解毒 | 除湿，通利关节 | |
| 射干 | 清热解毒 | 消痰，利咽 | |
| 山豆根 | 清热解毒 | 利咽消肿 | |
| 马勃 | 清热解毒 | 利咽，止血 | |
| 白头翁 | 清热解毒 | 凉血止痢 | 治疗热毒血痢 |
| 马齿苋 | 清热解毒 | 凉血止血，止痢 | |

### 细目四　清热凉血药

**1. 生地黄**

【性能】甘，寒。归心、肝、肾经。

【功效】清热凉血，养阴生津。

【主治病证】①热入营血，温毒发斑，吐血衄血；②阴虚内热，骨蒸劳热。③津伤口渴，内热消渴，肠燥便秘。

【使用注意】脾虚湿滞，腹满便溏者不宜使用。

**2. 玄参**

【性能】甘、苦、咸，微寒。归肺、胃、肾经。

【功效】清热凉血，泻火解毒，滋阴。

【主治病证】①温邪入营，内陷心包，温毒发斑。②热病伤阴，津伤便秘，骨蒸劳嗽。③目赤咽痛，瘰疬，白喉，痈肿疮毒。

【使用注意】脾胃虚寒，食少便溏者不宜服用。反藜芦。

## 易混考点解析

### 玄参与生地黄的比较

| 中药名称 | 相同点 | 不同点 |
|---|---|---|
| 玄参 | 二药均能清热凉血，养阴生津，用治热入营血、热病伤阴、阴虚内热等证 | 玄参泻火解毒力强，用治痈肿疮毒、咽喉肿痛 |
| 生地黄 | | 生地黄清热凉血作用较强，故血热出血、内热消渴多用 |

**3. 牡丹皮**

【性能】苦、辛，微寒。归心、肝、肾经。

【功效】清热凉血，活血祛瘀。

【主治病证】①温毒发斑，血热吐衄。②温病伤阴，余邪未尽，夜热早凉，无汗骨蒸。③血滞经闭，痛经，跌打伤痛。④痈肿疮毒。

【使用注意】血虚有寒、月经过多及孕妇不宜使用。

**4. 赤芍**

【性能】苦，微寒。归肝经。

【功效】清热凉血，散瘀止痛。

【主治病证】①温毒发斑，血热吐衄。②目赤肿痛，痈肿疮疡。③经闭痛经，癥瘕腹痛，跌打损伤。

【使用注意】血寒经闭不宜使用。反藜芦。

## 易混考点解析

### 牡丹皮与赤芍的比较

| 中药名称 | 相同点 | 不同点 |
|---------|--------|--------|
| 牡丹皮 | 二药皆能清热凉血、活血散瘀，治疗血热、血瘀所致的病证常相须为用；还可治疗热入营血，吐衄斑疹；血滞经闭，痛经癥瘕，跌打瘀肿，痈肿疮毒等证 | 牡丹皮兼辛味，能清透阴分伏热，用治温热病后期，邪伏阴分，夜热早凉及肠痈腹痛等证 |
| 赤芍 | | 赤芍苦泄，散瘀止痛力强；并能泻肝火，用治肝热目赤肿痛 |

**5. 紫草**

【功效】清热凉血，活血消斑，解毒透疹。

【主治病证】①温病血热毒盛，斑疹紫黑，麻疹不透。②疮疡，湿疹，水火烫伤。

【使用注意】性寒而滑利，脾虚便溏者忌服。

## 易混考点解析

### 清热凉血药的功效比较和高频考点

| 中药名称 | 相似功效 | 不同功效 | 高频考点 |
|---------|---------|---------|---------|
| 生地黄 | 清热凉血 | 养阴生津 | 清热凉血止血要药 |
| 玄参 | 清热凉血 | 泻火解毒，滋阴 | 反藜芦 |
| 牡丹皮 | 清热凉血 | 活血祛瘀 | 治无汗骨蒸之要药 |
| 赤芍 | 清热凉血 | 散瘀止痛 | 反藜芦 |
| 紫草 | 清热凉血 | 活血消斑，解毒透疹 | |

## 细目五　清虚热药

**1. 青蒿**

【性能】苦、辛，寒。归肝、胆经。

【功效】清透虚热，凉血除蒸，解暑，截疟。

【主治病证】①温邪伤阴，夜热早凉。②阴虚发热，劳热骨蒸。③暑热外感，发热口渴。④疟疾寒热。

【用法】煎服，不宜久煎；或鲜用绞汁服。

【使用注意】脾胃虚弱，肠滑泄泻者忌服。

**2. 白薇**

【功效】清虚热，凉血，利尿通淋，解毒疗疮。

**3. 地骨皮**

【性能】甘，寒。归肺、肝、肾经。

【功效】凉血除蒸，清肺降火。

【主治病证】①阴虚发热，盗汗骨蒸。②肺热咳嗽。③血热出血证。

## 易混考点解析

### 牡丹皮与地骨皮的比较

| 中药名称 | 相同点 | 不同点 |
|---|---|---|
| 牡丹皮 | 二药均能清热凉血，退虚热，均可治血热吐衄、阴虚发热证；且对阴虚发热证无论有汗、无汗均可应用，并常相须为用 | 牡丹皮长于清热凉血，治热入营血证；又能活血化瘀，用于多种瘀血证及肠痈、痈疡肿毒；善治无汗骨蒸 |
| 地骨皮 | | 地骨皮长于清虚热，治虚热证；并能清泄肺热，治肺热咳嗽、内热消渴；善治有汗骨蒸 |

**4. 银柴胡**
【功效】清虚热，除疳热。

**5. 胡黄连**
【功效】退虚热，除疳热，清湿热。

## 易混考点解析

### 黄连与胡黄连的比较

| 中药名称 | 相同点 | 不同点 |
|---|---|---|
| 黄连 | 二药均能清湿热，善除胃肠湿热，可用于湿热泻痢 | 黄连为毛茛科植物的根茎，清热燥湿与泻火解毒力强，并长于清心、胃之火，常用于多种热毒病证，以及心、胃火热证等 |
| 胡黄连 | | 胡黄连为玄参科植物的根茎，长于退虚热、除疳热，可用于阴虚发热与小儿疳积等证；并能清热燥湿，善治疮痈肿毒 |

### 清退虚热药的功效比较和高频考点

| 中药名称 | 相似功效 | 不同功效 | 高频考点 |
|---|---|---|---|
| 青蒿 | 清透虚热 | 凉血除蒸，解暑，截疟 | 截疟解暑，不宜久煎 |
| 白薇 | 清虚热 | 凉血，利尿通淋，解毒疗疮 | 善治阴虚外感 |
| 地骨皮 | 清肺降火 | 凉血除蒸 | 除有汗骨蒸之要药 |
| 银柴胡 | 清虚热 | 除疳热 | |
| 胡黄连 | 退虚热 | 除疳热，清湿热 | |

# 第七单元 泻下药

## 细目一 攻下药

**1. 大黄**
【性能】苦，寒。归脾、胃、大肠、肝、心包经。
【功效】泻下攻积，清热泻火，凉血解毒，逐瘀通经，除湿退黄。
【主治病证】①积滞便秘。②血热吐衄，目赤咽肿，牙龈肿痛。③热毒疮疡，肠痈，烧烫伤。④瘀血诸证。⑤湿热痢疾，黄疸，淋证。
【用法用量】煎服，3～15g；用于泻下不宜久煎。外用适量。
【使用注意】脾胃虚弱者慎用；孕妇及月经期、哺乳期妇女慎用。

## 易混考点解析

### 几种大黄炮制品的比较

| 炮制品种 | 功效 | 主治病证 |
|---------|------|---------|
| 生大黄 | 攻下力强，又可清热泻火、凉血、利湿 | 热结便秘、热毒疮疡、湿热蕴结等 |
| 熟大黄 | 泻下力较缓，泻火解毒 | 热毒疮肿 |
| 酒大黄 | 善清上焦血分热毒，亦可活血 | 目赤咽肿、齿龈肿痛、瘀血病证 |
| 大黄炭 | 凉血化瘀止血 | 血热有瘀之出血证 |

**2. 芒硝**

【性能】咸、苦，寒。归胃、大肠经。

【功效】泻下通便，润燥软坚，清热消肿。

【主治病证】①积滞便秘。②咽痛口疮，目赤肿痛，乳痈疮肿。

【用法用量】内服，6～12g，冲入药汁内或开水溶化后服。外用适量。

【使用注意】孕妇及哺乳期妇女慎用。不宜与硫黄、三棱同用。

## 易混考点解析

### 大黄与芒硝的比较

| 中药名称 | 相同点 | 不同点 |
|---------|-------|-------|
| 大黄 | 二药均能泄热通便，清热消肿，常相须为用，治疗肠燥便秘、疮痈肿毒 | 大黄味苦，泻下力强，荡涤肠胃，为治疗热结便秘之主药；并能清热泻火、止血、解毒、活血祛瘀、清利湿热，用治温病热毒、血热出血、瘀血证、湿热黄疸、淋证 |
| 芒硝 | | 芒硝味咸，软坚泻下，善除燥屎坚结；外用治疗咽喉肿痛、疮疡、目赤 |

**3. 番泻叶**

【功效】泄热行滞，通便，利水。

【用法用量】煎服，2～6g，宜后下或开水泡服。

【使用注意】妇女哺乳期、月经期及孕妇慎用。

## 易混考点解析

### 攻下药的功效比较和高频考点

| 中药名称 | 相似功效 | 不同功效 | 高频考点 |
|---------|---------|---------|---------|
| 大黄 | 泻下攻积 | 清热泻火，凉血解毒，逐瘀通经，除湿退黄 | 治疗积滞便秘之要药 |
| 芒硝 | 泻下通便 | 润燥软坚，清热消肿 | 冲入药汁内或开水溶化后服 |
| 番泻叶 | 泄热行滞 | 通便，利水 | 泡服或煎服，宜后下 |

### 细目二　润下药

**1. 火麻仁**

【功效】润肠通便。

【主治病证】肠燥便秘。

【用法用量】煎服，10～15g，打碎入煎剂。

**2. 郁李仁**

【功效】润肠通便，下气利水。

【主治病证】①肠燥便秘。②水肿胀满，脚气浮肿。

【使用注意】孕妇慎用。

## 易混考点解析

**润下药的功效比较和高频考点**

| 中药名称 | 相似功效 | 不同功效 | 高频考点 |
|---|---|---|---|
| 火麻仁 | 润肠通便 | | |
| 郁李仁 | 润肠通便 | 下气利水 | 既能通大便，又能利小便 |

### 细目三 峻下逐水药

**1. 甘遂**

【功效】泻水逐饮，消肿散结。

【主治病证】①水肿，鼓胀，胸胁停饮。②风痰癫痫。③疮痈肿毒。

【用法用量】入丸、散服，每次 0.5 ~ 1.5g。外用适量，生用。内服醋制用，以减低毒性。

【使用注意】虚弱者及孕妇忌用。不宜与甘草同用。

**2. 牵牛子**

【功效】泻水通便，消痰涤饮，杀虫攻积。

【主治病证】①水肿，鼓胀。②痰饮喘咳。③虫积腹痛。

【用法用量】煎服，3 ~ 6g。入丸、散剂，每次 1.5 ~ 3g。本品炒用药性减缓。

【使用注意】孕妇忌用。不宜与巴豆、巴豆霜同用。

**3. 巴豆霜**

【功效】峻下冷积，逐水退肿，豁痰利咽；外用蚀疮。

【主治病证】①寒积便秘。②腹水鼓胀。③喉痹痰阻。④痈肿脓成未溃，疥癣恶疮。

【用法用量】入丸、散剂，每次 0.1 ~ 0.3g。外用适量。

【使用注意】孕妇及体弱者忌用。不宜与牵牛子同用。

## 易混考点解析

**峻下逐水药的功效比较和高频考点**

| 中药名称 | 相似功效 | 不同功效 | 高频考点 |
|---|---|---|---|
| 甘遂 | 泻下逐水 | 消肿散结 | 反甘草 |
| 牵牛子 | 泻水 | 通便，消痰涤饮，杀虫攻积 | 畏巴豆、巴豆霜 |
| 巴豆霜 | 峻下冷积 | 逐水退肿，豁痰利咽；外用蚀疮 | 治疗寒积便秘之要药 |

# 第八单元 祛风湿药

### 细目一 祛风寒湿药

**1. 独活**

【性能】辛、苦，微温。归肾、膀胱经。

【功效】祛风除湿，通痹止痛。

【主治病证】①风寒湿痹。②风寒夹湿表证。③少阴头痛。

此外，因其祛风湿之功，亦治皮肤瘙痒。

## 易混考点解析

### 羌活与独活的比较

| 中药名称 | 相同点 | 不同点 |
|---|---|---|
| 羌活 | 二药均能祛风胜湿、止痛、解表，常用治风寒湿痹和外感风寒表湿证。若一身尽痛，则二药常相须为用 | 羌活气味较浓，发散解表力强，善治上部风寒湿痹痛 |
| 独活 |  | 独活气味较淡，性较和缓，善治下部风寒湿痹痛。其解表力不及羌活 |

**2. 威灵仙**

【性能】辛、咸，温。归膀胱经。

【功效】祛风湿，通络止痛，消骨鲠。

【主治病证】①风湿痹痛。②骨鲠咽喉。

此外，本品宣通经络止痛，可治跌打伤痛、头痛、牙痛、胃脘痛等；并能消痰逐饮，可用于痰饮、噎膈、痞积。

## 易混考点解析

### 独活与威灵仙的比较

| 中药名称 | 相同点 | 不同点 |
|---|---|---|
| 独活 | 二药均具祛风湿、止痛的功效，治疗风寒湿痹 | 独活善祛湿，多治下半身风湿痹痛；还具解表功效，可治风寒夹湿表证；且善入肾经而搜伏风，治少阴头痛 |
| 威灵仙 |  | 威灵仙通行全身，善祛风，治风寒湿痹、全身游走性疼痛；消骨鲠，治骨鲠咽喉 |

**3. 川乌**

【性能】辛、苦，热；有大毒。归心、肝、肾、脾经。

【功效】祛风除湿，温经止痛。

【主治病证】①痹证。②寒凝诸痛。

此外，本品止痛，还用于跌打损伤、瘀肿疼痛。

【用法】煎服，宜先煎、久煎。外用适量。

【使用注意】孕妇忌用；不宜与贝母类、半夏、白及、白蔹、瓜蒌类同用。内服一般应炮制用，生品内服宜慎；酒浸、酒煎服易致中毒，应慎用。

**4. 木瓜**

【性能】酸，温。归肝、脾经。

【功效】舒筋活络，和胃化湿。

【主治病证】①风湿痹证。②脚气水肿。③吐泻转筋。

【使用注意】内有郁热，小便短赤者忌服。

## 易混考点解析

### 祛风寒湿药的功效比较和高频考点

| 中药名称 | 相似功效 | 不同功效 | 高频考点 |
|---|---|---|---|
| 独活 | 祛风除湿 | 通痹止痛 | 善治下半身风湿痹痛 |
| 威灵仙 | 祛风湿 | 通络止痛，消骨鲠 | 善治诸骨鲠喉、行痹 |

| 中药名称 | 相似功效 | 不同功效 | 高频考点 |
|---|---|---|---|
| 川乌 | 祛风除湿 | 温经止痛 | 善治痛痹 |
| 木瓜 | 舒筋活络 | 和胃化湿 | 治风湿痹痛、筋脉拘急之要药；善治着痹 |

## 细目二 祛风湿热药

**1. 秦艽**

【性能】辛、苦，平。归胃、肝、胆经。

【功效】祛风湿，通络止痛，退虚热，清湿热。

【主治病证】①风湿痹证。②中风不遂。③骨蒸潮热，疳积发热。④湿热黄疸。

**2. 防己**

【性能】苦，寒。归膀胱、肺经。

【功效】祛风湿，止痛，利水消肿。

【主治病证】①风湿痹证。②水肿，小便不利，脚气。

此外，本品苦以燥湿，寒以清热，用治湿疹疮毒。

【使用注意】本品大苦大寒，易伤胃气，胃纳不佳及阴虚体弱者慎服。

## 易混考点解析

### 秦艽与防己的比较

| 中药名称 | 相同点 | 不同点 |
|---|---|---|
| 秦艽 | 二药均具有祛风湿、止痹痛的功效，善治热痹 | 秦艽质润不燥，治风湿痹痛，无论新久、虚实、寒热均可使用；还可通经络、退虚热、清湿热，用治中风不遂、骨蒸潮热、疳积发热、湿热黄疸 |
| 防己 | | 防己还可利水消肿，用治水肿、小便不利、脚气 |

**3. 豨莶草**

【功效】祛风湿，利关节，解毒。

【用法用量】煎服，9～12g。外用适量。治风湿痹痛、半身不遂宜制用；治风疹湿疮、疮痈宜生用。

## 易混考点解析

### 祛风湿热药的功效比较和高频考点

| 中药名称 | 相似功效 | 不同功效 | 高频考点 |
|---|---|---|---|
| 秦艽 | 祛风湿 | 通络止痛，退虚热，清湿热 | 风药之润剂 |
| 防己 | 祛风湿 | 止痛，利水消肿 | |
| 豨莶草 | 祛风湿 | 利关节，解毒 | |

## 细目三 祛风湿强筋骨药

**1. 五加皮**

【功效】祛风湿，补肝肾，强筋骨，利水。

【主治病证】①风湿痹证。②筋骨痿软，小儿行迟，体虚乏力。③水肿，脚气。

**2. 桑寄生**

【性能】苦、甘，平。归肝、肾经。

【功效】祛风湿，补肝肾，强筋骨，安胎元。

【主治病证】①风湿痹证。②崩漏经多，妊娠漏血，胎动不安。

## 易混考点解析

### 五加皮与桑寄生的比较

| 中药名称 | 相同点 | 不同点 |
|---|---|---|
| 五加皮 | 二药均能祛风湿、补肝肾、强筋骨，用治风湿痹证、筋骨痿软 | 五加皮温补，用治小儿行迟、体虚乏力；并利水，治水肿、脚气 |
| 桑寄生 | | 桑寄生还可固冲任、安胎，用治崩漏经多、妊娠漏血、胎动不安 |

### 3. 狗脊

【功效】祛风湿，补肝肾，强腰膝。

## 易混考点解析

### 祛风湿强筋骨药的功效比较和高频考点

| 中药名称 | 相似功效 | 不同功效 | 高频考点 |
|---|---|---|---|
| 五加皮 | 祛风湿，补肝肾，强筋骨 | 利水 | |
| 桑寄生 | 祛风湿，补肝肾，强筋骨 | 安胎元 | 治肾虚胎动不安 |
| 狗脊 | 祛风湿，补肝肾，强腰膝 | | |

# 第九单元　化湿药

### 细目　具体药物

### 1. 广藿香

【性能】辛，微温。归脾、胃、肺经。

【功效】芳香化浊，和中止呕，发表解暑。

【主治病证】①湿滞中焦。②呕吐。③暑湿或湿温初起。

### 2. 佩兰

【功效】芳香化湿，醒脾开胃，发表解暑。

## 易混考点解析

### 广藿香与佩兰的比较

| 中药名称 | 相同点 | 不同点 |
|---|---|---|
| 广藿香 | 二药皆味辛气香，能芳香化湿、发表解暑，用于湿阻中焦、外感暑湿或湿温初起，常相须为用 | 广藿香微温不燥，辛散发表而不峻烈，为芳香化湿之要药；且解表之力较强，外感表证多用；又可化湿和中止呕，最宜用于湿浊中阻之恶心呕吐 |
| 佩兰 | | 佩兰性平，发表之力弱于广藿香，以化湿辟秽为主，可用于脾经湿热，口中甜腻、多涎 |

### 3. 苍术

【性能】辛、苦，温。归脾、胃、肝经。

【功效】燥湿健脾，祛风散寒，明目。

【主治病证】①湿阻中焦证。②风湿痹证。③风寒夹湿表证。

此外，本品尚能明目，用于夜盲症及眼目昏涩。

**4. 厚朴**

【性能】苦、辛，温。归脾、胃、肺、大肠经。

【功效】燥湿消痰，下气除满。

【主治病证】①湿阻中焦，脘腹胀满。②食积气滞，腹胀便秘。③痰饮喘咳。④梅核气。

## 易混考点解析

### 苍术与厚朴的比较

| 中药名称 | 相同点 | 不同点 |
|---|---|---|
| 苍术 | 二药均可燥湿，常用治湿阻中焦证 | 苍术燥湿健脾，祛风湿，散表邪，明目，治风湿痹证、风寒表证及夜盲症等 |
| 厚朴 | | 厚朴苦降下气，消积除满，又下气消痰平喘，可治食积气滞、痰饮咳喘等 |

**5. 砂仁**

【功效】化湿开胃，温脾止泻，理气安胎。

【主治病证】①湿阻中焦及脾胃气滞证。②脾胃虚寒吐泻。③气滞妊娠恶阻及胎动不安。

【用法用量】煎服，3～6g。入汤剂宜后下。

## 易混考点解析

### 砂仁与木香的比较

| 中药名称 | 相同点 | 不同点 |
|---|---|---|
| 砂仁 | 二药均可行脾胃之气，用于脾胃气滞，脘腹胀痛 | 砂仁又有化湿温脾之功，善治湿浊中阻，中焦寒湿气滞，温中而止呕、止泻，治脾胃虚寒之吐泻；尚能理气安胎，用于妊娠恶阻、胎动不安 |
| 木香 | | 木香功偏行气止痛，为治气滞腹痛之要药；又善通行大肠气滞而除后重，用于大肠气滞，里急后重；另可疏利肝胆，用于胁肋疼痛、黄疸 |

**6. 豆蔻**

【功效】化湿行气，温中止呕，开胃消食。

【主治病证】①湿阻中焦及脾胃气滞证。②呕吐。

【用法用量】煎服，3～6g。入汤剂宜后下。

## 易混考点解析

### 豆蔻与砂仁的比较

| 中药名称 | 相同点 | 不同点 |
|---|---|---|
| 豆蔻 | 二药均能化湿行气、温中止呕、止泻，常用治湿阻中焦及脾胃气滞证 | 豆蔻化湿行气之力偏于中上焦而善止呕，故临床可用于湿温痞闷 |
| 砂仁 | | 砂仁香窜气浓，化湿行气之力略胜，长于治中下二焦的寒湿气滞之证，并有行气安胎作用 |

### 化湿药的功效比较和高频考点

| 中药名称 | 相似功效 | 不同功效 | 高频考点 |
|---|---|---|---|
| 广藿香 | 芳香化浊 | 和中止呕，发表解暑 | 芳化湿浊之要药 |
| 佩兰 | 芳香化湿 | 醒脾开胃，发表解暑 | |
| 苍术 | 燥湿 | 健脾，祛风散寒，明目 | 治湿阻中焦之要药 |

续表

| 中药名称 | 相似功效 | 不同功效 | 高频考点 |
|---|---|---|---|
| 厚朴 | 燥湿 | 消痰，下气除满 | 消除胀满之要药 |
| 砂仁 | 化湿开胃 | 温脾止泻，理气安胎 | 后下，长于治中下二焦的寒湿气滞之证 |
| 豆蔻 | 化湿 | 行气，温中止呕，开胃消食 | 后下，偏于中上焦湿证，而善止呕 |

# 第十单元　利水渗湿药

## 细目一　利水消肿药

### 1. 茯苓

【性能】甘、淡，平。归心、肺、脾、肾经。

【功效】利水渗湿，健脾，宁心。

【主治病证】①水肿，小便不利。②痰饮。③脾虚泄泻。④心悸，失眠。

### 2. 薏苡仁

【性能】甘、淡，凉。归脾、胃、肺经。

【功效】利水渗湿，健脾止泻，除痹，排脓。

【主治病证】①水肿，小便不利，脚气浮肿。②脾虚泄泻。③湿痹拘挛。④肺痈，肠痈。

【用法】煎服。清利湿热宜生用，健脾止泻宜炒用。

## 易混考点解析

### 茯苓与薏苡仁的比较

| 中药名称 | 相同点 | 不同点 |
|---|---|---|
| 茯苓 | 二药均能利水消肿、渗湿健脾，用治水湿内停诸证及脾虚证 | 茯苓性平，利水不伤正气，为治各种水湿、痰饮要药；补益心脾，宁心安神，用治心悸失眠、心神不安 |
| 薏苡仁 | | 薏苡仁性偏寒凉，善清湿热；并能除痹排脓，用治风湿痹证、肺痈、肠痈 |

### 3. 猪苓

【功效】利水渗湿。

【主治病证】水肿，小便不利，泄泻。

## 易混考点解析

### 茯苓与猪苓的比较

| 中药名称 | 相同点 | 不同点 |
|---|---|---|
| 茯苓 | 二药均能利水消肿、渗湿，用治水肿、小便不利 | 茯苓健脾补中，养心安神，用治脾虚诸证、心神不安 |
| 猪苓 | | 猪苓利水作用较强，无补益之功 |

### 4. 泽泻

【性能】甘、淡，寒。归肾、膀胱经。

【功效】利水渗湿，泄热。

【主治病证】①水肿，小便不利，泄泻。②淋证，遗精。

## 易混考点解析

### 利水消肿药的功效比较和高频考点

| 中药名称 | 相似功效 | 不同功效 | 高频考点 |
|---|---|---|---|
| 茯苓 | 利水渗湿 | 健脾，宁心 | 寒热虚实水肿均可 |
| 薏苡仁 | 利水渗湿 | 健脾止泻，除痹，排脓 | |
| 猪苓 | 利水渗湿 | | |
| 泽泻 | 利水渗湿 | 泄热 | |

### 细目二 利尿通淋药

**1. 车前子**

【性能】甘，寒。归肝、肾、肺、小肠经。

【功效】清热利尿通淋，渗湿止泻，明目，祛痰。

【主治病证】①淋证，水肿。②泄泻。③目赤肿痛，目暗昏花。④痰热咳嗽。

【用法】煎服，宜包煎。

【使用注意】肾虚滑精及孕妇慎用。

**2. 滑石**

【功效】利尿通淋，清热解暑；外用祛湿敛疮。

【主治病证】①热淋，石淋，尿热涩痛。②暑湿，湿温。③湿疮，湿疹，痱子。

【用法】宜先煎、包煎。外用适量。

【使用注意】脾虚、热病津伤者及孕妇慎用。

## 易混考点解析

### 车前子与滑石的比较

| 中药名称 | 相同点 | 不同点 |
|---|---|---|
| 车前子 | 二药均具利尿通淋功效，用治湿热下注膀胱之小便淋沥涩痛 | 车前子还可渗湿止泻、明目、祛痰，用治暑湿泄泻、目赤昏花、翳障 |
| 滑石 | | 滑石还可清热解暑、收湿敛疮，用治暑湿、湿温及湿疮、湿疹、痱子 |

**3. 海金沙**

【功效】清热利湿，通淋止痛。

【用法】煎服，宜包煎。

**4. 石韦**

【功效】利尿通淋，清肺止咳，凉血止血。

【主治病证】淋证，肺热咳嗽，血热出血。

**5. 萆薢**

【功效】利湿去浊，祛风除痹。

## 易混考点解析

### 利尿通淋药的功效比较和高频考点

| 中药名称 | 相似功效 | 不同功效 | 高频考点 |
|---|---|---|---|
| 车前子 | 清热利尿通淋 | 渗湿止泻，明目，祛痰 | 包煎 |
| 滑石 | 利尿通淋 | 清热解暑；外用收湿敛疮 | 包煎 |

| 中药名称 | 相似功效 | 不同功效 | 高频考点 |
|---|---|---|---|
| 海金沙 | 清热利湿 | 通淋止痛 | 治疗诸淋涩痛之要药；包煎 |
| 石韦 | 利尿通淋 | 清肺止咳，凉血止血 | |
| 萆薢 | 利湿去浊 | 祛风除痹 | 治疗膏淋之要药 |

### 细目三　利湿退黄药

**1. 茵陈**

【性能】苦、辛，微寒。归脾、胃、肝、胆经。

【功效】清利湿热，利胆退黄。

【主治病证】①黄疸。②暑湿，湿温。③湿疮瘙痒。

**2. 金钱草**

【性能】甘、咸，微寒。归肝、胆、肾、膀胱经。

【功效】利湿退黄，利尿通淋，解毒消肿。

【主治病证】①湿热黄疸。②石淋，热淋。③痈肿疔疮，虫蛇咬伤。

**3. 虎杖**

【功效】利湿退黄，清热解毒，散瘀止痛，化痰止咳。

【主治病证】①湿热黄疸，淋浊，带下。②水火烫伤，痈肿疮毒，毒蛇咬伤。③经闭，癥瘕，跌打损伤。④肺热咳嗽。

此外，还有泄热通便的作用，可用于热结便秘。

## 易混考点解析

**大黄与虎杖的比较**

| 中药名称 | 相同点 | 不同点 |
|---|---|---|
| 大黄 | 二药均具有活血散瘀、清热解毒、利胆退黄、泻下通便的功效，用治瘀血诸证、痈肿疮毒、水火烫伤、湿热黄疸、淋证、热结便秘等 | 大黄泻下攻积力强，又可清热凉血，用于积滞便秘、血热吐衄、目赤咽肿、湿热痢疾 |
| 虎杖 | | 虎杖还能清肺化痰止咳，用于肺热咳嗽 |

**利湿退黄药的功效比较和高频考点**

| 中药名称 | 相似功效 | 不同功效 | 高频考点 |
|---|---|---|---|
| 茵陈 | 清利湿热，利胆退黄 | | 治湿热黄疸之要药 |
| 金钱草 | 利湿退黄 | 利尿通淋，解毒消肿 | 治石淋之要药 |
| 虎杖 | 利湿退黄 | 清热解毒，散瘀止痛，化痰止咳 | |

# 第十一单元　温里药

### 细目　具体药物

**1. 附子**

【性能】辛、甘，大热；有毒。归心、肾、脾经。

【功效】回阳救逆，补火助阳，散寒止痛。

【主治病证】①亡阳虚脱，肢冷脉微。②阳虚内寒证。③寒湿痹证。

【用法用量】煎服，3～15g。本品有毒，宜先煎0.5～1小时，至口尝无麻辣感为度。

【使用注意】孕妇及阴虚阳亢者忌用。本品反半夏、瓜蒌、贝母、白蔹、白及。生品外用，内服须炮制。若内服过量，或炮制、煎煮方法不当，可引起中毒。

## 易混考点解析

### 附子与川乌的比较

| 中药名称 | 相同点 | 不同点 |
| --- | --- | --- |
| 附子 | 二药均性辛热有毒，有散寒止痛之功，可用于寒痹疼痛、心腹冷痛、寒疝疼痛等 | 附子为乌头的子根，归心、脾、肾经，上助心阳，中温脾阳，下补肾阳，为回阳救逆之要药；又可补火助阳，用于肾、脾、心诸脏阳气衰弱证 |
| 川乌 | | 川乌为乌头的母根，辛热燥烈，药性雄悍，功在通逐风寒湿邪，温通经络而止痛，为治疗寒湿痹证日久，关节疼痛不可屈伸，中风手足不仁之要药 |

**2. 干姜**

【性能】辛，热。归脾、胃、肾、心、肺经。

【功效】温中散寒，回阳通脉，温肺化饮。

【主治病证】①脾胃寒证，腹痛，呕吐，泄泻。②亡阳证。③寒饮喘咳。

## 易混考点解析

### 附子与干姜的比较

| 中药名称 | 相同点 | 不同点 |
| --- | --- | --- |
| 附子 | 二药均能温中散寒、回阳救逆，常用于亡阳证之四肢厥逆、脉微欲绝，脾胃有寒之脘腹冷痛、泄泻 | 附子为"回阳救逆第一要药"，并能补火助阳、散寒止痛，可治各种阳虚证及风寒湿痹证 |
| 干姜 | | 干姜回阳救逆之功不及附子，长于温中散寒，用治中焦寒证；又有温肺化饮之功，用于寒饮停肺证 |

### 生姜与干姜的比较

| 中药名称 | 相同点 | 不同点 |
| --- | --- | --- |
| 生姜 | 二药均能温中散寒、温肺止咳，同治胃寒呕吐、冷痛及肺寒咳喘 | 生姜长于温胃止呕，尤善治胃寒呕吐；又能发汗解表，可治风寒表证 |
| 干姜 | | 干姜温里散寒力强，偏于温肺散寒而化饮；又能回阳通脉，可治亡阳证 |

**3. 肉桂**

【性能】辛、甘，大热。归肾、脾、心、肝经。

【功效】补火助阳，散寒止痛，温通经脉，引火归原。

【主治病证】①肾阳虚证。②脘腹冷痛，寒疝腹痛。③寒痹腰痛，胸痹，阴疽，闭经，痛经。④虚阳上浮。

此外，久病体虚，气血不足者，在补益气血方中加入少量本品，可鼓舞气血生长。

【用法用量】煎服，1～5g，宜后下或焗服；研末冲服，每次1～2g。

【使用注意】阴虚火旺，里有实热，血热妄行出血者，以及孕妇忌用。畏赤石脂。

## 易混考点解析

### 附子与肉桂的比较

| 中药名称 | 相同点 | 不同点 |
|---|---|---|
| 附子 | 二药均能补火助阳、散寒止痛，用治里寒实证、虚寒证及寒湿痹痛 | 附子能回阳救逆，长于温补脾肾 |
| 肉桂 | | 肉桂长于温补命门，还能引火归原、温通经脉，并能鼓舞气血生长 |

#### 4. 吴茱萸

【性能】辛、苦，热；有小毒。归肝、脾、胃、肾经。

【功效】散寒止痛，降逆止呕，助阳止泻。

【主治病证】①寒凝肝脉疼痛。②呕吐吞酸。③虚寒泄泻。

【用法用量】煎服，2～5g。外用适量。

【使用注意】本品辛热，有小毒，故不宜多服、久服。阴虚有热者忌用。孕妇慎用。

#### 5. 小茴香

【功效】散寒止痛，理气和胃。

【主治病证】①寒疝腹痛，睾丸偏坠疼痛，少腹冷痛，痛经。②中焦虚寒气滞证。

#### 6. 丁香

【功效】温中降逆，散寒止痛，温肾助阳。

【主治病证】①胃寒呕吐、呃逆。②脘腹冷痛。③阳痿，宫冷。

【使用注意】畏郁金。

#### 7. 高良姜

【功效】温中止呕，散寒止痛。

#### 8. 花椒

【功效】温中止痛，杀虫止痒。

【主治病证】①中寒腹痛，寒湿吐泻。②虫积腹痛，湿疹，阴痒。

【用法用量】煎服，3～6g。外用适量，煎汤熏洗。

## 易混考点解析

### 温里药的功效比较和高频考点

| 中药名称 | 相似功效 | 不同功效 | 高频考点 |
|---|---|---|---|
| 附子 | 散寒止痛 | 回阳救逆，补火助阳 | 回阳救逆第一要药 |
| 干姜 | 温中散寒 | 回阳通脉，温肺化饮 | 温暖中焦之主药 |
| 肉桂 | 散寒止痛 | 补火助阳，温通经脉，引火归原 | 治命门火衰之要药 |
| 吴茱萸 | 散寒止痛 | 降逆止呕，助阳止泻 | 治肝寒气滞诸痛要药 |
| 小茴香 | 散寒止痛 | 理气和胃 | 善治寒疝腹痛 |
| 丁香 | 散寒止痛 | 温中降逆，温肾助阳 | 治胃寒呕逆之要药 |
| 高良姜 | 散寒止痛 | 温中止呕 | |
| 花椒 | 温中止痛 | 杀虫止痒 | |

# 第十二单元　理气药

## 细目　具体药物

**1. 陈皮**

【性能】苦、辛，温。归脾、肺经。

【功效】理气健脾，燥湿化痰。

【主治病证】①脾胃气滞证。②呕吐，呃逆。③湿痰，寒痰咳喘。④胸痹。

**2. 青皮**

【功效】疏肝破气，消积化滞。

【主治病证】①肝郁气滞，胸胁胀痛，疝气疼痛，乳癖。②食积气滞，脘腹胀痛。③癥瘕积聚，久疟痞块。

## 易混考点解析

**陈皮与青皮的比较**

| 中药名称 | 相同点 | 不同点 |
|---|---|---|
| 陈皮 | 二药均能行气消滞，用于食积气滞、脘腹胀痛 | 陈皮性较平和，归脾、肺经，理脾肺气滞；并能燥湿化痰，用治脾胃气滞之脘腹胀满，湿痰、寒痰壅肺之咳嗽、胸闷等 |
| 青皮 | | 青皮性较峻烈，归肝、胆、胃经，善疏肝破气，常用于肝气郁结、食积气滞及癥瘕积聚等证 |

**3. 枳实**

【性能】苦、辛、酸、微寒。归脾、胃经。

【功效】破气消积，化痰散痞。

【主治病证】①胃肠积滞，湿热泻痢。②胸痹、结胸。

此外，本品尚可治脏器下垂病证。

【使用注意】孕妇慎用。

**4. 木香**

【性能】辛、苦，温。归脾、胃、大肠、胆、三焦经。

【功效】行气止痛，健脾消食。

【主治病证】①脾胃气滞证。②泻痢里急后重。③腹痛胁痛，黄疸。

此外，本品醒脾开胃，在补益药中用之，可减轻补益药的碍胃和滞气之弊。

【用法】煎服。生用行气力强；煨用行气力缓而实肠止泻，用于泄泻腹痛。

**5. 沉香**

【功效】行气止痛，温中止呕，纳气平喘。

**6. 川楝子**

【功效】疏肝泄热，行气止痛，杀虫。

【主治病证】①肝郁化火诸痛证。②虫积腹痛。③头癣、秃疮。

【使用注意】本品有毒，不宜过量或持续服用，以免中毒。又因苦寒，脾胃虚寒者慎用。

**7. 乌药**

【功效】行气止痛，温肾散寒。

【主治病证】①寒凝气滞，胸腹诸痛证。②尿频、遗尿。

**8. 香附**

【性能】辛、微苦、微甘，平。归肝、脾、三焦经。

【功效】疏肝解郁，理气宽中，调经止痛。

【主治病证】①肝郁气滞痛证。②月经不调，痛经，乳房胀痛。③气滞腹痛。

## 易混考点解析

### 木香、香附与乌药的比较

| 中药名称 | 相同点 | 不同点 |
|---|---|---|
| 木香 | 三药均能行气止痛，用治气滞腹痛 | 木香善行脾、胃、大肠气滞，兼消食健胃，治脾胃气滞之脘腹胀满、痢疾里急后重等证 |
| 香附 | | 香附药性平和，善疏肝解郁、调经止痛，为调经之要药，多用于肝郁气滞之胸胁胀痛、月经不调、痛经等症 |
| 乌药 | | 乌药上入脾、肺，下达肾与膀胱，善散寒止痛，并能温肾，长于治疗寒凝气滞之胸胁脘腹诸痛、寒疝腹痛及肾阳不足之小便频数与遗尿 |

**9. 佛手**

【功效】疏肝理气，和胃止痛，燥湿化痰。

**10. 薤白**

【功效】通阳散结，行气导滞。

【主治病证】①胸痹心痛，常与瓜蒌、半夏、枳实等配伍，如瓜蒌薤白白酒汤、瓜蒌薤白半夏汤。②脘腹痞满胀痛，泻痢里急后重。

【使用注意】气虚无滞及胃弱纳呆者不宜用。

【常用配伍】薤白配瓜蒌。

**11. 柿蒂**

【功效】降气止呃。

## 易混考点解析

### 理气药的功效比较和高频考点

| 中药名称 | 相似功效 | 不同功效 | 高频考点 |
|---|---|---|---|
| 陈皮 | 理气健脾 | 燥湿化痰 | 治痰之要药 |
| 青皮 | 疏肝破气 | 消积化滞 | |
| 枳实 | 破气消积 | 化痰散痞 | |
| 木香 | 行气止痛 | 健脾消食 | 治疗里急后重之要药 |
| 沉香 | 行气止痛 | 温中止呕，纳气平喘 | |
| 川楝子 | 行气止痛 | 疏肝泄热，杀虫 | |
| 乌药 | 行气止痛 | 温肾散寒 | 治寒疝腹痛 |
| 香附 | 理气宽中 | 疏肝解郁，调经止痛 | 气病之总司，女科之主帅 |
| 佛手 | 和胃止痛 | 疏肝理气，燥湿化痰 | |
| 薤白 | 行气导滞 | 通阳散结 | 治胸痹之要药 |
| 柿蒂 | 降气止呃 | | |

# 第十三单元 消食药

## 细目 具体药物

**1. 山楂**

【性能】酸、甘，微温。归脾、胃、肝经。

【功效】消食健胃，行气散瘀，化浊降脂。

【主治病证】①肉食积滞。②泻痢腹痛，疝气痛。③产后瘀阻腹痛、痛经。④高脂血症。

【使用注意】脾胃虚弱而无积滞者，或胃酸分泌过多者慎用。

**2. 神曲**

【功效】消食和胃。

【主治病证】饮食积滞。丸剂中有金石药时加入本品以助消化吸收。

**3. 麦芽**

【性能】甘，平。归脾、胃、肝经。

【功效】行气消食，健脾开胃，回乳消胀。

【主治病证】①米面薯蓣食滞。②断乳、乳房胀痛。③肝气郁滞或肝胃不和之胁痛、脘腹痛。

【用法】煎服。消食健胃用生麦芽，回乳消胀用炒麦芽。

【使用注意】哺乳期妇女不宜使用。

**4. 莱菔子**

【性能】辛、甘，平。归肺、脾、胃经。

【功效】消食除胀，降气化痰。

【主治病证】①食积气滞证。②喘咳痰多，胸闷食少。

此外，古方中生用研服以涌吐风痰。

【使用注意】本品辛散耗气，故气虚及无食积、痰滞者慎用。传统认为不宜与人参同用。

**5. 鸡内金**

【性能】甘，平。归脾、胃、小肠、膀胱经。

【功效】消食健胃，固精止遗，通淋化石。

【主治病证】①饮食积滞，小儿疳积。②肾虚遗精、遗尿。③石淋，胆石症。

【用法】煎服或研末服，研末服效果比煎剂好。

## 易混考点解析

### 消食药的功效比较和高频考点

| 中药名称 | 相似功效 | 不同功效 | 高频考点 |
|---|---|---|---|
| 山楂 | 消食健胃 | 行气散瘀，化浊降脂 | 消油腻肉积之要药 |
| 神曲 | 消食和胃 | | 善治食积兼表证；善消金石积滞 |
| 麦芽 | 行气消食 | 健脾开胃，回乳消胀 | 善消米面薯蓣食滞 |
| 莱菔子 | 消食除胀 | 降气化痰 | 食积兼气滞最宜 |
| 鸡内金 | 消食健胃 | 涩精止遗，通淋化石 | |

# 第十四单元 驱虫药

## 细目 具体药物

**1. 使君子**

【功效】杀虫消积。

【主治病证】①蛔虫病，蛲虫病。②小儿疳积。

【用法用量】煎服，9～12g，捣碎；取仁炒香嚼服，6～9g。小儿每岁1～1.5粒，1日总量不超过20粒。空腹服用，每日1次，连用3日。

【使用注意】大量服用可引起呃逆、眩晕、呕吐、腹泻等反应；若与热茶同服，可引起呃逆、腹泻，故服用时忌饮茶。

**2. 苦楝皮**

【功效】杀虫，疗癣。

【主治病证】①蛔虫病，蛲虫病，钩虫病。②疥癣，湿疮。

【用法用量】煎服，3～6g；文火久煎。外用适量。

【使用注意】本品有毒，不宜过量或持久服用。孕妇及肝功能不全者慎服。

**3. 槟榔**

【性能】苦、辛，温。归胃、大肠经。

【功效】杀虫，消积，行气，利水，截疟。

【主治病证】①肠道寄生虫病。②食积气滞，泻痢后重。③水肿，脚气肿痛。④疟疾。

【用法用量】煎服，3～10g。驱杀绦虫、姜片虫，30～60g。生用力佳，炒用力缓；焦槟榔有消食化滞作用，用治食滞不消、泻痢后重。

【使用注意】脾虚便溏或气虚下陷者忌用；孕妇慎用。

### 驱虫药的功效比较和高频考点

| 中药名称 | 相似功效 | 不同功效 | 高频考点 |
| --- | --- | --- | --- |
| 使君子 | 杀虫消积 | 治小儿蛔虫的要药 | |
| 苦楝皮 | 杀虫 | 疗癣 | |
| 槟榔 | 杀虫消积 | 行气，利水，截疟 | 善治绦虫病 |

# 第十五单元 止血药

## 细目一 凉血止血药

**1. 小蓟**

【性能】甘、苦，凉。归心、肝经。

【功效】凉血止血，散瘀解毒消痈。

【主治病证】①血热出血。②热毒痈肿。

**2. 大蓟**

【功效】凉血止血，散瘀解毒消痈。

【主治病证】①血热出血。②热毒痈肿。

## 易混考点解析

### 大蓟与小蓟的比较

| 中药名称 | 相同点 | 不同点 |
|---|---|---|
| 大蓟 | 二药均能凉血止血、散瘀解毒消痈，可用治血热出血及热毒痈肿 | 大蓟解毒散瘀消肿力较强，用治吐血、咯血及崩漏 |
| 小蓟 | | 小蓟解毒散瘀消肿力弱，但兼利尿，治尿血、血淋为优 |

**3. 地榆**

【性能】苦、酸、涩、微寒。归肝、大肠经。

【功效】凉血止血，解毒敛疮。

【主治病证】①血热出血。②烫伤，湿疹，疮疡痈肿。

【使用注意】本品性寒酸涩，凡虚寒性便血、下痢、崩漏及出血有瘀者慎用。对于大面积烧伤患者，不宜使用地榆制剂外涂，以防其所含鞣质被大量吸收而引起中毒性肝炎。

**4. 槐花**

【功效】凉血止血，清肝泻火。

【主治病证】①血热出血，以治便血、痔血见长。②肝热目赤、头痛眩晕。

【用法】煎服。外用适量。止血多炒炭用，清热泻火宜生用。

**5. 侧柏叶**

【功效】凉血止血，化痰止咳，生发乌发。

【主治病证】①血热出血。②肺热咳嗽。③血热脱发，须发早白。

**6. 白茅根**

【功效】凉血止血，清热利尿。

【主治病证】①血热出血。②水肿，热淋，黄疸。③胃热呕吐，肺热咳嗽。

## 易混考点解析

### 白茅根与芦根的比较

| 中药名称 | 相同点 | 不同点 |
|---|---|---|
| 白茅根 | 二药均能清肺胃热而利尿，治疗肺热咳嗽、胃热呕吐和小便淋痛，常相须为用 | 白茅根偏入血分，以凉血止血见长 |
| 芦根 | | 芦根偏入气分，以清热生津为优 |

### 凉血止血药的功效比较和高频考点

| 中药名称 | 相似功效 | 不同功效 | 高频考点 |
|---|---|---|---|
| 小蓟 | 凉血止血 | 散瘀解毒消痈 | 善治尿血和血淋 |
| 大蓟 | 凉血止血 | 散瘀解毒消痈 | |
| 地榆 | 凉血止血 | 解毒敛疮 | 治水火烫伤之要药 |
| 槐花 | 凉血止血 | 清肝泻火 | 治目赤、头痛；治疗痔疮的要药 |
| 侧柏叶 | 凉血止血 | 化痰止咳，生发乌发 | 外用治脱发 |
| 白茅根 | 凉血止血 | 清热利尿 | |

### 细目二 化瘀止血药

**1. 三七**

【性能】甘、微苦，温。归肝、胃经。

【功效】散瘀止血，消肿定痛。

【主治病证】①出血。②跌打损伤，瘀滞肿痛。

【用法用量】多研末吞服，每次 1～3g；煎服，3～9g。外用适量。

【使用注意】孕妇慎用。

**2. 茜草**

【性能】苦，寒。归肝经。

【功效】凉血，祛瘀，止血，通经。

【主治病证】①出血。②血瘀经闭，跌打损伤，风湿痹痛。

**3. 蒲黄**

【功效】止血，化瘀，通淋。

【主治病证】①出血。②瘀血痛证，常与五灵脂相须为用，如失笑散。③血淋尿血。

【用法用量】煎服，5～10g；宜包煎。外用适量。止血多炒用，化瘀、利尿多生用。

【使用注意】孕妇慎用。

## 易混考点解析

### 三七、茜草与蒲黄的比较

| 中药名称 | 相同点 | 不同点 |
| --- | --- | --- |
| 三七 | 三药均能化瘀止血，有止血而不留瘀的特点，用治血瘀阻滞之多种出血 | 三七化瘀止血力强，为止血要药，可广泛用于内外各种出血证；也长于活血定痛，又为伤科要药，可用于跌打损伤和各种瘀血肿痛 |
| 茜草 | | 茜草凉血化瘀止血，尤宜于血热夹瘀出血证；并活血通经，可用于血滞经闭、跌打损伤和风湿痹痛等证 |
| 蒲黄 | | 蒲黄化瘀止血、利尿通淋，能治瘀血阻滞之心腹疼痛、痛经、产后瘀阻腹痛及血淋涩痛等证 |

### 生蒲黄与蒲黄炭的比较

| 中药名称 | 相同点 | 不同点 |
| --- | --- | --- |
| 生蒲黄 | 同一种中药，但炮制方法不同 | 生蒲黄性滑，偏于行血化瘀、利尿通淋，多用于跌打损伤、痛经、产后疼痛、心腹疼痛等瘀血作痛者 |
| 蒲黄炭 | | 蒲黄炭性涩，止血作用显著，可用于吐血、衄血、咯血、崩漏、外伤出血等体内外多种出血 |

### 化瘀止血药的功效比较和高频考点

| 中药名称 | 相似功效 | 不同功效 | 高频考点 |
| --- | --- | --- | --- |
| 三七 | 散瘀止血 | 消肿定痛 | 伤科要药 |
| 茜草 | 祛瘀止血 | 凉血，通经 | |
| 蒲黄 | 化瘀止血 | 通淋 | 善治尿血和血淋；宜包煎 |

## 细目三　收敛止血药

**1. 白及**

【性能】苦、甘、涩，微寒。归肺、肝、胃经。

【功效】收敛止血，消肿生肌。

【主治病证】①出血。②痈肿疮疡，皮肤皲裂，水火烫伤。

【使用注意】不宜与乌头类药物同用。

**2. 仙鹤草**

【功效】收敛止血，止痢，截疟，解毒，补虚。

【主治病证】①出血证。②腹泻，痢疾。③疟疾。④痈肿疮毒，阴痒带下。⑤脱力劳伤。

**3. 血余炭**

【功效】收敛止血，化瘀利尿。

【主治病证】①出血证。②小便不利。

## 易混考点解析

### 收敛止血药的功效比较和高频考点

| 中药名称 | 相似功效 | 不同功效 | 高频考点 |
|---|---|---|---|
| 白及 | 收敛止血 | 消肿生肌 | 收敛止血之要药 |
| 仙鹤草 | 收敛止血 | 止痢，截疟，解毒，补虚 | |
| 血余炭 | 收敛止血 | 化瘀，利尿 | |

## 细目四　温经止血药

**艾叶**

【性能】辛、苦，温；有小毒。归肝、脾、肾经。

【功效】温经止血，散寒调经；外用祛湿止痒。

【主治病证】①出血。②少腹冷痛，经寒不调，宫冷不孕。③皮肤瘙痒。

此外，将本品捣绒，制成艾条、艾炷等，用以熏灸体表穴位，能温煦气血、透达经络。

【常用配伍】艾叶配阿胶。

# 第十六单元　活血化瘀药

## 细目一　活血止痛药

**1. 川芎**

【性能】辛，温。归肝、胆、心包经。

【功效】活血行气，祛风止痛。

【主治病证】①血瘀气滞痛证。②头痛，风湿痹痛。

**2. 延胡索**

【性能】辛、苦，温。归肝、脾经。

【功效】活血，行气，止痛。

【主治病证】气血瘀滞诸痛证。

【用法】煎服；研粉吞服。

**3. 郁金**

【性能】辛、苦，寒。归肝、肺、心经。

【功效】活血止痛，行气解郁，清心凉血，利胆退黄。

【主治病证】①气滞血瘀痛证。②热病神昏，癫痫，癫狂。③血热出血证。④湿热黄疸、胆石症。

【使用注意】不宜与丁香、母丁香同用。

**4. 姜黄**

【功效】破血行气，通经止痛。

【主治病证】①气滞血瘀痛证。②风湿痹痛。

## 易混考点解析

### 姜黄与郁金的比较

| 中药名称 | 相同点 | 不同点 |
|---|---|---|
| 姜黄 | 二药均能活血散瘀、行气止痛，用治血瘀气滞证 | 姜黄性温行散，祛瘀力强，以治寒凝血瘀气滞证为佳，并用于风寒湿痹 |
| 郁金 | | 郁金苦寒降泄，行气力强，且能凉血，用治血热瘀滞证；又能利胆退黄、清心解郁，用于湿热黄疸、热病神昏等证 |

**5. 乳香**

【功效】活血定痛，消肿生肌。

【主治病证】①跌打损伤，疮疡痈肿、瘰疬痰核。②气滞血瘀诸痛证。

【使用注意】胃弱者及孕妇慎用。

## 易混考点解析

### 活血止痛药的功效比较和高频考点

| 中药名称 | 相似功效 | 不同功效 | 高频考点 |
|---|---|---|---|
| 川芎 | 活血止痛 | 行气，祛风 | 血中之气药；头痛不离川芎 |
| 延胡索 | 活血止痛 | 行气 | 行血中气滞、气中血滞，故专治一身上下诸痛 |
| 郁金 | 活血止痛 | 行气解郁，清心凉血，利胆退黄 | |
| 姜黄 | 破血止痛 | 行气，通经 | 善治风湿痹痛 |
| 乳香 | 活血定痛 | 消肿生肌 | |

## 细目二 活血调经药

**1. 丹参**

【性能】苦，微寒。归心、肝经。

【功效】活血祛瘀，通经止痛，清心除烦，凉血消痈。

【主治病证】①月经不调，闭经痛经，产后瘀滞腹痛。②血瘀心痛，脘腹疼痛，癥瘕积聚，跌打损伤，风湿痹证。③热病烦躁神昏，心悸失眠。④疮痈肿毒。

【使用注意】不宜与藜芦同用。

## 易混考点解析

### 川芎与丹参的比较

| 中药名称 | 相同点 | 不同点 |
|---|---|---|
| 川芎 | 二药均能活血祛瘀，常用于各种瘀血病证 | 川芎辛温气香，为血中气药，适用于血瘀气滞之诸痛证；还能祛风止痛，为治头痛、风湿痹痛之良药 |
| 丹参 | | 丹参以活血化瘀为主，药性寒凉，适用于血热瘀滞之证；兼能除烦安神、凉血消痈，对热扰心神之心烦失眠及疮痈肿毒有良效 |

**2. 红花**

【性能】辛，温。归心、肝经。

【功效】活血通经，散瘀止痛。

【主治病证】①血滞经闭、痛经，产后瘀滞腹痛。②癥瘕积聚。③胸痹心痛，血瘀腹痛、胁痛。④跌打损伤、瘀滞肿痛。⑤瘀滞斑疹色暗。

**3. 桃仁**

【性能】苦、甘，平。归心、肝、大肠经。

【功效】活血祛瘀，润肠通便，止咳平喘。

【主治病证】①瘀血阻滞诸证。②肺痈，肠痈。③肠燥便秘。④咳嗽气喘。

## 易混考点解析

### 桃仁与红花的比较

| 中药名称 | 相同点 | 不同点 |
|---|---|---|
| 桃仁 | 二药均能活血祛瘀，常相须为用，治疗血瘀经闭、痛经、产后瘀血腹痛等 | 桃仁活血作用较强，用治下焦瘀血，寒热均可；兼有润肠通便、止咳平喘之功，可治肠燥便秘、咳嗽气喘 |
| 红花 | | 红花祛瘀力稍弱，长于通利血脉，故常用于血脉瘀滞证；又能活血化滞消斑，用治瘀滞斑疹色暗等 |

**4. 益母草**

【性能】苦、辛，微寒。归心包、肝、膀胱经。

【功效】活血调经，利尿消肿，清热解毒。

【主治病证】①血滞经闭、痛经、经行不畅、产后恶露不尽、瘀滞腹痛。②水肿，小便不利。③跌打损伤，疮痈肿毒，皮肤瘾疹。

**5. 牛膝**

【性能】苦、甘、酸，平。归肝、肾经。

【功效】逐瘀通经，补肝肾，强筋骨，利水通淋，引火（血）下行。

【主治病证】①瘀血阻滞之经闭、痛经，经行腹痛，胞衣不下、跌打伤痛。②腰膝酸痛，下肢痿软。③淋证，水肿，小便不利。④上部火热证。

【用法】煎服。活血通经、利水通淋、引火（血）下行宜生用；补肝肾、强筋骨宜酒炙用。

**6. 鸡血藤**

【功效】活血补血，调经止痛，舒筋活络。

【主治病证】①月经不调，痛经，闭经。②风湿痹痛，手足麻木，肢体瘫痪。③血虚萎黄。

## 易混考点解析

### 活血调经药的功效比较和高频考点

| 中药名称 | 相似功效 | 不同功效 | 高频考点 |
|---|---|---|---|
| 丹参 | 活血通经 | 祛瘀止痛，清心除烦，凉血消痈 | 一味丹参散，功同四物汤 |
| 红花 | 活血通经 | 散瘀止痛 | |
| 桃仁 | 活血祛瘀 | 润肠通便，止咳平喘 | |
| 益母草 | 活血调经 | 利尿消肿，清热解毒 | |
| 牛膝 | 逐瘀通经 | 补肝肾，强筋骨，利水通淋，引火（血）下行 | |
| 鸡血藤 | 活血止痛 | 补血，调经，舒筋活络 | 补血兼行血 |

### 细目三　活血疗伤药

**1. 土鳖虫**

【性能】咸，寒；有小毒。归肝经。

【功效】破血逐瘀，续筋接骨。

【主治病证】①跌打损伤，筋伤骨折，瘀肿疼痛。②血瘀经闭，产后瘀滞腹痛，积聚痞块。

**2. 骨碎补**

【功效】活血止痛，补肾强骨；外用消风祛斑。

## 易混考点解析

### 活血疗伤药的功效比较和高频考点

| 中药名称 | 相似功效 | 不同功效 | 高频考点 |
|---|---|---|---|
| 土鳖虫 | 破血逐瘀 | 续筋接骨 | 有小毒 |
| 骨碎补 | 活血止痛 | 补肾强骨；外用消风祛斑 | |

### 细目四　破血消癥药

**1. 莪术**

【功效】破血行气，消积止痛。

【主治病证】①癥瘕积聚，经闭，心腹瘀痛。②食积脘腹胀痛。③跌打损伤，瘀肿疼痛。

【使用注意】孕妇禁用。

**2. 水蛭**

【功效】破血通经，逐瘀消癥。

【主治病证】①血瘀经闭，癥瘕积聚。②跌打损伤，心腹疼痛。

## 易混考点解析

### 破血消癥药的功效比较和高频考点

| 中药名称 | 相似功效 | 不同功效 | 高频考点 |
|---|---|---|---|
| 莪术 | 破血行气 | 消积止痛 | 莪术和三棱的功效相同 |
| 水蛭 | 破血消癥 | 逐瘀通经 | |

# 第十七单元　化痰止咳平喘药

## 细目一　温化寒痰药

### 1. 半夏

【性能】辛，温；有毒。归脾、胃、肺经。

【功效】燥湿化痰，降逆止呕，消痞散结；外用消肿止痛。

【主治病证】①湿痰，寒痰证。②呕吐。③心下痞，胸痹，梅核气。④瘿瘤，痰核，痈疽肿毒，毒蛇咬伤。

【用法用量】煎服，3～9g，一般宜制用。炮制品有姜半夏、法半夏等。

【使用注意】不宜与乌头类药物同用。阴亏燥咳、血证慎用。

## 易混考点解析

### 清半夏、法半夏、姜半夏、竹沥半夏、半夏曲和生半夏的比较

| 炮制品种 | 功效 | 主治病证 |
|---|---|---|
| 清半夏 | 辛温燥烈之性较缓，长于燥湿化痰 | 适用于湿痰咳嗽、胃脘痞满 |
| 法半夏 | 温性较弱，功能燥湿化痰 | 适用于痰多咳嗽、痰饮眩悸、风痰眩晕、痰厥头痛 |
| 姜半夏 | 温中化痰，长于降逆止呕 | 适用于痰饮呕吐、痞满 |
| 竹沥半夏 | 药性变凉，功能清化热痰 | 适用于胃热呕吐、肺热咳嗽，以及痰热内闭、中风不语 |
| 半夏曲 | 燥湿健脾，化痰消食止泻 | 适用于脾胃虚弱，痰食互结，宿食不化，腹痛泄泻，大便不畅，呕恶苔腻 |
| 生半夏 | 毒性较大，偏于解毒散结 | 多外用，治痈肿痰核 |

### 2. 天南星

【功效】燥湿化痰，祛风止痉；外用散结消肿。

【主治病证】①顽痰咳嗽，湿痰寒痰证。②风痰眩晕、中风、癫痫、破伤风。③痈疽肿痛，痰核瘰疬。④蛇虫咬伤。

【用法用量】煎服，3～9g，内服多制用。外用适量。

【使用注意】孕妇慎用。

## 易混考点解析

### 半夏与天南星的比较

| 中药名称 | 相同点 | 不同点 |
|---|---|---|
| 半夏 | 二药均辛温有毒，能燥湿化痰、温化寒痰，主治湿痰、寒痰证；炮制后治热痰、风痰；外用消肿止痛，治疮疡肿毒及毒蛇咬伤 | 半夏善治脏腑湿痰，并能降逆止呕、消痞散结，用治多种痰湿证、呕吐、痞证、结胸等 |
| 天南星 | | 天南星善除经络之风痰，并能祛风止痉，多用于风痰眩晕、中风、癫痫及破伤风等证 |

### 3. 芥子

【功效】温肺豁痰，利气散结，通络止痛。

【主治病证】①寒痰喘咳，悬饮。②阴疽流注，肢体麻木，关节肿痛。③治寒凝痰滞之阴疽肿毒，常与鹿角胶、肉桂、熟地黄同用，如阳和汤。

【用法用量】煎服，3～9g。外用适量。

【使用注意】本品辛温走散，耗气伤阴，久咳肺虚及阴虚火旺者忌用；消化道溃疡出血者及皮肤过敏者忌用。

**4. 旋覆花**

【性能】苦、辛、咸，微温。归肺、脾、胃、大肠经。

【功效】降气消痰，行水止呕。

【主治病证】①咳嗽痰多，痰饮蓄结，胸膈痞满。②噫气，呕吐，常配赭石、半夏等，以增强降逆化痰作用，如旋覆代赭汤。

【用法用量】煎服，3～9g，宜包煎。

【使用注意】阴虚劳嗽、津伤燥咳者忌用。

**5. 白前**

【功效】降气，消痰，止咳。

## 易混考点解析

### 温化寒痰药的功效比较和高频考点

| 中药名称 | 相似功效 | 不同功效 | 高频考点 |
| --- | --- | --- | --- |
| 半夏 | 燥湿化痰 | 降逆止呕，消痞散结；外用消肿止痛 | 治湿痰、寒痰之要药 |
| 天南星 | 燥湿化痰 | 祛风止痉；外用散结消肿 | 善治风痰证 |
| 芥子 | 温肺豁痰 | 利气散结，通络止痛 | 除皮里膜外之痰 |
| 旋覆花 | 化痰 | 降气，行水止呕 | 包煎 |
| 白前 | 消痰 | 降气，止咳 | |

## 细目二　清化热痰药

**1. 川贝母**

【性能】苦、甘，微寒。归肺、心经。

【功效】润肺止咳，清热化痰，散结消痈。

【主治病证】①虚劳咳嗽，肺热燥咳。②瘰疬，乳痈，肺痈，疮痈。

【使用注意】不宜与乌头类药物同用。

**2. 浙贝母**

【性能】苦，寒。归肺、心经。

【功效】清热化痰止咳，解毒散结消痈。

【主治病证】①风热、痰热咳嗽。②瘰疬，瘿瘤，疮毒，乳痈，肺痈。

【使用注意】同川贝母。

## 易混考点解析

### 川贝母与浙贝母的比较

| 中药名称 | 相同点 | 不同点 |
| --- | --- | --- |
| 川贝母 | 二药均能清热化痰、散结，用治热痰、瘰疬、瘿瘤等 | 川贝母甘寒润肺，善治燥痰干咳和肺虚久咳 |
| 浙贝母 | | 浙贝母苦寒清泄，善治热痰和风热咳嗽 |

**3. 瓜蒌**

【性能】甘、微苦，寒。归肺、胃、大肠经。

【功效】清热涤痰、宽胸散结、润燥滑肠。

【主治病证】①痰热咳嗽。②胸痹、结胸。③肺痈、肠痈、乳痈。④肠燥便秘。

【使用注意】本品甘寒而滑，脾虚便溏者忌用。不宜与乌头类药物同用。

## 易混考点解析

### 瓜蒌皮与瓜蒌仁的比较

| 中药名称 | 相同点 | 不同点 |
|---|---|---|
| 瓜蒌皮 | 二药均能清热化痰、宽胸散结 | 瓜蒌皮长于清热化痰、利气宽胸散结，多用于治疗痰热壅肺之咳嗽痰黄黏稠及痰浊阻胸之胸痹证 |
| 瓜蒌仁 | | 瓜蒌仁长于润肺化痰、润肠通便，多用于治疗肺燥之咳嗽痰少及肠燥便秘 |

**4. 竹茹**

【功效】清热化痰，除烦，止呕。

【主治病证】①肺热咳嗽，痰热心烦不寐。②胃热呕吐，妊娠恶阻。

**5. 前胡**

【功效】降气化痰，散风清热。

**6. 桔梗**

【性能】苦、辛，平。归肺经。

【功效】宣肺，祛痰，利咽，排脓。

【主治病证】①咳嗽痰多，胸闷不畅。②咽喉肿痛，音哑失音。③肺痈吐脓。

【使用注意】本品性升散，凡气机上逆之呕吐、呛咳、眩晕及阴虚火旺之咯血等均不宜用。用量过大易致恶心呕吐。

【常用配伍】桔梗配甘草。

**7. 海藻**

【功效】消痰软坚散结，利水消肿。

【使用注意】不宜与甘草同用。

**8. 天竺黄**

【功效】清热豁痰，凉心定惊。

## 易混考点解析

### 清化热痰药的功效比较和高频考点

| 中药名称 | 相似功效 | 不同功效 | 高频考点 |
|---|---|---|---|
| 川贝母 | 清热化痰 | 润肺止咳，散结消痈 | 二者鉴别 |
| 浙贝母 | 清热化痰 | 止咳，解毒散结消痈 | |
| 瓜蒌 | 清热涤痰 | 宽胸散结，润燥滑肠 | |
| 竹茹 | 清热化痰 | 除烦，止呕 | |
| 前胡 | 清热化痰 | 降气，散风 | |
| 桔梗 | 祛痰 | 宣肺，利咽，排脓 | |
| 海藻 | 消痰 | 软坚散结，利水消肿 | |
| 天竺黄 | 清热豁痰 | 凉心定惊 | |

### 细目三　止咳平喘药

**1. 苦杏仁**

【性能】苦，微温；有小毒。归肺、大肠经。

【功效】降气止咳平喘，润肠通便。

【主治病证】①咳嗽气喘。②肠燥便秘。

【用法】煎服。宜打碎入煎剂，生品入煎剂宜后下。

【使用注意】阴虚咳喘及大便溏泄者忌用。内服不宜过量，婴儿慎用。

## 易混考点解析

### 苦杏仁与桃仁的比较

| 中药名称 | 相同点 | 不同点 |
| --- | --- | --- |
| 苦杏仁 | 二药均能止咳平喘、润肠通便，用于治疗肺气不宣之咳嗽气喘、肠燥便秘 | 苦杏仁止咳平喘和润肠通便作用均较强 |
| 桃仁 | | 桃仁具有较强的活血化瘀功效，可用于治疗瘀血诸痛及妇女经闭等病证 |

**2. 紫苏子**

【性能】辛，温。归肺、大肠经。

【功效】降气化痰，止咳平喘，润肠通便。

【主治病证】①咳喘痰多。②肠燥便秘。

## 易混考点解析

### 苦杏仁与紫苏子的比较

| 中药名称 | 相同点 | 不同点 |
| --- | --- | --- |
| 苦杏仁 | 二药均能止咳平喘、润肠通便，可用于咳嗽气喘、肠燥便秘 | 苦杏仁长于宣肺，多用治肺气不宣之咳嗽气喘 |
| 紫苏子 | | 紫苏子长于降气，兼能化痰，适用于痰壅气逆之咳嗽气喘 |

**3. 百部**

【性能】甘、苦，微温。归肺经。

【功效】润肺下气止咳，杀虫灭虱。

【主治病证】①新久咳嗽，顿咳，肺痨咳嗽。②蛲虫病，阴痒，头虱及疥癣。

【用法】煎服，3～9g。外用适量。久咳虚嗽宜蜜炙用。

【使用注意】脾虚食少便溏者忌用。

**4. 紫菀**

【功效】润肺下气，化痰止咳。

【主治病证】咳嗽痰多。

**5. 款冬花**

【功效】润肺下气，止咳化痰。

【主治病证】咳嗽气喘。

**6. 枇杷叶**

【功效】清肺止咳，降逆止呕。

【主治病证】肺热咳嗽，气逆喘急；胃热呕吐，哕逆，烦热口渴。

【用法】煎服。止咳宜炙用，止呕宜生用。

**7. 桑白皮**

【性能】甘，寒。归肺经。

【功效】泻肺平喘，利水消肿。

【主治病证】①肺热咳喘。②水肿。

**8. 葶苈子**

【性能】辛、苦，大寒。归肺、膀胱经。

【功效】泻肺平喘，行水消肿。

【主治病证】①痰涎壅盛，喘息不得平卧。②水肿，胸腹积水，小便不利。

## 易混考点解析

### 桑白皮与葶苈子的比较

| 中药名称 | 相同点 | 不同点 |
| --- | --- | --- |
| 桑白皮 | 二药均有泻肺平喘、利水消肿的作用，治疗肺热咳喘及水肿、小便不利等常相须为用 | 桑白皮甘寒，药性较缓，长于清肺热、降肺火，多用于肺热咳喘痰黄及皮肤水肿 |
| 葶苈子 | | 葶苈子力峻，重在泻肺中水气、痰涎，邪盛喘满不得卧者尤宜；其利水作用较强，可兼治鼓胀、胸腹积水等证 |

**9. 白果**

【功效】敛肺定喘，止带缩尿。

【主治病证】哮喘痰嗽；带下，白浊，尿频遗尿。

【使用注意】本品生食有毒，不宜多用，小儿尤当注意。其性收敛，咳喘痰稠、咳吐不爽者慎用。

### 止咳平喘药的功效比较和高频考点

| 中药名称 | 相似功效 | 不同功效 | 高频考点 |
| --- | --- | --- | --- |
| 苦杏仁 | 止咳平喘 | 降气，润肠通便 | 有小毒 |
| 紫苏子 | 止咳平喘 | 降气化痰，润肠通便 | 与苦杏仁鉴别 |
| 百部 | 润肺止咳 | 下气，杀虫灭虱 | 外用为治头虱、体虱之佳品 |
| 紫菀 | 润肺止咳 | 下气化痰 | |
| 款冬花 | 润肺止咳 | 下气化痰 | |
| 枇杷叶 | 清肺止咳 | 降逆止呕 | |
| 桑白皮 | 泻肺平喘 | 利水消肿 | |
| 葶苈子 | 泻肺平喘 | 行水消肿 | |
| 白果 | 敛肺定喘 | 止带缩尿 | |

# 第十八单元　安神药

## 细目一　重镇安神药

**1. 朱砂**

【性能】甘，微寒；有毒。归心经。

【功效】清心镇惊，安神，明目，解毒。

【主治病证】①心悸易惊，失眠多梦。②惊风，狂乱，癫痫。③疮疡肿毒，喉痹，口疮。

此外，本品还有一定的明目作用，可治心肾不交之视物昏花、耳鸣等。

【用法用量】内服，只宜入丸、散，每次 0.1～0.5g。外用适量。

【使用注意】本品有毒，内服不可过量或持续服用。孕妇及肝肾功能不全者忌服。忌火煅。

**2. 磁石**

【性能】咸，寒。归心、肝、肾经。

【功效】镇惊安神，平肝潜阳，聪耳明目，纳气平喘。

【主治病证】①心神不宁，惊悸失眠，癫痫。②肝阳上亢，头晕目眩。③耳鸣耳聋，视物昏花。④肾虚气喘。

【用法用量】煎服，9～30g，宜先煎。

【使用注意】本品吞服后不易消化，如入丸散，不可多服。脾胃虚弱者慎用。

## 易混考点解析

### 朱砂与磁石的比较

| 中药名称 | 相同点 | 不同点 |
| --- | --- | --- |
| 朱砂 | 二药质重性寒，入心经，能镇惊安神，治心悸失眠、怔忡恐怯、惊风癫狂；还能明目，治肝肾亏虚之目暗不明 | 朱砂有毒，镇心、清心而安神，善治心火亢盛之心神不安；又能清热解毒，治口疮、咽痛、疮疡 |
| 磁石 | | 磁石无毒，益肾阴，潜肝阳，主治肾虚肝旺，肝火扰心之心神不宁；又能平肝潜阳、聪耳明目、纳气平喘，治肝阳上亢之头晕目眩、肾虚之耳鸣耳聋、肝阴不足之目暗不明，以及肾虚喘促 |

**3. 龙骨**

【性能】甘、涩，平。归心、肝、肾经。

【功效】镇惊安神，平肝潜阳，收敛固涩，收湿敛疮。

【主治病证】①心神不宁，心悸失眠，惊痫癫狂。②肝阳上亢，头晕目眩。③滑脱诸证。④湿疮痒疹，疮疡久溃不敛。

【用法用量】煎服，15～30g，宜先煎。外用适量。镇惊安神、平肝潜阳宜生用，收敛固涩、收湿敛疮宜煅用。

**4. 琥珀**

【功效】镇惊安神，活血散瘀，利尿通淋。

【用法用量】研末冲服，或入丸、散，每次 1.5～3g。不入煎剂。外用适量。

## 易混考点解析

### 重镇安神药的功效比较和高频考点

| 中药名称 | 相似功效 | 不同功效 | 高频考点 |
| --- | --- | --- | --- |
| 朱砂 | 镇惊安神 | 清心，明目，解毒 | 有毒，不入煎剂 |
| 磁石 | 镇惊安神 | 平肝潜阳，聪耳明目，纳气平喘 | 先煎 |
| 龙骨 | 镇惊安神 | 平肝潜阳，收敛固涩，收湿敛疮 | 治滑脱诸证 |
| 琥珀 | 镇惊安神 | 活血散瘀，利尿通淋 | 冲服 |

### 细目二　养心安神药

**1. 酸枣仁**

【性能】甘、酸，平。归肝、胆、心经。

【功效】养心益肝，宁心安神，敛汗，生津。

【主治病证】①虚烦不眠，惊悸多梦。②体虚多汗。

此外，本品尚有收敛生津止渴之功效，还可用治津伤口渴咽干。

**2. 柏子仁**

【功效】养心安神，润肠通便，止汗。

【主治病证】①心悸失眠，健忘。②肠燥便秘。③阴虚盗汗。

【使用注意】便溏及痰多者慎用。

## 易混考点解析

### 酸枣仁与柏子仁的比较

| 中药名称 | 相同点 | 不同点 |
|---|---|---|
| 酸枣仁 | 二药均为养心安神止汗之品，常相须为用，治疗阴血不足，心神失养之心神不宁及阴虚盗汗证 | 酸枣仁长于益肝血，善治心肝血虚之心神不宁证 |
| 柏子仁 | | 柏子仁长于治疗心阴虚及心肾不交之心神不宁；并能润肠通便，治肠燥便秘 |

**3. 合欢皮**

【功效】解郁安神，活血消肿。

**4. 远志**

【功效】安神益智，交通心肾，祛痰，消肿。

【主治病证】①失眠多梦，心悸怔忡，健忘。②咳嗽痰多，咳痰不爽。③痈疽疮毒，乳房肿痛。

【使用注意】凡实热或痰火内盛者，以及有胃溃疡及胃炎者慎用。

## 易混考点解析

### 养心安神药的功效比较和高频考点

| 中药名称 | 相似功效 | 不同功效 | 高频考点 |
|---|---|---|---|
| 酸枣仁 | 宁心安神 | 养心益肝，敛汗，生津 | 善治心肝血虚之心神不宁 |
| 柏子仁 | 养心安神 | 润肠通便，止汗 | 长于治疗心阴虚及心肾不交之心神不宁 |
| 合欢皮 | 安神 | 解郁，活血消肿 | 解郁安神之要药 |
| 远志 | 安神益智 | 交通心肾，祛痰，消肿 | |

# 第十九单元　平肝息风药

## 细目一　平抑肝阳药

**1. 石决明**

【性能】咸，寒。归肝经。

【功效】平肝潜阳，清肝明目。

【主治病证】①肝阳上亢，头痛眩晕。②目赤翳障，视物昏花。

【用法】煎服，宜打碎先煎。平肝、清肝宜生用，外用点眼宜煅用、水飞。

## 易混考点解析

### 石决明与决明子的比较

| 中药名称 | 相同点 | 不同点 |
|---|---|---|
| 石决明 | 二药均有清肝明目之功效，用治肝热目赤肿痛、翳障 | 石决明咸寒质重，凉肝镇肝，滋养肝阴，无论实证、虚证之目疾均可用，多用于血虚肝热之羞明、目暗、雀盲；又可平肝潜阳，用治肝阳上亢之头晕目眩 |
| 决明子 | | 决明子苦寒，功偏清肝火而明目，用治肝经实火之目赤肿痛；又有润肠通便之功，用治肠燥便秘 |

**2. 珍珠母**

【功效】平肝潜阳，安神定惊，明目退翳。

【用法】煎服，宜先煎，或入丸、散。外用适量。

**3. 牡蛎**

【性能】咸，微寒。归肝、胆、肾经。

【功效】潜阳补阴，重镇安神，软坚散结，收敛固涩，制酸止痛。

【主治病证】①肝阳上亢，头晕目眩。②心神不安，惊悸失眠。③痰核，瘰疬，癥瘕积聚。④滑脱诸证。

此外，煅牡蛎有收敛制酸作用，可治胃痛泛酸。

【用法】煎服，宜先煎。外用适量。收敛固涩、制酸止痛宜煅用，其他宜生用。

## 易混考点解析

### 牡蛎与龙骨的比较

| 中药名称 | 相同点 | 不同点 |
|---|---|---|
| 牡蛎 | 二药均能重镇安神、平肝潜阳、收敛固涩，常相须为用，治疗心神不安、惊悸失眠、肝阳上亢、头晕目眩及滑脱不禁诸证 | 牡蛎主入肝经，平肝潜阳功效较优；还能软坚散结、制酸，可治痰核瘰疬、胃酸过多等证 |
| 龙骨 | | 龙骨主入心经，镇惊安神、收敛固涩作用较优；煅后外用能收湿敛疮，可治湿疹、湿疮等病证 |

**4. 赭石**

【性能】苦，寒。归肝、心、肺、胃经。

【功效】平肝潜阳，重镇降逆，凉血止血。

【主治病证】①肝阳上亢，头晕目眩。②呕吐，呃逆，噫气。③气逆喘息。④血热吐衄，崩漏。

【用法】煎服，宜先煎。降逆、平肝宜生用，止血宜煅用。

【使用注意】虚寒证及孕妇慎用。本品含微量砷，不宜长期服用。

**5. 蒺藜**

【功效】平肝解郁，活血祛风，明目止痒。

## 易混考点解析

### 平抑肝阳药的功效比较和高频考点

| 中药名称 | 相似功效 | 不同功效 | 高频考点 |
|---|---|---|---|
| 石决明 | 平肝潜阳 | 清肝明目 | 打碎先煎 |
| 珍珠母 | 平肝潜阳 | 安神定惊，明目退翳 | 打碎先煎 |
| 牡蛎 | 潜阳补阴 | 重镇安神，软坚散结，收敛固涩，制酸止痛 | 治滑脱诸证；打碎先煎 |

续表

| 中药名称 | 相似功效 | 不同功效 | 高频考点 |
|---|---|---|---|
| 赭石 | 平肝潜阳 | 重镇降逆，凉血止血 | 打碎先煎 |
| 蒺藜 | 平肝解郁 | 活血祛风，明目止痒 | |

### 细目二　息风止痉药

**1. 羚羊角**

【性能】咸，寒。归肝、心经。

【功效】平肝息风，清肝明目，散血解毒。

【主治病证】①肝风内动，惊痫抽搐。②肝阳上亢，头晕目眩。③肝火上炎，目赤头痛。④温热病壮热神昏，热毒发斑。

此外，本品有清肺解毒之效，可用于肺热咳喘、疮痈热毒炽盛等。

【用法用量】煎服，1～3g；单煎2小时以上。磨汁或研粉服，每次0.3～0.6g。

**2. 牛黄**

【性能】苦、凉。归心、肝经。

【功效】凉肝息风，清心豁痰，开窍醒神，清热解毒。

【主治病证】①惊风，癫痫。②热病神昏，口噤，痰鸣。③口舌生疮，咽喉肿痛，痈疽疔毒。

【用法用量】入丸、散剂，每次0.15～0.35g。外用适量，研末敷患处。

【使用注意】非实热证不宜使用；孕妇慎用。

## 易混考点解析

**羚羊角与牛黄的比较**

| 中药名称 | 相同点 | 不同点 |
|---|---|---|
| 羚羊角 | 二药均清肝热、息风止痉，用治温热病壮热神昏及肝风惊厥抽搐 | 羚羊角性寒，又可平肝潜阳、明目、散血、解毒，常用治肝阳上亢之头晕目眩、肝火目赤头痛，以及热毒发斑、肺热咳喘等证 |
| 牛黄 | | 牛黄性凉，又可豁痰开窍、清热解毒，常用治热入心包或痰蒙清窍之癫痫、口舌生疮、咽喉肿痛、痈疽疔毒等证 |

**3. 钩藤**

【性能】甘，凉。归肝、心包经。

【功效】息风定惊，清热平肝。

【主治病证】①肝风内动，惊痫抽搐。②肝阳上亢，头痛，眩晕。

此外，本品有轻清疏泄之性，能清热透邪，可用于外感风热、头痛目赤。

【用法用量】煎服，3～12g，宜后下。

**4. 天麻**

【性能】甘，平。归肝经。

【功效】息风止痉，平抑肝阳，祛风通络。

【主治病证】①肝风内动，惊痫抽搐。②眩晕，头痛。③肢体麻木，中风手足不遂，风湿痹痛。

## 易混考点解析

### 钩藤与天麻的比较

| 中药名称 | 相同点 | 不同点 |
|---|---|---|
| 钩藤 | 二药均能息风止痉、平肝潜阳，常用治肝风内动、惊痫抽搐，以及肝阳上亢之头痛、头晕、目眩 | 钩藤能清热，尤宜于热极动风与肝经阳热病证 |
| 天麻 | | 天麻性平，无论寒热虚实皆可应用，并能祛风湿、止痹痛，可用治风湿痹痛，以及肢体麻木、手足不遂等证 |

### 5. 地龙

【功效】清热定惊，通络，平喘，利尿。

【主治病证】高热惊痫，癫狂；中风半身不遂；风湿痹证；肺热哮喘；小便不利，尿闭不通。

### 6. 全蝎

【功效】息风镇痉，攻毒散结，通络止痛。

【主治病证】①痉挛抽搐。②疮疡肿毒，瘰疬结核。③风湿顽痹。④偏正头痛。

【用法用量】煎服，3～6g。外用适量。

【使用注意】本品有毒，用量不宜过大。孕妇禁用。

【常用配伍】全蝎配蜈蚣。

### 7. 蜈蚣

【功效】息风镇痉，攻毒散结，通络止痛。

【主治病证】①痉挛抽搐。②疮疡肿毒，瘰疬结核。③风湿顽痹。④顽固性头痛。

【用法用量】煎服，3～5g。外用适量。

【使用注意】本品有毒，用量不宜过大。孕妇禁用。

## 易混考点解析

### 蜈蚣与全蝎的比较

| 中药名称 | 相同点 | 不同点 |
|---|---|---|
| 蜈蚣 | 二药皆有息风镇痉、解毒散结、通络止痛之功效，常相须为用 | 蜈蚣力猛性燥，善走窜通达，息风镇痉功效较强；又攻毒疗疮，通痹止痛效佳 |
| 全蝎 | | 全蝎性平，息风止痉、攻毒散结之力不及蜈蚣 |

### 8. 僵蚕

【功效】息风止痉，祛风止痛，化痰散结。

【主治病证】①惊痫抽搐。②风中经络，口眼歪斜。③风热头痛，目赤，咽痛。④风疹瘙痒。⑤痰核，瘰疬。

## 易混考点解析

### 息风止痉药的功效比较和高频考点

| 中药名称 | 相似功效 | 不同功效 | 高频考点 |
|---|---|---|---|
| 羚羊角 | 平肝息风 | 清肝明目，散血解毒 | |
| 牛黄 | 凉肝息风 | 清心豁痰，开窍醒神，清热解毒 | 入丸、散，每次 0.15～0.35g |
| 钩藤 | 息风定惊 | 清热平肝 | 后下 |
| 天麻 | 息风止痉 | 平抑肝阳，祛风通络 | 治疗眩晕、头痛之要药 |
| 地龙 | 清热定惊 | 通络，平喘，利尿 | |

续表

| 中药名称 | 相似功效 | 不同功效 | 高频考点 |
|---|---|---|---|
| 全蝎 | 息风镇痉 | 攻毒散结，通络止痛 | |
| 蜈蚣 | 息风镇痉 | 攻毒散结，通络止痛 | |
| 僵蚕 | 息风止痉 | 祛风止痛，化痰散结 | |

# 第二十单元　开窍药

## 细目　具体药物

### 1. 麝香

【性能】辛，温。归心、脾经。

【功效】开窍醒神、活血通经、消肿止痛。

【主治病证】①闭证神昏。②血瘀经闭，癥瘕积聚，心腹暴痛，头痛，跌打损伤，风寒湿痹。③痈肿瘰疬，咽喉肿痛。

此外，本品活血通经，有催生下胎之效，古代用于难产、死胎、胞衣不下。

【用法用量】入丸、散，每次 0.03 ～ 0.1g；不宜入煎剂。外用适量。

【使用注意】孕妇禁用。

### 2. 冰片

【功效】开窍醒神，清热止痛。

【主治病证】①热闭神昏，惊厥，中风痰厥。②胸痹心痛，目赤口疮，咽喉肿痛，耳道流脓。

【用法用量】入丸、散，每次 0.15 ～ 0.3g；不宜入煎剂。外用适量，研末点敷患处。

【使用注意】孕妇慎用。

## 易混考点解析

### 麝香与冰片的比较

| 中药名称 | 相同点 | 不同点 |
|---|---|---|
| 麝香 | 二药均为辛香之品，都能开窍醒神，配用可治闭证 | 麝香性温，开窍醒神作用极强，为开窍醒神要药，热闭、寒闭均可运用；还具有活血通经、消肿止痛的功效，可用治血瘀经闭、癥瘕、跌打损伤、痹证疼痛、疮疡肿毒、咽喉肿痛等证 |
| 冰片 | | 冰片开窍醒神之力不及麝香且药性微寒，宜用于热闭。冰片味苦、性寒，还具有清热解毒止痛之效，用于治疗目赤口疮、咽喉肿痛、耳道流脓等证 |

### 3. 苏合香

【功效】开窍，辟秽，止痛。

【用法用量】入丸、散，每次 0.3 ～ 1g；不宜入煎剂。外用适量。

### 4. 石菖蒲

【性能】辛、苦，温。归心、胃经。

【功效】开窍豁痰，醒神益智，化湿开胃。

【主治病证】①痰迷心窍，神昏，癫痫。②健忘，失眠，耳鸣，耳聋。③脘痞不饥，噤口下痢。

## 易混考点解析

**开窍药的功效比较和高频考点**

| 中药名称 | 共性 | 个性 | | 高频考点 |
|---|---|---|---|---|
| | | 作用特点 | 其他功效 | |
| 麝香 | 开窍醒神 | 辛散温通，气极香，走窜之性甚烈，有极强的开窍通闭醒神作用 | 活血通经，消肿止痛 | 为醒脑回苏之要药，无论寒闭、热闭皆宜；每次 0.15 ～ 0.3g；不宜入煎剂 |
| 冰片 | | 味辛苦，性微寒，开窍醒神之功似麝香而力缓，为凉开之品 | 清热止痛 | 最宜于热闭神昏；入丸散，每次 0.15 ～ 0.3g；不宜入煎剂 |
| 苏合香 | | 辛散温通，芳香辟秽，开窍醒神之功类似麝香而药力较逊 | 辟秽，止痛 | 为寒闭神昏要药；入丸、散，每次 0.3 ～ 1g；不入煎剂 |
| 石菖蒲 | | 辛散苦燥温通，开窍之力较缓，善化湿浊、除痰涎、辟秽浊而开窍 | 豁痰，益智，化湿开胃 | 最宜于痰湿秽浊之邪蒙蔽清窍之证 |

# 第二十一单元　补虚药

### 细目一　补气药

**1. 人参**

【性能】甘、微苦，微温。归肺、脾、心、肾经。

【功效】大补元气，复脉固脱，补脾益肺，生津养血，安神益智。

【主治病证】①元气虚极欲绝证。②脾虚食少，肺虚喘咳，阳痿，宫冷。③热病气虚津伤口渴及消渴证。④气血亏虚，久病虚羸。⑤惊悸失眠。

此外，本品与解表药、攻下药等祛邪药配伍，有扶正祛邪之效。

【用法用量】煎服，3 ～ 9g；挽救虚脱可用 15 ～ 30g。宜文火另煎，分次兑服。野山参研末吞服，每次 2g，日服 2 次。

【使用注意】不宜与藜芦、五灵脂同用。

## 易混考点解析

**生晒参与红参的比较**

| 中药名称 | 相同点 | 不同点 |
|---|---|---|
| 生晒参 | 二者均味甘微苦，归脾、肺、心经，具大补元气、复脉固脱、补脾益肺、生津止渴、安神增智之功，用于气虚欲脱、肢冷、脉微、脾虚食少、肺虚喘咳、津伤口渴、消渴、惊悸健忘、气虚血少等 | 生晒参味甘性平，偏重于补气生津、安神，适用于气阴不足之肺虚喘咳、津伤口渴、内热消渴 |
| 红参 | | 红参性温，偏于补阳，多用于元气衰弱，兼阳气虚之脉微肢冷、阳痿、宫冷等 |

**2. 西洋参**

【功效】补气养阴，清热生津。

【主治病证】①气虚阴亏，虚热烦倦，咳喘痰血。②内热消渴，口燥咽干。

【用法用量】另煎兑服，3 ～ 6g。

【使用注意】据《中国药典》记载，本品不宜与藜芦同用。

**3. 党参**

【性能】甘，平。归脾、肺经。

【功效】健脾益肺，养血生津。

【主治病证】①脾肺气虚证，食少倦怠，咳嗽虚喘。②气血不足，面色萎黄，心悸气短。③津伤口渴，内热消渴。

此外，本品可与解表药或攻里药同用，用于气虚外感及正虚邪实之证，以扶正祛邪。

【使用注意】据《中国药典》记载，本品不宜与藜芦同用。

## 易混考点解析

**人参与党参的比较**

| 中药名称 | 相同点 | 不同点 |
|---|---|---|
| 人参 | 二药均能补脾气、补肺气、益气生津、益气生血和扶正祛邪，用治肺脾气虚证、气津两伤证，以及正虚邪实证 | 人参补气力强，可大补元气，治气虚欲脱之危重病证；还能安神益智、益气壮阳，可治气血不足之心神不安及阳痿等 |
| 党参 | | 党参补气力弱，但能补气生血，可治血虚证等 |

**4. 太子参**

【功效】益气健脾，生津润肺。

【主治病证】①脾虚体倦，食欲不振。②病后虚弱，气阴不足，自汗口渴，肺燥干咳。

**5. 黄芪**

【性能】甘，微温。归脾、肺经。

【功效】补气升阳，固表止汗，利水消肿，托疮生肌。

【主治病证】①脾虚气陷证。②肺气虚证。③气虚自汗。④内热消渴，血虚萎黄。⑤半身不遂，痹痛麻木。⑥气血亏虚，疮疡难溃难腐，或久溃不敛。

【用法用量】煎服，9～30g。蜜炙可增强其补中益气作用。

## 易混考点解析

**人参与黄芪的比较**

| 中药名称 | 相同点 | 不同点 |
|---|---|---|
| 人参 | 二药均可补气、生津、生血，同用可增强补气之效 | 人参大补元气、复脉固脱、补心、脾、肺气，安神增智，为治内伤气虚第一要药 |
| 黄芪 | | 黄芪主补脾肺气，并有补气升阳、益卫固表、托毒生肌、利尿消肿等作用，可治气虚所致的多种病证 |

**生黄芪与炙黄芪的比较**

| 中药名称 | 相同点 | 不同点 |
|---|---|---|
| 生黄芪 | 二者属于同一中药，唯炮制方法不同，功效大致相近 | 生黄芪偏于走表，托疮，利水，多用于自汗、疮疡后期、水肿 |
| 炙黄芪 | | 炙黄芪偏于走里，补中益气升阳，多用于脾胃虚弱，气血不足，中气下陷 |

**6. 白术**

【性能】甘、苦，温。归脾、胃经。

【功效】健脾益气，燥湿利水，止汗，安胎。

【主治病证】①脾气虚证。②气虚自汗。③脾虚胎动不安。

【用法用量】煎服，6～12g。炒用可增强补气健脾止泻作用。

【使用注意】本品性偏温燥，热病伤津及阴虚燥渴者不宜使用。

## 易混考点解析

### 黄芪与白术的比较

| 中药名称 | 相同点 | 不同点 |
| --- | --- | --- |
| 白术 | 二药均能补气、利水、止汗，治疗脾肺气虚证、气虚汗出、水肿 | 白术主补脾气，补中气，长于治疗脾虚失运，水湿内停诸证；还能补气安胎 |
| 黄芪 | | 黄芪补脾肺之气，补中气而升阳，长于治疗中气不足、气虚下陷诸证。黄芪补气固表之力强于白术，还能生津养血、行滞通痹、托毒排脓、敛疮生肌 |

### 白术与苍术的比较

| 中药名称 | 相同点 | 不同点 |
| --- | --- | --- |
| 白术 | 二药均能健脾燥湿，可治脾失健运，湿浊中阻证 | 白术补气健脾、固表止汗、益气安胎，用治气虚自汗、气虚胎动不安等 |
| 苍术 | | 苍术燥湿力强，无补益作用，尤宜于湿盛不虚者；还能祛风湿、发汗解表、明目，用治风湿痹痛，外感风寒湿表证，以及夜盲症等 |

### 7. 山药

【功效】补脾养胃，生津益肺，补肾涩精。

【主治病证】①脾虚食少，便溏。②肺虚喘咳。③肾虚遗精，带下，尿频。④虚热消渴。

## 易混考点解析

### 白术与山药的比较

| 中药名称 | 相同点 | 不同点 |
| --- | --- | --- |
| 白术 | 二药均味甘，归脾经，功效补益脾胃 | 白术味苦性温，可燥湿利水、止汗、安胎 |
| 山药 | | 山药可生津益肺、补肾涩精 |

### 8. 白扁豆

【功效】健脾化湿，和中消暑，解毒。

### 9. 甘草

【性能】甘，平。归心、肺、脾、胃经。

【功效】补脾益气，祛痰止咳，缓急止痛，清热解毒，调和诸药。

【主治病证】①脾胃虚弱，倦怠乏力。②心悸气短。③咳嗽痰多。④脘腹、四肢挛急疼痛。⑤热毒疮疡，咽喉肿痛，药食中毒。⑥缓解药物毒性、烈性。

【用法用量】煎服，2～10g。生用性微寒，可清热解毒；蜜炙药性微温，并可增强补益心脾和润肺止咳的作用。

【使用注意】本品不宜与京大戟、芫花、甘遂、海藻同用。本品有助湿壅气之弊，湿盛胀满、水肿者不宜用。大剂量久服可致水钠潴留，引起浮肿。

### 10. 大枣

【功效】补中益气，养血安神。

### 11. 蜂蜜

【功效】补中，润燥，止痛，解毒；外用生肌敛疮。

## 易混考点解析

**补气药的功效比较和高频考点**

| 中药名称 | 相似功效 | 不同功效 | 高频考点 |
|---|---|---|---|
| 人参 | 大补元气，补脾益肺 | 复脉固脱，生津养血，安神益智 | 拯危救脱之要药，不宜与藜芦、五灵脂同用 |
| 西洋参 | 补气养阴 | 清热生津 | 另煎兑服；不宜与藜芦同用 |
| 党参 | 健脾益肺 | 养血生津 | 不宜与藜芦同用 |
| 太子参 | 益气健脾 | 生津润肺 | |
| 黄芪 | 补气 | 升阳，固表止汗，利水消肿，托疮生肌 | 补中益气要药 |
| 白术 | 健脾益气 | 燥湿利水，止汗，安胎 | 补气健脾第一要药 |
| 山药 | 补脾益胃 | 生津益肺，补肾涩精 | 补益肺、脾、肾三脏之气阴 |
| 白扁豆 | 健脾 | 化湿，和中消暑，解毒 | |
| 甘草 | 补脾益气 | 祛痰止咳，缓急止痛，清热解毒，调和诸药 | |
| 大枣 | 补中益气 | 养血安神 | |
| 蜂蜜 | 补中 | 润燥，止痛，解毒；外用生肌敛疮 | |

## 细目二 补阳药

**1. 鹿茸**

【性能】甘、咸，温。归肾、肝经。

【功效】壮肾阳，益精血，强筋骨，调冲任，托疮毒。

【主治病证】①肾阳不足，精血亏虚，阳痿早泄，宫寒不孕，眩晕，耳鸣耳聋。②腰脊冷痛，筋骨痿软。③冲任虚寒，崩漏带下。④阴疽不敛。

【用法用量】1～2g，研末吞服，或入丸、散。

【使用注意】服用本品宜从小量开始，缓缓增加，不可骤用大量，以免阳升风动，头晕目赤，或伤阴动血。凡发热者均当忌服。

**2. 淫羊藿**

【性能】辛、甘，温。归肾、肝经。

【功效】补肾阳，强筋骨，祛风湿。

【主治病证】①肾阳虚衰，阳痿遗精，筋骨痿软。②风湿痹痛，麻木拘挛。

**3. 巴戟天**

【功效】补肾阳，强筋骨，祛风湿。

【主治病证】①阳痿遗精，宫冷不孕，月经不调。②少腹冷痛，风湿痹痛，筋骨痿软。

## 易混考点解析

**淫羊藿与巴戟天的比较**

| 中药名称 | 相同点 | 不同点 |
|---|---|---|
| 淫羊藿 | 二药均能补肾阳、强筋骨、祛风湿，可用治肾阳虚之阳痿、遗精及肝肾不足之筋骨痿软、风湿久痹等证 | 淫羊藿药性燥散，补肾阳之力较强，尤宜于肾阳虚衰之精少不育 |
| 巴戟天 | | 巴戟天药性温润不燥，补阳、祛风湿之力不及淫羊藿，多用于肾阳亏虚、精血不足之月经不调、宫冷不孕 |

**4. 杜仲**

【性能】甘，温。归肝、肾经。

【功效】补肝肾，强筋骨，安胎。

【主治病证】①肝肾不足，腰膝酸痛，筋骨无力，头晕目眩。②肝肾亏虚，妊娠漏血，胎动不安。

## 易混考点解析

### 杜仲与桑寄生的比较

| 中药名称 | 相同点 | 不同点 |
|---|---|---|
| 杜仲 | 二药均具补肝肾、强筋骨、安胎的功效，同可用治肾虚腰痛、足膝痿弱，以及肝肾亏虚之胎动不安 | 杜仲又可温补肾阳，常用治肾虚阳痿、精冷不固、小便频数、风湿腰痛冷重 |
| 桑寄生 | | 桑寄生善祛风湿，常用治痹证日久，伤及肝肾，腰膝酸软，筋骨无力者 |

**5. 续断**

【性能】苦、辛，微温。归肝、肾经。

【功效】补肝肾，强筋骨，续折伤，止崩漏。

【主治病证】①腰膝酸软，风湿痹痛。②肝肾亏虚，崩漏，胎漏，胎动不安。③跌仆损伤，筋伤骨折。

## 易混考点解析

### 杜仲与续断的比较

| 中药名称 | 相同点 | 不同点 |
|---|---|---|
| 杜仲 | 二药均归肝、肾经，药性偏温，均能补肝肾、强筋骨、安胎，治疗肾虚腰痛脚弱、筋骨无力、胎动不安，常相须为用 | 杜仲补益作用较好，且可安胎，故肾虚腰酸、胎动不安常用 |
| 续断 | | 续断补肝肾、强腰膝、安胎作用不及杜仲，但能行血通脉、续折伤，为补而不滞之品，又为妇科崩漏、伤科跌打损伤所常用 |

**6. 肉苁蓉**

【功效】补肾阳，益精血，润肠通便。

**7. 补骨脂**

【功效】补肾助阳，纳气平喘，温脾止泻；外用消风祛斑。

【主治病证】①肾阳不足，阳痿遗精，遗尿尿频，腰膝冷痛。②脾肾阳虚，五更泄泻。③肾虚作喘。

**8. 益智**

【功效】暖肾固精缩尿，温脾止泻摄唾。

**9. 菟丝子**

【性能】辛、甘，平。归肾、肝、脾经。

【功效】补益肝肾，固精缩尿，安胎，明目，止泻；外用消风祛斑。

【主治病证】①肝肾不足，腰膝酸软，阳痿遗精，遗尿尿频。②肾虚胎漏，胎动不安。③肝肾不足，目暗耳鸣。④脾肾虚泻。

## 易混考点解析

### 补阳药的功效比较和高频考点

| 中药名称 | 相似功效 | 不同功效 | 高频考点 |
|---|---|---|---|
| 鹿茸 | 壮肾阳 | 益精血，强筋骨，调冲任，托疮毒 | |
| 淫羊藿 | 补肾阳 | 强筋骨，祛风湿 | |

| 中药名称 | 相似功效 | 不同功效 | 高频考点 |
|---|---|---|---|
| 巴戟天 | 补肾阳 | 强筋骨，祛风湿 | |
| 杜仲 | 补肝肾 | 强筋骨，安胎 | 治腰痛之要药 |
| 续断 | 补肝肾 | 强筋骨，续折伤，止崩漏 | |
| 肉苁蓉 | 补肾阳 | 益精血，润肠通便 | |
| 补骨脂 | 补肾壮阳 | 纳气平喘，温脾止泻；外用消风祛斑 | |
| 益智 | 暖肾 | 固精缩尿，温脾止泻摄唾 | |
| 菟丝子 | 补益肝肾 | 固精缩尿，安胎，明目，止泻；外用消风祛斑 | |

## 细目三　补血药

**1. 当归**

【性能】甘、辛，温。归肝、心、脾经。

【功效】补血活血，调经止痛，润肠通便。

【主治病证】①血虚萎黄，眩晕心悸。②血虚血瘀，月经不调，经闭，痛经。③虚寒腹痛，跌打损伤，痈疽疮疡，风湿痹痛。④血虚肠燥便秘。

【用法】煎服，6～12g。一般生用，为加强活血效果则酒炒用。

【使用注意】湿盛中满、泄泻者忌服。

**2. 熟地黄**

【性能】甘，微温。归肝、肾经。

【功效】补血滋阴，益精填髓。

【主治病证】①血虚诸证。②肝肾阴虚诸证。③精血不足证。

【使用注意】本品性质黏腻，较生地黄更甚，有碍消化，凡气滞痰多、脘腹胀痛、食少便溏者忌服。重用久服宜与陈皮、砂仁等同用，以免黏腻碍胃。

## 易混考点解析

**当归与熟地黄的比较**

| 中药名称 | 相同点 | 不同点 |
|---|---|---|
| 当归 | 二药均能补血，常相须为用，治血虚诸证 | 当归补血行血、调经止痛，为妇科调经要药，用治血虚、血寒诸证及风湿痹痛、痈疽疮疡；还能润肠通便，治疗血虚肠燥便秘 |
| 熟地黄 | | 熟地黄功专补血滋阴、益精填髓，为补益肝肾精血要药，可治肝肾精血亏虚诸证 |

**生地黄与熟地黄的比较**

| 中药名称 | 相同点 | 不同点 |
|---|---|---|
| 生地黄 | 二药均能滋阴，可用治阴虚证 | 生地黄性寒，清热凉血，养阴生津，长于治疗热入营血、热病伤阴、阴虚发热诸证，滋阴之力不及熟地黄 |
| 熟地黄 | | 熟地黄性温，功专补血滋阴、益精髓，长于治疗血虚证及肝肾亏虚诸证 |

**3. 白芍**

【性能】苦、酸，微寒。归肝、脾经。

【功效】养血调经，敛阴止汗，柔肝止痛，平抑肝阳。

【主治病证】①血虚萎黄，月经不调，崩漏下血。②自汗，盗汗。③肝脾不和，胸胁脘腹疼痛，四肢挛急疼痛。④肝阳上亢，头痛眩晕。

【使用注意】阳衰虚寒之证不宜用。反藜芦。

## 易混考点解析

### 白芍与赤芍的比较

| 中药名称 | 相同点 | 不同点 |
|---|---|---|
| 白芍 | 《神农本草经》不分，通称芍药，唐末宋初始将二者区分。二药同出一物而性微寒，皆能止痛，可治疼痛病证 | 白芍，"白补、白收"，长于养血调经，敛阴止汗，平抑肝阳，主治血虚阴亏、肝阳偏亢诸证。止痛方面，白芍长于养血柔肝、缓急止痛，主治肝阴不足、血虚肝旺、肝气不疏所致的胁肋疼痛、脘腹四肢拘挛疼痛 |
| 赤芍 | | 赤芍，"赤泻、赤散"，长于清热凉血，活血散瘀，清泻肝火，主治血热、血瘀、肝火所致诸证。止痛方面，赤芍长于活血祛瘀止痛，主治血滞诸痛证；因能清热凉血，故血热瘀滞者尤为适宜 |

**4. 阿胶**

【性能】甘，平。归肺、肝、肾经。

【功效】补血滋阴，润燥，止血。

【主治病证】①血虚萎黄，眩晕，心悸，肌痿无力。②热病伤阴，心烦失眠，阴虚风动，手足瘛疭。③肺燥咳嗽。④劳嗽咯血，吐血尿血，便血崩漏，妊娠胎漏。

【用法】3～9g，入汤剂宜烊化兑服。

【使用注意】本品黏腻，有碍消化，故脾胃虚弱者慎用。

**5. 何首乌**

【性能】苦、甘、涩，微温。归肝、肾经。

【功效】制用：补肝肾，益精血，乌须发，强筋骨，化浊降脂。生用：解毒，消痈，截疟，润肠通便。

【主治病证】①精血亏虚，头晕眼花，须发早白，腰膝酸软。②疮痈，风疹瘙痒，瘰疬，久疟，肠燥便秘。③久疟体虚。

此外，制首乌能降浊降脂，可用治高脂血症。

## 易混考点解析

### 生首乌与制首乌的比较

| 中药名称 | 相同点 | 不同点 |
|---|---|---|
| 生首乌 | 二药药性相近，但功用相异 | 生首乌解毒、消痈、截疟、润肠通便，用于疮痈、风疹、瘰疬、久疟、肠燥便秘 |
| 制首乌 | | 制首乌补肝肾、益精血、乌须发、强筋骨、化浊降脂，用于血虚萎黄、眩晕耳鸣、须发早白、腰膝酸软、肢体麻木、崩漏带下、高脂血症 |

### 补血药的功效比较和高频考点

| 中药名称 | 相似功效 | 不同功效 | 高频考点 |
|---|---|---|---|
| 当归 | 补血 | 活血，调经止痛，润肠通便 | 补血之圣药；为妇科补血调经之要药 |
| 熟地黄 | 补血 | 滋阴，益精填髓 | 养血补虚之要药；补肾阴之要药 |
| 白芍 | 养血 | 调经，敛阴止汗，柔肝止痛，平抑肝阳 | 反藜芦；与赤芍鉴别 |
| 阿胶 | 补血 | 滋阴，润燥，止血 | 入汤剂宜烊化兑服 |
| 何首乌 | 益精血 | 补肝肾，乌须发，强筋骨，化浊降脂；解毒，消痈，截疟，润肠通便 | |

## 细目四　补阴药

### 1. 北沙参

【性能】甘、微苦，微寒。归肺、胃经。

【功效】养阴清肺，益胃生津。

【主治病证】①肺热燥咳，劳嗽痰血。②胃阴不足，热病津伤，咽干口渴。

【使用注意】《本草从新》谓北沙参"反藜芦"；《中国药典》（2015 年版）亦认为北沙参"不宜与藜芦同用"。

## 易混考点解析

**南沙参与北沙参的比较**

| 中药名称 | 相同点 | 不同点 |
|---|---|---|
| 南沙参 | 二药均具有清肺养阴、益胃生津的作用，可用于肺热阴虚引起的燥咳或劳嗽咯血，以及热病伤津、舌干口渴、食欲不振 | 南沙参兼有化痰及益气作用 |
| 北沙参 | | 北沙参养阴、清热、生津之力优于南沙参 |

### 2. 百合

【功效】养阴润肺，清心安神。

【主治病证】①阴虚燥咳，劳嗽咯血。②阴虚有热之虚烦惊悸、失眠多梦、精神恍惚及百合病心肺阴虚内热证。

### 3. 麦冬

【性能】甘、微苦，微寒。归心、肺、胃经。

【功效】养阴生津，润肺清心。

【主治病证】①津伤口渴，内热消渴，肠燥便秘。②肺燥干咳，阴虚劳嗽，喉痹咽痛。③心烦失眠。

### 4. 天冬

【功效】养阴润燥，清肺生津。

【主治病证】肺燥干咳，顿咳痰黏，腰膝酸痛，骨蒸潮热，内热消渴，热病津伤，咽干口渴，肠燥便秘。

## 易混考点解析

**麦冬与天冬的比较**

| 中药名称 | 相同点 | 不同点 |
|---|---|---|
| 天冬 | 二药均可清热润燥、滋阴生津，用治燥咳痰黏、劳嗽咯血、内热消渴及阴亏肠燥便秘，常相须为用 | 天冬甘苦性寒，归肺、肾经，清热润燥之功强于麦冬，滋肾阴而降虚火，作用部位偏下（肾） |
| 麦冬 | | 麦冬甘微苦微寒，归心、肺、胃经，滋阴润燥清热之力弱于天冬，滋腻性较小为其特长；且能养胃生津、清心除烦，用治胃阴不足之舌干口渴、阴虚火旺之心烦不寐及心神不安等证。凡心、肺、胃阴伤有火之证皆用之，作用部位偏上（心、肺） |

### 5. 石斛

【功效】益胃生津，滋阴清热。

【主治病证】①热病津伤，口干烦渴，胃阴不足，食少干呕，病后虚热不退。②阴虚火旺，骨蒸劳热，目暗不明，筋骨痿软。

**6. 玉竹**

【功效】养阴润燥，生津止渴。

【主治病证】①肺阴不足，燥热咳嗽。②咽干口渴，内热消渴。

**7. 黄精**

【功效】补气养阴，健脾，润肺，益肾。

**8. 枸杞子**

【功效】滋补肝肾，益精明目。

【主治病证】精血亏虚，腰膝酸痛，眩晕耳鸣，阳痿遗精，内热消渴，血虚萎黄，目昏不明。

**9. 女贞子**

【功效】滋补肝肾，明目乌发。

【主治病证】肝肾阴虚，眩晕耳鸣，腰膝酸软，须发早白，目暗不明，内热消渴，骨蒸潮热。

【用法】煎服。黄酒拌后蒸，可增强滋补肝肾作用，且可减滑肠之弊。

【常用配伍】女贞子配墨旱莲。

**10. 龟甲**

【性能】咸、甘、微寒。归肾、肝、心经。

【功效】滋阴潜阳，益肾强骨，养血补心，固经止崩。

【主治病证】①阴虚潮热，骨蒸盗汗，头晕目眩，虚风内动。②肾虚筋骨痿弱。③阴虚血亏之惊悸、失眠、健忘。④崩漏经多。

【用法】煎服，9～24g，宜先煎。本品经砂炒醋淬后，更容易煎出有效成分，并除去其腥气，便于制剂。

**11. 鳖甲**

【性能】咸，寒。归肝、肾经。

【功效】滋阴潜阳，退热除蒸，软坚散结。

【主治病证】①阴虚发热，骨蒸劳热，阴虚阳亢，头晕目眩，虚风内动，手足瘛疭。②癥瘕，久疟疟母。

【用法】煎服，9～24g，宜打碎先煎。本品经砂炒醋淬后，有效成分更容易煎出，并可除去其腥气，便于制剂。

## 易混考点解析

**龟甲与鳖甲的比较**

| 中药名称 | 相同点 | 不同点 |
|---|---|---|
| 龟甲 | 二药均能滋阴清热、潜阳息风，常相须为用，治疗阴虚发热、阴虚阳亢、阴虚风动等证 | 龟甲滋阴之力较强，并能益肾健骨、养血补心，治疗肾虚骨弱、心血不足及阴虚有热之崩漏等证 |
| 鳖甲 | | 鳖甲滋补之力稍逊，但长于清虚热、软坚散结，治疗阴虚发热、癥瘕、疟母等证 |

**补阴药的功效比较和高频考点**

| 中药名称 | 相似功效 | 不同功效 | 高频考点 |
|---|---|---|---|
| 北沙参 | 养阴清肺，益胃生津 | 清养肺胃作用稍强，肺胃阴虚有热之证多用 | 反藜芦 |

| 中药名称 | 相似功效 | 不同功效 | 高频考点 |
|---|---|---|---|
| 百合 | 养阴润肺，益胃阴 | 养阴清肺作用较弱，兼祛痰止咳、清心安神 | 养阴而不敛邪，阴虚外感者常用 |
| 玉竹 | | 长于养阴润燥，生津止渴；且能养心阴，清心热 | |
| 黄精 | | 既能养阴润肺，又能补气健脾益肾，气阴双补，为平补肺、脾、肾之良药 | |
| 麦冬 | 养阴润燥，清肺生津 | 滋阴润燥、清热生津较天冬弱，滋腻性小；兼能清心除烦 | |
| 天冬 | | 滋阴润燥、清火生津力强，滋腻性大；兼滋肾阴，降虚火 | |
| 石斛 | | 长于滋胃阴，清胃热，生津止渴；兼滋肾阴，明目，降虚火 | 长于滋胃阴 |
| 枸杞子 | 滋肝肾之阴 | 能益精血，为平补肾精肝血之品，明目作用好 | |
| 女贞子 | | 明目乌发，兼清虚热 | |
| 龟甲 | 滋阴潜阳，退虚热 | 滋阴之力较强，又能益肾健骨，固经止血；并能养血补心 | 打碎先煎 |
| 鳖甲 | | 清虚热之力较强，为治阴虚发热之要药；并长于软坚散结 | 打碎先煎 |

# 第二十二单元　收涩药

## 细目一　固表止汗药

**1. 麻黄根**

【功效】固表止汗。

**2. 浮小麦**

【功效】固表止汗，益气，除热。

## 细目二　敛肺涩肠药

**1. 五味子**

【性能】酸、甘，温。归肺、心、肾经。

【功效】收敛固涩，益气生津，补肾宁心。

【主治病证】①久咳虚喘。②自汗，盗汗。③梦遗滑精，遗尿尿频。④久泻不止。⑤津伤口渴，消渴。⑥心悸、失眠、多梦。

**2. 乌梅**

【性能】酸、涩，平。归肝、脾、肺、大肠经。

【功效】敛肺，涩肠，生津，安蛔。

【主治病证】①肺虚久咳。②久泻，久痢。③虚热消渴。④蛔厥腹痛，呕吐。

此外，本品炒炭后，能固冲止漏，可用于崩漏不止、便血；外敷能消疮毒，并治胬肉外突、头疮等。

## 易混考点解析

### 五味子与乌梅的比较

| 中药名称 | 相同点 | 不同点 |
|---|---|---|
| 五味子 | 二药均能敛肺止咳、涩肠止泻、生津止渴，治疗肺虚久咳、久泻及津伤口渴 | 五味子滋肾、固精、敛汗、宁心安神，用于遗精滑精、自汗盗汗、心悸、失眠、多梦等 |
| 乌梅 | | 乌梅安蛔止痛、止血、消疮毒，治疗蛔厥腹痛呕吐、崩漏下血、胬肉外突等 |

**3. 诃子**

【功效】涩肠止泻，敛肺清热，降火利咽。

【主治病证】①久泻久痢，便血脱肛。②肺虚喘咳，久嗽不止，咽痛音哑。

【用法】煎服。涩肠止泻宜煨用，敛肺清热、利咽开音宜生用。

**4. 肉豆蔻**

【功效】温中行气，涩肠止泻。

【主治病证】①虚寒泻痢。②脘腹胀痛，食少呕吐。

【用法】煎服，或入丸、散。内服须煨熟去油用。

## 易混考点解析

### 肉豆蔻与豆蔻的比较

| 中药名称 | 相同点 | 不同点 |
|---|---|---|
| 肉豆蔻 | 二药均能温中散寒、行气消胀开胃，可治寒湿中阻及脾胃气滞之脘腹胀满、不思饮食及呕吐 | 肉豆蔻长于涩肠止泻，多用于脾胃虚寒之久泻久痢 |
| 豆蔻 | | 豆蔻长于芳香化湿，多用于湿浊中阻之脘腹胀满，有呕吐者更宜 |

**5. 赤石脂**

【功效】涩肠，止血，生肌敛疮。

【使用注意】湿热积滞泻痢者忌服。孕妇慎用。畏官桂。

## 易混考点解析

### 敛肺涩肠药的功效比较和高频考点

| 中药名称 | 相似功效 | 不同功效 | 高频考点 |
|---|---|---|---|
| 五味子 | 收敛固涩 | 益气生津，补肾宁心 | |
| 乌梅 | 敛肺涩肠 | 生津，安蛔 | |
| 诃子 | 敛肺涩肠 | 止泻，清热，降火利咽 | 治疗失音之要药 |
| 肉豆蔻 | 涩肠止泻 | 温中行气 | |
| 赤石脂 | 涩肠 | 止血，生肌敛疮 | |

### 细目三　固精缩尿止带药

**1. 山茱萸**

【性能】酸、涩，微温。归肝、肾经。

【功效】补益肝肾，收敛固脱。

【主治病证】①腰膝酸软，眩晕耳鸣，阳痿。②遗精滑精，遗尿尿频。③崩漏带下，月经过多。④大汗不止，体虚欲脱。

此外，本品亦治内热消渴，多与生地黄、天花粉等同用。

**2. 桑螵蛸**

【功效】固精缩尿，补肾助阳。

【主治病证】①遗精滑精，遗尿尿频，小便白浊。②阳痿。

【使用注意】本品助阳固涩，故阴虚多火，内有湿热之遗精、膀胱湿热之小便频数者忌用。

**3. 金樱子**

【功效】固精缩尿，固崩止带，涩肠止泻。

**4. 海螵蛸**

【功效】收敛止血，涩精止带，制酸止痛，收湿敛疮。

【主治病证】①崩漏便血，吐血衄血。②遗精滑精，赤白带下。③胃痛吞酸。④外用治损伤出血、湿疮、湿疹、溃疡不敛。

**5. 莲子**

【性能】甘、涩，平。归脾、肾、心经。

【功效】补脾止泻，止带，益肾固精，养心安神。

【主治病证】①脾虚泄泻。②带下。③遗精滑精。④心悸、失眠。

**6. 芡实**

【功效】益肾固精，补脾止泻，除湿止带。

【主治病证】①遗精滑精，遗尿尿频。②脾虚久泻。③白浊带下。

**7. 椿皮**

【功效】清热燥湿，收涩止带，止泻，止血。

## 易混考点解析

### 莲子与芡实的比较

| 中药名称 | 相同点 | 不同点 |
|---|---|---|
| 莲子 | 二药均补中有涩，能益肾固精、补脾止泻、止带，常用治肾虚遗精、遗尿，脾虚泄泻及肾虚带下 | 莲子兼能养心，治虚烦、心悸、失眠等证 |
| 芡实 | | 芡实能除湿止带，为治虚、实带下的常用药 |

### 固精缩尿止带药的功效比较和高频考点

| 中药名称 | 相似功效 | 不同功效 | 高频要点 |
|---|---|---|---|
| 山茱萸 | 收敛固脱 | 补益肝肾 | 平补肝肾、固精止遗之要药 |
| 桑螵蛸 | 固精缩尿 | 补肾助阳 | |
| 金樱子 | 固精缩尿 | 固崩止带，涩肠止泻 | |
| 海螵蛸 | 涩精止带 | 收敛止血，制酸止痛，收湿敛疮 | |
| 莲子 | 益肾固精止带 | 补脾止泻，养心安神 | |
| 芡实 | 益肾固精止带 | 补脾止泻，除湿 | |
| 椿皮 | 收湿止带 | 清热燥湿，止泻，止血 | |

# 第二十三单元　攻毒杀虫止痒药

细目　具体药物

**1. 硫黄**

【功效】外用解毒杀虫疗疮，内服补火助阳通便。

【主治病证】①外用治疥癣、湿疹、阴疽恶疮。②内服治阳痿足冷、虚喘冷哮、虚寒便秘。

**2. 蛇床子**

【功效】燥湿祛风，杀虫止痒，温肾壮阳。

【主治病证】阴痒带下，湿疹瘙痒，疥癣，湿痹腰痛，肾虚阳痿，宫冷不孕，寒湿带下。

## 【易混考点解析】

### 攻毒杀虫止痒药的功效比较和高频考点

| 中药名称 | 相似功效 | 不同功效 | 高频考点 |
|---|---|---|---|
| 硫黄 | 外用：解毒杀虫止痒；内服：补火助阳通便 | 治疥疮之要药 | |
| 蛇床子 | 杀虫止痒 | 燥湿祛风，温肾壮阳 | |

# 第四章 方剂学

> 【本章通关解析】
> 　　方剂学是中医学四大基础学科之一，在历年传统医学师承及确有专长人员出师考核中，占据重要地位。在综合笔试中，本科目平均每年出题约占 40 分（综合笔试总分 300 分），其中重点考查的章节有解表剂、清热剂、温里剂、理气剂、理血剂、补益剂、祛湿剂和祛痰剂等。
> 　　因需掌握的方剂内容较多，故要善于做同章节与章节间方剂的总结对比，并掌握每一首方剂的组成、功用、主治、配伍特点及运用，做到"方从法出，法从证立"。

## 第一单元 总 论

### 细目一 方剂与治法

**常用治法**　常用治法主要是指清代医家程钟龄在《医学心悟·医门八法》中概括总结的汗、吐、下、和、温、清、消、补八法。

（1）汗法：汗法是通过开泄腠理、调畅营卫、宣发肺气等方法，使在表的外感六淫之邪随汗而解的一类治法。

（2）吐法：吐法是通过涌吐的方法，使停留在咽喉、胸膈、胃脘的痰涎、宿食或毒物从口中吐出的一类治法。

（3）下法：下法是通过泻下、荡涤、攻逐等方法，使停留于胃肠的宿食、燥屎、冷积、瘀血、结痰、停水等从下窍排出，以祛邪除病的一类治法。

（4）和法：和法是通过和解或调和的方法，使半表半里之邪，或脏腑、阴阳、表里失和之证得以解除的一类治法。

（5）温法：温法是通过温里祛寒的方法，以治疗里寒证的一类治法。

（6）清法：清法是通过清热、泻火、解毒、凉血等方法，以清除里热之邪的一类治法。

（7）消法：消法是通过消食导滞、行气活血、化痰利水、驱虫等方法，使气、血、痰、食、水、虫等有形之邪渐消缓散的一类治法。

（8）补法：补法是通过补益人体气血阴阳，以治疗各种虚弱证候的一类治法。

### 细目二 方剂的组成与变化

**1. 方剂的组成原则**

（1）君药：即针对主病或主证起主要治疗作用的药物，是方中不可或缺，且药力居首的药物。

（2）臣药：有两种意义。①辅助君药加强治疗主病或主证的药物。②针对重要的兼病或兼证起主要治疗作用的药物。

（3）佐药：有三种意义。①佐助药，即协助君、臣药以加强治疗作用，或直接治疗次要兼证的药物。②佐制药，即用以消除或减弱君、臣药物的毒性，或能制约君、臣药物峻烈之性的药物。③反佐药，即病重邪深，可能拒药时，配伍与君药性味相反而又能在治疗中起相成作用的药物。

（4）使药：有两种意义。①引经药，即能引方中诸药至病所的药物。②调和药，即具有调和方中诸药作用的药物。

**2. 方剂的变化形式**

（1）药味增减的变化：是指在君药不变的前提下，加减方中其他药物，以适应一些次要兼证的需要。

（2）药量增减的变化：当方剂的药物组成相同，而用量不相同时，会发生药力变化，其结果可以是单纯的方剂药力大小的改变，也可以导致药物配伍关系及君臣佐使的相应变化，从而改变方剂的功用和主治证候。

（3）剂型更换的变化：同一方剂，尽管用药及其剂量完全相同，但剂型不同，其作用亦有异。

### 细目三　剂型

**常见的剂型**

| 剂型 | | 特点 |
|---|---|---|
| 汤剂 | | 汤剂吸收快，能迅速发挥药效，且可以根据病情需要进行加减，但服用量大，不利于患者携带 |
| 丸剂 | | 丸剂吸收较慢，药效持久，节省药材，便于患者服用与携带，适用于慢性虚弱性疾病 |
| 散剂 | | 散剂制作简便，吸收较快，节省药材，便于服用及携带 |
| 膏剂 | 煎膏 | 煎膏体积小、含量高、便于服用、口味甜美，有滋润补益作用，一般多用于慢性虚弱性疾病，有利于较长时间服用 |
| | 软膏 | 又称药膏，多用于皮肤、黏膜或疮面 |
| | 硬膏 | 可用于治疗局部疾病和全身性疾病，如疮疡肿毒、跌打损伤、风湿痹证，以及腰痛、腹痛等 |

# 第二单元　解表剂

### 细目一　辛温解表

**1. 麻黄汤（《伤寒论》）**

【方歌】麻黄汤中用桂枝，杏仁甘草四般施，发热恶寒头项痛，喘而无汗服之宜。

【组成】麻黄三两　桂枝二两　杏仁七十个　炙甘草一两

【功用】发汗解表，宣肺平喘。

【主治】外感风寒表实证。恶寒发热，头身疼痛，无汗而喘，舌苔薄白，脉浮紧。

【配伍特点】麻桂相须，开腠畅营；麻杏相使，宣降相宜。

**2. 桂枝汤（《伤寒论》）**

【方歌】桂枝汤治太阳风，芍药甘草姜枣同，解肌发表调营卫，表虚有汗此为功。

【组成】桂枝三两　芍药三两　炙甘草二两　生姜三两　大枣十二枚

【功用】解肌发表，调和营卫。

【主治】外感风寒表虚证。恶风发热，汗出头痛，鼻鸣干呕，苔白不渴，脉浮缓或浮弱。

【配伍特点】辛散与酸收相配，散中有收，汗不伤正；助阳与益阴同用，阴阳兼顾，营卫并调。

**3. 小青龙汤（《伤寒论》）**

【方歌】小青龙汤最有功，风寒束表饮停胸，辛夏甘草和五味，姜桂麻黄芍药同。

【组成】麻黄三两　芍药三两　细辛三两　干姜三两　炙甘草三两　桂枝三两　五味子半升　半夏半升

【功用】解表散寒，温肺化饮。

【主治】外寒里饮证。恶寒发热，头身疼痛，无汗，喘咳，痰涎清稀量多，胸痞，或干呕，或痰饮喘咳不得平卧，或身体疼重，或头面四肢浮肿，舌苔白滑，脉浮。

【配伍特点】辛散与酸收相配，散中有收；温化与敛肺相伍，开中有阖。

**4. 止嗽散（《医学心悟》）**

【方歌】止嗽散内用桔梗，紫菀荆芥百部陈，白前甘草共为末，姜汤调服止嗽频。

【组成】桔梗　荆芥　紫菀　百部　白前各二斤　甘草十二两　陈皮一斤

【功用】宣利肺气，疏风止咳。

【主治】风邪犯肺之咳嗽证。咳嗽咽痒，咳痰不爽，或微有恶风发热，舌苔薄白，脉浮缓。

【配伍特点】理肺止咳，微加疏表之品。全方药量轻微，温润和平，不寒不热，共奏宣利肺气、疏风止咳之效。

## 易混考点解析

**麻黄汤和桂枝汤的比较**

| 方剂名称 | 相同点 | 不同点 |
|---|---|---|
| 麻黄汤 | 同属辛温解表方剂，都可用治外感风寒表证，组成中均含有桂枝、甘草 | 麻、桂并用，佐以杏仁，发汗散寒能力强，又能宣肺平喘，为辛温发汗之重剂，主治外感风寒表实证 |
| 桂枝汤 | | 桂、芍并用，佐以姜、枣，发汗解表之力逊于麻黄汤，但有调和营卫之功，为辛温解表之和剂，主治外感风寒表虚证 |

**辛温解表剂的主治证候比较**

| 方剂名称 | 相同点 | 不同点 |
|---|---|---|
| 麻黄汤 | 风寒在表，恶寒发热，脉浮 | 表实证，无汗，脉浮而紧 |
| 桂枝汤 | | 表虚证，头痛发热，汗出恶风，脉浮而缓 |
| 小青龙汤 | | 兼水饮，痰多而稀，面部与四肢浮肿，舌苔白滑 |
| 止嗽散 | | 风邪为主，咳嗽咽痒 |

### 细目二　辛凉解表

**1. 银翘散（《温病条辨》）**

【方歌】银翘散主上焦疴，竹叶荆牛豉薄荷，甘桔芦根凉解法，发热咽痛服之瘥。

【组成】连翘一两　银花一两　苦桔梗六钱　薄荷六钱　竹叶四钱　生甘草五钱　芥穗四钱　淡豆豉五钱　牛蒡子六钱　鲜苇根

【功用】辛凉透表，清热解毒。

【主治】温病初起。发热，微恶风寒，无汗或有汗不畅，头痛口渴，咳嗽咽痛，舌尖红，苔薄白或薄黄，脉浮数。

【配伍特点】辛凉与辛温相伍，主以辛凉；疏散与清解相配，疏清兼顾。

**2. 桑菊饮（《温病条辨》）**

【方歌】桑菊饮中桔杏翘，芦根甘草薄荷饶，疏风宣肺轻宣剂，风温咳嗽服之消。

【组成】桑叶二钱五分　菊花一钱　杏仁二钱　连翘一钱五分　薄荷八分　苦桔梗二钱　生甘草八分　苇根二钱

【功用】疏风清热，宣肺止咳。

【主治】风温初起，邪客肺络证。但咳，身热不甚，口微渴，脉浮数。

【配伍特点】肃肺止咳力大，解表清热作用较弱，为"辛凉轻剂"。

**3. 麻黄杏仁甘草石膏汤（《伤寒论》）**

【方歌】伤寒麻杏甘石汤，汗出而喘法度良，辛凉宣泄能清肺，定喘除热效力彰。

【组成】麻黄四两　杏仁五十个　炙甘草二两　石膏半斤

【功用】辛凉疏表，清肺平喘。

【主治】外感风邪，邪热壅肺证。身热不解，咳逆气急，甚则鼻扇，口渴，有汗或无汗，舌苔薄白或黄，脉浮而数。

【配伍特点】四药合用，解表与清肺并用，以清为主；宣肺与降气并用，以宣为主。共奏辛凉疏表、清肺平喘之功。

## 易混考点解析

### 银翘散和桑菊饮的比较

| 方剂名称 | 相同点 | 不同点 |
| --- | --- | --- |
| 银翘散 | 均为治疗温病初起的辛凉解表剂，组成中均含有连翘、薄荷、桔梗、生甘草 | 银翘散解表清热之力强，为"辛凉平剂" |
| 桑菊饮 | | 桑菊饮解表清热之力较弱，为"辛凉轻剂" |

### 辛凉解表剂的主治证候比较

| 方剂名称 | 相同点 | 不同点 |
| --- | --- | --- |
| 银翘散 | 风热壅肺、风寒化热或疹毒蕴肺，发热重，恶寒轻，口渴脉浮 | 温病初起，无汗或有汗不畅，咽痛 |
| 桑菊饮 | | 风温初起轻证，但咳，身热不甚 |
| 麻黄杏仁甘草石膏汤 | | 肺热喘咳，发热，苔薄黄，脉滑数 |

### 细目三　扶正解表

**败毒散（《太平惠民和剂局方》）**

【方歌】人参败毒草茯苓，羌独柴前枳桔芎，薄荷少许姜三片，时行感冒有奇功。

【组成】柴胡　前胡　川芎　枳壳　羌活　独活　茯苓　桔梗　人参　甘草各三十两（生姜、薄荷少许）

【功用】散寒祛湿，益气解表。

【主治】气虚外感风寒湿证。憎寒壮热，头项强痛，肢体酸痛，无汗，鼻塞声重，咳嗽有痰，胸膈痞满，舌淡苔白，脉浮而按之无力。

【配伍特点】全方邪正兼顾，祛邪为主，共奏散寒祛湿、益气解表之功。

# 第三单元　泻下剂

### 细目一　寒下

**大承气汤（《伤寒论》）**

【方歌】大承气汤用硝黄，配伍枳朴泻力强，痞满燥实四症见，峻下热结宜此方。

【组成】大黄四两　厚朴半斤　枳实五枚　芒硝三合

【功用】峻下热结。

【配伍特点】苦辛通降与咸寒合法，泻下与行气并重，相辅相成。

### 细目二　温下

**温脾汤（《备急千金要方》卷十三）**

【方歌】温脾参附与干姜，甘草当归硝大黄，寒热并行治寒积，脐腹绞结痛非常。

【组成】大黄五两　当归　干姜各三两　附子　人参　芒硝　甘草各二两

【功用】攻下寒积，温补脾阳。

【主治】阳虚冷积证。

【配伍特点】本方由温补脾阳药与寒下攻积药配伍组成，温通、泻下、补益三法兼备，温阳以祛寒，攻下不伤正，共奏攻下寒积、温补脾阳之功。

### 细目三　润下

**1. 麻子仁丸（又名脾约丸）（《伤寒论》）**

【方歌】麻子仁丸脾约治，大黄枳朴杏仁芍，胃热津枯便难解，润肠通便功效高。

【组成】麻子仁二升　芍药半斤　枳实半斤　大黄一斤　厚朴一尺　杏仁一升　蜜

【功用】润肠泄热，行气通便。

【主治】脾约证。大便干结，小便频数，脘腹胀满，舌红苔黄，脉数。

【配伍特点】本方润肠药与攻下药并用，攻润相合，下不伤正。

**2. 济川煎（《景岳全书》）**

【方歌】济川归膝肉苁蓉，泽泻升麻枳壳从，肾虚津亏肠中燥，寓通于补法堪宗。

【组成】当归三至五钱　牛膝二钱　肉苁蓉二至三钱　泽泻一钱半　升麻五分至七分或一钱　枳壳一钱

【功用】温肾益精，润肠通便。

【主治】肾虚便秘。大便秘结，小便清长，腰膝酸软，头目眩晕，舌淡苔白，脉沉迟。

【配伍特点】诸药合用，既可温肾益精治其本，又能润肠通便以治标，用药灵巧，补中有泻，降中有升。寓通于补之中，寄升于降之内。

### 细目四　逐水

**十枣汤（《伤寒论》）**

【方歌】十枣逐水效甚夸，大戟甘遂与芫花，悬饮内停胸胁痛，大腹肿满用无差。

【组成】芫花　甘遂　大戟各等分　大枣十枚

【功用】攻逐水饮。

【用法要点】

（1）三味等分为末，或装入胶囊，以大枣10枚煎汤送服。

（2）清晨空腹服用，从小量开始，以免量大下多伤正。若服后下少，次日加量。

（3）服药得快下利后，宜食米粥以保养脾胃。

（4）若泻后精神、胃纳俱好，而水饮未尽者，可再投本方；若泻后精神疲乏，食欲减退，则宜暂停攻逐；若患者体虚邪实，又非攻不可者，可用本方与健脾补益剂交替使用，或先攻后补，或先补后攻。

（5）年老体弱者慎用，孕妇忌服。

（6）本方作用峻猛，只可暂用，不可久服。

# 第四单元　和解剂

### 细目一　和解少阳

**1. 小柴胡汤（《伤寒论》）**

【方歌】小柴胡汤和解功，半夏人参甘草从，更加黄芩生姜枣，少阳为病此方宗。

【组成】柴胡半斤　黄芩三两　人参三两　炙甘草三两　半夏半升　生姜三两　大枣十二枚

【功用】和解少阳。

【主治】伤寒少阳证。妇人中风，热入血室证。黄疸、疟疾，以及内伤杂病而见少阳证者。

【配伍特点】透散清泄以和解，升清降浊兼扶正。

**2. 蒿芩清胆汤（《重订通俗伤寒论》）**

【方歌】蒿芩清胆枳竹茹，苓夏陈皮碧玉需，热重寒轻痰夹湿，胸痞呕恶总能祛。

【组成】青蒿脑钱半至二钱　淡竹茹三钱　仙半夏钱半　赤茯苓三钱　青子芩钱半至三钱　生枳壳钱半　陈广皮钱半　碧玉散（滑石、甘草、青黛）三钱

【功用】清胆利湿，和胃化痰。

【主治】少阳湿热痰浊证。寒热如疟，寒轻热重，口苦膈闷，吐酸苦水，或呕黄涎而黏，甚则干呕呃逆，胸胁胀痛，小便黄少，舌红苔白腻，间现杂色，脉数而右滑左弦者。

【配伍特点】诸药合用，可使胆热清、痰湿化、气机畅、胃气和、诸症得解。

## 易混考点解析

### 小柴胡汤和蒿芩清胆汤的比较

| 方剂名称 | 相同点 | 不同点 |
|---|---|---|
| 小柴胡汤 | 组成中均含有黄芩、半夏，均能和解少阳，用于邪在少阳，往来寒热，胸胁不适者 | 小柴胡汤于和解之中兼有益气扶正之功，宜于邪踞少阳，胆胃不和者 |
| 蒿芩清胆汤 | | 蒿芩清胆汤于和解之中兼有清热利湿、理气化痰之效，宜于少阳胆热偏重，兼有湿热痰浊者 |

### 细目二　调和肝脾

**1. 逍遥散（《太平惠民和剂局方》）**

【方歌】逍遥散用当归芍，柴苓术草加姜薄，肝郁血虚脾气弱，调和肝脾功效卓。

【组成】炙甘草半两　当归　茯苓　芍药　白术　柴胡各一两　（烧生姜一块　薄荷少许）

【功用】疏肝解郁，养血健脾。

【主治】肝郁血虚脾弱证。两胁作痛，头痛目眩，口燥咽干，神疲食少，或月经不调，乳房胀痛，脉弦而虚。

【配伍特点】疏柔合法，肝脾同调，气血兼顾。

**2. 痛泻要方（《丹溪心法》）**

【方歌】痛泻要方用陈皮，术芍防风共成剂，肠鸣泄泻腹又痛，治在泻肝与实脾。

【组成】炒白术三两　炒白芍药二两　炒陈皮一两五钱　防风一两

【功用】补脾柔肝，祛湿止泻。

【主治】脾虚肝郁之痛泻。肠鸣腹痛，大便泄泻，泻必腹痛，泻后痛缓，舌苔薄白，脉两关不调，左弦而右缓者。

### 细目三　调和肠胃

**半夏泻心汤（《伤寒论》）**

【方歌】半夏泻心配芩连，干姜人参草枣全，辛开苦降除痞满，寒热错杂痞证蠲。

【组成】半夏半升　黄芩　干姜　人参各三两　黄连一两　大枣十二枚　炙甘草三两

【功用】寒热平调，散结除痞。

【主治】寒热互结之痞证。心下痞，但满而不痛，或呕吐，肠鸣下利，舌苔腻而微黄。

【配伍特点】寒热平调以和阴阳，辛开苦降以调气机，补泻兼施以顾虚实。

# 第五单元 清热剂

## 细目一 清气分热

**1. 白虎汤（《伤寒论》）**

【方歌】白虎膏知甘草粳，气分大热此方清，热渴汗出脉洪大，加入人参气津生。

【组成】石膏一斤 知母六两 炙甘草二两 粳米六合

【功用】清热生津。

【主治】气分热盛证。壮热面赤，烦渴引饮，汗出恶热，脉洪大有力。

【配伍特点】粳米、炙甘草共为佐药，益胃生津，并可防止大寒伤中之弊。炙甘草兼以为使，调和诸药。四药相配，共成清热生津之功，使热清津复，诸症自解。

**2. 竹叶石膏汤**

【方歌】竹叶石膏汤人参，麦冬半夏甘草临，再加粳米同煎服，清热益气养阴津。

【组成】竹叶二把 石膏一斤 半夏半升 麦门冬一升 人参二两 炙甘草二两 粳米半升

【功用】清热生津，益气和胃。

【主治】伤寒、温病、暑病余热未清，气阴两伤证。身热多汗，心胸烦闷，气逆欲呕，口干喜饮，虚羸少气，或虚烦不寐，舌红苔少，脉虚数。

## 易混考点解析

**白虎汤和竹叶石膏汤的比较**

| 方剂名称 | 相同点 | 不同点 |
|---|---|---|
| 白虎汤 | 组成中均含有石膏、粳米、甘草，均可清热生津 | 白虎汤适用于热盛而正不虚 |
| 竹叶石膏汤 | | 竹叶石膏汤适用于热势已衰，余热未尽而气津两伤，热既衰且胃气不和 |

## 细目二 清营凉血

**清营汤（《温病条辨》）**

【方歌】清营汤治热传营，身热燥渴眠不宁，犀地银翘玄连竹，丹麦清热更护阴。

【组成】犀角（也可用水牛角代）三钱 生地黄五钱 玄参三钱 竹叶心一钱 麦冬三钱 丹参二钱 黄连一钱五分 银花三钱 连翘二钱

【功用】清营解毒，透热养阴。

【主治】热入营分证。身热夜甚，神烦少寐，时有谵语，目常喜开或喜闭，口渴或不渴，斑疹隐隐，脉细数，舌绛而干。

【配伍特点】辛苦甘寒以滋养清解，透热转气以入营清散。

## 细目三 清热解毒

**1. 黄连解毒汤（《外台秘要》）**

【方歌】黄连解毒汤四味，黄芩黄柏栀子备，躁狂大热呕不眠，吐衄斑黄均可为。

【组成】黄连三两 黄芩 黄柏各二两 栀子十四枚

【功用】泻火解毒。

【主治】三焦火毒热盛证。大热烦躁，口燥咽干，错语不眠，或热病吐血、衄血，或热甚发斑，或身热下痢，或湿热黄疸，或外科痈疡疔毒，小便黄赤，舌红苔黄，脉数有力。

【配伍特点】苦寒直折，泻火解毒，三焦并清。

**2. 清瘟败毒饮（《疫疹一得》）**

【方歌】清瘟败毒地连芩，丹膏栀草竹玄参，犀角翘芍知桔梗，泻火解毒亦滋阴。

【组成】生石膏大剂六两至八两，中剂二两至四两，小剂八钱至一两二钱　小生地大剂六钱至一两，中剂三钱至五钱，小剂二钱至四钱　乌犀角大剂六钱至八钱，中剂三钱至四钱，小剂二钱至四钱　真川连大剂四至六钱，中剂二至四钱，小剂一钱至钱半　栀子　桔梗　黄芩　知母　赤芍　元参　连翘　甘草　丹皮　竹叶。

【功用】清热解毒，凉血泻火。

【主治】瘟疫热毒，气血两燔证。大热渴饮，头痛如劈，干呕狂躁，谵语神昏，口干咽痛，或发斑，或吐血、衄血，或四肢抽搐，或厥逆，脉沉细而数，或沉数，或浮大而数，舌绛唇焦。

【配伍特点】法取白虎汤、黄连解毒汤和犀角地黄汤三方之义，气血两清，泻火解毒，以辛寒大清气分为主。

**3. 普济消毒饮（《东垣试效方》）**

【方歌】普济消毒蒡芩连，甘桔蓝根勃翘玄，升柴陈薄僵蚕入，大头瘟毒服之痊。

【组成】黄芩　黄连各半两　人参三钱　橘红　生甘草　玄参　柴胡　桔梗各二钱　连翘　板蓝根　马勃　牛蒡子各一钱　白僵蚕　升麻各七分

【功用】清热解毒，疏风散邪。

【主治】大头瘟。恶寒发热，头面红肿焮痛，目不能开，咽喉不利，舌燥口渴，舌红苔白兼黄，脉浮数有力。

【配伍特点】升麻、柴胡疏散风热，并引诸药上达头面，且寓"火郁发之"之意。

**4. 仙方活命饮（《校注妇人良方》）**

【方歌】仙方活命君银花，归芍乳没陈皂甲，防芷贝粉甘酒煎，阳证疮疡内消法。

【组成】白芷六分　贝母　防风　赤芍药　生归尾　甘草节　皂角刺炒　穿山甲炙　天花粉　乳香　没药各一钱　金银花　陈皮各三钱

【功用】清热解毒，消肿溃坚，活血止痛。

【主治】阳证痈疡肿毒初起。红肿焮痛，或身热凛寒，苔薄白或黄，脉数有力。

【配伍特点】本方较全面地体现了外科阳证疮疡内治消法的基本配伍法则，故前人称"此疡门开手攻毒之第一方也"（《估计名医方论》）。

**细目四　清脏腑热**

**1. 导赤散（《小儿药证直诀》）**

【方歌】导赤木通生地黄，草梢兼加竹叶尝，清心利水又养阴，心经火热移小肠。

【组成】生地黄　木通　生甘草梢各等分　竹叶适量

【功用】清心利水养阴。

【主治】心经火热证。心胸烦热，口渴面赤，意欲饮冷，口舌生疮；或心热移于小肠，小便赤涩刺痛，舌红，脉数。

**2. 龙胆泻肝汤（《医方集解》）**

【方歌】龙胆栀芩酒拌炒，木通泽泻车柴草，当归生地益阴血，肝胆实火湿热消。

【组成】龙胆草　黄芩　栀子　泽泻　木通　当归　生地黄　柴胡　生甘草　车前子（原著本方无用量）

【功用】清泻肝胆实火，清利肝经湿热。

【主治】肝胆实火上炎证；肝经湿热下注证。

【配伍特点】苦寒清利，泻中寓补，降中寓升，以适肝性。

**3. 泻白散（《小儿药证直诀》）**

【方歌】泻白桑皮地骨皮，甘草粳米四般宜，参茯知芩皆可入，肺热喘嗽此方施。

【组成】地骨皮　桑白皮各一两　炙甘草一钱　粳米一撮

【功用】清泄肺热，止咳平喘。

【主治】肺热喘咳证。气喘咳嗽，皮肤蒸热，日晡尤甚，舌红苔黄，脉细数。

**4. 清胃散（《脾胃论》）**

【方歌】清胃散用升麻连，当归生地牡丹全，或加石膏清胃热，口疮吐衄与牙宣。

【组成】生地黄　当归身各三分　牡丹皮半钱　黄连六分，夏月倍之，大抵黄连临时增减无定　升麻一钱

【功用】清胃凉血。

【主治】胃火牙痛。牙痛牵引头痛，面颊发热，其齿喜冷恶热，或牙宣出血，或牙龈红肿溃烂，或唇舌腮颊肿痛，口气热臭，口干舌燥，舌红苔黄，脉滑数。

【配伍特点】黄连得升麻，降中寓升，则泻火而无凉遏之弊；升麻得黄连，升中有降，则散火而无升焰之虞。

**5. 玉女煎（《景岳全书》）**

【方歌】玉女煎用熟地黄，膏知牛膝麦冬襄，胃火阴虚相因病，牙痛齿枯宜煎尝。

【组成】石膏三至五钱　熟地三至五钱或一两　麦冬二钱　知母　牛膝各一钱半

【功用】清胃热，滋肾阴。

【主治】胃热阴虚证。头痛，牙痛，齿松牙衄，烦热干渴，舌红苔黄而干；亦治消渴、消谷善饥等。

**6. 芍药汤（《素问病机气宜保命集》）**

【方歌】芍药汤用草归槟，大黄芩连桂木香，清热燥湿调气血，里急腹痛自安康。

【组成】芍药一两　当归　黄连各半两　槟榔　木香　炙甘草各二钱　大黄三钱　黄芩半两

【功用】清热燥湿，调气和血。

【主治】湿热痢疾。腹痛，便脓血，赤白相兼，里急后重，肛门灼热，小便短赤，舌苔黄腻，脉弦数。

【配伍特点】主以苦燥，辅以甘柔，佐温于寒，气血同调，通因通用。

**7. 白头翁汤（《伤寒论》）**

【方歌】白头翁汤治热痢，黄连黄柏与秦皮，味苦性寒能凉血，解毒坚阴功效奇。

【组成】白头翁二两　黄柏三两　黄连三两　秦皮三两

【功用】清热解毒，凉血止痢。

【主治】热毒痢疾。腹痛，里急后重，肛门灼热，下痢脓血，赤多白少，渴欲饮水，舌红苔黄，脉弦数。

【配伍特点】本方用苦寒而入血分的白头翁为君，清热解毒，凉血止痢。黄连苦寒，泻火解毒，燥湿厚肠，为治痢要药；黄柏清下焦湿热。两药共助君药清热解毒，燥湿止痢，共为臣药。秦皮苦涩而寒，清热解毒兼以收涩止痢，为佐使药。四药合用，共奏清热解毒、凉血止痢之功。

## 易混考点解析

**清胃散和玉女煎的比较**

| 方剂名称 | 相同点 | 不同点 |
|---|---|---|
| 清胃散 | 两方均治胃热牙痛，均可清胃热 | 清胃散重在清胃火，属苦寒之剂，功能清胃凉血，主治胃火炽盛之牙痛、牙宣等症 |
| 玉女煎 | | 玉女煎以清胃热为主，而兼滋肾阴，属清润之剂，功能清胃火、滋肾阴，主治胃火旺而肾水不足之牙痛、牙宣诸症 |

### 芍药汤和白头翁汤的比较

| 方剂名称 | 相同点 | 不同点 |
| --- | --- | --- |
| 芍药汤 | 两方均含有黄连，皆用治热痢 | 芍药汤治下痢赤白，属湿热痢而兼气血失调，故治以清热燥湿与调和气血并进，且取"通因通用"之法，使"行血则便脓自愈，调气则后重自除" |
| 白头翁汤 | | 白头翁汤主治热毒血痢，乃热毒深陷血分，治以清热解毒、凉血止痢，使热毒解，痢止而后重自除 |

## 细目五　清虚热

**1. 青蒿鳖甲汤（《温病条辨》）**

【方歌】青蒿鳖甲地知丹，热自阴来仔细辨，夜热早凉无汗出，养阴透热服之安。

【组成】青蒿二钱　鳖甲五钱　细生地四钱　知母二钱　丹皮三钱

【功用】养阴透热。

【主治】温病后期，邪伏阴分证。夜热早凉，热退无汗，舌红苔少，脉细数。

【配伍特点】吴瑭自释："此方有先入后出之妙，青蒿不能直入阴分，有鳖甲领之入也；鳖甲不能独出阳分，有青蒿领之出也。"生地黄甘凉，滋阴凉血；知母苦寒质润，滋阴降火。二药共助鳖甲以养阴退虚热，为臣药。丹皮辛苦性凉，泻血中伏火，以助青蒿清透阴分伏热，为佐药。诸药合用，滋清兼备，标本兼顾，清中有透，养阴而不恋邪，祛邪而不伤正，共奏养阴透热之功。

**2. 当归六黄汤（《兰室秘藏》）**

【方歌】当归六黄二地黄，芩连芪柏共煎尝，滋阴泻火兼顾表，阴虚火旺盗汗良。

【组成】当归　生地黄　黄芩　黄柏　黄连　熟地黄各等分　黄芪加一倍

【功用】滋阴泻火，固表止汗。

【主治】阴虚火旺盗汗。发热盗汗，面赤心烦，口干唇燥，大便干结，小便黄赤，舌红苔黄，脉数。

# 第六单元　祛暑剂

## 细目一　祛暑解表

**1. 香薷散（《太平惠民和剂局方》）**

【方歌】三物香薷豆朴先，散寒化湿功效兼，若益银翘豆易花，新加香薷祛暑煎。

【组成】香薷一斤　白扁豆　厚朴各半斤　酒一分

【功用】祛暑解表，化湿和中。

【主治】阴暑。恶寒发热，头痛身痛，无汗，腹痛吐泻，胸脘痞闷，舌苔白腻，脉浮。

【配伍特点】本方证由夏月乘凉饮冷，感受风寒，内伤于湿所致。诸药合用，共奏祛暑解表、化湿和中之效。

**2. 新加香薷饮（《温病条辨》）**

【方歌】三物香薷豆朴先，散寒化湿功效兼，若益银翘豆易花，新加香薷祛暑煎。

【组成】香薷二钱　金银花三钱　鲜扁豆花三钱　厚朴二钱　连翘二钱

【功用】祛暑解表，清热化湿。

【主治】暑温夹湿，复感外寒证。症见发热头痛，恶寒无汗，口渴面赤，胸闷不舒，舌苔白腻，脉浮而数。

【配伍特点】本方配伍，辛温与辛凉合用，即原书所说"辛温复辛凉法"。

### 细目二 祛暑利湿

**六一散（《黄帝素问宣明论方》）**

【方歌】六一散用滑石草，清暑利湿有功效，益元碧玉与鸡苏，砂黛薄荷加之好。

【组成】滑石六两 甘草一两

【功用】清暑利湿。

【主治】暑湿证。身热烦渴，小便不利，或泄泻。

### 细目三 祛暑益气

**清暑益气汤（《温热经纬》）**

【方歌】王氏清暑益气汤，善治中暑气阴伤，洋参冬斛荷瓜翠，连竹知母甘粳襄。

【组成】西洋参 石斛 麦冬 黄连 竹叶 荷梗 知母 甘草 粳米 西瓜翠衣（原著本方无用量）

【功用】清暑益气，养阴生津。

【主治】暑热气津两伤证。身热汗多，口渴心烦，小便短赤，体倦少气，精神不振，脉虚数。

## 易混考点解析

**香薷散、六一散和清暑益气汤的主治病证比较**

| 方剂 | 共同点 | 不同点 |
|---|---|---|
| 香薷散 | 治疗阴暑证 | 恶寒发热，无汗，腹痛吐泻，舌苔白腻，脉浮（无数象） |
| 六一散 | 治疗暑热证，症见身热、心烦、舌红、脉数 | 兼有小便不利 |
| 清暑益气汤 | | 兼有汗多，体倦少气，脉虚数 |

# 第七单元 温里剂

### 细目一 温中祛寒

**1. 理中丸（《伤寒论》）**

【方歌】理中丸主理中乡，人参甘草术干姜，呕利腹痛阴寒盛，或加附子总扶阳。

【组成】人参 干姜 炙甘草 白术各三两

【功用】温中祛寒，补气健脾。

【主治】脾胃虚寒证。阳虚失血证。中阳不足，阴寒上乘所致的胸痹；或脾气虚寒，不能摄津之病后多涎唾；或中阳虚损，土不荣木之小儿慢惊；或清浊相干，升降失常之霍乱等。

【配伍特点】辛热甘苦合方，温补并用，补中寓燥。

**2. 吴茱萸汤（《伤寒论》）**

【方歌】吴茱萸汤人参枣，重用生姜温胃好，阳明寒呕少阴利，厥阴头痛皆能保。

【组成】吴茱萸一升 人参三两 生姜六两 大枣十二枚

【功用】温中补虚，降逆止呕。

【主治】胃寒呕吐证。肝寒上逆证。肾寒上逆证。

【配伍特点】本方证乃肝、胃、肾三经虚寒，浊阴上逆所致。治宜温中补虚，降逆止呕。方中吴茱萸味辛苦而性热，归肝、脾、胃、肾经，上可温胃散寒，下可温暖肝肾，又能降逆止呕，一药而三经并治，是为君药。

**3. 小建中汤（《伤寒论》）**

【方歌】小建中汤芍药多，桂姜甘草大枣和，更加饴糖补中脏，虚劳腹冷服之瘥。

【组成】桂枝三两　炙甘草二两　大枣十二枚　芍药六两　生姜三两　胶饴一升

【功用】温中补虚，和里缓急。

【主治】中焦虚寒，肝脾失调，阴阳不和证。

【配伍特点】六药合用，于温中补虚缓急之中，蕴有柔肝理脾、益阴和阳之意，用之可使中气强健，阴阳气血生化有源。

## 易混考点解析

### 桂枝汤和小建中汤的比较

| 方剂名称 | 相同点 | 不同点 |
| --- | --- | --- |
| 桂枝汤 | 两方均含桂枝汤方药 | 桂枝汤以桂枝为君，具有解肌发表、调和营卫之功，主治外感风寒表虚，营卫不和证 |
| 小建中汤 | | 小建中汤以饴糖为君，意在温中补虚、缓急止痛，主治中焦虚寒，虚劳里急证 |

### 理中丸和小建中汤的比较

| 方剂名称 | 相同点 | 不同点 |
| --- | --- | --- |
| 理中丸 | 两方均含炙甘草，同为温中祛寒之剂 | 理中丸纯用温补药物，以温中祛寒、益气健脾为主 |
| 小建中汤 | | 小建中汤乃温补药配以调理肝脾之品，重在温中补虚，缓急止痛 |

### 细目二　回阳救逆

**四逆汤（《伤寒论》）**

【方歌】四逆汤中附草姜，四肢厥冷急煎尝，腹痛吐泻脉微细，急投此方可回阳。

【组成】炙甘草二两　干姜一两半　生附子一枚

【功用】回阳救逆。

【主治】少阴病，心肾阳衰寒厥证。四肢厥逆，恶寒蜷卧，神衰欲寐，面色苍白，腹痛下利，呕吐不渴，舌苔白滑，脉微细。太阳病误汗亡阳者。

【配伍特点】大辛大热以速挽元阳；少佐甘缓防虚阳复耗。

### 细目三　温经散寒

**1. 当归四逆汤（《伤寒论》）**

【方歌】当归四逆桂芍枣，细辛甘草与通草，血虚肝寒手足冷，煎服此方乐陶陶。

【组成】当归三两　桂枝三两　芍药三两　细辛三两　炙甘草二两　通草二两　大枣二十五枚

【功用】温经散寒，养血通脉。

【主治】血虚寒厥证。手足厥寒，或腰、股、腿、足、肩臂疼痛，口不渴，舌淡苔白，脉沉细或细而欲绝。

【配伍特点】全方温阳与散寒并用，养血与通脉兼施，温而不燥，补而不滞，可使营血充、寒邪除、阳气振、经脉通，则手足自温，其脉可复，腰、股、腿、足、肩臂疼痛亦除。

**2. 黄芪桂枝五物汤（《金匮要略》）**

【方歌】黄芪桂枝五物汤，芍药大枣与生姜，益气温经和营卫，血痹风痹功效良。

【组成】黄芪三两　芍药三两　桂枝三两　生姜三两　大枣十二枚

【功用】益气温经，和血通痹。

【主治】血痹。肌肤麻木不仁，微恶风寒，舌淡，脉微涩而紧。

【配伍特点】本方以温补、散邪、通经三者并用，固表而不留邪，散邪而不伤正，邪正兼顾。

**3. 阳和汤（《外科证治全生集》）**

【方歌】阳和汤法解寒凝，贴骨流注鹤膝风，熟地鹿胶姜炭桂，麻黄白芥甘草从。

【组成】熟地一两 麻黄五分 白芥子二钱 姜炭五分 肉桂一钱 生甘草一钱 鹿角胶三钱。

【功用】温阳补血，散寒通滞。

【主治】阴疽。漫肿无头，皮色不变，酸痛无热，口中不渴，舌淡苔白，脉沉细或迟细。或贴骨疽、脱疽、流注、痰核、鹤膝风等属于阴寒证者。

【配伍特点】温阳与补血并用，祛痰与通络相伍，可使阳虚得补，营血痰滞得除。

## 易混考点解析

**四逆汤和当归四逆汤的比较**

| 方剂名称 | 相同点 | 不同点 |
|---|---|---|
| 四逆汤 | 两方均含有甘草，主治证中皆有"四逆" | 其厥逆是因阴寒内盛，阳气衰微所致，故其厥逆严重，冷过肘膝，并伴有全身阳衰阴盛症状及脉微欲绝 |
| 当归四逆汤 | | 手足厥寒是血虚受寒，寒凝筋脉，血行不畅所致，因其寒邪在经不在脏，故其肢厥程度较四逆汤证为轻，并兼见肢体疼痛等症 |

# 第八单元 表里双解剂

## 细目一 解表清里

**葛根黄芩黄连汤（《伤寒论》）**

【方歌】葛根黄芩黄连汤，再加甘草共煎尝，邪陷阳明成热痢，解表清里保安康。

【组成】葛根半斤 炙甘草二两 黄芩三两 黄连三两

【功用】解表清里。

【主治】表证未解，邪热入里证。身热，下利臭秽，胸脘烦热，口干作渴，或喘而汗出，舌红苔黄，脉数或促。

【配伍特点】四药合用，外疏内清，表里同治，使表解里和，热利自愈。原方先煎葛根，后纳诸药，可使"解肌之力优而清中之气锐"（《伤寒来苏集》）。

## 细目二 解表攻里

**1. 大柴胡汤（《金匮要略》）**

【方歌】大柴胡汤用大黄，枳实芩夏白芍将，煎加姜枣表兼里，妙法内攻并外攘。

【组成】柴胡半斤 黄芩三两 芍药三两 半夏半升 生姜五两 枳实四枚 大枣十二枚 大黄二两

【功用】和解少阳，内泄热结。

【主治】少阳阳明合病。往来寒热，胸胁苦满，呕不止，郁郁微烦，心下痞硬，或心下急痛，大便不解或协热下利，舌苔黄，脉弦数有力。

【配伍特点】和下并用，主以和解少阳，辅以内泄热结，佐以缓急降逆。

**2. 防风通圣散（《黄帝素问宣明论方》）**

【方歌】防风通圣大黄硝，荆芥麻黄栀子翘，甘桔芎归膏滑石，薄荷芩竹力偏饶，表里交攻阳热盛，外疡疮毒总能消。

【组成】防风 连翘 麻黄 薄荷叶 川芎 当归 芍药 大黄 芒硝各半两 石膏 黄芩 桔梗各一两 甘草二两 滑石三两 生姜三片 荆芥 白术 栀子各一分

【功用】疏风解表，泄热通便。

【主治】风热壅盛，表里俱实证。

# 第九单元 补益剂

### 细目一 补气

**1. 四君子汤（《太平惠民和剂局方》）**

【方歌】四君子汤中和义，参术茯苓甘草比，益以夏陈名六君，祛痰补益气虚饵，除却半夏名异功，或加香砂气滞使。

【组成】人参 白术 茯苓 炙甘草各等分

【功用】益气健脾。

【主治】脾胃气虚证。面色萎白，语声低微，气短乏力，食少便溏，舌淡苔白，脉虚缓。

【配伍特点】本方证为脾胃气虚，运化乏力所致。治当益气健脾。方中以甘温之人参为君，大补脾胃之气，脾气健旺则运化复常，气血化生充足。脾胃虚弱，运化乏力，易致湿浊内阻，故以苦温之白术为臣，健脾燥湿。白术与人参配伍，益气健脾之功显著。佐以甘淡之茯苓，健脾渗湿。茯苓、白术相配，健脾祛湿之功增强。炙甘草益气和中，调和诸药。四药配伍，共奏益气健脾之功。

**2. 参苓白术散（《太平惠民和剂局方》）**

【方歌】参苓白术扁豆陈，山药甘莲砂薏仁，桔梗上浮兼保肺，枣汤调服益脾神。

【组成】莲子肉一斤 薏苡仁一斤 砂仁一斤 桔梗一斤 白扁豆一斤半 茯苓二斤 人参二斤 炒甘草二斤 白术二斤 山药二斤

【功用】益气健脾，渗湿止泻。

【主治】脾虚湿盛证。饮食不化，胸脘痞闷，肠鸣泄泻，四肢乏力，形体消瘦，面色萎黄，舌淡苔白腻，脉虚缓。亦可用治肺脾气虚，痰湿咳嗽。

【配伍特点】诸药配伍，补中焦之虚损，助脾气之运化，渗停聚之湿浊，行气机之阻滞，恢复脾胃受纳与健运之功，则诸症自除。

**3. 补中益气汤（《内外伤辨惑论》）**

【方歌】补中益气芪参术，炙草升柴归陈助，清阳下陷能升举，气虚发热甘温除。

【组成】黄芪五分，病甚、劳役热甚者一钱 炙甘草五分 人参三分 当归二分 橘皮二分或三分升麻二分或三分 柴胡二分或三分 白术三分

【功用】补中益气，升阳举陷。

【主治】脾胃气虚证；气虚下陷证；气虚发热证。

【配伍特点】主以甘温，补中寓升，共成虚则补之、陷者升之、甘温除热之剂。

**4. 生脉散（《医学启源》）**

【方歌】生脉麦味与人参，保肺生津又提神，气少汗多兼口渴，病危脉绝急煎斟。

【组成】人参 麦冬 五味子（原著本方无用量）

【功用】益气生津，敛阴止汗。

【主治】温热、暑热，耗气伤阴证。久咳伤肺，气阴两虚证。

【配伍特点】三药合用，一补一润一敛，共奏益气养阴、生津止渴、敛阴止汗之效，使气复津生，汗止阴存，气充脉生，故名"生脉"。

**5. 玉屏风散（《究原方》，录自《医方类聚》）**

【方歌】玉屏组合少而精，芪术防风鼎足行，表虚汗多易感冒，固卫敛汗效特灵。

【组成】防风一两 炙黄芪 白术各二两 （大枣一枚）

【功用】益气固表止汗。

【主治】表虚自汗。汗出恶风，面色㿠白，舌淡苔薄白，脉浮虚。亦治虚人腠理不固，易感风邪。

## 易混考点解析

### 理中丸和四君子汤的比较

| 方剂名称 | 相同点 | 不同点 |
| --- | --- | --- |
| 理中丸 | 两方均含有人参、白术、炙甘草，用以补益中气 | 理中丸用干姜，功用以温中祛寒为主，主治中焦虚寒证 |
| 四君子汤 | | 四君子汤配茯苓，功用以益气健脾为主，主治脾胃气虚证 |

### 参苓白术散和四君子汤的比较

| 方剂名称 | 相同点 | 不同点 |
| --- | --- | --- |
| 参苓白术散 | 两方均含有人参、白术、茯苓、甘草，有益气健脾之功 | 参苓白术散兼有渗湿行气的作用，并有保肺之效，是治疗脾虚湿盛证及体现"培土生金"治法的常用方剂 |
| 四君子汤 | | 四君子汤以补气为主，为治脾胃气虚的基础方 |

### 玉屏风散和桂枝汤的比较

| 方剂名称 | 相同点 | 不同点 |
| --- | --- | --- |
| 玉屏风散 | 均可用治表虚自汗 | 其自汗乃胃气虚弱，腠理不固所致，故专攻益气固表止汗，兼以祛风 |
| 桂枝汤 | | 其自汗因外感风寒，营卫不和所致，故以解肌发表、调和营卫取效 |

### 补气剂的主治病证比较

| 方剂名称 | 相同点 | 不同点 |
| --- | --- | --- |
| 四君子汤 | 主治气虚证，症见倦怠乏力、面色萎白、舌淡苔白、脉虚弱 | 气虚常规见症 |
| 参苓白术散 | | 泄泻，苔白腻，脉虚缓 |
| 补中益气汤 | | 脏器脱垂，发热，脉虚大无力 |
| 玉屏风散 | | 汗出恶风，易感风邪 |
| 生脉散 | | 汗多神疲，舌干红少苔，脉虚细 |

## 细目二 补血

**1. 四物汤（《仙授理伤续断秘方》）**

【方歌】四物地芍与归芎，血家百病此方通，经带胎产俱可治，加减运用在胸中。

【组成】当归 川芎 白芍药 熟地黄各等分

【功用】补血调血。

【主治】营血虚滞证。头晕目眩，心悸失眠，面色无华，或妇人月经不调，量少或经闭不行，脐腹作痛，舌淡，脉细弦或细涩。

【配伍特点】阴柔辛甘相伍，补中寓行，补血不滞血，行血不伤血。

**2. 当归补血汤（《内外伤辨惑论》）**

【方歌】当归补血东垣方，黄芪一两归二钱，血虚发热口烦渴，脉大而虚宜此煎。

【组成】黄芪一两 当归二钱

【功用】补气生血。

【主治】血虚发热证。肌热面赤，烦渴欲饮，脉洪大而虚，重按无力。亦治妇人经期、产后血虚发热头痛；或疮疡溃后，久不愈合者。

【配伍特点】"血虚发热"代表方，"有形之血不能速生，无形之气所当急固"。黄芪补气生血、实卫固表。黄芪用量五倍于当归，实则重在补气，为补气生血代表方。

**3. 归脾汤（《济生方》）**

【方歌】归脾汤用术参芪，归草茯神远志随，酸枣木香龙眼肉，煎加姜枣益心脾，怔忡健忘俱可却，便血崩漏总能医。

【组成】白术　茯神　黄芪　龙眼肉　炒酸枣仁各一两　人参　木香各半两　当归　蜜远志各一钱（当归、远志从《内科摘要》补）　炙甘草二钱半　生姜　大枣

【功用】益气补血，健脾养心。

【主治】心脾气血两虚证；脾不统血证。

【配伍特点】心脾同治，重在补脾；气血并补，重在补气。

## 易混考点解析

### 归脾汤和补中益气汤的比较

| 方剂名称 | 相同点 | 不同点 |
| --- | --- | --- |
| 归脾汤 | 两方均同用参、芪、术、草以益气补脾 | 归脾汤以补气药配伍养心安神药，意在心脾双补，主治心脾两虚之心悸怔忡、健忘失眠、体倦食少，以及脾不统血之便血、崩漏 |
| 补中益气汤 | | 补中益气汤以补气药配伍升阳举陷药，意在补气升提，复脾胃升清降浊之能，主治脾胃气虚、气陷之少气懒言、发热及脏器下垂 |

### 四物汤和归脾汤的主治病证比较

| 方剂名称 | 相同点 | 不同点 |
| --- | --- | --- |
| 四物汤 | 共有血虚见症，如面色无华、唇甲色淡、舌淡、脉细 | 血虚常规见症 |
| 归脾汤 | | 心悸怔忡，失眠健忘，便血、崩漏，量多色淡 |

### 细目三　气血双补

**炙甘草汤（复脉汤）（《伤寒论》）**

【方歌】炙甘草汤参姜桂，麦冬生地大麻仁，大枣阿胶加酒服，虚劳肺痿效如神。

【组成】炙甘草四两　生姜三两　桂枝三两　人参二两　生地黄一斤　阿胶二两　麦门冬半升　麻仁半升　大枣三十枚　清酒

【功用】滋阴养血，益气温阳，复脉定悸。

【主治】阴血不足，阳气虚弱证；虚劳肺痿。

## 易混考点解析

### 炙甘草汤和生脉散的比较

| 方剂名称 | 相同点 | 不同点 |
| --- | --- | --- |
| 炙甘草汤 | 两方均用人参、麦冬以滋阴益气，均有补肺气、养肺阴之功，可治疗肺之气阴两虚，久咳不已 | 炙甘草汤益气养阴作用较强，敛肺止咳之力不足，重在治本，且偏于温补，阴虚肺燥较著或兼内热者不宜 |
| 生脉散 | | 生脉散益气养阴之力较弱，但止咳之力较强 |

### 细目四　补阴

**1. 六味地黄丸（《小儿药证直诀》）**

【方歌】六味地黄益肾肝，茱薯丹泽地苓专，更加知柏成八味，阴虚火旺自可煎，养阴明目加杞菊，滋阴都气五味先，肺肾两调金水生，麦冬加入长寿丸。

【组成】熟地黄八钱　山萸肉四钱　干山药四钱　泽泻三钱　牡丹皮三钱　茯苓三钱

【功用】填精滋阴补肾。

【主治】肾阴精不足证。

【配伍特点】"三补"与"三泻"相伍，以补为主；肾、肝、脾三脏兼顾，以滋肾精为主。

**2. 一贯煎（《续名医类案》）**

【方歌】一贯煎中用地黄，沙参杞子麦冬襄，当归川楝水煎服，阴虚肝郁是妙方。

【组成】北沙参　麦冬　当归身　生地黄　枸杞子　川楝子（原著本方无用量）

【功用】滋阴疏肝。

【主治】肝肾阴虚，肝气郁滞证。胸脘胁痛，吞酸吐苦，咽干口燥，舌红少津，脉细弱或虚弦。亦治疝气瘕聚。

【配伍特点】本方证由肝肾阴虚，肝体失养，肝气郁滞，横逆犯胃，肝胃失和所致。治宜滋阴疏肝，故方中重用生地黄滋阴养血，补益肝肾为君。因肝藏血，肾藏精，乙癸同源，精血互生，故内寓滋水涵木之意。

## 易混考点解析

**一贯煎和逍遥散的比较**

| 方剂名称 | 相同点 | 不同点 |
|---|---|---|
| 逍遥散 | 两方均含有当归以滋阴补血，均可疏肝理气，治肝郁气滞之胁痛 | 疏肝养血健脾的作用较强，主治肝郁血虚之胁痛，并伴有神疲食少等脾虚症状 |
| 一贯煎 | | 滋养肝肾的作用较强，主治肝肾阴虚之胁痛，且见吞酸吐苦等肝气犯胃症状者 |

### 细目五　补阳

**肾气丸（《金匮要略》）**

【方歌】金匮肾气治肾虚，熟地怀药及山萸，丹皮苓泽加桂附，水中生火在温煦。

【组成】干地黄八两　山萸肉四两　山药四两　泽泻三两　牡丹皮三两　茯苓三两　桂枝一两　炮附子一两

【功用】补肾助阳，化生肾气。

【主治】肾阳不足证。

【配伍特点】重用"三补三泻"，以益精泄浊；少佐温热助阳，以"少火生气"。

### 细目六　阴阳双补

**地黄饮子（《黄帝素问宣明论方》）**

【方歌】地黄饮子山茱斛，麦味远志茯菖蒲，苁蓉桂附巴戟天，姜枣为末水煎服。

【组成】熟干地黄　巴戟天　山茱萸　石斛　肉苁蓉　炮附子　五味子　官桂　白茯苓　麦门冬　菖蒲　远志各等分　生姜五片　大枣一枚　薄荷

【功用】滋肾阴，补肾阳，开窍化痰。

【主治】暗痱证。舌强不能言，足废不能用，口干不欲饮，足冷面赤，脉沉细弱。

# 第十单元 固涩剂

## 细目一 固表止汗

**牡蛎散（《太平惠民和剂局方》）**

【方歌】牡蛎散内用黄芪，浮麦麻根合用宜，卫虚自汗或盗汗，固表收敛见效奇。

【组成】黄芪一两 麻黄根一两 煅牡蛎一两 小麦百余粒

【功用】敛阴止汗，益气固表。

【主治】自汗、盗汗证。常自汗出，夜卧更甚，心悸惊惕，短气烦倦，舌淡红，脉细弱。

### 易混考点解析

**牡蛎散和玉屏风散的比较**

| 方剂名称 | 相同点 | 不同点 |
|---|---|---|
| 牡蛎散 | 两方均含黄芪，益气实卫，固表止汗，均可用于卫气虚弱，腠理不固之自汗 | 牡蛎散补敛并用而以固涩为主，为收敛止汗的代表方，善治体虚卫外不固，又复心阳不潜之自汗、盗汗 |
| 玉屏风散 | | 玉屏风散以补气为主，以补为固，属于补益剂，且黄芪、防风相配，补中寓散，故宜于表虚自汗或虚人易感风邪者 |

## 细目二 涩肠固脱

**1. 真人养脏汤（《太平惠民和剂局方》）**

【方歌】真人养脏木香诃，当归肉蔻桂粟壳，术芍参甘为涩剂，脱肛久痢早煎尝。

【组成】人参六钱 当归六钱 白术六钱 肉豆蔻半两 肉桂八钱 炙甘草八钱 白芍药一两六钱 木香一两四钱 诃子一两二钱 罂粟壳三两六钱

【功用】涩肠固脱，温补脾肾。

【主治】久泻久痢，脾肾虚寒证。泻痢无度，滑脱不禁，甚至脱肛坠下，脐腹疼痛，喜温喜按，倦怠食少，舌淡苔白，脉沉迟细。

**2. 四神丸（《证治准绳》）**

【方歌】四神故纸与吴萸，肉蔻五味四般须，大枣生姜为丸服，五更肾泄最相宜。

【组成】肉豆蔻二两 补骨脂四两 五味子二两 吴茱萸一两 生姜八两 红枣一百枚

【功用】温肾暖脾，固肠止泻。

【主治】脾肾阳虚之肾泄证。五更泄泻，不思饮食，食不消化，或久泻不愈，腹痛喜温，腰酸肢冷，神疲乏力，舌淡，苔薄白，脉沉迟无力。

### 易混考点解析

**四神丸和真人养脏汤的比较**

| 方剂名称 | 相同点 | 不同点 |
|---|---|---|
| 四神丸 | 两方均含肉豆蔻以涩肠止泻，同为固涩止泻之剂 | 重用补骨脂为君药，以温渗为主，兼以暖脾涩肠，主治命门火衰、火不暖土所致的肾泄 |
| 真人养脏汤 | | 重用罂粟壳为君药，以固涩为主，兼以温补脾肾，主治泻痢日久、脾肾虚寒而以脾虚为主的大便失禁 |

### 细目三　涩精止遗

**桑螵蛸散（《本草衍义》）**

【方歌】桑螵蛸散治便数，参苓龙骨同龟壳，菖蒲远志当归入，补肾宁心健忘却。

【组成】桑螵蛸一两　远志一两　菖蒲一两　龙骨一两　人参一两　茯神一两　当归一两　炙龟甲一两（人参汤调下）

【功用】调补心肾，固精止遗。

【主治】心肾两虚之尿频或遗尿、遗精证。小便频数，或尿如米泔色，或遗尿，或遗精，心神恍惚，健忘，舌淡苔白，脉细弱。

### 细目四　固崩止带

**固冲汤（《医学衷中参西录》）**

【方歌】固冲汤中用术芪，龙牡五倍棕榈齐，海螵茜草芍山萸，崩中漏下总能医。

【组成】炒白术一两　生黄芪六钱　煅龙骨八钱　煅牡蛎八钱　萸肉八钱　生杭芍四钱　海螵蛸四钱　茜草三钱　棕边炭二钱　五倍子五分

【功用】固冲摄血，益气健脾。

【主治】脾肾亏虚，冲脉不固证。血崩或月经过多，或漏下不止，色淡质稀，头晕肢冷，心悸气短，神疲乏力，腰膝酸软，舌淡，脉微弱。

# 第十一单元　安神剂

### 细目一　重镇安神

**朱砂安神丸（《内外伤辨惑论》）**

【方歌】朱砂安神东垣方，归连甘草合地黄，怔忡不寐心烦乱，清热养阴可复康。

【组成】朱砂五钱　黄连六钱　炙甘草五钱半　生地黄一钱半　当归二钱半

【功用】镇心安神，清热养血。

【主治】心火亢盛，阴血不足证。失眠多梦，惊悸怔忡，心烦神乱，或胸中懊恼，舌尖红，脉细数。

### 细目二　滋养安神

**1. 天王补心丹（《校注妇人良方》）**

【方歌】补心丹用柏枣仁，二冬生地当归身，三参桔梗朱砂味，远志茯苓共养神。

【组成】人参　茯苓　玄参　丹参　桔梗　远志各五钱　当归　五味　麦门冬　天门冬　柏子仁　炒酸枣仁各一两　生地黄四两　朱砂　竹叶各适量

【功用】滋阴养血，补心安神。

【主治】阴虚血少，神志不安证。心悸怔忡，虚烦失眠，神疲健忘，或梦遗，手足心热，口舌生疮，大便干结，舌红少苔，脉细数。

【配伍特点】重用甘寒，补中寓清；心肾并治，重在养心。

**2. 酸枣仁汤（《金匮要略》）**

【方歌】酸枣二升先煮汤，茯知二两用之良，芎二甘一相调剂，服后安然入梦乡。

【组成】炒酸枣仁二升　甘草一两　知母二两　茯苓二两　川芎二两

【功用】养血安神，清热除烦。

【主治】肝血不足，虚热内扰之虚烦不眠证。虚烦失眠，心悸不安，头目眩晕，咽干口燥，舌红，脉弦细。

**易混考点解析**

### 酸枣仁汤和天王补心丹的比较

| 方剂名称 | 相同点 | 不同点 |
|---|---|---|
| 酸枣仁汤 | 两方均含有酸枣仁、茯苓，均以滋阴养血、养心安神药为主，配伍清虚热之品，以治阴血不足，虚热内扰之心烦失眠 | 酸枣仁汤重用酸枣仁养血安神，配伍调气行血之川芎，有养血调肝之妙，主治肝血不足之虚烦失眠，伴头目眩晕、脉弦细等 |
| 天王补心丹 | | 天王补心丹重用生地黄，并与麦冬、玄参等滋阴清热药为伍，还与大队养血安神之品相配，主治阴亏血少，虚火内扰之虚烦失眠，伴见手足心热、舌红少苔、脉细数 |

# 第十二单元　开窍剂

### 细目一　凉开

**1. 安宫牛黄丸（《温病条辨》）**

【方歌】安宫牛黄开窍方，芩连栀梅朱雄黄，牛角珍珠冰麝箔，热闭心包功效良。

【功用】清热解毒，豁痰开窍。

【主治】邪热内陷心包证。高热烦躁，神昏谵语，舌蹇肢厥，舌红或绛，脉数有力。亦治中风昏迷、小儿惊厥属邪热内闭者。

**2. 紫雪（《外台秘要》）**

【方歌】紫雪羚牛朱朴硝，硝磁寒水滑石膏，丁沉木麝升玄草，不用赤金法亦超。

【功用】清热开窍，息风止痉。

【主治】温热病、热闭心包及热盛动风证。高热烦躁，神昏谵语，痉厥，口渴唇焦，尿赤便秘，舌质红绛，苔黄燥，脉数有力或弦数。亦治小儿热盛惊厥。

**3. 至宝丹（《灵苑方》引郑感方，录自《苏沈良方》）**

【方歌】至宝朱砂麝息香，雄黄牛角与牛黄，金银二箔兼龙脑，琥珀还同玳瑁良。

【功用】清热开窍，化浊解毒。

【主治】痰热内闭心包证。神昏谵语，身热烦躁，痰盛气粗，舌绛苔黄垢腻，脉滑数。亦治中风、中暑、小儿惊厥属于痰热内闭者。

**易混考点解析**

### 凉开三宝的比较

| 方剂名称 | 相同点 | 不同点 |
|---|---|---|
| 安宫牛黄丸 | 三方均治疗热闭证，安宫牛黄丸最凉，紫雪次之，至宝丹又次之 | 安宫牛黄丸长于清热解毒，适用于邪热偏盛而身热较重者 |
| 紫雪 | | 紫雪长于息风止痉，适用于兼有热动肝风而痉厥抽搐者 |
| 至宝丹 | | 至宝丹长于芳香开窍、化浊辟秽，适用于痰浊偏盛而昏迷较重者 |

记忆关键：乒乒乓乓紫雪丹，不声不响至宝丹，稀里糊涂牛黄丸。

### 细目二　温开

**苏合香丸（吃力伽丸）（《外台秘要》）**

【方歌】苏合香丸麝息香，木丁朱乳荜檀襄，牛冰术沉诃香附，中恶急救莫彷徨。

【功用】温通开窍，行气止痛。

【主治】寒闭证。突然昏倒，牙关紧闭，不省人事，苔白，脉迟。亦治心腹猝痛，甚则昏厥，属寒凝气滞者。

# 第十三单元　理气剂

## 细目一　行气

### 1. 越鞠丸（《丹溪心法》）

【方歌】越鞠丸治六郁侵，气血痰火食湿因，芎苍香附兼栀曲，气畅郁舒痛闷伸。

【组成】香附　川芎　苍术　栀子　神曲各等分

【功用】行气解郁。

【主治】六郁证。胸膈痞闷，脘腹胀痛，嗳腐吞酸，恶心呕吐，饮食不消。

【配伍特点】五药治六郁，诸法并举，重在调理气机。

### 2. 枳实薤白桂枝汤（《金匮要略》）

【方歌】枳实薤白桂枝汤，厚蒌合治胸痹方，胸阳不振痰气结，通阳散结下气强。

【组成】枳实四枚　厚朴四两　薤白半升　桂枝一两　瓜蒌一枚，捣。

【功用】通阳散结，祛痰下气。

【主治】胸阳不振，痰气互结之胸痹。胸满而痛，甚或胸痛彻背，喘息咳唾，短气，气从胁下冲逆，上攻心胸，或者寒伤阳明太阴证，舌苔白腻，脉沉弦或紧。

【配伍特点】方中瓜蒌涤痰散结，开胸通痹，薤白通阳散结，化痰散寒，乃治胸痹之要药，共为君药。枳实下气破结，消痞除满；厚朴燥湿化痰，下气除满，二者同用，助君药宽胸散结、下气除满、通阳化痰之效，共为臣药。佐以桂枝通阳散寒，降逆平冲。诸药配伍，共奏通阳散结、祛痰下气之功。

### 3. 半夏厚朴汤（《金匮要略》）

【方歌】半夏厚朴与紫苏，茯苓生姜共煎服，痰凝气聚成梅核，降逆开郁气自舒。

【组成】半夏一升　厚朴三两　茯苓四两　生姜五两　苏叶二两

【功用】行气散结，降逆化痰。

【主治】梅核气。咽中如有物阻，咯吐不出，吞咽不下，胸膈满闷，或咳或呕，舌苔白润或白滑，脉弦缓或弦滑。

### 4. 天台乌药散（《圣济总录》）

【方歌】天台乌药木茴香，巴豆制楝青槟姜，行气疏肝止疼痛，寒疝腹痛是良方。

【组成】天台乌药半两　木香半两　小茴香半两　青皮半两　高良姜半两　槟榔二个　川楝子十个　巴豆七十粒（巴豆麸炒川楝子，去巴豆及麸，仅川楝子入药）　酒适量

【功用】行气疏肝，散寒止痛。

【主治】气滞寒凝证。小肠疝气，少腹控引睾丸而痛，偏坠肿胀，或少腹疼痛，苔白，脉沉弦。

### 5. 暖肝煎（《景岳全书》）

【方歌】暖肝煎中杞茯归，茴沉乌药合肉桂，下焦虚寒疝气痛，温补肝肾此方推。

【组成】当归二三钱　枸杞子三钱　小茴香二钱　肉桂一二钱　乌药二钱　沉香一钱（亦可木香一钱）　茯苓二钱　（生姜三五片）

【功用】温补肝肾，行气止痛。

【主治】肝肾不足，寒滞肝脉证。睾丸冷痛，或小腹疼痛，疝气痛，畏寒喜暖，舌淡苔白，脉沉迟。

## 易混考点解析

**天台乌药散和暖肝煎的比较**

| 方剂名称 | 相同点 | 不同点 |
|---|---|---|
| 天台乌药散 | 均治疗肝经气郁（疝气），症见睾 | 少腹引控睾丸而痛，苔白，脉弦 |
| 暖肝煎 | 丸疼痛、少腹痛、脉弦 | 畏寒喜暖，舌淡苔白，脉沉迟或弦 |

### 细目二　降气

**1. 苏子降气汤（《太平惠民和剂局方》）**

【方歌】苏子降气半夏归，前胡桂朴草姜随，上实下虚痰嗽喘，或加沉香去肉桂。

【组成】紫苏子二两半　半夏二两半　川当归一两半　炙甘草二两　前胡一两　厚朴一两　肉桂一两半　生姜二片　枣子一个　苏叶五叶

【功用】降气平喘，祛痰止咳。

【主治】上实下虚喘咳证。痰涎壅盛，胸膈满闷，喘咳短气，呼多吸少，或腰痛脚弱，肢体倦怠，或肢体浮肿，舌苔白滑或白腻，脉弦滑。

【配伍特点】降以平上实，温以助下虚，肺肾兼顾，主以治上。

**2. 旋覆代赭汤（《伤寒论》）**

【方歌】旋覆代赭用人参，半夏姜甘大枣临，重以镇逆咸软痞，痞硬噫气力能禁。

【组成】旋覆花三两　人参二两　生姜五两　代赭石一两　炙甘草三两　半夏半升　大枣十二枚

【功用】降逆化痰，益气和胃。

【主治】胃虚痰阻气逆证。胃脘痞闷或胀满，按之不痛，频频嗳气；或见纳差、呃逆、恶心，甚或呕吐，舌苔白腻，脉缓或滑。

# 第十四单元　理血剂

### 细目一　活血祛瘀

**1. 桃核承气汤（《伤寒论》）**

【方歌】桃核承气五般施，甘草硝黄并桂枝，瘀热互结小腹胀，如狂蓄血功最奇。

【组成】桃仁五十个　大黄四两　桂枝二两　炙甘草二两　芒硝二两

【功用】逐瘀泄热。

【主治】下焦蓄血证。少腹急结，小便自利，甚则烦躁谵语，神志如狂，至夜发热；以及血瘀经闭，痛经，脉沉实而涩者。

**2. 血府逐瘀汤（《医林改错》）**

【方歌】血府当归生地桃，红花甘草壳赤芍，柴胡芎桔牛膝等，血化下行不作劳。

【组成】桃仁四钱　红花三钱　当归三钱　生地黄三钱　川芎一钱半　赤芍二钱　牛膝三钱　桔梗一钱半　柴胡一钱　枳壳二钱　甘草二钱

【功用】活血化瘀，行气止痛。

【主治】胸中血瘀证。胸痛，头痛，日久不愈，痛如针刺而有定处，或呃逆日久不止，或饮水即呛，干呕，或内热瞀闷，或心悸怔忡，失眠多梦，急躁易怒，入暮潮热，唇暗或两目暗黑，舌质暗红，或舌有瘀斑瘀点，脉涩或弦紧。

【配伍特点】活血与行气相伍，祛瘀与养血同施，升降兼顾，气血同调。

**3. 补阳还五汤（《医林改错》）**

【方歌】补阳还五芪归芎，桃红赤芍加地龙，半身不遂中风证，益气活血经络通。

【组成】生黄芪四两　当归尾二钱　赤芍一钱半　地龙一钱　川芎一钱　红花一钱　桃仁一钱

【功用】补气，活血，通络。

【主治】中风之气虚血瘀证。半身不遂，口眼歪斜，语言謇涩，口角流涎，小便频数或遗尿失禁，舌暗淡，苔白，脉缓无力。

【配伍特点】重在补气，佐以活血，气旺血行，补而不滞。

**4. 复元活血汤（《医学发明》）**

【方歌】复元活血汤柴胡，花粉当归山甲俱，桃仁红花大黄草，损伤瘀血酒煎去。

【组成】柴胡半两　栝楼根三钱　当归三钱　红花二钱　甘草二钱　穿山甲二钱　酒大黄一两　酒桃仁五十个

【功用】活血祛瘀，疏肝通络。

【主治】跌打损伤，瘀血阻滞证。胁肋瘀肿，痛不可忍。

**5. 温经汤（《金匮要略》）**

【方歌】温经汤用吴萸芎，归芍丹桂夏姜冬，参草益脾胶养血，调经重在暖胞宫。

【组成】吴茱萸三两　当归二两　芍药二两　川芎二两　人参二两　桂枝二两　阿胶二两　牡丹皮二两　生姜二两　甘草二两　半夏半升　麦冬一升

【功用】温经散寒，养血祛瘀。

【主治】冲任虚寒，瘀血阻滞证。漏下不止，或血色暗而有块，淋沥不畅，或月经超前或延后，或逾期不止，或一月再行，或经停不至，而见少腹里急、腹满、傍晚发热、手心烦热、唇口干燥、舌质暗红、脉细而涩。亦治妇人宫冷，久不受孕。

**6. 生化汤（《傅青主女科》）**

【方歌】生化汤是产后方，归芎桃草酒炮姜，消瘀活血功偏擅，止痛温经效亦彰。

【组成】全当归八钱　川芎三钱　桃仁十四枚　炮干姜五分　炙甘草五分　黄酒　童便

【功用】养血祛瘀，温经止痛。

【主治】血虚寒凝，瘀血阻滞证。产后恶露不行，小腹冷痛。

## 易混考点解析

**活血祛瘀剂的主治病证比较**

| 方剂名称 | 相同点 | 不同点 |
|---|---|---|
| 桃核承气汤 | 均治疗瘀血证，症见痛有定处、痛如针刺、舌上有瘀点或瘀斑、脉涩 | 少腹急结，小便自利，至夜发热，舌燥苔黄，脉沉实 |
| 血府逐瘀汤 | | 急躁善怒，入暮潮热，唇暗目黑，舌质暗红，脉涩或弦紧 |
| 复元活血汤 | | 跌打损伤，胁下痛不可忍，舌红苔黄，脉弦紧或数 |
| 补阳还五汤 | | 半身不遂，舌质暗淡，苔白，脉缓 |
| 温经汤 | | 月经不调，小腹冷痛，傍晚发热，手足烦热，唇口干燥，舌暗淡，苔薄白，脉沉细无力 |
| 生化汤 | | 恶露不行，小腹冷痛、拒按，脉细涩，舌质暗淡 |

### 细目二　止血

**1. 十灰散（《十药神书》）**

【方歌】十灰散用十般灰，柏茅茜荷丹桐煨，二蓟栀黄各炒黑，上部出血势能摧。

【组成】大蓟　小蓟　荷叶　侧柏叶　茅根　茜根　山栀　大黄　牡丹皮　棕榈皮各等分（白藕汁　萝卜汁　京墨）

【功用】凉血止血。

【主治】血热妄行之上部出血证。呕血、吐血、咯血、嗽血、衄血等，血色鲜红，来势急暴，舌红，脉数。

**2. 咳血方（《丹溪心法》）**

【方歌】咳血方中诃子收，瓜蒌海粉山栀投，青黛蜜丸口嚼化，咳嗽痰血服之瘳。

【组成】青黛　瓜蒌仁　海粉　炒山栀子　诃子（原著本方无剂量）（蜜　姜汁）

【功用】清肝宁肺，凉血止血。

【主治】肝火犯肺之咳血证。咳嗽痰稠带血，咳吐不爽，心烦易怒，胸胁作痛，咽干口苦，颊赤便秘，舌红苔黄，脉弦数。

【配伍特点】肝肺同治，主以清肝，于清泻之中求止血之功。

**3. 小蓟饮子（《玉机微义》）**

【方歌】小蓟饮子藕蒲黄，木通滑石生地襄，归草黑栀淡竹叶，血淋热结服之良。

【组成】生地黄　小蓟　滑石　木通　蒲黄　藕节　淡竹叶　当归　山栀子　甘草各等分

【功用】凉血止血，利水通淋。

【主治】热结下焦之血淋、尿血。尿中带血，小便频数，赤涩热痛，舌红，脉数。

**4. 槐花散（《普济本事方》）**

【方歌】槐花散用治肠风，侧柏荆芥枳壳充，为末等分米饮下，宽肠凉血逐风功。

【组成】槐花　柏叶　荆芥穗　枳壳各等分

【功用】清肠止血，疏风行气。

【主治】风热湿毒，壅遏肠道，损伤血络便血证。肠风、脏毒，或便前出血，或便后出血，或粪中带血，以及痔疮出血，血色鲜红或晦暗，舌红苔黄，脉数。

**5. 黄土汤（《金匮要略》）**

【方歌】黄土汤用芩地黄，术附阿胶甘草尝，温阳健脾能摄血，便血崩漏服之康。

【组成】甘草三两　干地黄三两　白术三两　炮附子三两　阿胶三两　黄芩三两　灶心黄土半斤

【功用】温阳健脾，养血止血。

【主治】脾阳不足，脾不统血证。大便下血，先便后血，以及吐血、衄血、妇人崩漏，血色暗淡，四肢不温，面色萎黄，舌淡苔白，脉沉细无力。

## 易混考点解析

### 止血剂的主治病证比较

| 方剂名称 | 相同点 | 不同点 |
|---|---|---|
| 咳血方 | 均治疗出血证 | 咳嗽痰中带血，心烦易怒，胸胁刺痛，舌红苔黄，脉弦而数 |
| 小蓟饮子 | | 尿中带血，小便赤涩热痛，舌红，脉数 |
| 黄土汤 | | 便血，血色暗淡，四肢不温，面色萎黄，舌淡苔白，脉沉细无力 |
| 槐花散 | | 便血，血色鲜红或晦暗，舌红脉数 |
| 十灰散 | | 上部出血证，血色鲜红，舌红，脉数 |

### 黄土汤和归脾汤的比较

| 方剂名称 | 相同点 | 不同点 |
|---|---|---|
| 黄土汤 | 两方中均用甘草、白术以益气健脾，均可用治脾不统血之便血、崩漏 | 黄土汤以灶心黄土合炮附子、白术为主，配伍生地黄、阿胶、黄芩以温阳健脾而摄血，滋阴养血而止血，适用于脾阳不足，统摄无权之出血证 |
| 归脾汤 | | 归脾汤重用黄芪、龙眼肉，配伍人参、白术、当归、茯神、酸枣仁、远志以补气健脾，养心安神，适用于脾气不足，气不摄血之出血证 |

# 第十五单元　治风剂

## 细目一　疏散外风

**1. 川芎茶调散（《太平惠民和剂局方》）**

【方歌】川芎茶调散荆防，辛芷薄荷甘草羌，目昏鼻塞风攻上，正偏头痛悉能康。

【组成】川芎　荆芥各四两　白芷　羌活　炙甘草各二两　细辛一两　防风一两半　薄荷叶八两
清茶

【功用】疏风止痛。

【主治】外感风邪头痛。偏正头痛，或颠顶作痛，目眩鼻塞，或恶风发热，舌苔薄白，脉浮。

【配伍特点】辛散疏风于上，诸经兼顾；佐入苦凉之品，寓降于升。

**2. 消风散（《外科正宗》）**

【方歌】消风散内有荆防，蝉蜕胡麻苦参苍，知膏蒡通归地草，风疹湿疹服之康。

【组成】荆芥　防风　牛蒡子　蝉蜕　苍术　苦参　石膏　知母　当归　胡麻　生地黄各一钱　木通
甘草各五分

【功用】疏风除湿，清热养血。

【主治】风疹，湿疹。皮肤瘙痒，疹出色红，或遍身云片斑点，抓破后渗出津水，苔白或黄，脉浮数。

## 细目二　平息内风

**1. 羚角钩藤汤（《通俗伤寒论》）**

【方歌】俞氏羚角钩藤汤，桑菊茯神鲜地黄，贝草竹茹同芍药，肝风内动急煎尝。

【组成】羚角片（先煎）一钱半　霜桑叶二钱　京川贝四钱　鲜生地五钱　双钩藤（后入）三钱　滁
菊花三钱　茯神木三钱　生白芍三钱　生甘草八分　淡竹茹五钱

【功用】凉肝息风，增液舒筋。

【主治】肝热生风证。高热不退，烦闷躁扰，手足抽搐，发为痉厥，甚则神昏，舌绛而干，或舌焦起
刺，脉弦而数。

【配伍特点】咸寒而甘与辛凉合方，清息之中寓辛疏酸甘之意，共成"凉肝息风"之法。

**2. 镇肝熄风汤（《医学衷中参西录》）**

【方歌】镇肝息风芍天冬，玄参牡蛎赭茵供，麦龟膝草龙川楝，肝风内动有奇功。

【组成】怀牛膝一两　生赭石一两　生龙骨五钱　生牡蛎五钱　生龟板五钱　生杭芍五钱　玄参五钱
天冬五钱　川楝子二钱　生麦芽二钱　茵陈二钱　甘草一钱半

【功用】镇肝息风，滋阴潜阳。

【主治】类中风。头目眩晕，目胀耳鸣，脑部热痛，面色如醉，心中烦热，或时常噫气，或肢体渐觉
不利，口眼渐致歪斜，甚或眩晕欲扑，昏不知人，移时始醒，或醒后不能复原，脉弦长有力。

【配伍特点】镇降下行，重在治标，滋潜清疏，以适肝性。

**3. 天麻钩藤饮（《中医内科杂病证治新义》）**

【方歌】天麻钩藤石决明，杜仲牛膝桑寄生，栀子黄芩益母草，茯神夜交安神宁。

【组成】天麻　钩藤　生决明　山栀　黄芩　川牛膝　杜仲　益母草　桑寄生　夜交藤　朱茯神（原
著本方无用量）

【功用】平肝息风，清热活血，补益肝肾。

【主治】肝阳偏亢，肝风上扰证。头痛，眩晕，失眠多梦，或口苦面红，舌红苔黄，脉弦数。

# 第十六单元 治燥剂

## 细目一 轻宣外燥

### 1. 杏苏散（《温病条辨》）

【方歌】杏苏散内夏陈前，甘桔枳苓姜枣研，轻宣温润治凉燥，咳止痰化病自痊。

【组成】苏叶 半夏 茯苓 前胡 苦桔梗 枳壳 甘草 生姜 大枣 杏仁 橘皮（原著本方无用量）

【功用】轻宣凉燥，理肺化痰。

【主治】外感凉燥证。恶寒无汗，头微痛，咳嗽痰稀，鼻塞咽干，苔白，脉弦。

### 2. 桑杏汤（《温病条辨》）

【方歌】桑杏汤中象贝宜，沙参栀豉与梨皮，干咳鼻燥右脉大，辛凉甘润燥能医。

【组成】桑叶一钱 杏仁一钱五分 沙参二钱 象贝一钱 香豉一钱 栀皮一钱 梨皮一钱

【功用】清宣温燥，润肺止咳。

【主治】外感温燥证。头痛，身热不甚，微恶风寒，口渴，咽干鼻燥，干咳无痰或痰少而黏，舌红，苔薄白而干，脉浮数而右脉大。

### 3. 清燥救肺汤（《医门法律》）

【方歌】清燥救肺参草杷，石膏胶杏麦胡麻，经霜收下冬桑叶，清燥润肺效可夸。

【组成】霜桑叶三钱 煅石膏二钱五分 甘草一钱 人参七分 胡麻仁一钱 阿胶八分 麦门冬一钱二分 杏仁七分 枇杷叶一片

【功用】清肺润燥，益气养阴。

【主治】温燥伤肺证。干咳无痰，气逆而喘，头痛身热，咽喉干燥，鼻燥，胸满胁痛，心烦口渴，舌干少苔，脉虚大而数。

## 易混考点解析

### 桑菊饮和桑杏汤的比较

| 方剂名称 | 相同点 | 不同点 |
|---|---|---|
| 桑菊饮 | 两方中均有桑叶、杏仁，皆可治疗外感咳嗽，受邪轻浅，身热不甚、口渴、脉浮数等症 | 重于疏散风热，为辛凉解表之法，治疗风温初起，津伤不甚，仅见口微渴，多伴见恶风、头痛等风热表证 |
| 桑杏汤 | | 为辛凉甘润之法，主治外感温燥，津伤程度较甚，口渴明显，多伴见咽干鼻燥等症者 |

### 桑杏汤和清燥救肺汤的比较

| 方剂名称 | 相同点 | 不同点 |
|---|---|---|
| 桑杏汤 | 两方中均含有桑叶、杏仁，同治温燥伤肺 | 此证属温燥邪伤肺卫，肺津受灼之轻证，治以轻宣清透合以凉润之法 |
| 清燥救肺汤 | | 为燥热伤肺，卫气同病而气阴两伤之重证，症见身热较高、咳嗽较频，甚则气逆而喘、胸膈满闷、脉虚大而数者，治以轻宣润肺与养阴益气并进 |

## 细目二 滋阴润燥

### 1. 麦门冬汤（《金匮要略》）

【方歌】麦门冬汤用人参，枣草粳米半夏存，肺痿咳逆因虚火，益胃生津此方珍。

【组成】麦门冬七升　半夏一升　人参三两　甘草二两　粳米三合　大枣十二枚

【功用】滋养肺胃，降逆下气。

【主治】虚热肺痿；胃阴不足证。

【配伍特点】重用甘寒清润，少佐辛温降逆，滋而不腻，温而不燥，培土生金，肺胃并治。

**2. 增液汤（《温病条辨》）**

【方歌】增液玄参与地冬，热病津枯便不通，补药之体作泻剂，但非重用不为功。

【组成】玄参一两　麦冬八钱　细生地八钱

【功用】增液润燥。

【主治】阳明温病，津亏肠燥便秘证。大便秘结，口渴，舌干红，脉细数或沉而无力。

**3. 养阴清肺汤（《重楼玉钥》）**

【方歌】养阴清肺是妙方，玄参草芍冬地黄，薄荷贝母丹皮入，时疫白喉急煎尝。

【组成】大生地二钱　麦冬一钱二分　生甘草五分　玄参钱半　贝母八分　丹皮八分　薄荷五分　白芍炒，八分

【功用】养阴清肺，解毒利咽。

【主治】白喉之阴虚燥热证。喉间起白如腐，不易拭去，并逐渐扩展，病变甚速，咽喉肿痛，初起或发热或不发热，鼻干唇燥，或咳或不咳，呼吸有声，似喘非喘，脉数无力或细数。

【配伍特点】重用大生地甘寒入肾，滋阴壮水，清热凉血，为君药。玄参滋阴降火，解毒利咽，麦冬养阴清肺，共为臣药。佐以丹皮清热凉血，散瘀消肿；白芍敛阴和营泄热；贝母清热润肺，化痰散结；少量薄荷辛凉散邪，清热利咽。生甘草清热解毒利咽，并调和诸药，以为佐使。诸药配伍，邪正兼顾，养肺肾之阴以扶正，凉血解毒、散邪利咽以祛毒。

**4. 百合固金汤（《慎斋遗书》）**

【方歌】百合固金二地黄，玄参贝母桔草藏，麦冬芍药当归配，喘咳痰血肺家伤。

【组成】熟地　生地　当归身各三钱　白芍　甘草各一钱　桔梗　玄参各八分　贝母　麦冬　百合各一钱半

【功用】滋润肺肾，止咳化痰。

【主治】肺肾阴亏，虚火上炎证。咳嗽气喘，痰中带血，咽喉燥痛，头晕目眩，午后潮热，舌红少苔，脉细数。

## 易混考点解析

麦门冬汤和增液汤的主治病证比较

| 方剂名称 | 相同点 | 不同点 |
|---|---|---|
| 麦门冬汤 | 均治内燥证，症见口燥咽干、舌干红、脉细数 | 兼见咳吐涎沫，气喘短气，或气逆呕吐，苔少，脉虚数 |
| 增液汤 | | 兼见阳明温病，津亏便秘证 |

# 第十七单元　祛湿剂

## 细目一　化湿和胃

**1. 平胃散（《简要济众方》）**

【方歌】平胃散用朴陈皮，苍术甘草姜枣齐，燥湿运脾除胀满，调胃和中此方宜。

【组成】苍术四两　厚朴三两　陈橘皮二两　炙甘草一两　生姜二片　大枣二枚

【功用】燥湿运脾，行气和胃。

【主治】湿滞脾胃证。脘腹胀满，不思饮食，口淡无味，恶心呕吐，嗳气吞酸，肢体沉重，怠惰嗜卧，常多自利，舌苔白腻而厚，脉缓。

**2. 藿香正气散（《太平惠民和剂局方》）**

【方歌】藿香正气腹皮苏，甘桔陈苓厚朴术，夏曲白芷加姜枣，风寒暑湿并能除。

【组成】大腹皮　白芷　紫苏　茯苓各一两　半夏曲　白术　陈皮　厚朴　苦桔梗各二两　藿香三两　炙甘草二两半　姜三片　枣一枚

【功用】解表化湿，理气和中。

【主治】外感风寒，内伤湿滞证。霍乱吐泻，恶寒发热，头痛，胸膈满闷，脘腹疼痛，舌苔白腻，脉浮或濡缓。亦治山岚瘴疟等。

【配伍特点】表里同治，以除湿治里为主；脾胃同调，以升清降浊为要。

## 细目二　清热祛湿

**1. 茵陈蒿汤（《伤寒论》）**

【方歌】茵陈蒿汤治阳黄，栀子大黄组成方，栀子柏皮加甘草，茵陈四逆治阳黄。

【组成】茵陈六两　栀子十四枚　大黄二两

【功用】清热，利湿，退黄。

【主治】黄疸阳黄证。一身面目俱黄，黄色鲜明，发热，无汗或但头汗出，口渴欲饮，恶心呕吐，腹微满，小便短赤，大便不爽或秘结，舌红苔黄腻，脉沉数或滑数有力。

【配伍特点】主以苦寒清利，佐以通腑泄热，分消退黄，药简效宏。

**2. 三仁汤（《温病条辨》）**

【方歌】三仁杏蔻薏苡仁，朴夏白通滑竹叶，水用甘澜扬百遍，湿温初起法堪遵。

【组成】杏仁五钱　飞滑石六钱　白通草二钱　白蔻仁二钱　竹叶二钱　厚朴二钱　生薏苡仁六钱　半夏五钱

【功用】宣畅气机，清利湿热。

【主治】湿温初起及暑温夹湿之湿重于热证。头痛恶寒，身重疼痛，肢体倦怠，面色淡黄，胸闷不饥，午后身热，苔白不渴，脉弦细而濡。

【配伍特点】宣上、畅中、渗下，从三焦分消湿热病邪。

**3. 八正散（《太平惠民和剂局方》）**

【方歌】八正木通与车前，萹蓄大黄滑石研，草梢瞿麦及栀子，煎加灯草痛淋蠲。

【组成】车前子　瞿麦　萹蓄　滑石　山栀子仁　炙甘草　木通　大黄各一斤　灯心适量

【功用】清热泻火，利水通淋。

【主治】热淋。尿频尿急，溺时涩痛，淋沥不畅，尿色浑赤，甚则癃闭不通，小腹急满，口燥咽干，舌苔黄腻，脉滑数。

**4. 甘露消毒丹（《医效秘传》）**

【方歌】甘露消毒蔻藿香，茵陈滑石木通菖，芩翘贝母射干薄，湿温时疫是主方。

【组成】滑石十五两　淡黄芩十两　绵茵陈十一两　石菖蒲六两　川贝母　木通各五两　藿香　连翘　白蔻仁　薄荷　射干各四两

【功用】利湿化浊，清热解毒。

【主治】湿温时疫，湿热并重证。发热倦怠，胸闷腹胀，肢酸咽痛，身目发黄，颐肿口渴，小便短赤，泄泻淋浊，舌苔白或厚腻或干黄，脉濡数或滑数。

## 易混考点解析

### 三仁汤和甘露消毒丹的比较

| 方剂名称 | 相同点 | 不同点 |
|---|---|---|
| 三仁汤 | 两方中均含有滑石，均为清热利湿之剂，治疗湿热留滞气分之证 | 三焦分消，重在祛湿，宣畅气机，故宜于湿多热少，气机阻滞之湿温初起或暑温夹湿证 |
| 甘露消毒丹 | | 清热利湿并重，兼可化浊解毒，故宜于湿热并重，疫毒上攻之证 |

## 细目三 利水渗湿

**1. 五苓散（《伤寒论》）**

【方歌】五苓散治太阳腑，泽泻白术与二苓，温阳化气添桂枝，利便解表治水停。

【组成】猪苓十八铢　泽泻一两六铢　白术十八铢　茯苓十八铢　桂枝半两

【功用】利水渗湿，温阳化气。

【主治】蓄水证；痰饮；水湿内停证。

**2. 猪苓汤（《伤寒论》）**

【方歌】猪苓汤用猪茯苓，泽泻滑石阿胶并，小便不利兼烦渴，利水养阴热亦平。

【组成】猪苓　茯苓　泽泻　阿胶　滑石各一两

【功用】利水渗湿，养阴清热。

【主治】水热互结伤阴证。小便不利，发热，口渴欲饮，或心烦不寐，或兼有咳嗽、呕恶、下利，舌红苔白或微黄，脉细数。亦治热淋、血淋。

**3. 防己黄芪汤（《金匮要略》）**

【方歌】防己黄芪金匮方，白术甘草枣生姜，汗出恶风兼身重，表虚湿盛服之康。

【组成】防己一两　甘草半两　白术七钱半　黄芪一两一分　生姜四片　大枣一枚

【功用】益气祛风，健脾利水。

【主治】表虚之风水或风湿证。汗出恶风，身重或肿，或肢节疼痛，小便不利，舌淡苔白，脉浮。

## 易混考点解析

### 五苓散和猪苓汤的比较

| 方剂名称 | 相同点 | 不同点 |
|---|---|---|
| 五苓散 | 两方中均含有泽泻、猪苓、茯苓，皆治小便不利、身热口渴，均为利水渗湿之常用方 | 五苓散证乃因水湿内盛，膀胱气化不利所致，故配伍桂枝温阳化气兼解太阳未尽之邪，白术健脾燥湿，共成温阳化气利水之剂 |
| 猪苓汤 | | 猪苓汤证乃因邪气入里化热，水热互结，灼伤阴津而成里热阴虚，水气不利之证，故配伍滑石清热利湿、阿胶滋阴润燥，共成利水清热养阴之方 |

### 五苓散、猪苓汤和防己黄芪汤的主治病证比较

| 方剂名称 | 相同点 | 不同点 |
|---|---|---|
| 五苓散 | 均治水湿壅盛证，见小便不利，水肿 | 舌苔白，脉浮 |
| 猪苓汤 | | 口渴，舌红，脉细数 |
| 防己黄芪汤 | | 汗出恶风，身重，舌淡苔白，脉浮 |

### 细目四　温化寒湿

**1. 苓桂术甘汤（《金匮要略》）**

【方歌】苓桂术甘化饮剂，温阳健脾化饮气，饮邪上逆胸胁满，水饮下行悸眩去。

【组成】茯苓四两　桂枝三两　白术三两　炙甘草二两

【功用】温阳化饮，健脾利水。

【主治】中阳不足之痰饮。胸胁支满，目眩心悸，短气而咳，舌苔白滑，脉弦滑或沉紧。

**2. 真武汤（《伤寒论》）**

【方歌】真武汤壮肾中阳，茯芍术附加生姜，少阴腹痛有水气，悸眩惊惕保安康。

【组成】茯苓三两　芍药三两　生姜三两　白术二两　炮附子一枚

【功用】温阳利水。

【主治】阳虚水泛证。太阳病发汗太过，阳虚水泛证。

【配伍特点】辛热渗利合法，纳酸柔于温利之中，脾肾兼顾，重在温肾。

**3. 实脾散（《重订严氏济生方》）**

【方歌】实脾苓术与木瓜，甘草木香大腹加，草果附姜兼厚朴，虚寒阴水效堪夸。

【组成】厚朴　白术　木瓜　木香　草果仁　大腹子　炮附子　白茯苓　炮干姜各一两　炙甘草半两　生姜五片　大枣一枚

【功用】温阳健脾，行气利水。

【主治】脾肾阳虚，水气内停之阴水。身半以下肿甚，手足不温，口中不渴，胸腹胀满，大便溏薄，舌苔白腻，脉沉弦而迟者。

【配伍特点】辛热与淡渗合法，纳行气于温利之中，脾胃兼顾，主以实脾。

## 易混考点解析

**五苓散和苓桂术甘汤的比较**

| 方剂名称 | 相同点 | 不同点 |
|---|---|---|
| 五苓散 | 两方均含有茯苓、桂枝、白术，均为温阳化饮之常用方 | 五苓散以泽泻为君，臣以茯苓、猪苓，直达下焦，利水渗湿为主，主治饮停下焦之头眩、脐下悸，或吐涎沫等症 |
| 苓桂术甘汤 | | 苓桂术甘汤以茯苓为君，臣以桂枝温阳化饮为主，四药皆入中焦脾胃，主治饮停中焦之胸胁支满、头眩、心下悸等症 |

**真武汤和实脾散的比较**

| 方剂名称 | 相同点 | 不同点 |
|---|---|---|
| 真武汤 | 两方均含有茯苓、白术、附子，温补脾肾，利水渗湿，均治阳虚水肿 | 真武汤以附子为君，不用干姜，故偏于温肾，温阳利水之中又佐以芍药敛阴柔筋、缓急止痛，故其主治阳虚水肿见腹痛下利、四肢沉重疼痛者 |
| 实脾散 | | 实脾散以附子、干姜共为君药，故温脾之力胜于真武汤，主治阳虚水肿兼有胸腹胀满等气滞见症者 |

### 细目五　祛湿化浊

**完带汤（《傅青主女科》）**

【方歌】完带二术与人参，山药白芍配草陈，柴胡车前黑芥穗，脾虚带下效无伦。

【组成】白术一两　苍术三钱　山药一两　人参二钱　白芍五钱　车前子三钱　甘草一钱　陈皮五分　黑芥穗五分　柴胡六分

【功用】补脾疏肝，化湿止带。

【主治】脾虚肝郁，湿浊带下。带下色白，清稀如涕，面色㿠白，倦怠便溏，舌淡苔白，脉缓或濡弱。

【配伍特点】扶土抑木，补中寓散，升清除湿，肝脾同治，重在治脾。

### 细目六　祛风胜湿

**独活寄生汤（《备急千金要方》）**

【方歌】独活寄生艽防辛，芎归地芍桂苓均，杜仲牛膝人参草，冷风顽痹屈能伸。

【组成】独活三两　桑寄生　杜仲　牛膝　细辛　秦艽　茯苓　肉桂心　防风　川芎　人参　甘草　当归　芍药　干地黄各二两

【功用】祛风湿，止痹痛，益肝肾，补气血。

【主治】痹证日久，肝肾两虚，气血不足证。腰膝疼痛、痿软，肢节屈伸不利或麻木不仁，畏寒喜温，心悸气短，舌淡苔白，脉细弱。

【配伍特点】辛温行散与甘温滋柔合法，纳益肝肾、补气血于祛邪蠲痹之中，邪正兼顾。

# 第十八单元　祛痰剂

### 细目一　燥湿化痰

**1. 二陈汤（《太平惠民和剂局方》）**

【方歌】二陈汤用半夏陈，益以茯苓甘草臣，利气和中燥湿痰，煎加生姜与乌梅。

【组成】半夏　橘红各五两　白茯苓三两　炙甘草一两半　生姜七片　乌梅一个

【功用】燥湿化痰，理气和中。

【主治】湿痰证。咳嗽痰多，色白易咳，恶心呕吐，胸膈痞闷，肢体困重，或头眩心悸，舌苔白滑或腻，脉滑。

**2. 温胆汤（《三因极一病证方论》）**

【方歌】温胆汤中苓半草，枳竹陈皮加姜枣，虚烦不眠证多端，此系胆虚痰热扰。

【组成】半夏　竹茹　枳实各二两　陈皮三两　炙甘草一两　茯苓一两半　姜五片　枣一枚

【功用】理气化痰，清胆和胃。

【主治】胆胃不和，痰热内扰证。胆怯易惊，头眩心悸，心烦不眠，夜多易梦；或呕恶呃逆，眩晕，癫痫，苔白腻，脉弦滑。

## 易混考点解析

二陈汤和温胆汤的主治病证比较

| 方剂名称 | 相同点 | 不同点 |
|---|---|---|
| 二陈汤 | 两方均主治湿痰证，症见呕恶、眩晕、苔白腻、脉滑 | 咳嗽痰多，色白易咳 |
| 温胆汤 | | 虚烦不眠，胆怯易惊，脉弦滑 |

### 细目二　清热化痰

**清气化痰丸（《医方考》）**

【方歌】清气化痰胆星蒌，夏芩杏陈枳实投，茯苓姜汁糊为丸，气顺火消痰自失。

【组成】陈皮　杏仁　枳实　黄芩　瓜蒌仁　茯苓各一两　胆南星　制半夏各一两半　姜汁

【功用】清热化痰，理气止咳。

【主治】痰热咳嗽。咳嗽气喘，咳痰黄稠，胸膈痞闷，甚则气急呕恶，烦躁不宁，舌质红，苔黄腻，脉滑数。

### 细目三　润燥化痰

**贝母瓜蒌散（《医学心悟》）**

【方歌】贝母瓜蒌花粉研，橘红桔梗茯苓添，呛咳咽干痰难出，润燥化痰病自安。

【组成】贝母一钱五分　瓜蒌一钱　天花粉　茯苓　橘红　桔梗各八分

【功用】润肺清热，理气化痰。

【主治】燥痰咳嗽。咳嗽痰少，咳痰不爽，涩而难出，咽喉干燥，苔白而干。

## 易混考点解析

**贝母瓜蒌散、清燥救肺汤和麦门冬汤的比较**

| 方剂名称 | 相同点 | 不同点 |
|---|---|---|
| 贝母瓜蒌散 | 三方均治疗燥咳 | 贝母瓜蒌散证为燥热伤肺，灼津为痰所致，故方中以贝母、瓜蒌为主，旨在润燥化痰，主治燥痰咳嗽、痰稠难咳 |
| 清燥救肺汤 | | 清燥救肺汤证为新感温燥，耗气伤阴所致，故方中以桑叶宣肺，配伍石膏清热、麦冬润燥、人参益气，旨在清宣燥热，主治温燥伤肺之身热头痛、干咳少痰、口渴等 |
| 麦门冬汤 | | 麦门冬汤证为肺胃阴虚，气火上逆所致，故方中以大量麦冬配伍半夏、人参，旨在滋阴润肺、降逆下气，主治虚热肺痿、咳唾涎沫等 |

### 细目四　化痰息风

**半夏白术天麻汤（《医学心悟》）**

【方歌】半夏白术天麻汤，苓草橘红大枣姜，眩晕头痛风痰证，热盛阴亏切莫尝。

【组成】半夏一钱五分　天麻　茯苓　橘红各一钱　白术三钱　甘草五分　生姜一片　大枣二枚

【功用】化痰息风，健脾祛湿。

【主治】风痰上扰证。眩晕，头痛，胸膈痞闷，恶心呕吐，舌苔白腻，脉弦滑。

# 第十九单元　消食剂

### 细目一　消食化滞

**1. 保和丸（《丹溪心法》）**

【方歌】保和神曲与山楂，苓夏陈翘莱子加，炊饼为丸白汤下，消食和胃效堪夸。

【组成】山楂六两　神曲二两　半夏　茯苓各三两　陈皮　连翘　莱菔子各一两

【功用】消食化滞，理气和胃。

【主治】食积证。脘腹痞满胀痛，嗳腐吞酸，恶食呕逆，或大便溏泄，舌苔厚腻，脉滑。

**2. 枳实导滞丸（《内外伤辨惑论》）**

【方歌】枳实导滞首大黄，芩连术曲茯苓襄，泽泻蒸饼糊丸服，湿热积滞力能攘。

【组成】大黄一两　枳实　神曲各五钱　茯苓　黄芩　黄连　白术各三钱　泽泻二钱

【功用】消食导滞，清热祛湿。

【主治】湿热食积证。脘腹胀痛，下痢泄泻，或大便秘结，小便短赤，舌苔黄腻，脉沉有力。

【配伍特点】本方证因湿热食滞，内阻胃肠所致。治宜消积导滞，清热利湿。

**3. 木香槟榔丸（《儒门事亲》）**

【方歌】木香槟榔青陈皮，黄柏黄连莪术齐，大黄黑丑兼香附，泄痢后重热滞宜。

【组成】木香　槟榔　青皮　陈皮　广茂烧　枳壳　黄连麸炒，各一两　黄柏　大黄各三两　香附子炒　牵牛四两

【功用】行气导滞，攻积泄热。

【主治】积滞内停，湿蕴生热证。脘腹痞满胀痛，赤白痢疾，里急后重，或大便秘结，舌苔黄腻，脉沉实。

【配伍特点】木香、槟榔行气导滞，调中止痛，消脘腹胀满，除里急后重而为君。大黄、牵牛攻积导滞，泄热通便；青皮、香附疏肝理气，消积止痛，助君行气导滞，共为臣药。莪术祛瘀行气，散结止痛；陈皮理气和胃，健脾燥湿；黄连、黄柏清热燥湿而止痢，均为佐药。诸药合用，以行气导滞为主，配以清热、攻下、祛瘀之品，共奏行气导滞、攻积泄热之功。

## 易混考点解析

**保和丸和枳实导滞丸的比较**

| 方剂名称 | 相同点 | 不同点 |
|---|---|---|
| 保和丸 | 两方均主治食积内停，症见脘腹胀满、恶食呕逆、嗳腐吞酸、苔腻、脉滑或实 | 食积常规见症 |
| 枳实导滞丸 | | 大便失常，舌苔黄腻，脉沉有力 |

### 细目二　健脾消食

**健脾丸（《证治准绳》）**

【方歌】健脾参术苓草陈，肉蔻香连合砂仁，楂肉山药曲麦炒，消补兼施此方寻。

【组成】白术二两半　木香　酒炒黄连　甘草各七钱半　白茯苓二两　人参一两五钱　神曲　陈皮　砂仁　炒麦芽　山楂　山药　肉豆蔻以上各一两

【功用】健脾和胃，消食止泻。

【主治】脾虚食积证。食少难消，脘腹痞闷，大便溏薄，倦怠乏力，苔腻微黄，脉虚弱。

【配伍特点】消补兼施，补重于消，补而不滞，消中寓清。

# 第二十单元　驱虫剂

**乌梅丸（《伤寒论》）**

【方歌】乌梅丸用细辛桂，黄连黄柏及当归，人参椒姜加附子，清上温下又安蛔。

【组成】乌梅三百枚　细辛六两　干姜十两　黄连十六两　当归四两　炮附子六两　蜀椒四两　桂枝六两　人参六两　黄柏六两　蜜

【功用】温脏安蛔。

【主治】蛔厥证。脘腹阵痛，烦闷呕吐，时发时止，得食则吐，甚则吐蛔，手足厥冷，或久泻久痢。

【配伍特点】酸苦辛并进，使蛔虫静伏而下；寒热佐甘温，则和肠胃扶正。

# 第二十一单元　治痈疡剂

### 细目　散结消痈

**1. 大黄牡丹汤（《金匮要略》）**

【方歌】金匮大黄牡丹汤，桃仁瓜子芒硝襄，肠痈初起腹按痛，苔黄脉数服之康。

【组成】大黄四两　牡丹皮一两　桃仁五十个　冬瓜仁半升　芒硝三合

【功用】泄热破瘀，散结消肿。

【主治】肠痈初起，湿热瘀滞证。右少腹疼痛拒按，按之其痛如淋，甚则局部肿痞；或右足屈而不伸，伸则痛剧，小便自调；或时时发热，自汗恶寒，舌苔薄腻而黄，脉滑数。

**2. 仙方活命饮（《校注妇人良方》）**

【方歌】仙方活命金银花，防芷归陈草芍加，贝母花粉兼乳没，穿山角刺酒煎佳，一切痈毒能溃散，溃后忌服用勿差。

【组成】白芷　贝母　防风　赤芍药　当归尾　甘草　皂角刺　穿山甲　天花粉　乳香　没药各一钱　金银花　陈皮各三钱　酒

【功用】清热解毒，消肿溃坚，活血止痛。

【主治】痈疡肿毒初起。局部红肿焮痛，或身热凛寒，苔薄白或黄，脉数有力。

【配伍特点】消清并举，清解之中寓活血祛瘀之法，佐辛透散结之品消未成之脓，以消坚之物溃已成之脓。

## 易混考点解析

**大承气汤与大黄牡丹汤的主治病证比较**

| 方剂名称 | 相同点 | 不同点 |
|---|---|---|
| 大承气汤 | 均用于里热积滞，大便秘结，苔黄厚，脉实 | 症见痞、满、燥、实，以及苔黄燥、脉实 |
| 大黄牡丹汤 | | 心下硬满，疼痛拒按，脉沉有力 |

# 第五章　中医内科学

【本章通关解析】

中医内科学是一门重要的临床课程，在历年的传统医学师承及确有专长人员出师考核中占据非常重要的地位。在综合笔试中，平均每年出题约占 30 分（综合笔试总分 300 分）。

本科目考查重点主要分布在疾病特点、病因病机、证候类型、治疗方法、使用方剂 5 个方面。要求考生重点记忆的内容主要是疾病的特点、证候类型、使用方剂 3 个方面，即同病异治。

在学习内科疾病过程中要注意同系统疾病之间的鉴别，以及内科与外科、妇科、儿科相同或类似疾病的比较；同时也要善于归纳总结哪些疾病共用了同一首方剂，即异病同治。

## 第一单元　肺系病证

### 细目一　感冒

**1.概述**　感冒是感受触冒风邪而导致的常见外感疾病，病情轻者多为感受当令之气，称为伤风、冒风、冒寒；病情重者多为感受非时之邪，称为重伤风。在一个时期内广泛流行、证候相类似者，称为时行感冒。临床表现为鼻塞、流涕、喷嚏、咳嗽、头痛、恶寒、发热、全身不适、脉浮。

**2.病因病机**　病因以风邪为主。病机是六淫入侵，卫表不和，肺气失宣。

**3.鉴别诊断**

（1）普通感冒与时行感冒

| 病名 | 病因 | 发病季节与特点 | 病情表现 | 有无传变 |
| --- | --- | --- | --- | --- |
| 普通感冒 | 外感六淫，以风为主 | 冬春气候多变，发病率高，常散发 | 病情多轻，全身症状轻 | 多无 |
| 时行感冒 | 时行疫毒 | 季节不限，有广泛的传染流行性 | 病情多重，全身症状显著 | 入里化热，继发合并他病 |

（2）普通感冒与风温早期

| | 普通感冒 | 风温早期 |
| --- | --- | --- |
| 病情 | 轻 | 重 |
| 发热 | 不高，或不发热 | 高热 |
| 转归 | 少传变 | 多传变或入营入血 |
| 预后 | 服解表药后，汗出，脉静身凉 | 汗出热虽暂退，旋即复起，脉数不静 |

**4. 辨证论治**

| 证型 | | 辨证要点 | 治法 | 方药 |
|---|---|---|---|---|
| 常人感冒 | 风寒束表 | 恶寒重，发热轻，无汗，头痛，肢节酸痛，鼻塞声重或鼻痒喷嚏，时流清涕，咽痒，咳嗽，痰吐稀薄色白，口不渴或渴喜热饮，舌苔薄白而润，脉浮或浮紧 | 辛温解表 | 荆防达表汤或荆防败毒散 |
| | 风热犯表 | 身热较著，微恶风，汗泄不畅，头胀痛，面赤，咳嗽，痰黏或黄，咽燥，或咽喉乳蛾红肿疼痛，鼻塞，流黄浊涕，口干欲饮，舌苔薄白微黄，舌边尖红，脉浮数 | 辛凉解表 | 银翘散或葱豉桔梗汤 |
| | 暑湿伤表 | 身热，微恶风，汗少，肢体酸重或疼痛，头昏重胀痛，咳嗽痰黏，鼻流浊涕，心烦口渴，或口中黏腻，渴不多饮，胸闷脘痞，泛恶，腹胀，大便或溏，小便短赤，舌苔薄黄而腻，脉濡数 | 清暑祛湿解表 | 新加香薷饮 |
| 虚体感冒 | 气虚感冒 | 恶寒较甚，发热，无汗，头痛身楚，咳嗽，痰白，咳痰无力，平素神疲体弱，气短懒言，反复易感，舌淡苔白，脉浮而无力 | 益气解表 | 参苏饮 |
| | 阴虚感冒 | 身热，微恶风寒，少汗，头昏，心烦，口干，干咳少痰，舌红少苔，脉细数 | 滋阴解表 | 加减葳蕤汤 |

## 易混考点解析

| 感冒（中医内科学） | | 感冒（中医儿科学） | |
|---|---|---|---|
| 证型 | 方药 | 证型 | 方药 |
| 风寒证 | 荆防败毒散 | 风寒证 | 荆防败毒散 |
| 风热证 | 银翘散 | 风热证 | 银翘散 |
| 暑湿证 | 新加香薷饮 | 暑湿证 | 新加香薷饮 |
| 气虚证 | 参苏饮 | — | — |
| 阴虚证 | 加减葳蕤汤 | — | — |

### 细目二　咳嗽

**1. 概述**　咳嗽是指肺失宣降，肺气上逆作声，或伴咳吐痰液而言。分别言之，有声无痰为咳，有痰无声为嗽，一般多为痰声并见，难以截然分开，故以咳嗽并称。临床表现以肺气上逆作声，或伴咳吐痰液为主。

**2. 病因病机**　外因为六淫之邪，侵袭肺系。内因为脏腑功能失调，内邪干肺。病机为邪犯于肺，肺气上逆。咳嗽分外感和内伤。外感咳嗽属邪实，内伤咳嗽属邪实与正虚并见。病理因素主要为"痰"与"火"。病位在肺，与肝、脾有关，久则及肾。

**3. 辨证论治**

| 证型 | | 辨证要点 | 治法 | 方药 |
|---|---|---|---|---|
| 外感咳嗽 | 风寒袭肺证 | 咳嗽声重，气急，咽痒，咳痰稀薄色白，常伴鼻塞，流清涕，头痛，肢体酸楚，或见恶寒、发热、无汗等风寒表证，舌苔薄白，脉浮或浮紧 | 疏风散寒，宣肺止咳 | 三拗汤合止嗽散 |
| | 风热犯肺证 | 咳嗽频剧，气粗或咳声嘶哑，喉燥咽痛，咳痰不爽，痰黏稠或黄，咳时汗出，常伴鼻流黄涕，口渴，头痛，身楚，或见恶风、身热等风热表证，舌苔薄黄，脉浮数或浮滑 | 疏风清热，宣肺止咳 | 桑菊饮 |

| | 证型 | 辨证要点 | 治法 | 方药 |
|---|---|---|---|---|
| 外感咳嗽 | 风燥伤肺证 | 干咳，连声作呛，喉痒，咽喉干痛，唇鼻干燥，无痰或痰少而黏，不易咳出，或痰中带有血丝，口干，初起或伴鼻塞、头痛、微寒、身热等表证，舌质红干而少津，苔薄白或薄黄，脉浮数或小数 | 疏风清肺，润燥止咳 | 桑杏汤 |
| 内伤咳嗽 | 痰湿蕴肺证 | 咳嗽反复发作，咳声重浊，痰多，因痰而嗽，痰出咳平，痰黏腻或稠厚成块，色白或带灰色，每于早晨或食后则咳甚痰多，进甘甜油腻食物加重，胸闷脘痞，呕恶食少，体倦，大便时溏，舌苔白腻，脉象濡滑 | 燥湿化痰，理气止咳 | 二陈平胃散合三子养亲汤 |
| | 肝火犯肺证 | 咳嗽呈阵发性，表现为上气咳逆阵作，咳时面赤，咽干口苦，常感痰滞咽喉而咳之难出，量少质黏，或如絮条，胸胁胀痛，咳时引痛，症状可随情绪波动而增减，舌红或边红，苔薄黄少津，脉弦数 | 清肺泻肝，顺气降火 | 黛蛤散合黄芩泻白散 |
| | 肺阴亏耗证 | 干咳，咳声短促，痰少黏白，或痰中带血丝，或声音逐渐嘶哑，口干咽燥，或午后潮热，颧红，盗汗，日渐消瘦，神疲，舌质红少苔，脉细数 | 滋阴润肺，化痰止咳 | 沙参麦冬汤 |

## 易混考点解析

| 咳嗽（中医内科学） | | 咳嗽（中医儿科学） | |
|---|---|---|---|
| 证型 | 方药 | 证型 | 方药 |
| 风寒袭肺证 | 三拗汤合止嗽散 | 风寒咳嗽证 | 金沸草散 |
| 风热犯肺证 | 桑菊饮 | 风热咳嗽证 | 桑菊饮 |
| 风燥伤肺证 | 桑杏汤 | — | — |
| 痰湿蕴肺证 | 二陈平胃散合三子养亲汤 | 痰热咳嗽证 | 清金化痰汤 |
| 肝火犯肺证 | 黛蛤散合黄芩泻白散 | — | — |
| 肺阴亏耗证 | 沙参麦冬汤 | 阴虚咳嗽证 | 沙参麦冬汤 |

### 细目三 哮病

**1. 概述** 哮病是一种发作性的痰鸣气喘疾患。发时喉中哮鸣有声，呼吸气促困难，甚至喘息不能平卧。临床表现以发时喉中哮鸣有声，呼吸气促困难，甚至喘息不能平卧为主。

**2. 病因病机** 外因为外感风寒或风热之邪，或因吸入烟尘、花粉、动物毛屑、异味气体等。内因为饮食不当，过食生冷，或嗜食酸咸甘肥，或进食海膻发物，或体虚病后。病机为痰阻气道，肺失宣降。哮病发作的关键是外邪侵袭，触动伏痰。病位主要在肺，与脾、肾关系密切。

**3. 鉴别诊断**

哮病与喘证

| 病名 | 相同点 | 不同点 |
|---|---|---|
| 哮病 | 都有呼吸急促、困难的表现。哮必兼喘，但喘未必兼哮 | 哮指声响言，喉中哮鸣有声，是一种反复发作的独立性疾病 |
| 喘证 | | 喘指气息言，为呼吸气促、困难，是多种肺系急慢性疾病的一个症状 |

**4. 辨证论治**

| 证型 | | 辨证要点 | 治法 | 方药 |
|---|---|---|---|---|
| 发作期 | 冷哮证 | 喉中哮鸣如水鸡声，呼吸急促，喘憋气逆，胸膈满闷如塞，咳不甚，痰少咳吐不爽，色白而多泡沫，口不渴或渴喜热饮，形寒怕冷，天冷或受寒易发，面色青晦，舌苔白滑，脉弦紧或浮紧 | 宣肺散寒，化痰平喘 | 射干麻黄汤或小青龙汤 |
| | 热哮证 | 喉中痰鸣如吼，喘而气粗息涌，胸高胁胀，咳呛阵作，咳痰色黄或白，黏浊稠厚，咳吐不利，口苦，口渴喜饮，汗出，面赤，或有身热，甚至有好发于夏季者，舌苔黄腻，质红，脉滑数或弦滑 | 清热宣肺，化痰定喘 | 定喘汤或越婢加半夏汤 |
| 缓解期 | 肺脾气虚证 | 有哮喘反复发作史。气短声低，自汗，怕风，常易感冒，倦怠无力，食少便溏，或喉中时有轻度哮鸣，痰多质稀色白，舌质淡，苔白，脉细弱 | 健脾益气，补土生金 | 六君子汤 |
| | 肺肾两虚证 | 有哮喘发作史。短气息促，动则为甚，吸气不利，咳痰质黏起沫，脑转耳鸣，腰酸腿软，心慌，不耐劳累；或五心烦热，颧红，口干，舌质红少苔，脉细数；或畏寒肢冷，面色苍白，舌苔淡白，质胖，脉沉细 | 补肺益肾 | 生脉地黄汤合金水六君煎 |

## 易混考点解析

| 哮病（中医内科学） | | | 哮喘（中医儿科学） | | |
|---|---|---|---|---|---|
| | 证型 | 方药 | | 证型 | 方药 |
| 发作期 | 冷哮证 | 射干麻黄汤或小青龙汤 | 发作期 | 风寒束肺证 | 小青龙汤合三子养亲汤 |
| | 热哮证 | 定喘汤或越婢加半夏汤 | | 痰热阻肺证 | 麻杏石甘汤合苏葶丸 |
| | — | — | | 外寒内热证 | 大青龙汤 |
| 缓解期 | 肺脾气虚证 | 六君子汤 | 缓解期 | 肺脾气虚证 | 人参五味子汤合玉屏风散 |
| | 肺肾两虚证 | 生脉地黄汤合金水六君煎 | | 脾肾阳虚证 | 金匮肾气丸 |
| | | | | 肺肾阴虚证 | 麦味地黄丸 |

### 细目四　喘证

**1. 概述**　喘即气喘、喘息。喘证是以呼吸困难，甚至张口抬肩、鼻翼扇动、不能平卧为临床特征的病证。临床表现以呼吸困难，甚至张口抬肩、鼻翼扇动、不能平卧为主。

**2. 病因病机**　外因为外邪侵袭，重感风寒，邪袭于肺，或表寒内热，或风热外袭。内因为饮食不当，过食生冷、肥甘，或嗜酒伤中；或情志所伤，忧思气结，郁怒伤肝；或劳欲久病，肺肾亏虚。病机为痰邪壅肺，宣降不利；或精气虚衰，肺肾出纳失常。病位在肺和肾，涉及肝、脾。

**3. 鉴别诊断**

喘证与气短

| 病名 | 相同点 | 不同点 |
|---|---|---|
| 喘证 | 同为呼吸异常 | 喘证为呼吸困难，张口抬肩，摇身撷肚 |
| 气短 | | 气短指呼吸比正常人短促，为患者的一种主观感受，表现为呼吸费力或气不够用。如进一步加重，可以呈现虚喘表现 |

**4.辨证论治**

| | 证型 | 辨证要点 | 治法 | 方药 |
|---|---|---|---|---|
| 实喘 | 风寒壅肺证 | 喘息咳逆，呼吸急促，胸部胀闷，痰多稀薄而带泡沫，色白质黏，常有头痛，恶寒，或有发热，口不渴，无汗，舌苔薄白而滑，脉浮紧 | 宣肺散寒 | 麻黄汤合华盖散 |
| | 表寒肺热证 | 喘逆上气，胸胀或痛，息粗，鼻扇，咳而不爽，吐痰稠黏，伴形寒，身热，烦闷，身痛，有汗或无汗，口渴，舌苔薄白或罩黄，舌边红，脉浮数或滑 | 解表清里，化痰平喘 | 麻杏石甘汤 |
| | 痰浊阻肺证 | 喘而胸满闷塞，甚则胸盈仰息，咳嗽，痰多黏腻色白，咳吐不利，兼有呕恶，食少，口黏不渴，舌苔白腻，脉滑或濡 | 祛痰降逆，宣肺平喘 | 二陈汤合三子养亲汤 |
| | 肺气郁痹证 | 喘促症状每遇情志刺激而诱发，发时突然呼吸短促，息粗气憋，胸闷胸痛，咽中如窒，但喉中痰鸣不著，或无痰声。平素常多忧思抑郁，失眠，心悸。苔薄，脉弦 | 开郁，降气，平喘 | 五磨饮子 |
| 虚喘 | 肺气虚耗证 | 喘促短气，气怯声低，喉有鼾声，咳声低弱，痰吐稀薄，自汗畏风，或见咳呛，痰少质黏，烦热而渴，咽喉不利，面颧潮红，舌质淡红或有苔剥，脉软弱或细数 | 补肺，益气，养阴 | 生脉散合补肺汤 |
| | 肾虚不纳证 | 喘促日久，动则喘甚，呼多吸少，气不得续，形瘦神惫，跗肿，汗出肢冷，面青唇紫，舌淡苔白或黑而润滑，脉微细或沉弱；或见喘咳，面红烦躁，口咽干燥，足冷，汗出如油，舌红少津，脉细数 | 补肾纳气 | 金匮肾气丸合参蛤散 |

# 易混考点解析

| 喘证（中医内科学） | | | 肺炎喘嗽（中医儿科学） | | |
|---|---|---|---|---|---|
| | 证型 | 方药 | | 证型 | 方药 |
| 实喘 | 风寒壅肺证 | 麻黄汤合华盖散 | 常证 | 风寒闭肺证 | 华盖散 |
| | 表寒肺热证 | 麻杏石甘汤 | | 风热闭肺证 | 银翘散合麻杏石甘汤 |
| | 痰浊阻肺证 | 二陈汤合三子养亲汤 | | 痰热闭肺证 | 五虎汤合葶苈大枣泻肺汤 |
| | 肺气郁痹证 | 五磨饮子 | | 毒热闭肺证 | 黄连解毒汤合三拗汤 |
| 虚喘 | 肺气虚耗证 | 生脉散合补肺汤 | | 阴虚肺热证 | 沙参麦冬汤 |
| | 肾虚不纳证 | 金匮肾气丸合参蛤散 | | 肺脾气虚证 | 人参五味子汤 |

## 细目五 肺痈

**1.概述** 肺痈是肺叶生疮，形成脓疡的一种病证，属内痈之一。临床以咳嗽、胸痛、发热、咳吐腥臭浊痰，甚则脓血相兼为主要特征。

**2.病因病机** 外因为感受风热，或风寒袭肺，内郁化热；内因为嗜酒太过或恣食辛辣煎炸厚味，痰热素盛。如宿有痰热蕴肺，复加外感风热，内外合邪，则更易引发本病。病机为邪热蕴肺，热壅血瘀成痈，血败肉腐而化脓。病位在肺。成痈化脓的病理基础，主要在于热壅血瘀。病理性质主要表现为邪盛的实热证候。

**3. 鉴别诊断**

肺痈与风温

| 病名 | 相同点 | 不同点 |
|---|---|---|
| 肺痈 | 肺痈初期与风温极为类似 | 肺痈之振寒、咳吐浊痰明显；喉中有腥味是其特点 |
| 风温 | | 风温起病多急，以发热、咳嗽、烦渴或伴气急胸痛为特征，与肺痈初期颇难鉴别。风温经正确及时治疗后，多在气分而解，如经1周身热不退，或退而复升，咳吐浊痰，应进一步考虑肺痈之可能 |

**4. 辨证论治**

| 证型 | 辨证要点 | 治法 | 方药 |
|---|---|---|---|
| 初期 | 恶寒发热，咳嗽，咳白色黏痰，痰量日渐增多，胸痛，咳则痛甚，呼吸不利，口干鼻燥，舌苔薄黄，脉浮数而滑 | 疏风散热，清肺化痰 | 银翘散 |
| 成痈期 | 身热转甚，时时振寒，继则壮热，汗出烦躁，咳嗽气急，胸满作痛，转侧不利，咳吐浊痰，呈黄绿色，自觉喉间有腥味，口干咽燥，舌苔黄腻，脉滑数 | 清肺解毒，化瘀消痈 | 千金苇茎汤合如金解毒散 |
| 溃脓期 | 咳吐大量脓痰，或如米粥，或脓血相兼，腥臭异常，有时咳血，胸中烦满而痛，甚则气喘不能卧，身热面赤，烦渴喜饮，舌质红，苔黄腻，脉滑数或数实 | 排脓解毒 | 加味桔梗汤 |
| 恢复期 | 身热渐退，咳嗽减轻，咳吐脓痰渐少，臭味亦淡，痰液转为清稀；精神渐振，食纳好转；或有胸胁隐痛，难以平卧，气短，自汗盗汗，低热，午后潮热，心烦，口燥咽干，面色无华，形体消瘦，精神萎靡，舌质红或淡红，苔薄，脉细或细数无力；或见咳嗽，咳吐脓血痰日久不净，或痰液一度清稀而复转臭浊，病情时轻时重，迁延不愈 | 清热养阴，益气补肺 | 沙参清肺汤或桔梗杏仁煎 |

## 细目六　肺痨▲

**1. 概述**　肺痨是具有传染性的慢性虚弱性疾患。临床以咳嗽、咳血、潮热、盗汗及身体逐渐消瘦为主要临床特征。

**2. 病因病机**　外因为感染"痨虫"；内因为禀赋不足、酒色过度、忧思劳倦、病后失调、营养不良。病机为肺虚肾失滋生之源；或肾虚相火灼金，上耗母气，可致肺肾两虚。肺虚不能制肝，肾虚不能养肝；或肺虚心火乘克，肾虚水不济火，可致心肝火旺。久延而病重者，因精血亏损可以发展到肺、脾、肾三脏交亏，甚则肺虚不能佐心治节血脉之运行，而致气虚血瘀。肺痨的病位在肺，但可传及其他脏腑，尤以脾、肾为主，同时也涉及心、肝。

**3. 鉴别诊断**

肺痨与虚劳

| 病名 | 二者联系 | 不同点 | | |
|---|---|---|---|---|
| | | 疾病性质 | 病位 | 病理 |
| 肺痨 | 肺痨后期表现为虚劳重证者，可按虚者补之、损者益之的原则施治 | 肺痨具有传染性，是一个独立的慢性传染性疾患，有其发生、发展及传变规律 | 主要在肺 | 阴虚 |
| 虚劳 | | 虚劳缘于内伤亏损，是多种慢性疾病虚损证候的总称 | 五脏并重，以肾为主 | 阴阳并重 |

**4. 辨证论治**

| 证型 | 辨证要点 | 治法 | 方药 |
|---|---|---|---|
| 肺阴亏损证 | 干咳，咳声短促，或咳少量黏痰，或痰中带有血丝，色鲜红，胸部隐隐闷痛，午后自觉手足心热，或见少量盗汗，皮肤干灼，口干咽燥。近期曾有与肺痨患者接触史。舌苔薄白，舌边尖红，脉细数 | 滋阴润肺 | 月华丸 |
| 虚火灼肺证 | 呛咳气急，痰少质黏，或吐痰黄稠量多，时时咳血，血色鲜红，混有泡沫痰涎，午后潮热，骨蒸颧红，五心烦热，盗汗量多，口渴心烦，失眠，性情急躁易怒，或胸胁掣痛，男子可见遗精，女子月经不调，形体日益消瘦。近期曾有与肺痨患者接触史。舌干而红，苔薄黄而剥，脉细数 | 滋阴降火 | 百合固金汤合秦艽鳖甲散 |
| 气阴耗伤证 | 咳嗽无力，气短声低，咳痰清稀色白，量较多，偶或夹血，或咳血，血色淡红，午后潮热，或伴有畏风，怕冷，自汗与盗汗可并见，纳少神疲，便溏，面白颧红，舌质光淡，边有齿印，苔薄，脉细弱而数 | 益气养阴 | 保真汤或参苓白术散 |
| 阴阳两虚证 | 肺痨日久，咳逆喘息，少气，咳痰色白有沫，或夹血丝，血色暗淡，潮热，自汗，盗汗，声嘶或失音，面浮肢肿，心慌，唇紫，肢冷形寒，或见五更泄泻，口舌生糜，大肉尽脱，男子遗精阳痿，女子经闭，苔黄而剥，舌质光淡隐紫，少津，脉微细而数，或虚大无力 | 滋阴补阳 | 补天大造丸 |

## 细目六　肺胀▲

**1. 概述**　肺胀是多种慢性肺系疾患反复发作，迁延不愈，导致肺气胀满，不能敛降的一种病证。临床表现为胸部膨满、憋闷如塞、喘息上气、咳嗽痰多、烦躁、心悸、面色晦暗，或唇甲发绀、脘腹胀满、肢体浮肿等。其病程缠绵，时轻时重，经久难愈，严重者可出现神昏、痉厥、出血、喘脱等危重证候。肺胀的临床证候特点与西医学中的慢性阻塞性肺疾病相类似。

**2. 病因病机**　病因为久病肺虚，感受外邪。病机为久病肺虚，六淫侵袭，以致痰饮瘀血，结于肺间，肺气胀满，不能敛降。病位首先在肺，继则影响脾、肾，后期病及于心。

**3. 鉴别诊断**

肺胀、哮病和喘证

| 病名 | 相同点 | 不同点 |
|---|---|---|
| 肺胀 | 均以咳而上气、喘满为主症。肺胀可隶属于喘证。哮与喘病久不愈又可发展成为肺胀 | 多种慢性肺系疾病日久积渐而成，除咳喘外，尚有胸部膨满、心悸、唇甲发绀、腹胀肢肿等症状 |
| 哮病 | | 反复发作性疾病，以喉中哮鸣有声为特征 |
| 喘证 | | 多种急慢性疾病的一个症状，以呼吸气促、困难为主要表现 |

**4. 辨证论治**

| 证型 | 辨证要点 | 治法 | 方药 |
|---|---|---|---|
| 外寒里饮证 | 咳逆喘满不得卧，气短气急，咳痰白稀量多，呈泡沫状，胸部膨满，口干不欲饮，面色青暗，周身酸楚，头痛，恶寒，无汗，舌质暗淡，苔白滑，脉浮紧 | 温肺散寒，化痰降逆 | 小青龙汤 |
| 痰浊壅肺证 | 胸部膨满，短气喘息，稍劳即著，咳嗽痰多，色白黏腻或呈泡沫状，畏风易汗，脘痞纳少，倦怠乏力，舌暗，苔薄腻或浊腻，脉小滑 | 化痰降气，健脾益肺 | 苏子降气汤合三子养亲汤 |

续表

| 证型 | 辨证要点 | 治法 | 方药 |
|---|---|---|---|
| 痰热郁肺证 | 咳逆，喘息气粗，胸部膨满，烦躁，目胀睛突，痰黄或白，黏稠难咳，或伴身热，微恶寒，有汗不多，口渴欲饮，溲赤，便干，舌边尖红，苔黄或黄腻，脉数或滑数 | 清肺化痰，降逆平喘 | 越婢加半夏汤或桑白皮汤 |
| 痰蒙神窍证 | 胸部膨满，神志恍惚，表情淡漠，谵妄，烦躁不安，撮空理线，嗜睡，甚则昏迷，或伴肢体瞤动，抽搐，咳逆喘促，咳痰不爽，舌质暗红或淡紫，苔白腻或黄腻，脉细滑数 | 涤痰，开窍，息风 | 涤痰汤 |
| 阳虚水泛证 | 胸部膨满，憋闷如塞，咳痰清稀，胸闷心悸，面浮，下肢浮肿，甚则一身悉肿，腹部胀满有水，脘痞，纳差，尿少，怕冷，面唇青紫，舌苔白滑，舌体胖质暗，脉沉细 | 温肾健脾，化饮利水 | 真武汤合五苓散 |
| 肺肾气虚证 | 胸部膨满，呼吸浅短难续，声低气怯，甚则张口抬肩，倚息不能平卧，咳嗽，痰白如沫，咳吐不利，胸闷心慌，形寒汗出，或腰膝酸软，小便清长，或尿有余沥，舌淡或暗紫，脉沉细数无力，或有结代 | 补肺纳肾，降气平喘 | 平喘固本汤合补肺汤 |

## 易混考点解析

| 疾病 | 相似证候 | 证候名称 | 使用方剂 |
|---|---|---|---|
| 感冒 | 风寒证 | 风寒袭表证 | 荆防达表汤或荆防败毒散 |
| 咳嗽 | | 风寒犯肺证 | 三拗汤合止嗽散 |
| 感冒 | 风热证 | 风热犯表证 | 银翘散或葱豉桔梗汤 |
| 咳嗽 | | 风热犯肺证 | 桑菊饮 |
| 咳嗽 | 痰湿证 | 痰湿蕴肺证 | 二陈平胃散合三子养亲汤 |
| 喘证 | | 痰浊阻肺证 | 二陈汤合三子养亲汤 |
| 肺胀 | | 痰浊壅肺证 | 苏子降气汤合三子养亲汤 |
| 哮病 | 寒证 | 冷哮证 | 射干麻黄汤或小青龙汤 |
| 喘证 | | 风寒壅肺证 | 麻黄汤合华盖散 |
| 哮病 | 热证 | 热哮证 | 定喘汤或越婢加半夏汤 |
| 喘证 | | 痰热郁肺证 | 桑白皮汤 |
| 喘证 | 寒包火证 | 表寒肺热证 | 麻杏石甘汤 |
| 哮病 | 虚证 | 肺脾气虚证 | 六君子汤 |
| | | 肺肾两虚证 | 生脉地黄汤合金水六君煎 |
| 喘证 | | 肺气虚耗证 | 生脉散合补肺汤 |
| | | 肾虚不纳证 | 金匮肾气丸合参蛤散 |
| 肺胀 | | 肺肾气虚证 | 平喘固本汤合补肺汤 |

# 第二单元　心系病证

## 细目一　心悸

**1.概述**　心悸是指患者自觉心中悸动、惊惕不安，甚则不能自主的一种病证。病情较轻者为惊悸，病情较重者为怔忡。

**2.病因病机**　病因为体虚劳倦、七情所伤、感受外邪、药食不当。病机为气血阴阳亏虚，心失所养；或邪扰心神，心神不宁。病位在心，与肝、脾、肾、肺四脏密切相关。

**3.辨证论治**

| 证型 | 辨证要点 | 治法 | 方药 |
|------|----------|------|------|
| 心虚胆怯证 | 心悸不宁，善惊易恐，坐卧不安，不寐多梦而易惊醒，恶闻声响，食少纳呆，苔薄白，脉细略数或细弦 | 镇惊定志，养心安神 | 安神定志丸 |
| 心血不足证 | 心悸气短，头晕目眩，失眠健忘，面色无华，倦怠乏力，纳呆食少，舌淡红，脉细弱 | 补血养心，益气安神 | 归脾汤 |
| 心阳不振证 | 心悸不安，胸闷气短，动则尤甚，面色苍白，形寒肢冷，舌淡苔白，脉虚弱或沉细无力 | 温补心阳，安神定悸 | 桂枝甘草龙骨牡蛎汤合参附汤 |
| 水饮凌心证 | 心悸眩晕，胸闷痞满，渴不欲饮，小便短少，或下肢浮肿，形寒肢冷，伴恶心、欲吐、流涎，舌淡胖，苔白滑，脉弦滑或沉细而滑 | 振奋心阳，化气行水，宁心安神 | 苓桂术甘汤 |
| 阴虚火旺证 | 心悸易惊，心烦失眠，五心烦热，口干，盗汗，思虑劳心则症状加重，伴耳鸣腰酸，头晕目眩，急躁易怒，舌红少津，苔少或无，脉细数 | 滋阴清火，养心安神 | 天王补心丹合朱砂安神丸 |
| 瘀阻心脉证 | 心悸不安，胸闷不舒，心痛时作，痛如针刺，唇甲青紫，舌质紫暗或有瘀斑，脉涩或结或代 | 活血化瘀，理气通络 | 桃仁红花煎 |

## 细目二　胸痹

**1.概述**　胸痹是指以胸部闷痛，甚则胸痛彻背，喘息不得卧为主症的一种疾病。轻者仅感胸闷如窒，呼吸欠畅；重者则有胸痛；严重者心痛彻背，背痛彻心。

**2.病因病机**　内因为饮食不节、情志失调、劳倦内伤、年迈体虚；外因为寒邪内侵。病机为心脉痹阻。病理性质为本虚标实，虚实夹杂。本虚有气虚、阴伤、阳衰及气阴两虚、阴阳两虚；标实为瘀血、寒凝、痰浊、气滞，痹阻胸阳。病位在心，涉及肝、脾、肾三脏。

**3.鉴别诊断**

（1）胸痹与胃痛

| 病名 | 相同点 | 不同点 |
|------|--------|--------|
| 胸痹 | 心在脘上，脘在心下，故有胃脘当心而痛之称，以其部位相近。胸痹之不典型者，其疼痛可在胃脘部，极易混淆 | 胸痹以闷痛为主，为时极短，虽与饮食有关，但休息、服药常可缓解 |
| 胃痛 | | 胃痛与饮食相关，以胀痛为主，局部有压痛，持续时间较长，常伴有泛酸、嘈杂、嗳气、呃逆等胃部证候 |

（2）胸痹与真心痛：真心痛乃胸痹的进一步发展，症见心痛剧烈，甚则持续不解，伴有汗出、肢冷、面白、唇紫、手足清至节，脉微或结代等危重证候。

**4. 辨证论治**

| 证型 | 辨证要点 | 治法 | 方药 |
|---|---|---|---|
| 心血瘀阻证 | 心胸疼痛，如刺如绞，痛有定处，入夜为甚，甚则心痛彻背，背痛彻心，或痛引肩背，伴有胸闷，日久不愈，可因暴怒、劳累而加重，舌质暗红，或紫暗，有瘀斑，舌下瘀筋，苔薄，脉弦涩或结、代、促 | 活血化瘀，通脉止痛 | 血府逐瘀汤 |
| 气滞心胸证 | 心胸满闷，隐痛阵发，痛无定处，时欲太息，遇情志不遂时容易诱发或加重，或兼有脘痞胀闷，得嗳气或矢气则舒，苔薄或薄腻，脉细弦 | 疏肝理气，活血通脉 | 柴胡疏肝散 |
| 痰浊闭阻证 | 胸闷重而心痛微，痰多气短，肢体沉重，形体肥胖，遇阴雨天而易发作或加重，伴有倦怠乏力，纳呆便溏，咳吐痰涎，舌体胖大且边有齿痕，苔浊腻或白滑，脉滑 | 通阳泄浊，豁痰宣痹 | 瓜蒌薤白半夏汤合涤痰汤 |
| 寒凝心脉证 | 猝然疼痛如绞，心痛彻背，喘不得卧，多因气候骤冷或骤感风寒而发病或加重，伴形寒，甚则手足不温，冷汗自出，胸闷气短，心悸，面色苍白，苔薄白，脉沉紧或沉细 | 辛温散寒，宣通心阳 | 枳实薤白桂枝汤合当归四逆汤 |
| 气阴两虚证 | 心胸隐痛，时作时休，心悸气短，动则益甚，伴倦怠乏力，声息低微，面色㿠白，易汗出，舌质淡红，舌体胖边有齿痕，苔薄白，脉虚细缓或结代 | 益气养阴，活血通脉 | 生脉散合人参养荣汤 |
| 心肾阳虚证 | 心悸而痛，胸闷气短，自汗，动则更甚，面色㿠白，神倦怯寒，四肢欠温或肿胀，舌质淡胖，边有齿痕，苔白或腻，脉沉细迟 | 温补阳气，振奋心阳 | 参附汤合右归饮 |

## 细目三 不寐

**1. 概述** 不寐是以经常不能获得正常睡眠为特征的一类病证。临床表现为睡眠时间、深度的不足，轻者入睡困难，或寐而不酣，时寐时醒，或醒后不能再寐，重者彻夜不寐。

**2. 病因病机** 病因为饮食不节，情志失常，劳倦、思虑过度，病后、年迈体虚。病机为阳盛阴衰，阴阳失交。病位主要在心，与肝、脾、肾有关。

**3. 辨证论治**

| 证型 | 辨证要点 | 治法 | 方药 |
|---|---|---|---|
| 肝火扰心证 | 不寐多梦，甚则彻夜不眠，急躁易怒，伴头晕头胀，目赤耳鸣，口干而苦，不思饮食，便秘溲赤，舌红苔黄，脉弦而数 | 疏肝泻火，镇心安神 | 龙胆泻肝汤 |
| 痰热扰心证 | 心烦不寐，胸闷脘痞，泛恶嗳气，伴口苦，头重，目眩，舌偏红，苔黄腻，脉滑数 | 清化痰热，和中安神 | 黄连温胆汤 |
| 心脾两虚证 | 不易入睡，多梦易醒，心悸健忘，神疲食少，伴头晕目眩，四肢倦怠，腹胀便溏，面色少华，舌淡苔薄，脉细无力 | 补益心脾，养血安神 | 归脾汤 |
| 心肾不交证 | 心烦不寐，入睡困难，心悸多梦，伴头晕耳鸣，腰膝酸软，潮热盗汗，五心烦热，咽干少津，男子遗精，女子月经不调，舌红少苔，脉细数 | 滋阴降火，交通心肾 | 六味地黄丸合交泰丸 |
| 心胆气虚证 | 虚烦不寐，触事易惊，终日惕惕，胆怯心悸，伴气短自汗，倦怠乏力，舌淡，脉弦细 | 益气镇惊，安神定志 | 安神定志丸合酸枣仁汤 |

## 易混考点解析

| 疾病 | 相似证候 | 证候名称 | 使用方剂 |
|------|---------|---------|---------|
| 心悸 | 心胆气虚证 | 心虚胆怯证 | 安神定志丸 |
| 不寐 | | 心胆气虚证 | 安神定志丸合酸枣仁汤 |
| 心悸 | 心脾两虚证 | 心血不足证 | 归脾汤 |
| 不寐 | | 心脾两虚证 | 归脾汤 |
| 心悸 | 阴虚火旺证 | 阴虚火旺证 | 天王补心丹合朱砂安神丸 |
| 不寐 | | 心肾不交证 | 六味地黄丸合交泰丸 |

# 第三单元 脑系病证

## 细目一 头痛

**1. 概述** 头痛是临床常见的自觉症状，可单独出现，亦可见于多种疾病的过程中。

**2. 病因病机** 内因为情志失调、先天不足、房事不节、饮食劳倦、体虚久病、头部外伤、跌仆闪挫；外因为感受风寒湿热之邪，以风邪为主要病因。外感头痛多以外感风邪为主，外邪壅滞经络，络脉不通，头窍被扰而致。内伤头痛多与肝、脾、肾三脏的功能失调有关。病位外感头痛在表，内伤头痛在肝、肾。

**3. 鉴别诊断**

外感头痛与内伤头痛

| 病名 | 相同点 | 不同点 | |
|------|--------|--------|--------|
| | | 病因 | 临床表现 |
| 外感头痛 | 均有头痛症状 | 外感六淫 | 重痛、跳痛、灼痛、胀痛，一般痛无休止 |
| 内伤头痛 | | 饮食劳倦、久病体虚 | 隐痛、空痛、昏痛，缠绵不愈 |

**4. 根据头痛的不同部位，判断其经络归属**

| 头痛部位 | 经络归属 |
|---------|---------|
| 头后部，下连于项 | 太阳头痛 |
| 前额部及眉棱骨等处 | 阳明头痛 |
| 头之两侧，并连及于耳 | 少阳头痛 |
| 颠顶部位，或连目系 | 厥阴头痛 |

**5. 辨证论治**

| 证型 | | 辨证要点 | 治法 | 方药 |
|------|------|---------|------|------|
| 外感头痛 | 风寒头痛 | 头痛时作，痛连项背，恶风畏寒，遇风尤剧，口不渴，苔薄白，脉浮紧 | 疏散风寒止痛 | 川芎茶调散 |
| | 风热头痛 | 头痛而胀，甚则头胀如裂，发热或恶风，面红目赤，口渴喜饮，大便不畅，或便秘溲赤，舌尖红，苔薄黄，脉浮数 | 疏风清热和络 | 芎芷石膏汤 |
| | 风湿头痛 | 头痛如裹，肢体困重，胸闷纳呆，大便溏薄，苔白腻，脉濡 | 祛风胜湿通窍 | 羌活胜湿汤 |

续表

| | 证型 | 辨证要点 | 治法 | 方药 |
|---|---|---|---|---|
| 内伤头痛 | 肝阳头痛 | 头昏胀痛，两侧为重，心烦易怒，夜寐不宁，口苦面红，或兼胁痛，舌红苔黄，脉弦数 | 平肝潜阳息风 | 天麻钩藤饮 |
| | 血虚头痛 | 头痛而晕，心悸失眠，面色少华，神疲乏力，遇劳加重，舌质淡，苔薄白，脉细弱 | 养血滋阴，和络止痛 | 加味四物汤 |
| | 痰浊头痛 | 头痛昏蒙，胸脘满闷，纳呆呕恶，舌苔白腻，脉滑或弦滑 | 健脾燥湿，化痰降逆 | 半夏白术天麻汤 |
| | 肾虚头痛 | 头痛且空，眩晕耳鸣，腰膝酸软，神疲乏力，滑精带下，舌红少苔，脉细无力 | 养阴补肾，填精生髓 | 大补元煎 |
| | 瘀血头痛 | 头痛经久不愈，痛处固定不移，日轻夜重，痛如锥刺，或有头部外伤史，舌紫暗，或有瘀斑、瘀点，苔薄白，脉细或细涩 | 活血化瘀，通窍止痛 | 通窍活血汤 |

### 细目二  眩晕

**1.概述**　眩是指眼花或眼前发黑；晕是指头晕或感觉自身或外界景物旋转，二者常同时并见，故统称为"眩晕"。轻者闭目即止；重者如坐车船，旋转不定，不能站立，或伴有恶心、呕吐、汗出，甚则面色苍白等症状。

**2.病因病机**　病因为情志不遂、年高肾虚、病后体虚、饮食不节、跌仆损伤、头脑外伤。病机为脑髓空虚，清窍失养。其病变与肝、脾、肾三脏相关。

**3.辨证论治**

| 证型 | 辨证要点 | 治法 | 方药 |
|---|---|---|---|
| 肝阳上亢证 | 眩晕，耳鸣，头目胀痛，口苦，失眠多梦，遇烦劳、郁怒则加重，甚则仆倒，颜面潮红，急躁易怒，肢麻震颤，舌红苔黄，脉弦或数 | 平肝潜阳，清火息风 | 天麻钩藤饮 |
| 气血亏虚证 | 眩晕，动则加剧，劳累即发，面色㿠白，神疲乏力，倦怠懒言，唇甲不华，发色不泽，心悸少寐，纳少腹胀，舌淡苔薄白，脉细弱 | 补益气血，调养心脾 | 归脾汤 |
| 肾精不足证 | 眩晕日久不愈，精神萎靡，腰酸膝软，少寐多梦，健忘，两目干涩，视力减退，或遗精、滑泄、耳鸣、齿摇；或颧红咽干，五心烦热，舌红少苔，脉细数；或面色㿠白，形寒肢冷，舌淡嫩，苔白，脉弱尺甚 | 滋养肝肾，益精填髓 | 左归丸 |
| 痰浊上蒙证 | 眩晕，头重昏蒙，或伴视物旋转，胸闷恶心，呕吐痰涎，食少多寐，舌苔白腻，脉濡滑 | 化痰祛湿，健脾和胃 | 半夏白术天麻汤 |

### 细目三  中风

**1.概述**　中风是以猝然昏仆，不省人事，伴半身不遂、口舌歪斜、语言不利为主症的病证。病轻者可无昏仆，而仅见口舌歪斜及半身不遂等症状。

**2.病因病机**　内因为内伤积损、劳欲过度、饮食不节、情志所伤；外因为外感风邪。病机为阴阳失调，气血逆乱，上犯于脑。病位在心、脑，与肝、肾密切相关。

**3. 鉴别诊断**

（1）中风与痫病

| 病名 | 相同点 | 不同点 |
|------|--------|--------|
| 中风 | 均有昏仆倒地 | 中风则仆地无声，一般无四肢抽搐及口吐涎沫的表现。中风患者昏仆倒地，其神昏症状严重，持续时间长，难以自行苏醒，需及时治疗方可逐渐清醒。中风多伴有半身不遂、口舌歪斜等症 |
| 痫病 | | 痫病为阵发性神志异常的疾病，猝发仆地时常口中作声，如猪羊啼叫，四肢频抽而口吐白沫。痫病之神昏多为时短暂，移时可自行苏醒，醒后一如常人，或留有轻度头昏、乏力等症，但可再发 |

（2）中风与厥证

| 病名 | 相同点 | 不同点 |
|------|--------|--------|
| 中风 | 均有突然昏仆，不省人事 | 中风患者昏仆倒地，其神昏症状严重，持续时间长，难以自行苏醒，需及时治疗方可逐渐清醒。中风多伴有半身不遂、口舌歪斜等症 |
| 厥证 | | 厥证神昏时间短暂，发作时常伴有四肢厥冷，一般移时可自行苏醒，醒后无半身不遂、口舌歪斜、言语不利等表现 |

（3）中风与痉证

| 病名 | 相同点 | 不同点 |
|------|--------|--------|
| 中风 | 均有神昏 | 中风患者多在起病时即有神昏，而后可出现抽搐，抽搐时间短。中风昏仆倒地，其神昏症状严重，持续时间长，难以自行苏醒，需及时治疗方可逐渐清醒。中风多伴有半身不遂、口舌歪斜等症 |
| 痉证 | | 痉证以四肢抽搐、项背强直，甚至角弓反张为主症，发病时也可伴有神昏。痉证患者之神昏多出现在抽搐之后，抽搐时间长，且无半身不遂、口舌歪斜等症状 |

**4. 辨证论治**

| 分期 | | 证型 | 辨证要点 | 治法 | 方药 |
|------|------|------|----------|------|------|
| 急性期 | 中经络 | 风痰入络证 | 头晕头痛，手足麻木，突然发生口舌歪斜，口角流涎，舌强语謇，甚则半身不遂，或兼见手足拘挛，舌苔薄白，脉浮数 | 息风化痰，活血通络 | 真方白丸子 |
| | | 风阳上扰证 | 常感头晕头痛，耳鸣目眩，突然发生口舌歪斜，舌强语謇，或手足重滞，甚则半身不遂，舌质红，苔黄，脉弦 | 平肝潜阳，活血通络 | 天麻钩藤饮 |
| | | 阴虚风动证 | 平素头晕耳鸣，腰膝酸软，突然发生口舌歪斜，言语不利，手指瞤动，甚或半身不遂，舌质红，苔腻，脉弦细数 | 滋阴潜阳，息风通络 | 镇肝熄风汤 |
| | 中脏腑 | 痰热腑实证 | 素有头痛眩晕，心烦易怒，骤然犯病，半身不遂，口舌歪斜，舌强语謇，神志欠清或昏糊，身体强急，痰多而黏，伴腹胀腹泻，舌质深红，或有瘀点瘀斑，苔黄腻，脉弦滑或弦涩 | 通腑泄热，息风化痰 | 桃核承气汤 |
| | | 痰火瘀闭证 | 骤然昏仆，不省人事，口噤不开，两手握固，身体强痉，面赤身热，气粗腹臭，躁扰不宁，苔黄腻，脉弦滑而数 | 化痰息风，宣郁开窍 | 羚羊角汤 |
| | | 痰浊瘀闭证 | 骤然昏仆，不省人事，口噤不开，两手握固，身体强痉，面白唇暗，安卧不烦，四肢不温，痰涎壅盛，苔白腻，脉沉滑缓 | 豁痰息风，辛温开窍 | 涤痰汤 |
| | | 脱证 | 突然昏仆，不省人事，面色苍白，目合口张，鼻鼾息微，手撒肢冷，汗多，大小便自遗，肢体软瘫，舌痿，脉细弱或脉微欲绝 | 回阳救阴，益气固脱 | 参附汤合生脉散加味 |

续表

| 分期 | 证型 | 辨证要点 | 治法 | 方药 |
|------|------|----------|------|------|
| 恢复期 | 风痰瘀阻证 | 口舌歪斜，舌强语謇或失语，半身不遂，肢体麻木，舌暗紫，苔滑腻，脉弦滑 | 搜风化痰，行瘀通络 | 解语丹 |
| | 气虚络瘀证 | 肢体偏枯不用，肢软无力，面色萎黄，舌质淡紫或有瘀斑，苔薄白，脉细涩或细弱 | 益气养血，化瘀通络 | 补阳还五汤 |
| | 肝肾亏虚证 | 半身不遂，患肢僵硬，拘挛变形，舌强不语，或偏瘫，肢体肌肉萎缩，舌红脉细，或舌淡红，脉沉细 | 滋养肝肾 | 左归丸合地黄饮子 |

## 细目四　癫狂

**1.概述**　癫狂为精神失常疾病。癫病以精神抑郁，表情淡漠，沉默痴呆，语无伦次，静而多喜为特征。狂病以精神亢奋，狂躁不安，喧扰不宁，骂詈毁物，动而多怒为特征。

**2.病因病机**　病因为七情内伤、饮食失节、禀赋不足。病机为脏气不平，阴阳失调，神机逆乱。癫病多由痰气郁结，蒙蔽心窍；狂病多因痰火上扰，心神不安。病性多为虚实夹杂。病位在心、肝，与脾、肾相关。

**3.鉴别诊断**

（1）癫病与狂病

| 病名 | 相同点 | 不同点 |
|------|--------|--------|
| 癫病 | 均属性格行为异常的精神疾病 | 癫病属阴，以静而多喜为主，表现为沉静独处，言语支离，畏见生人，或哭或笑，声低气怯，以抑郁性精神失常为特征 |
| 狂病 | | 狂病属阳，以动而多怒为主，表现为躁动狂乱，气力倍常，呼号詈骂，声音多亢，以兴奋性精神失常为特征 |

（2）癫病与郁证

| 病名 | 相同点 | 不同点 |
|------|--------|--------|
| 癫病 | 均有心情抑郁、情绪不宁表现 | 癫病亦见喜怒无常，多语或不语等症，一般已失去自控力，神明逆乱，精神失常 |
| 郁证 | | 郁证表现为心情抑郁，情绪不宁，胸胁胀闷，急躁易怒，心悸失眠，喉中如有异物等，以自我感觉异常为主，无神志错乱 |

（3）癫病与痴呆

| 病名 | 相同点 | 不同点 |
|------|--------|--------|
| 癫病 | 均有精神神志异常 | 癫病属阴，以静而多喜为主，表现为沉静独处，言语支离，畏见生人，或哭或笑，声低气怯，以抑郁性精神失常为特征 |
| 痴呆 | | 痴呆以智力低下为突出变现，以神情呆滞、愚笨迟钝为特征，部分症状可自制。病机是髓减脑衰，神机失用 |

（4）癫病与痫病

| 病名 | 相同点 | 不同点 |
|------|--------|--------|
| 癫病 | 均有心情抑郁，情绪不宁表现 | 癫病属阴，以静而多喜为主，表现为沉静独处，言语支离，畏见生人，或哭或笑，声低气怯，以抑郁性精神失常为特征 |
| 痫病 | | 痫病以突然昏仆、不省人事、两目上视、口吐涎沫、四肢抽搐为特征的发作性疾病 |

**4. 辨证论治**

| 证型 | | 辨证要点 | 治法 | 方药 |
|---|---|---|---|---|
| 癫病 | 痰气郁结证 | 精神抑郁、表情淡漠、沉默痴呆、时时太息、言语无序，或喃喃自语、多疑多虑，喜怒无常，秽洁不分，不思饮食，舌红苔腻而白，脉弦滑 | 理气解郁，化痰醒神 | 逍遥散合顺气导痰汤 |
| | 心脾两虚证 | 神思恍惚、魂梦颠倒、心悸易惊、善悲欲哭、肢体困乏，饮食锐减，言语无序，舌淡苔薄白，脉沉细无力 | 健脾益气，养心安神 | 养心汤合越鞠丸 |
| 狂病 | 痰火扰神证 | 素有性情急躁、头痛失眠、两目怒视、面红目赤，突发狂乱无知、骂詈号叫、不避亲疏、逾垣上屋，或毁物伤人，气力逾常，不食不眠，舌红绛，苔多黄腻或黄燥而垢，脉弦大滑数 | 清心泻火，涤痰醒神 | 生铁落饮 |
| | 火盛伤阴证 | 癫狂久延，时作时止，势已较缓，妄言妄为，呼之已能自制，但有疲惫之象，寐不安寐，烦惋焦躁，形瘦面红而秽，口干便难，舌尖红无苔有剥裂，脉细数 | 育阴潜阳，交通心肾 | 二阴煎合琥珀养心丹 |
| | 痰热瘀结证 | 癫狂日久不愈，面色晦滞而秽，情绪躁扰不安，多言无序，恼怒不休；甚至登高而歌，弃衣而走，妄见妄闻，妄思离奇，头痛，心悸而烦，舌质紫暗，有瘀斑，苔少或薄黄，脉弦细或细涩 | 豁痰化瘀，调畅气血 | 癫狂梦醒汤 |

## 细目四 痫病

**1. 概述** 痫病是一种发作性神志异常的病证。临床以突然意识丧失，发则仆倒、不省人事、强直抽搐、口吐涎沫、两目上视或口中怪叫，移时苏醒，一如常人为特征。

**2. 病因病机** 病因为先天遗传、七情失调，以及惊恐、饮食失调、脑部外伤、六淫所干、他病之后。病机为脏腑失调，痰浊阻滞，气机逆乱，风痰内动，蒙蔽清窍。病位在脑，涉及肝、脾、心、肾，其中肝脾肾损伤是其病理基础。

**3. 辨证论治**

| 证型 | 辨证要点 | 治法 | 方药 |
|---|---|---|---|
| 风痰闭阻证 | 发病前常有眩晕、头昏、胸闷、乏力、痰多、心情不悦。痫病发作呈多样性，或见突然跌倒，神志不清，抽搐吐涎，或伴尖叫与二便失禁，或短暂神志不清，双目发呆，茫然若失，谈话中断，持物落地，或精神恍惚而无抽搐，舌质红，苔白腻，脉多弦滑有力 | 涤痰息风，开窍定痫 | 定痫丸 |
| 痰火扰神证 | 发作时昏仆抽搐，吐涎或有吼叫，平时急躁易怒，心烦失眠，咳痰不爽，口苦咽干，便秘溲黄，病发后症情加重，彻夜难眠，目赤，舌红，苔黄腻，脉弦滑而数 | 清热泻火，化痰开窍 | 龙胆泻肝汤合涤痰汤 |
| 瘀阻脑络证 | 平素头晕头痛，痛有定处，常伴单侧肢体抽搐，或一侧面部抽动，颜面口唇青紫，多继发于颅脑外伤、产伤、颅内感染性疾患后遗症，或先天脑发育不全，舌质暗红或有瘀斑，舌苔薄白，脉涩或弦 | 活血化瘀，息风通络 | 通窍活血汤 |
| 心脾两虚证 | 反复发痫，神疲乏力，心悸气短，失眠多梦，面色苍白，体瘦纳呆，大便溏薄，舌质淡，苔白腻，脉沉细而弱 | 补益气血，健脾宁心 | 六君子汤合归脾汤 |
| 心肾亏虚证 | 痫病频发，神思恍惚，头晕目眩，两目干涩，面色晦暗，耳轮焦枯不泽，健忘失眠，腰膝酸软，大便干燥，舌质红，脉沉细而数 | 补益心肾，潜阳安神 | 左归丸合天王补心丹 |

## 易混考点解析

| 疾病 | 相似证候 | 证候名称 | 使用方剂 |
|---|---|---|---|
| 头痛 | | 肝阳头痛 | 天麻钩藤饮 |
| 眩晕 | 肝阳上亢证 | 肝阳上亢 | 天麻钩藤饮 |
| 中风 | | 风阳上扰 | 天麻钩藤饮 |
| 头痛 | | 血虚头痛 | 加味四物汤 |
| | 气虚证和（或）血虚证 | 气虚头痛 | 益气聪明汤 |
| 眩晕 | | 气血亏虚 | 归脾汤 |
| 头痛 | 肾虚证 | 肾虚头痛 | 大补元煎 |
| 眩晕 | | 肾精不足 | 左归丸 |
| 头痛 | | 痰浊头痛 | 半夏白术天麻汤 |
| 眩晕 | 痰浊证 | 痰浊中阻 | 半夏白术天麻汤 |
| 中风 | | 风痰瘀阻 | 半夏白术天麻汤合桃仁红花煎 |
| 头痛 | | 瘀血头痛 | 通窍活血汤 |
| 眩晕 | 瘀血证 | 瘀血阻窍 | 通窍活血汤 |
| 痫病 | | 瘀血阻络 | 通窍活血汤 |

# 第四单元  脾胃病证

## 细目一  胃痛

**1. 概述**  胃痛，又称胃脘痛，是以上腹胃脘部近心窝处疼痛为主症的病证。

**2. 病因病机**  病因为感受外邪、饮食不节、情志不畅和脾胃素虚。病机为胃气阻滞，胃失和降，不通则痛。胃痛的病位在胃，与肝、脾、肾关系密切。病理性质早期多为实证，后期常为脾胃虚弱，但往往虚实夹杂。

**3. 鉴别诊断**

胃痛与真心痛

| 病名 | 相同点 | 不同点 |
|---|---|---|
| 胃痛 | | 胃痛是指胃脘部近心窝处发生的疼痛 |
| 真心痛 | 真心痛发生在下壁的也会有胃部疼痛的症状，易与胃痛混淆 | 真心痛是心经病变所引起的心痛证，多见于老年人，为当胸而痛。其多刺痛，动辄加重，痛引肩背，常伴心悸气短、汗出肢冷。病情危急 |

**4. 辨证论治**

| 证型 | 辨证要点 | 治法 | 方药 |
|---|---|---|---|
| 寒邪客胃证 | 胃痛暴作，恶寒喜暖，得温痛减，遇寒加重，口淡不渴，或喜热饮，舌淡苔薄白，脉弦紧 | 温胃散寒，行气止痛 | 良附丸 |
| 饮食伤胃证 | 胃脘疼痛，胀满拒按，嗳腐吞酸，或呕吐不消化食物，其味腐臭，吐后痛减，不思饮食，大便不爽，得矢气及便后稍舒，舌苔厚腻，脉滑 | 消食导滞，和胃止痛 | 保和丸 |

| 证型 | 辨证要点 | 治法 | 方药 |
|---|---|---|---|
| 肝气犯胃证 | 胃脘胀痛，痛连两胁，遇烦恼则痛作或痛甚，嗳气、矢气则痛舒，胸闷嗳气，喜长叹息，大便不畅，舌苔薄白，脉弦 | 疏肝解郁，理气止痛 | 柴胡疏肝散 |
| 湿热中阻证 | 胃脘疼痛，痛势急迫，脘闷灼热，口干口苦，口渴而不欲饮，身重疲倦，纳呆恶心，小便色黄，大便不畅，舌苔黄腻，脉滑数 | 清化湿热，理气和胃 | 清中汤 |
| 瘀血停胃证 | 胃脘疼痛，如针刺，似刀割，痛有定处，按之痛甚，痛时持久，食后加剧，入夜尤甚，或见吐血黑便，舌质紫暗或有瘀斑，脉涩 | 化瘀通络，理气和胃 | 失笑散合丹参饮 |
| 胃阴亏耗证 | 胃脘隐隐灼痛，似饥而不欲食，口燥咽干，五心烦热，消瘦乏力，口渴思饮，大便干结，舌红少津，脉细数 | 养阴益胃，和中止痛 | 一贯煎合芍药甘草汤 |
| 脾胃虚寒证 | 胃痛隐隐，绵绵不休，喜温喜按，空腹痛甚，得食则缓，劳累或受凉后发作或加重，泛吐清水，神疲纳呆，四肢倦怠，手足不温，大便溏薄，舌淡苔白，脉虚弱或迟缓 | 温中健脾，和胃止痛 | 黄芪建中汤 |

## 细目二 呕吐

**1. 概述** 呕吐是指胃失和降，气逆于上，迫使胃中之物从口中吐出的一种病证。临床以有物有声谓之呕，有物无声谓之吐，无物有声谓之干呕，故合称为呕吐。

**2. 病因病机** 内因为饮食不节、情志失调、禀赋不足；外因为外邪犯胃。病机为胃失和降，胃气上逆。病理性质不外虚实两类。病位主要在胃，但与肝、脾、胆有密切的关系。

**3. 鉴别诊断**

呕吐与呃逆

| 病名 | 相同点 | 不同点 |
|---|---|---|
| 呕吐 | 都是胃部病变 | 呕吐是以有声有物为特征，多因胃气上逆所致，有感受外邪、饮食不节、情志失调和胃虚失和的不同 |
| 呃逆 | | 呃逆是以喉间呃呃连声，声短而频，令人不能自制为特征 |

**4. 辨证论治**

| 证型 | 辨证要点 | 治法 | 方药 |
|---|---|---|---|
| 外邪犯胃证 | 突然呕吐，胸脘满闷，发热恶寒，头身疼痛，舌苔白腻，脉濡缓 | 疏邪解表，化浊和中 | 藿香正气散 |
| 食滞内停证 | 呕吐酸腐，脘腹胀满，嗳气厌食，大便或溏或结，舌苔厚腻，脉滑实 | 消食化滞，和胃降逆 | 保和丸 |
| 痰饮中阻证 | 呕吐清水痰涎，脘闷不食，头眩心悸，舌苔白腻，脉滑 | 温中化饮，和胃降逆 | 小半夏汤合苓桂术甘汤 |
| 肝气犯胃证 | 呕吐吞酸，嗳气频繁，胸胁胀痛，舌质红，苔薄腻，脉弦 | 疏肝理气，和胃降逆 | 四七汤 |
| 脾胃气虚证 | 食欲不振，食入难化，恶心呕吐，脘部痞闷，大便不畅，舌苔白滑，脉象虚弦 | 健脾益气，和胃降逆 | 香砂六君子汤 |
| 脾胃阳虚证 | 饮食稍多即吐，时作时止，面色㿠白，倦怠乏力，喜暖恶寒，四肢不温，口干不欲饮，大便溏薄，舌质淡，脉濡弱 | 温中健脾，和胃降逆 | 理中汤 |

| 证型 | 辨证要点 | 治法 | 方药 |
|------|---------|------|------|
| 胃阴不足证 | 呕吐反复发作，或时作干呕，似饥而不欲食，口燥咽干，舌红少津，脉细数 | 滋养胃阴，降逆止呕 | 麦门冬汤 |

### 细目三 腹痛

**1. 概述** 腹痛是指以胃脘以下、耻骨毛际以上的部位发生疼痛为主症的病证。

**2. 病因病机** 内因为饮食不节、情志失调、素体阳虚；外因为外感时邪。病机为腹中脏腑气机阻滞，气血运行不畅，经脉痹阻，不通则痛；或脏腑经脉失养，不荣则痛。

**3. 鉴别诊断**

腹痛与胃痛

| 病名 | 相同点 | 不同点 | |
|------|--------|--------|--------|
| | | 部位不同 | 伴随症状 |
| 胃痛 | 胃处腹中，与肠相连，腹痛常伴有胃痛的症状，胃痛亦时有腹痛的表现 | 上腹胃脘部近心窝处疼痛为主症 | 伴有恶心、嗳气等胃病症状 |
| 腹痛 | | 胃脘部以下、耻骨毛际以上整个部位疼痛为主症 | 伴有便秘、腹泻或尿频、尿急等症状 |

**4. 辨证论治**

| 证型 | 辨证要点 | 治法 | 方药 |
|------|---------|------|------|
| 寒邪内阻证 | 腹痛拘急，遇寒痛甚，得温痛减，口淡不渴，形寒肢冷，小便清长，大便清稀或秘结，舌质淡，苔白腻，脉沉紧 | 散寒温里，理气止痛 | 良附丸合正气天香散 |
| 湿热壅滞证 | 腹痛拒按，烦渴引饮，大便秘结，或溏滞不爽，潮热汗出，小便短黄，舌质红，苔黄燥或黄腻，脉滑数 | 泄热通腑，行气导滞 | 大承气汤 |
| 肝郁气滞证 | 腹痛胀闷，痛无定处，痛引少腹，或兼痛窜两胁，时作时止，得嗳气、矢气则舒，遇忧思恼怒则剧，舌质红，苔薄白，脉弦 | 疏肝解郁，理气止痛 | 柴胡疏肝散 |
| 瘀血内停证 | 腹痛较剧，痛如针刺，痛处固定，经久不愈，入夜尤甚，舌质紫暗，脉细涩 | 活血化瘀，和络止痛 | 少腹逐瘀汤 |
| 中虚脏寒证 | 腹痛绵绵，时作时止，喜温喜按，形寒肢冷，神疲乏力，气短懒言，胃纳不佳，面色无华，大便溏薄，舌质淡，苔薄白，脉沉细 | 温中补虚，缓急止痛 | 小建中汤 |

### 细目四 泄泻

**1. 概述** 泄泻是以排便次数增多，粪便稀溏，甚如水样为临床表现的病证。古曾将大便溏薄而势缓者称为泄，大便清稀如水而势急者称为泻，现临床一般统称泄泻。

**2. 病因病机** 内因为饮食所伤、情志失调、病后体虚及禀赋不足；外因为外感寒湿暑热之邪，其中以湿邪最为多见。病机为脾虚湿盛，脾失健运，水湿不化，肠道清浊不分，传导失司。脾虚湿盛是病机特点。病位在脾、胃与大、小肠。病变主脏在脾，脾失健运是关键，同时与肝、肾密切相关。

**3.鉴别诊断**

泄泻与痢疾

| 病名 | 相同点 | 不同点 |
|------|--------|--------|
| 泄泻 | 均有大便次数增多、粪质稀薄的症状 | 泄泻以大便次数增加、粪质稀溏，甚则如水样，或完谷不化为主症。大便不带脓血，也无里急后重，腹痛或无 |
| 痢疾 | | 痢疾以腹痛、里急后重、便下赤白脓血为特征 |

**4.辨证论治**

| 证型 | 辨证要点 | 治法 | 方药 |
|------|----------|------|------|
| 寒湿内盛证 | 泄泻清稀，甚则如水样，脘闷食少，腹痛肠鸣，舌质淡，苔白腻，脉濡缓；若兼外感风寒，则恶寒发热头痛，肢体酸痛，苔薄白，脉浮 | 芳香化湿，解表散寒 | 藿香正气散 |
| 湿热伤中证 | 泄泻腹痛，泻下急迫，或泻而不爽，粪色黄褐，气味臭秽，肛门灼热，烦热口渴，小便短黄，舌质红，苔黄腻，脉滑数或濡数 | 清热利湿，分利止泻 | 葛根芩连汤 |
| 食滞肠胃证 | 腹痛肠鸣，泻下粪便，臭如败卵，泻后痛减，脘腹胀满，嗳腐酸臭，不思饮食，舌苔垢浊或厚腻，脉滑 | 消食导滞，和中止泻 | 保和丸 |
| 肝气乘脾证 | 素有胸胁胀闷，嗳气食少，每因抑郁恼怒，或情绪紧张之时，发生腹痛泄泻，泻后痛减，腹中雷鸣，攻窜作痛，矢气频作，舌淡红，脉弦 | 抑肝扶脾 | 痛泻要方 |
| 脾胃虚弱证 | 大便时溏时泄，迁延反复，食少，食后脘闷不舒，稍进油腻食物，则大便次数明显增加，面色萎黄，神疲倦怠，舌质淡，苔白，脉细弱 | 健脾益胃，化湿止泻 | 参苓白术散 |
| 肾阳虚衰证 | 黎明之前脐腹作痛，肠鸣即泻，泻下完谷，泻后则安，形寒肢冷，腰膝酸软，舌淡苔白，脉沉细 | 温肾健脾，固涩止泻 | 四神丸 |

# 易混考点解析

| 泄泻（中医内科学） | | 小儿泄泻（中医儿科学） | | |
|------|------|------|------|------|
| 证型 | 方药 | | 证型 | 方药 |
| 寒湿内盛证 | 藿香正气散 | 常证 | 风寒泻证 | 藿香正气散 |
| 湿热伤中证 | 葛根芩连汤 | | 湿热泻证 | 葛根芩连汤 |
| 食滞肠胃证 | 保和丸 | | 伤食泻证 | 保和丸 |
| 脾胃虚弱证 | 参苓白术散 | | 脾虚泻证 | 参苓白术散 |
| 肾阳虚衰证 | 四神丸 | | 脾肾阳虚泻证 | 附子理中汤合四神丸 |
| 肝气乘脾证 | 痛泻要方 | 变证 | 气阴两伤证 | 人参乌梅汤 |
| — | — | | 阴竭阳脱证 | 生脉散合参附龙牡救逆汤 |

## 细目五　痢疾

**1.概述**　痢疾是以腹痛、里急后重、痢下赤白脓血为主要临床表现的一类疾病，是夏秋季常见的肠道传染病。

**2.病因病机**　内因为饮食不节，外因为外感湿热、疫毒之邪。病机为邪蕴肠腑，气血壅滞，传导失司，脂络受伤，腐败化为脓血而成痢。病位在大肠，与脾、胃、肾相关。

**3. 辨证论治**

| 证型 | 辨证要点 | 治法 | 方药 |
|---|---|---|---|
| 湿热痢 | 腹部疼痛，里急后重，痢下赤白脓血，黏稠如胶冻，腥臭，肛门灼热，小便短赤，舌苔黄腻，脉滑数 | 清肠化湿，调气行血 | 芍药汤 |
| 疫毒痢 | 起病急骤，壮热口渴，头痛烦躁，恶心呕吐，大便频频，痢下鲜紫脓血，腹痛剧烈，后重感特著，甚者神昏惊厥，舌质红绛，舌苔黄燥，脉滑数或微欲绝 | 清热解毒，凉血除积 | 白头翁汤 |
| 寒湿痢 | 腹痛拘急，痢下赤白黏冻，白多赤少，或为纯白冻，里急后重，口淡乏味，脘腹胀满，头身困重，舌质或淡，舌苔白腻，脉濡缓 | 温中燥湿，调气和血 | 不换金正气散 |
| 阴虚痢 | 痢下赤白，日久不愈，脓血黏稠，或下鲜血，脐下灼痛，虚坐努责，食少，心烦口干，至夜转剧，舌红绛少津，苔腻或花剥，脉细数 | 养阴和营，清肠化湿 | 驻车丸 |
| 虚寒痢 | 腹部隐痛，缠绵不已，喜按喜温，痢下赤白清稀，无腥臭，或为白冻，甚则滑脱不禁，肛门坠胀，便后更甚，形寒畏冷，四肢不温，食少神疲，腰膝酸软，舌淡苔薄白，脉沉细弱 | 温补脾肾，收涩固脱 | 桃花汤合真人养脏汤 |
| 休息痢 | 下痢时发时止，迁延不愈，常因饮食不当、受凉、劳累而发，发时大便次数增多，夹有赤白黏冻，腹胀食少，倦怠嗜卧，舌质淡，苔腻，脉濡软或虚数 | 温中清肠，调气化滞 | 连理汤 |

## 细目六　便秘

**1. 概述**　便秘是指大便排出困难，排便周期延长；或周期不长，但粪质干结，排出艰难；或粪质不硬，虽有便意，但便而不畅的病证。

**2. 病因病机**　内因为饮食不节、情志失调、年老体虚；外因为感受外邪。病机为大肠传导失常。病性可概括为寒、热、虚、实四个方面。病位在大肠，涉及肺、脾、胃、肝、肾等脏腑。

**3. 鉴别诊断**

便秘与肠结

| 病名 | 相同点 | 不同点 |
|---|---|---|
| 便秘 | 均可出现腹部包块 | 便秘者，常出现在小腹左侧，多扪及条索状物，包块为燥屎内结，排便后消失或减少 |
| 肠结 | | 肠结包块在腹部各处均可出现，形状不定，包块与排便无关 |

**4. 辨证论治**

| 证型 | 辨证要点 | 治法 | 方药 |
|---|---|---|---|
| 热秘 | 大便干结，腹胀腹痛，口干口臭，面红心烦或有身热，小便短赤，舌红苔黄燥，脉滑数 | 泄热导滞，润肠通便 | 麻子仁丸 |
| 气秘 | 大便干结，或不甚干结，欲便不得出，或便而不爽，肠鸣矢气，腹中胀痛，嗳气频作，纳食减少，胸胁痞满，舌苔薄腻，脉弦 | 顺气导滞 | 六磨汤 |
| 冷秘 | 大便艰涩，腹痛拘急，胀满拒按，胁痛，手足不温，呃逆呕吐，舌苔白腻，脉弦紧 | 温里散寒，通便止痛 | 温脾汤 |
| 气虚秘 | 大便并不干硬，虽有便意，但排便困难，用力努挣则汗出气短，便后乏力，面白神疲，肢倦懒言，舌淡苔白，脉弱 | 益气润肠 | 黄芪汤 |
| 血虚秘 | 大便干结，面色无华，皮肤干燥，头晕目眩，心悸气短，健忘少寐，口唇色淡，舌淡苔少，脉细 | 养血润燥 | 润肠丸 |

续表

| 证型 | 辨证要点 | 治法 | 方药 |
|------|----------|------|------|
| 阴虚秘 | 大便干结，如羊屎状，形体消瘦，头晕耳鸣，两颧红赤，心烦少眠，潮热盗汗，腰膝酸软，舌红少苔，脉细数 | 滋阴通便 | 增液汤 |
| 阳虚秘 | 大便干或不干，排出困难，小便清长，面色㿠白，四肢不温，腹中冷痛，或腰膝酸冷，舌淡苔白，脉沉迟 | 温阳通便 | 济川煎 |

## 易混考点解析

| 病名 | 相似证候 | 证候名称 | 使用方剂 |
|------|----------|----------|----------|
| 胃痛 | 食滞内停证 | 饮食伤胃 | 保和丸 |
| 呕吐 | | 食滞内停 | 保和丸 |
| 泄泻 | | 食滞肠胃 | 保和丸 |
| 胃痛 | 脾胃阳虚证 | 脾胃虚寒 | 黄芪建中汤 |
| 呕吐 | | 脾胃气虚 | 香砂六君子汤 |
| | | 脾胃阳虚 | 理中汤 |
| 腹痛 | | 中虚脏寒 | 小建中汤 |
| 泄泻 | | 脾胃虚弱 | 参苓白术散 |
| 胃痛 | 肝胃不和证或肝脾不调证 | 肝气犯胃 | 柴胡疏肝散 |
| 呕吐 | | 肝气犯胃 | 四七汤 |
| 腹痛 | | 肝气郁滞 | 柴胡疏肝散 |
| 泄泻 | | 肝气乘脾 | 痛泄要方 |
| 胃痛 | 胃阴不足证 | 胃阴亏虚 | 一贯煎合芍药甘草汤 |
| 呕吐 | | 胃阴不足 | 麦门冬汤 |
| 呕吐 | 痰湿中阻证 | 痰饮中阻 | 小半夏汤合苓桂术甘汤 |
| 泄泻 | | 寒湿内盛 | 藿香正气散 |

# 第五单元 肝胆病证

## 细目一 胁痛

**1.概述** 胁痛是以一侧或两侧胁肋部疼痛为主要表现的病证。胁，指侧胸部，为腋以下至第十二肋部的总称。

**2.病因病机** 内因为情志不畅、饮食不调、久病体虚或劳欲过度；外因为外感湿热。病机为络脉失和。病位在肝、胆，又与脾、胃及肾相关。

**3.鉴别诊断**

胁痛与胸痛

| 病名 | 相同点 | 不同点 |
|------|--------|--------|
| 胸痛 | 胸痛肝郁气滞证与胁痛肝气郁结证相似 | 胸痛是以胸部胀痛为主，可涉及胁肋部，伴有胸闷不舒、心悸少寐 |
| 胁痛 | | 胁痛是以胁部胀痛或窜痛为主，伴有目眩、口苦、胸闷、喜太息 |

**4. 辨证论治**

| 证型 | 辨证要点 | 治法 | 方药 |
|---|---|---|---|
| 肝郁气滞证 | 胁肋胀痛，走窜不定，甚则引及胸背肩臂，疼痛每因情志变化而增减，胸闷腹胀，嗳气频作，得嗳气则胀痛稍舒，纳少口苦，舌苔薄白，脉弦 | 疏肝理气 | 柴胡疏肝散 |
| 肝胆湿热证 | 胁肋胀痛或刺痛，口苦口黏，胸闷纳呆，恶心呕吐，小便黄赤，大便不爽，或兼有身热恶寒，身目发黄，舌红苔黄腻，脉弦滑数 | 清热利湿 | 龙胆泻肝汤 |
| 瘀血阻络证 | 胁肋刺痛，痛有定处，痛处拒按，入夜痛甚，胁肋下或见有癥块，舌质紫暗，脉沉涩 | 祛瘀通络 | 血府逐瘀汤或复元活血汤 |
| 肝络失养证 | 胁肋隐痛，悠悠不休，遇劳加重，口干咽燥，心中烦热，头晕目眩，舌红少苔，脉细弦而数 | 养阴柔肝 | 一贯煎 |

## 细目二　黄疸

**1. 概述**　黄疸是以目黄、身黄、小便黄为主症的一种病证，其中目睛黄染尤为本病的重要特征。

**2. 病因病机**　内因为饮食不节、劳倦过度或病后续发；外因为外感湿热、疫毒之邪。病机为湿邪困遏，脾胃运化失健，肝胆疏泄失常，胆汁泛溢肌肤。病位在脾、胃、肝、胆。

**3. 鉴别诊断**

阳黄与阴黄

| 病名 | 相同点 | 不同点 |
|---|---|---|
| 阳黄 | 均有身黄、目黄、小便黄 | 黄色鲜明，发病急，病程短，伴有发热、口干苦、舌苔黄腻、脉弦。急黄为阳黄重症，起病急，黄色如金，伴有神昏、发斑、出血等危候 |
| 阴黄 | | 黄色晦暗，病程长，病势缓，伴有纳少、乏力、舌淡、脉沉迟或细缓 |

**4. 辨证论治**

| 证型 | | 辨证要点 | 治法 | 方药 |
|---|---|---|---|---|
| 阳黄 | 热重于湿证 | 身目俱黄，黄色鲜明，发热口渴，或见心中懊侬，腹部胀闷，口干而苦，恶心呕吐，小便短少黄赤，大便秘结，舌苔黄腻，脉弦数 | 清热通腑，利湿退黄 | 茵陈蒿汤 |
| | 湿重于热证 | 身目俱黄，黄色不及前者鲜明，头重身困，胸脘痞满，食欲减退，恶心呕吐，腹胀或大便溏垢，舌苔厚腻微黄，脉濡数或濡缓 | 利湿化浊运脾，佐以清热 | 茵陈五苓散合甘露消毒丹 |
| | 胆腑郁热证 | 身目发黄，黄色鲜明，上腹、右胁胀闷疼痛，牵引肩背，身热不退，或寒热往来，口苦咽干，呕吐呃逆，尿黄赤，大便秘，舌红苔黄，脉弦滑数 | 疏肝泄热，利胆退黄 | 大柴胡汤 |
| | 疫毒炽盛证 | 发病急骤，黄疸迅速加深，其色如金，皮肤瘙痒，高热口渴，胁痛腹满，神昏谵语，烦躁抽搐，或见衄血、便血，或肌肤瘀斑，舌质红绛，苔黄而燥，脉弦滑或数 | 清热解毒，凉血开窍 | 《千金》犀角散 |
| 阴黄 | 寒湿阻遏证 | 身目俱黄，黄色晦暗，或如烟熏，脘腹痞胀，纳谷减少，大便不实，神疲畏寒，口淡不渴，舌淡苔腻，脉濡缓或沉迟 | 温中化湿，健脾和胃 | 茵陈术附汤 |

续表

| | 证型 | 辨证要点 | 治法 | 方药 |
|---|---|---|---|---|
| 黄疸消退后 | 湿热留恋证 | 黄疸消退后，脘痞腹胀，胁肋隐痛，饮食减少，口中干苦，小便黄赤，苔腻，脉濡数 | 清热利湿 | 茵陈四苓散 |
| | 肝脾不调证 | 黄疸消退后，脘腹痞闷，肢倦乏力，胁肋隐痛不适，饮食欠香，大便不调，舌苔薄白，脉来细弦 | 调和肝脾，理气助运 | 柴胡疏肝散或归芍六君子汤 |
| | 气滞血瘀证 | 黄疸消退后，胁下结块，隐痛、刺痛不适，胸胁胀闷，面颈部见有赤丝红纹，舌有紫斑或紫点，脉涩 | 疏肝理气，活血化瘀 | 逍遥散合鳖甲煎丸 |

## 易混考点解析

| 黄疸（中医内科学） | | | 胎黄（中医儿科学） | | |
|---|---|---|---|---|---|
| | 证型 | 方药 | | 证型 | 方药 |
| 阳黄 | 热重于湿证 | 茵陈蒿汤 | 常证 | 湿热郁蒸证 | 茵陈蒿汤 |
| | 湿重于热证 | 茵陈五苓散合甘露消毒丹 | | 寒湿阻滞证 | 茵陈理中汤 |
| | 胆腑郁热证 | 大柴胡汤 | | 气滞血瘀证 | 血府逐瘀汤 |
| | 疫毒炽盛证 | 《千金》犀角散 | | — | — |
| 阴黄 | 寒湿阻遏证 | 茵陈术附汤 | | — | — |

### 细目三 积证▲

**1.概述** 积证是以腹内结块，或痛或胀，结块固定不移，痛有定处为主要临床表现的一类病证。

**2.病因病机** 病因为情志失调、饮食所伤、感受外邪、他病续发。病机为气机阻滞，瘀血内结。病位主要在肝、脾。病理因素有气滞、血瘀等，但主要以血瘀为主。

**3.鉴别诊断**

（1）积证与聚证

| 病名 | 相同点 | 不同点 |
|---|---|---|
| 积证 | 都以腹内结块、腹痛为主症 | 积证腹内结块触之有形，固定不移，痛有定处，刺痛为主，病在血分，多属脏病。积证多为逐渐形成，结块大多由小渐大，由软渐硬，疼痛逐渐加剧，病史较长，病情较重 |
| 聚证 | | 聚证腹内结块聚散无常，痛无定处，胀痛为主，病在气分，多属腑病。聚证病史较短，病情较轻 |

（2）积证与鼓胀

| 病名 | 相同点 | 不同点 |
|---|---|---|
| 积证 | 都可见腹内积块 | 积证一般腹内尚无停水，但积证日久可转化为鼓胀 |
| 鼓胀 | | 鼓胀是以腹部胀大如鼓，甚者腹皮青筋暴露、四肢微肿等为临床特征。鼓胀除腹内积块以外，更有水液停聚于腹内，肚腹胀大 |

（3）积证与腹痛

| 病名 | 相同点 | 不同点 |
|---|---|---|
| 积证 | 均可有腹部刺痛，痛处不移。瘀血内停之腹痛甚者，亦可有腹部结块 | 积证以腹内结块为主症，兼有腹痛 |
| 腹痛 | | 腹痛以腹部疼痛为主症，或可伴有腹部结块，瘀血内停之腹痛日久亦有可能转化为积证 |

**4. 辨证论治**

| 证型 | 辨证要点 | 治法 | 方药 |
|---|---|---|---|
| 气滞血阻证 | 腹部积块质软不坚，固定不移，胀痛不适，舌苔薄，脉弦 | 理气消积，活血散瘀 | 大七气汤 |
| 瘀血内结证 | 腹部积块明显，质地较硬，固定不移，隐痛或刺痛，形体消瘦，纳谷减少，面色晦暗鳖黑，面颈胸臂或有血痣赤缕，女子可见月事不下，舌质紫或有瘀斑瘀点，脉细涩 | 祛瘀软坚，佐以扶正健脾 | 膈下逐瘀汤合六君子汤 |
| 正虚瘀结证 | 久病体弱，积块坚硬，隐痛或剧痛，饮食大减，肌肉瘦削，神倦乏力，面色萎黄或鳖黑，甚则面肢浮肿，舌质淡紫，或光剥无苔，脉细数或弦细 | 补益气血，活血化瘀 | 八珍汤合化积丸 |

## 细目四　聚证▲

**1. 概述**　聚证是以腹内结块，或痛或胀，聚散无常，痛无定处为主要临床表现的一类病证。

**2. 病因病机**　本病病因为情志失调、食滞痰阻。病机为气机阻滞。病位主要在肝、脾。

**3. 鉴别诊断**

聚证与鼓胀

| 病名 | 相同点 | 不同点 |
|---|---|---|
| 聚证 | 聚证与鼓胀之气鼓均有脘腹满闷、胀痛的症状 | 聚证以腹中气聚，局部可见结块，望之有形，按之柔软，聚散无常，时作时止，痛无定处为主要表现 |
| 鼓胀 | | 鼓胀之气鼓以腹部膨隆，叩之如鼓为临床特征 |

**4. 辨证论治**

| 证型 | 辨证要点 | 治法 | 方药 |
|---|---|---|---|
| 肝气郁结证 | 腹中结块柔软，时聚时散，攻窜胀痛，脘胁胀闷不适，苔薄，脉弦 | 疏肝解郁，行气散结 | 逍遥散 |
| 食滞痰阻证 | 腹胀或痛，腹部时有条索状物聚起，按之胀痛更甚，便秘，纳呆，舌苔腻，脉弦滑 | 理气化痰，导滞散结 | 六磨汤 |

## 细目五　鼓胀

**1. 概述**　鼓胀是指腹部胀大如鼓的一类病证，临床以腹大胀满，绷急如鼓，皮色苍黄，脉络显露为特征。

**2. 病因病机**　本病病因与酒食不节、情志刺激、虫毒感染、病后续发有关。病机为肝脾肾受损，气滞、血瘀、水停腹中。病理性质属本虚标实。病位主要在肝、脾，久则及肾。

**3. 鉴别诊断**

鼓胀与水肿

| 病名 | 相同点 | 不同点 | | |
|---|---|---|---|---|
| | | 病机 | 主症 | 兼症 |
| 鼓胀 | 均可有四肢浮肿和腹水的表现 | 肝、脾、肾受损，气血水互结于腹中 | 以腹部胀大为主，四肢肿不甚明显，晚期方伴肢体浮肿 | 兼见面色青晦，面颈部有血痣赤缕，胁下癥积坚硬，腹皮青筋显露 |
| 水肿 | | 肺、脾、肾功能失调，水湿泛溢肌肤 | 浮肿多从眼睑开始，继则延及头面及肢体；或下肢先肿，后及全身 | 兼见面色㿠白、腰酸倦怠等，水肿较甚者亦可伴见腹水 |

**4. 辨证论治**

| 证型 | 辨证要点 | 治法 | 方药 |
|---|---|---|---|
| 气滞湿阻证 | 腹胀按之不坚，胁下胀满或疼痛，饮食减少，食后胀甚，得嗳气、矢气稍减，小便短少，舌苔薄白腻，脉弦 | 疏肝理气，运脾利湿 | 柴胡疏肝散合胃苓汤 |
| 水湿困脾证 | 腹大胀满，按之如囊裹水，甚则颜面微浮，下肢浮肿，脘腹痞胀，得热则舒，精神困倦，怯寒懒动，小便少，大便溏，舌苔白腻，脉缓 | 温中健脾，行气利水 | 实脾饮 |
| 水热蕴结证 | 腹大坚满，脘腹胀急，烦热口苦，渴不欲饮，或有面目皮肤发黄，小便赤涩，大便秘结或溏垢，舌边尖红，苔黄腻或兼灰黑，脉弦数 | 清热利湿，攻下逐水 | 中满分消丸合茵陈蒿汤 |
| 瘀结水留证 | 脘腹坚满，青筋显露，胁下癥结痛如针刺，面色晦暗黧黑，或见赤丝血缕，面颈胸臂出现血痣或蟹爪纹，口干不欲饮水，或见大便色黑，舌质紫暗或有紫斑，脉细涩 | 活血化瘀，行气利水 | 调营饮 |
| 阳虚水盛证 | 腹大胀满，形似蛙腹，朝宽暮急，面色苍黄或呈㿠白，脘闷纳呆，神倦怯寒，肢冷浮肿，小便短少不利，舌体胖、质紫，苔淡白，脉沉细无力 | 温补脾肾，化气利水 | 附子理苓汤或济生肾气丸 |
| 阴虚水停证 | 腹大胀满，或见青筋暴露，面色晦滞，唇紫，口干而燥，心烦失眠，时或鼻衄，牙龈出血，小便短少，舌质红绛少津，苔少或光剥，脉弦细数 | 滋肾柔肝，养阴利水 | 六味地黄丸合一贯煎 |

## 易混考点解析

| 疾病 | 相似证候 | 证候名称 | 使用方剂 |
|---|---|---|---|
| 胁痛 | 气滞证 | 肝气郁滞证 | 柴胡疏肝散 |
| 积证 | | 气滞血阻证 | 大七气汤 |
| 胁痛 | 瘀血证 | 瘀血阻络证 | 血府逐瘀汤或复元活血汤 |
| 积证 | | 瘀血内结证 | 膈下逐瘀汤合六君子汤 |

# 第六单元 肾系病证

## 细目一 水肿

**1. 概述** 水肿是体内水液潴留，泛滥肌肤，临床表现以头面、眼睑、四肢、腹背，甚至全身浮肿为特征的一类病证。

**2. 病因病机** 病因为风邪袭表、疮毒内犯、外感水湿、饮食不节、禀赋不足、久病劳倦。病机为肺失通调，脾失转输，肾失开阖，三焦气化不利。病位在肺、脾、肾，关键在肾。

**3. 鉴别诊断**

阳水与阴水

| 病名 | 病因 | 发病情况 | 主症 |
|---|---|---|---|
| 阳水 | 风邪、疮毒、水湿 | 发病急，病成于数日之间，病程短 | 水肿自面目开始，自上而下，继则全身，肿处皮肤绷急光亮，按之凹陷即起，兼寒热等表证，属于表证、实证 |

| 病名 | 病因 | 发病情况 | 主症 |
|---|---|---|---|
| 阴水 | 饮食劳倦，先天或后天因素，致脏腑亏损 | 发病缓慢，病程较长 | 水肿自足部开始，自下而上，继则全身，肿处皮肤松弛，按之凹陷不易恢复，甚则按之如泥，属于里证、虚证或虚实兼夹证 |

**4. 辨证论治**

| 证型 | | 辨证要点 | 治法 | 方药 |
|---|---|---|---|---|
| 阳水 | 风水相搏证 | 眼睑浮肿，继则四肢及全身皆肿，来势迅速，多有恶寒发热、肢节酸楚、小便不利等症。偏于风热者，伴咽喉红肿疼痛，舌质红，脉浮滑数。偏于风寒者，兼恶寒、咳喘，舌苔薄白，脉浮滑或浮紧 | 疏风清热，宣肺行水 | 越婢加术汤 |
| | 湿毒浸淫证 | 眼睑浮肿，延及全身，皮肤光亮，尿少色赤，身发疮痍，甚则溃烂，恶风发热，舌质红，苔薄黄，脉浮数或滑数 | 宣肺解毒，利湿消肿 | 麻黄连翘赤小豆汤合五味消毒饮 |
| | 水湿浸渍证 | 起病缓慢，病程较长，全身水肿，下肢明显，按之没指，小便短少，身体困重，胸闷，纳呆，泛恶，苔白腻，脉沉缓 | 运脾化湿，通阳利水 | 五皮饮合胃苓汤 |
| | 湿热壅盛证 | 遍体浮肿，皮肤绷急光亮，胸脘痞闷，烦热口渴，小便短赤，或大便干结，舌红苔黄腻，脉沉数或濡数 | 分利湿热 | 疏凿饮子 |
| 阴水 | 脾阳虚衰证 | 身肿日久，腰以下为甚，按之凹陷不易恢复，脘腹胀闷，纳减便溏，面色不华，神疲乏力，四肢倦怠，小便短少，舌质淡，苔白腻或白滑，脉沉缓或沉弱 | 健脾温阳利水 | 实脾饮 |
| | 肾阳衰微证 | 水肿反复消长不已，面浮身肿，腰以下为甚，按之凹陷不起，尿量减少或反多，腰酸冷痛，四肢厥冷，怯寒神疲，面色㿠白，甚者心悸胸闷，喘促难卧，腹大胀满，舌质淡胖，苔白，脉沉细或沉迟无力 | 温肾助阳，化气行水 | 济生肾气丸合真武汤 |

## 易混考点解析

| 水肿（中医内科学） | | | 水肿（中医儿科学） | | |
|---|---|---|---|---|---|
| 证型 | | 方剂 | 证型 | | 方剂 |
| 阳水 | 风水相搏证 | 越婢加术汤 | 常证 | 风水相搏证 | 麻黄连翘赤小豆汤合五苓散 |
| | 湿毒浸淫证 | 麻黄连翘赤小豆汤合五味消毒饮 | | 湿热内侵证 | 五味消毒饮合小蓟饮子 |
| | 水湿浸渍证 | 五皮饮合胃苓汤 | | — | — |
| | 湿热壅盛证 | 疏凿饮子 | | — | — |
| 阴水 | 脾阳虚衰证 | 实脾饮 | | — | — |
| | 肾阳衰微证 | 济生肾气丸合真武汤 | | — | — |

### 细目二 淋证

**1. 概述** 淋证是以小便频数短涩、淋沥刺痛、小腹拘急引痛为主症的病证。

**2. 病因病机** 内因为饮食不节、情志失调、禀赋不足或劳伤久病；外因为湿热、秽浊之邪从下侵入机体。病机为湿热蕴结下焦，肾与膀胱气化不利。病位在膀胱与肾，与肝、脾相关。

**3. 鉴别诊断**

六种淋证

| 病名 | 相同点 | 不同点 |
|------|--------|--------|
| 热淋 | 小便频涩、滴沥刺痛，小腹拘急引痛 | 起病多急骤，小便赤热，溲时灼痛，或伴有发热、腰痛拒按 |
| 石淋 | | 以小便排出砂石为主症，或排尿时突然中断，尿道窘迫疼痛，或腰腹绞痛难忍 |
| 气淋 | | 小腹胀满较明显，小便艰涩疼痛，尿后余沥不尽 |
| 膏淋 | | 小便浑浊如米泔水或滑腻如膏脂 |
| 血淋 | | 溺血而痛 |
| 劳淋 | | 小便不甚赤涩，溺痛不甚，但淋沥不已，时作时止，遇劳即发 |

**4. 辨证论治**

| 证型 | 辨证要点 | 治法 | 方药 |
|------|----------|------|------|
| 热淋 | 小便频数短涩，灼热刺痛，溺色黄赤，少腹拘急胀痛，或有寒热、口苦、呕恶，或有腰痛拒按，或有大便秘结，苔黄腻，脉滑数 | 清热利湿通淋 | 八正散 |
| 石淋 | 尿中夹有砂石，排尿涩痛，或排尿时突然中断，尿道窘迫疼痛，少腹拘急，往往突发一侧腰腹绞痛难忍，甚则牵及外阴，尿中带血，舌红，苔薄黄，脉弦或带数。若病久砂石不去，可伴见面色少华，精神委顿，少气乏力，舌淡边有齿印，脉细而弱；或腰腹隐痛，手足心热，舌红少苔，脉细带数 | 清热利湿，排石通淋 | 石韦散 |
| 血淋 | 小便热涩刺痛，尿色深红，或夹有血块，疼痛满急加剧，或见心烦，舌尖红，苔黄，脉滑数 | 清热通淋，凉血止血 | 小蓟饮子 |
| 气淋 | 郁怒之后，小便涩滞，淋沥不宣，少腹胀满疼痛，苔薄白，脉弦 | 理气疏导，通淋利尿 | 沉香散 |
| 膏淋 | 小便浑浊，乳白或如米泔水，上有浮油，置之沉淀，或伴有絮状凝块物，或混有血液、血块，尿道热涩疼痛，尿时阻塞不畅，口干，舌质红、苔黄腻，脉濡数 | 清热利湿，分清泄浊 | 程氏萆薢分清饮 |
| 劳淋 | 小便不甚赤涩，溺痛不甚，但淋沥不已，时作时止，遇劳即发，腰膝酸软，神疲乏力，病程缠绵，舌质淡，脉细弱 | 补脾益肾 | 无比山药丸 |

# 易混考点解析

| 淋证（中医内科学） | | 尿石症（中医外科学） | |
|------|------|------|------|
| 证型 | 方药 | 证型 | 方药 |
| 热淋 | 八正散 | 湿热蕴结证 | 三金排石汤 |
| 石淋 | 石韦散 | 气血瘀滞证 | 金铃子散合石韦散 |
| 血淋 | 小蓟饮子 | 肾气不足证 | 济生肾气丸 |
| 气淋 | 沉香散 | — | — |
| 膏淋 | 程氏萆薢分清饮 | — | — |
| 劳淋 | 无比山药丸 | — | — |

## 细目三　癃闭

**1. 概述**　癃闭是指以小便量少，排尿困难，甚则小便闭塞不通为主症的一种病证。其中又以小便不畅，点滴而短少，病势较缓者称为癃；小便闭塞，点滴不通，病势较急者称为闭。

**2.病因病机** 内因为饮食不节、情志内伤、尿路阻塞、体虚久病；外因为外邪侵袭，湿热秽浊之邪上犯膀胱。病机为膀胱气化功能失司。病位主要在膀胱，与肺、脾、肾、肝密切相关。

**3.鉴别诊断**

（1）癃闭与水肿

| 病名 | 相同点 | 不同点 |
|---|---|---|
| 癃闭 | 都表现为小便不利、小便量少 | 癃闭多不伴有浮肿，部分患者还兼有小腹胀满膨隆，小便欲解不能，或点滴而出的水蓄膀胱证候 |
| 水肿 | | 水肿是体内水液潴留，泛溢于肌肤，引起头面、眼睑、四肢浮肿，甚者伴有胸、腹水，并无水蓄膀胱证候 |

（2）癃闭与关格

| 病名 | 相同点 | 不同点 |
|---|---|---|
| 癃闭 | 都有小便量少或闭塞不通 | 癃闭不伴有呕吐，部分患者有水蓄膀胱证候，以此可资鉴别。但癃闭进一步恶化可转变为关格 |
| 关格 | | 关格常由水肿、淋证、癃闭等经久不愈发展而来，是小便不通与呕吐并见的病证，常伴有皮肤瘙痒、口中尿味、四肢搐搦，甚或昏迷等症状 |

**4.辨证论治**

| 证型 | 辨证要点 | 治法 | 方药 |
|---|---|---|---|
| 膀胱湿热证 | 小便点滴不通，或量极少而短赤灼热，小腹胀满，口苦口黏，或口渴不欲饮，或大便不畅，舌质红，苔黄腻，脉数 | 清利湿热，通利小便 | 八正散 |
| 肺热壅盛证 | 小便不畅或点滴不通，咽干，烦渴欲饮，呼吸急促，或有咳嗽，舌红，苔薄黄，脉数 | 清泄肺热，通利水道 | 清肺饮 |
| 肝郁气滞证 | 小便不通或通而不爽，情志抑郁，或多烦善怒，胁腹胀满，舌红，苔薄黄，脉弦 | 疏利气机，通利小便 | 沉香散 |
| 浊瘀阻塞证 | 小便点滴而下，或尿如细线，甚则阻塞不通，小腹胀满疼痛，舌紫暗或有瘀点，脉涩 | 行瘀散结，通利水道 | 代抵挡丸 |
| 脾气不升证 | 小腹坠胀，时欲小便而不得出，或量少而不畅，神疲乏力，食欲不振，气短而语声低微，舌淡，苔薄，脉细 | 升清降浊，化气行水 | 补中益气汤合春泽汤 |
| 肾阳衰惫证 | 小便不通或点滴不爽，排出无力，面色㿠白，神气怯弱，畏寒肢冷，腰膝冷而酸软无力，舌淡胖，苔薄白，脉沉细而弱 | 温补肾阳，化气利水 | 济生肾气丸 |

## 易混考点解析

| 疾病 | 相似证候 | 证候名称 | 使用方剂 |
|---|---|---|---|
| 淋证 | 肾虚证 | 劳淋 | 无比山药丸 |
| 水肿 | | 肾阳衰微证 | 济生肾气丸合真武汤 |

# 第七单元　气血津液病证

## 细目一　郁证

**1. 概述**　郁证是由于情志不舒，气机郁滞所致，以心情抑郁、情绪不宁、胸部满闷、胁肋胀痛，或易怒易哭，或咽中如有异物梗塞等症为主要临床表现的一类病证。脏躁、梅核气等属于本病范畴。

**2. 病因病机**　病因为情志内伤、愤懑郁怒、忧愁思虑。病机为肝失疏泄、脾失健运、心失所养，脏腑阴阳气血失调。病位在心、脾、肝、肾。

**3. 鉴别诊断**

（1）梅核气与虚火喉痹

| 病名 | 相同点 | 不同点 |
| --- | --- | --- |
| 梅核气 | 均有咽部异物感 | 梅核气多见于青中年女性，因情志抑郁起病，自觉咽中有物梗塞，但无咽痛及吞咽困难。咽中梗塞的感觉与情绪波动有关，在心情愉快、工作繁忙时，症状可减轻或消失，而当心情抑郁或注意力集中于咽部时，则梗塞感觉加重 |
| 虚火喉痹 | | 虚火喉痹以青中年男性发病较多，多因感冒、长期吸烟饮酒及嗜食辛辣食物而引发，咽部除有异物感外，尚觉咽干、灼热、咽痒。咽部症状与情绪无关，但过度辛劳或感受外邪则易加剧 |

（2）脏躁与癫病

| 病名 | 相同点 | 不同点 |
| --- | --- | --- |
| 脏躁 | 均与五志过极、七情内伤有关，均以精神失常为主症 | 脏躁好发于青中年女性，在精神因素的刺激下，间歇性发作，不发作时可如常人 |
| 癫病 | | 癫病好发于青壮年，男女发病无差异，病程迁延，主要表现为精神错乱，失去自控能力，心神失常的症状很少能自行缓解 |

**4. 辨证论治**

| 证型 | 辨证要点 | 治法 | 方药 |
| --- | --- | --- | --- |
| 肝气郁结证 | 精神抑郁，情绪不宁，胸部满闷，胁肋胀痛，痛无定处，脘闷嗳气，不思饮食，大便不调，苔薄腻，脉弦 | 疏肝解郁，理气畅中 | 柴胡疏肝散 |
| 痰气郁结证 | 精神抑郁，胸部闷塞，胁肋胀满，咽中如有物梗塞，吞之不下，咯之不出，苔白腻，脉弦滑 | 行气开郁，化痰散结 | 半夏厚朴汤 |
| 心神失养证 | 精神恍惚，心神不宁，多疑易惊，悲忧善哭，喜怒无常，或时时欠伸，或手舞足蹈，骂詈喊叫，舌质淡，脉弦 | 甘润缓急，养心安神 | 甘麦大枣汤 |
| 心脾两虚证 | 多思善疑，头晕神疲，心悸胆怯，失眠，健忘，纳差，面色不华，舌质淡，苔薄白，脉细 | 健脾养心，补益气血 | 归脾汤 |

## 细目二　血证

**1. 概述**　凡由多种原因，致使血液不循常道，或上溢于口鼻诸窍，或下泄于前后二阴，或渗出于肌肤所形成的疾患，统称为血证。

**2. 病因病机**　内因为情志过极、饮食不节、劳欲体虚、久病之后（久病阴伤、气虚、血瘀）；外因为感受外邪，以热邪及湿热所致者为多。病机为火热熏灼，迫血妄行；气虚不摄，血溢脉外；瘀血阻络，血不循经三类。血证的病位根据出血部位，分属不同脏腑。

**3. 鉴别诊断**

（1）咳血与吐血

| 病名 | 相同点 | 不同点 |
|------|--------|--------|
| 咳血 | 咳血与吐血血液均经口出 | 咳血是血由肺来，经气道随咳嗽而出，血色多为鲜红，常混有痰液。咳血之前多有咳嗽、胸闷、喉痒等症状；大量咳血后，可见痰中带血数天，大便一般不呈黑色 |
| 吐血 |  | 吐血是血自胃而来，经呕吐而出，血色紫暗，常夹有食物残渣。吐血之前多有胃脘不适或胃痛、恶心等症状；吐血之后无痰中带血，但大便多呈黑色 |

（2）便血之远血与近血

| 病名 | 相同点 | 不同点 |
|------|--------|--------|
| 远血 | 都属便血范畴 | 远血来自胃、小肠（上消化道），血与粪便相混，血色如黑漆色或暗紫色 |
| 近血 |  | 近血来自乙状结肠、直肠、肛门（下消化道），血便分开，或便外裹血，色多鲜红或暗红 |

**4. 辨证论治**

| 证型 |  | 辨证要点 | 治法 | 方药 |
|------|------|----------|------|------|
| 鼻衄 | 热邪犯肺证 | 鼻燥衄血，口干咽燥，或兼有身热、咳嗽、痰少等症，舌质红，苔薄，脉数 | 清泄肺热，凉血止血 | 桑菊饮 |
|  | 胃热炽盛证 | 鼻衄，或兼齿衄，血色鲜红，口渴欲饮，鼻干，口干臭秽，烦躁，便秘，舌红，苔黄，脉数 | 清胃泻火，凉血止血 | 玉女煎 |
|  | 肝火上炎证 | 鼻衄，头痛，目眩，耳鸣，烦躁易怒，两目红赤，口苦，舌红，脉弦数 | 清肝泻火，凉血止血 | 龙胆泻肝汤 |
|  | 气血亏虚证 | 鼻衄，或兼齿衄、肌衄，神疲乏力，面色㿠白，头晕，耳鸣，心悸，夜寐不宁，舌质淡，脉细无力 | 补气摄血 | 归脾汤 |
| 齿衄 | 胃火炽盛证 | 齿衄，血色鲜红，齿龈红肿疼痛，头痛，口臭，舌红，苔黄，脉洪数 | 清胃泻火，凉血止血 | 加味清胃散合泻心汤 |
|  | 阴虚火旺证 | 齿衄，血色淡红，起病较缓，常因受热及烦劳而诱发，齿摇不坚，舌质红，苔少，脉细数 | 滋阴降火，凉血止血 | 六味地黄丸合茜根散 |
| 咳血 | 燥热伤肺证 | 喉痒咳嗽，痰中带血，口干鼻燥，或有身热，舌质红，少津，苔薄黄，脉数 | 清热润肺，宁络止血 | 桑杏汤 |
|  | 肝火犯肺证 | 咳嗽阵作，痰中带血或纯血鲜红，胸胁胀痛，烦躁易怒，口苦，舌质红，苔薄黄，脉弦数 | 清肝泻火，凉血止血 | 泻白散合黛蛤散 |
|  | 阴虚肺热证 | 咳嗽痰少，痰中带血，或反复咳血，血色鲜红，口干咽燥，颧红，潮热盗汗，舌质红，脉细数 | 滋阴润肺，宁络止血 | 百合固金汤 |
| 吐血 | 胃热壅盛证 | 脘腹胀闷，甚则作痛，吐血色红或紫暗，常夹有食物残渣，口臭，便秘，大便色黑，舌质红，苔黄腻，脉滑数 | 清胃泻火，化瘀止血 | 泻心汤合十灰散 |
|  | 肝火犯胃证 | 吐血色红或紫暗，口苦胁痛，心烦易怒，寐少梦多，舌质红绛，脉弦数 | 泻肝清胃，凉血止血 | 龙胆泻肝汤 |
|  | 气虚血溢证 | 吐血缠绵不止，时轻时重，血色暗淡，神疲乏力，心悸气短，面色苍白，舌质淡，脉细弱 | 健脾，益气，摄血 | 归脾汤 |

续表

| | 证型 | 辨证要点 | 治法 | 方药 |
|---|---|---|---|---|
| 便血 | 肠道湿热证 | 便血色红，大便不畅或稀溏，或有腹痛，口苦，舌质红，苔黄腻，脉濡数 | 清化湿热，凉血止血 | 地榆散合槐角丸 |
| | 气虚不摄证 | 便血色红或紫暗，食少，体倦，面色萎黄，心悸，少寐，舌质淡，脉细 | 益气摄血 | 归脾汤 |
| | 脾胃虚寒证 | 便血紫暗，甚则黑色，腹部隐痛，喜热饮，面色不华，神倦懒言，便溏，舌质淡，脉细 | 健脾温中，养血止血 | 黄土汤 |
| 尿血 | 下焦湿热证 | 小便黄赤灼热，尿血鲜红，心烦口渴，面赤口疮，夜寐不安，舌质红，脉数 | 清热利湿，凉血止血 | 小蓟饮子 |
| | 肾虚火旺证 | 小便短赤带血，头晕耳鸣，神疲，颧红潮热，腰膝酸软，舌质红，脉细数 | 滋阴降火，凉血止血 | 知柏地黄丸 |
| | 脾不统血证 | 久病尿血，甚或兼见齿衄、肌衄，食少，体倦乏力，气短声低，面色不华，舌质淡，脉细弱 | 补中健脾，益气摄血 | 归脾汤 |
| | 肾气不固证 | 久病尿血，血色淡红，头晕耳鸣，精神困惫，腰脊酸痛，舌质淡，脉沉弱 | 补益肾气，固摄止血 | 无比山药丸 |

## 易混考点解析

| 疾病 | 相似证候 | 证候名称 | 使用方剂 |
|---|---|---|---|
| 鼻衄 | 热证 | 热邪犯肺证 | 桑菊饮 |
| | | 胃热炽盛证 | 玉女煎 |
| | | 肝火上炎证 | 龙胆泻肝汤 |
| 齿衄 | | 胃火炽盛证 | 加味清胃散合泻心汤 |
| | | 阴虚火旺证 | 六味地黄丸合茜根散 |
| 咳血 | | 燥热伤肺证 | 桑杏汤 |
| | | 肝火犯肺证 | 泻白散合黛蛤散 |
| | | 阴虚肺热证 | 百合固金汤 |
| 吐血 | | 胃热壅盛证 | 泻心汤合十灰散 |
| | | 肝火犯胃证 | 龙胆泻肝汤 |
| 鼻衄 | 气不摄血证 | 气不摄血证 | 归脾汤 |
| 吐血 | | 气不摄血证 | 归脾汤 |
| 便血 | | 气不摄血证 | 归脾汤 |
| 尿血 | | 气不摄血证 | 归脾汤 |

### 细目三 消渴

**1.概述** 消渴是以多尿、多饮、多食、乏力、消瘦为主要临床表现的一种疾病。

**2.病因病机** 病因为禀赋不足、饮食失节、情志失调、劳逸失度。病机为阴津亏损、燥热偏盛，而以阴虚为本，燥热为标。病位主要在肺、胃、肾，尤以肾为关键。

**3. 辨证论治**

| | 证型 | 辨证要点 | 治法 | 方药 |
|---|---|---|---|---|
| 上消 | 肺热津伤证 | 烦渴多饮，口干舌燥，尿频量多，舌边尖红，苔薄黄，脉洪数 | 清热润肺，生津止渴 | 消渴方 |
| 中消 | 胃热炽盛证 | 多食易饥，口渴，尿多，形体消瘦，大便干燥，苔黄，脉滑实有力 | 清胃泻火，养阴增液 | 玉女煎 |
| 下消 | 肾阴亏虚证 | 尿频量多，浑浊如膏脂，或尿甜，腰膝酸软，乏力，头晕耳鸣，口干唇燥，皮肤干燥，瘙痒，舌红苔少，脉细数 | 滋阴固肾 | 六味地黄丸 |
| | 阴阳两虚证 | 小便频数，浑浊如膏，甚至饮一溲一，面容憔悴，耳轮干枯，腰膝酸软，四肢欠温，畏寒肢冷，阳痿或月经不调，舌苔淡白而干，脉沉细无力 | 滋阴温阳，补肾固涩 | 金匮肾气丸 |

## 细目四 虚劳▲

**1. 概述** 虚劳又称虚损，是以脏腑功能衰退，气血阴阳亏损，日久不复为主要病机，以五脏虚证为主要临床表现的多种慢性虚弱证候的总称。

**2. 病因病机** 病因为禀赋薄弱、烦劳过度、饮食不节、情志刺激、大病久病、失治误治。病机为脏腑功能衰退，气血阴阳亏损，日久不复。病位主要在五脏，尤以脾、肾两脏更为重要。

**3. 鉴别诊断**

虚劳与其他疾病的虚证

| 病名 | 相同点 | 不同点 | |
|---|---|---|---|
| | | 主症 | 病变脏腑 |
| 虚劳 | 均有虚损症状 | 虚劳的各种证候，均以出现一系列精气亏虚的症状为特征 | 病变脏腑涉及五脏，以气血阴阳亏虚为主 |
| 虚证 | | 其他病证的虚证各以其病证的主要症状为突出表现 | 虽然也以久病属虚者为多，但亦有病程较短而呈现虚证者，且病变脏器单一 |

**4. 辨证论治**

| | 证型 | 辨证要点 | 治法 | 方药 |
|---|---|---|---|---|
| 气虚 | 肺气虚证 | 短气自汗，声音低怯，时寒时热，平素易于感冒，面白，舌质淡，脉弱 | 补益肺气 | 补肺汤 |
| | 心气虚证 | 心悸，气短，劳则尤甚，神疲体倦，自汗，舌质淡，脉弱 | 益气养心 | 七福饮 |
| | 脾气虚证 | 饮食减少，食后胃脘不舒，倦怠乏力，大便溏薄，面色萎黄，舌淡苔薄，脉弱 | 健脾益气 | 加味四君子汤 |
| | 肾气虚证 | 神疲乏力，腰膝酸软，小便频数而清，白带清稀，舌质淡，脉弱 | 益气补肾 | 大补元煎 |
| 血虚 | 心血虚证 | 心悸怔忡，健忘，失眠，多梦，面色不华，舌质淡，脉细或结代 | 养血宁心 | 养心汤 |
| | 肝血虚证 | 头晕，目眩，胁痛，肢体麻木，筋脉拘急，或筋惕肉瞤，妇女月经不调，甚则闭经，面色不华，舌质淡，脉弦细或细涩 | 补血养肝 | 四物汤 |

续表

| 证型 | | 辨证要点 | 治法 | 方药 |
|---|---|---|---|---|
| 阴虚 | 肺阴虚证 | 干咳，咽燥，甚或失音，咳血，潮热，盗汗，面色潮红，舌红少津，脉细数 | 养阴润肺 | 沙参麦冬汤 |
| | 心阴虚证 | 心悸，失眠，烦躁，潮热，盗汗，或口舌生疮，面色潮红，舌红少津，脉细数 | 滋阴养心 | 天王补心丹 |
| | 脾胃阴虚证 | 口干唇燥，不思饮食，大便燥结，甚则干呕，呃逆，面色潮红，舌干，苔少或无苔，脉细数 | 养阴和胃 | 益胃汤 |
| | 肝阴虚证 | 头痛，眩晕，耳鸣，目干畏光，视物不明，急躁易怒，或肢体麻木，筋惕肉瞤，面色潮红，舌干红，脉弦细数 | 滋养肝阴 | 补肝汤 |
| | 肾阴虚证 | 腰酸，遗精，两足痿弱，眩晕，耳鸣，甚则耳聋，口干，咽痛，颧红，舌红，少津，脉沉细 | 滋补肾阴 | 左归丸 |
| 阳虚 | 心阳虚证 | 心悸，自汗，神倦嗜卧，心胸憋闷疼痛，形寒肢冷，面色苍白，舌质淡或紫暗，脉细弱或沉迟 | 益气温阳 | 保元汤 |
| | 脾阳虚证 | 面色萎黄，食少，形寒，神倦乏力，少气懒言，大便溏薄，肠鸣腹痛，每因受寒或饮食不慎而加剧，舌质淡，苔白，脉弱 | 温中健脾 | 附子理中汤 |
| | 肾阳虚证 | 腰背酸痛，遗精，阳痿，多尿或不禁，面色苍白，畏寒肢冷，下利清谷或五更泄泻，舌质淡胖，有齿痕，苔白，脉沉迟 | 温补肾阳 | 右归丸 |

# 第八单元 肢体经络病证

## 细目 痹证

**1. 概述** 痹证是由于风、寒、湿、热、痰、瘀等邪气闭阻经络，影响气血运行，导致肢体、筋骨、关节、肌肉等处发生疼痛、重着、酸楚麻木，或关节屈伸不利、僵硬、肿大、变形等症状的一种疾病。

**2. 病因病机** 内因为饮食、药物失当，跌仆损伤，老年久病；外因为感受风寒湿邪、风湿热邪。病机为风、寒、湿、热、痰、瘀等邪气滞留筋脉、关节、肌肉，经脉闭阻。病初邪在经脉、筋骨、肌肉、关节，日久也可由经络累及脏腑。

**3. 鉴别诊断**

痹证与痿证

| 病名 | 鉴别点 | | |
|---|---|---|---|
| | 痛与不痛 | 肢体活动障碍情况 | 肌肉萎缩情况 |
| 痹证 | 关节疼痛 | 痹证是因痛而影响活动 | 痹证是由于疼痛，甚或关节僵直不能活动，日久废而不用，导致肌肉萎缩 |
| 痿证 | 肢体力弱，无疼痛症状 | 痿证是无力运动 | 部分痿证病初即有肌肉萎缩 |

**4. 辨证论治**

| 证型 | | 辨证要点 | 治法 | 方药 |
|---|---|---|---|---|
| 风寒湿痹 | 行痹 | 肢体关节、肌肉疼痛酸楚，屈伸不利，可涉及肢体多个关节，疼痛呈游走性，初起可见恶风、发热等表证，舌苔薄白，脉浮或浮缓 | 祛风通络，散寒除湿 | 防风汤 |
| | 痛痹 | 肢体关节疼痛，痛势较剧，部位固定，遇寒则痛甚，得热则痛缓，关节屈伸不利，局部皮肤或有寒冷感，舌质淡，舌苔薄白，脉弦紧 | 散寒通络，祛风除湿 | 乌头汤 |
| | 着痹 | 肢体关节、肌肉酸楚、重着、疼痛，肿胀散漫，关节活动不利，肌肤麻木不仁，舌质淡，舌苔白腻，脉濡缓 | 除湿通络，祛风散寒 | 薏苡仁汤 |
| 风湿热痹 | | 游走性关节疼痛，可涉及一个或多个关节，活动不便，局部灼热红肿，痛不可触，得冷则舒，可有皮下结节或红斑，常伴有发热、恶风、汗出、口渴、烦躁不安等全身症状，舌质红，舌苔黄或黄腻，脉滑数或浮数 | 清热通络，祛风除湿 | 白虎加桂枝汤或宣痹汤 |
| 痰瘀痹阻证 | | 痹证日久，肌肉关节刺痛，固定不移，或关节肌肤紫暗、肿胀，按之较硬，肢体顽麻或重着，或关节僵硬变形，屈伸不利，有硬结、瘀斑，面色暗黧，眼睑浮肿，或胸闷痰多，舌质紫暗或有瘀斑，舌苔白腻，脉弦涩 | 化痰行瘀，蠲痹通络 | 双合汤 |
| 肝肾亏虚证 | | 痹证日久不愈，关节屈伸不利，肌肉瘦削，腰膝酸软，或畏寒肢冷，阳痿遗精，或骨蒸劳热，心烦口干，舌质淡红，舌苔薄白或少津，脉沉细弱或细数 | 培补肝肾，舒筋止痛 | 独活寄生汤 |

# 第六章　中医外科学

【本章通关解析】

中医外科学是中医学的一个重要临床学科，在历年传统医学师承及确有专长人员出师考核中占有重要地位。在综合笔试中，平均每年出题约占 30 分（综合笔试总分 300 分）。

本科目考核涉及 12 个单元 62 种疾病，主要考查外科常见病、多发病的诊断和治疗，如疮疡、乳房疾病、瘿病、瘤岩、皮肤及性传播疾病、肛门直肠病、泌尿男科疾病、周围血管病等。考生需要重点掌握各种疾病的诊断要点、中医内科辨证论治、外治法及其他有特色的治疗方法等。

## 第一单元　中医外科疾病辨证

### 细目一　阴阳辨证

**以局部症状辨别阴阳**

| 辨证要点 | 阳证 | 阴证 |
|---|---|---|
| 发病缓急 | 急性发作 | 慢性发作 |
| 皮肤颜色 | 红赤 | 紫暗或皮色不变 |
| 皮肤温度 | 焮热 | 凉或不热 |
| 肿胀形势 | 高肿突起 | 平塌下陷 |
| 肿胀范围 | 根盘收束 | 根盘散漫 |
| 肿块硬度 | 软硬适度 | 坚硬如石或柔软如棉 |
| 疼痛感觉 | 疼痛剧烈、拒按 | 疼痛和缓、隐痛、不痛或酸麻 |
| 病位深浅 | 皮肤、肌肉 | 血脉、筋骨 |
| 脓液稀稠 | 脓质稠厚 | 脓质稀薄 |
| 溃疡形色 | 肉芽红活润泽 | 肉芽苍白或紫暗 |
| 病程长短 | 病程较短 | 病程较长 |
| 全身症状 | 初期常伴形寒发热、口渴纳呆、大便秘结、小便短赤，溃后渐消 | 初期无明显症状，或伴虚寒症状，酿脓时有虚热症状，溃后虚象更甚 |
| 舌苔脉象 | 舌红苔黄，脉有余 | 舌淡苔少，脉不足 |
| 预后顺逆 | 易消、易溃、易敛，多顺 | 难消、难溃、难敛，多逆 |

### 细目二　部位辨证

| 部位 | 病因特点 | 发病特点 |
|------|----------|----------|
| 上部 | 多为风温、风热 | 上部疾病的发生一般来势迅猛 |
| 中部 | 多为气郁、火郁 | 中部疾病发病前有情志不畅的刺激史，或素有性格郁闷 |
| 下部 | 多为寒湿、湿热 | 下部疾病起病缓慢，缠绵难愈，反复发作 |

### 细目三　局部辨证

**1. 辨肿**

| 辨肿 | 特点 |
|------|------|
| 热肿 | 肿而色红，皮薄光泽，焮热疼痛，肿势急剧。见于阳证疮疡 |
| 寒肿 | 肿而不硬，皮色不泽，苍白或紫暗，皮肤清冷，常伴有酸痛，得暖则舒。见于冻疮、脱疽等 |
| 风肿 | 发病急骤，漫肿宣浮，或游走无定，不红微热，或轻微疼痛。见于痄腮、大头瘟等 |
| 湿肿 | 皮肉重垂胀急，深按凹陷，如烂棉不起；浅则光亮如水疱，破流黄水，浸淫皮肤。见于股肿、湿疮 |
| 痰肿 | 肿势软如棉，或硬如馒，大小不一，形态各异，无处不生，不红不热，皮色不变。见于瘰疬、脂瘤等 |
| 气肿 | 皮紧内软，按之凹陷，复手即起，似皮下藏气，富有弹性，不红不热，或随喜怒消长。见于气瘿、乳癖等 |
| 瘀血肿 | 肿而胀急，病程较快，色初暗褐，后转青紫，逐渐变黄至消退；也有血肿染毒、化脓而肿。见于皮下血肿等 |
| 脓肿 | 肿势高突，皮肤光亮，焮红灼热，剧烈跳痛，按之应指。见于外痈、肛痈等 |
| 实肿 | 肿势高突，根盘收束。见于正盛邪实之疮疡 |
| 虚肿 | 肿势平坦，根盘散漫。见于正虚不能托毒之疮疡 |

**2. 辨肿块结节**　肿块是指体内比较大的或体表显而易见的肿物，如腹腔内肿物或体表较大的肿瘤等；而较小触之可及的称为结节，主要见于皮肤或皮下组织。辨肿块、结节应注意大小、形态、质地、活动度、位置、界限、有无疼痛及内容物。

**3. 辨痛**　痛是气血凝滞，阻塞不通的反映。疼痛增剧与减轻常为病势进展与消退的标志。

| 辨痛 | 特点 |
|------|------|
| 热痛 | 皮色焮红，灼热疼痛，遇冷则痛减。见于阳证疮疡 |
| 寒痛 | 皮色不红，不热，酸痛，得温则痛缓。见于脱疽、寒痹等 |
| 风痛 | 痛无定处，忽彼忽此，走注甚速，遇风则剧。见于行痹等 |
| 气痛 | 攻痛无常，时感抽掣，喜缓怒甚。见于乳癖等 |
| 湿痛 | 痛而酸胀，肢体沉重，按之出现可凹水肿或见糜烂流滋。见于臁疮、股肿等 |
| 痰痛 | 疼痛轻微，或隐隐作痛，皮色不变，压之酸痛。见于脂瘤、肉瘤 |
| 化脓痛 | 痛势急胀，痛无止时，如同鸡啄，按之中软应指。见于疮疡成脓期 |
| 瘀血痛 | 初起隐痛、胀痛，皮色不变或皮色暗褐，或见皮色青紫瘀斑。见于创伤或创伤性皮下出血 |

#### 4. 辨痒

| 辨痒 | 特点 |
|---|---|
| 风胜 | 走窜无定，遍体作痒，抓破血溢，随破随收，不致化腐，多为干性。见于牛皮癣、白疕、瘾疹等 |
| 湿胜 | 浸淫四窜，黄水淋漓，最易沿表皮蚀烂，越腐越痒，多为湿性。见于急性湿疮；或有传染性，如脓疱疮 |
| 热胜 | 皮肤瘾疹，焮红灼热作痒，或只发于裸露部位，或遍布全身，甚则糜烂滋水淋漓，结痂成片，常不传染。见于接触性皮炎 |
| 虫淫 | 浸淫蔓延，黄水频流，状如虫行皮中，其痒尤甚，最易传染。见于手足癣、疥疮等 |
| 血虚 | 皮肤变厚、干燥、脱屑，很少糜烂流滋水。见于牛皮癣、慢性湿疮 |

#### 5. 辨脓

| 成脓的特点 | 疼痛 | 阳证脓疡，局部按之灼热痛甚，拒按明显；阴证脓疡，则痛热不甚，而酸胀明显 |
|---|---|---|
| | 肿胀 | 皮肤肿胀，皮薄光亮为有脓；深部脓肿，皮肤变化不明显，但胀感较甚 |
| | 温度 | 阳证脓疡，局部温度增高 |
| | 硬度 | 按之坚硬，指起不复，未有脓；按之半软半硬，已成脓；按之大软，指起即复，为脓成 |
| 确认成脓的方法 | 按触法 | 用两手食指指腹轻放于脓肿患部，相隔适当距离，后以一手指稍用力按一下，则另一手指端即有一种波动感觉，称为应指 |
| | 透光法 | 适用于指、趾部甲下辨脓。不同部位脓液积聚，其阴影可在其相应部位显现 |
| | 点压法 | 适用于指、趾部脓液很少的情况。用大头针尾或火柴头等小的圆钝物，轻轻点压患部，如有局限性的剧痛点，即为可疑脓肿 |
| | 穿刺法 | 适用于脓液不多且位于组织深部时，用按触法辨脓有困难者。穿刺法不仅可辨别脓的有无、确定脓肿深度，而且可以采集脓液标本，进行培养和药物敏感试验 |
| | B超 | 可比较准确地确定脓肿部位，并判断脓肿大小，引导穿刺或切开排脓 |
| 辨脓的部位深浅 | 浅部脓疡 | 如阳证脓疡，患部高突坚硬，中有软陷，皮薄焮红灼热，轻按则痛且应指 |
| | 深部脓疡 | 肿块散漫坚硬，按之隐隐软陷，皮厚不热或微热，不红或微红，重按方痛 |
| 辨脓的形质、色泽和气味 | 形质 | 宜稠不宜清 |
| | 色泽 | 宜明净不宜污浊 |
| | 气味 | 脓液一般略带腥味。腥秽恶臭者多为逆证 |

#### 6. 辨溃疡

| 色泽 | 阳证溃疡 | 色泽红活鲜润，疮面脓液稠厚黄，腐肉易脱，新肉易生，疮口易收，知觉正常 |
|---|---|---|
| | 阴证溃疡 | 疮面色泽灰暗，脓液清稀；或新肉不生，腐肉不脱；或新肉不生，疮口经久难敛，疮面不知痛痒 |
| | 疔疮走黄 | 如疮顶突然陷黑无脓，四周皮肤暗红，肿势扩散，多为疔疮走黄 |
| | 虚陷 | 如疮面腐肉已尽，而脓水灰薄，新肉不生，状如镜面，光白板亮，为虚陷 |
| 形态 | 化脓性溃疡 | 疮面边缘整齐，周围皮肤微有红肿，一般口大底小，内有少量脓性分泌物 |
| | 压迫性溃疡（缺血性溃疡） | 初期皮肤暗紫，很快变黑并坏死，滋水、液化、腐烂，脓液有臭味，可深及筋膜、肌肉、骨膜。多见于褥疮 |
| | 疮痨性溃疡 | 疮口多呈凹陷性或潜行空洞或瘘管，疮面肉色不鲜，脓水清稀，并夹有败絮状物，疮口愈合缓慢或反复溃破，经久难愈 |
| | 岩性溃疡 | 疮面多翻花如岩穴，有的在溃疡底部见有珍珠样结节，内有紫黑色坏死组织，渗流血水，伴腥臭味 |
| | 梅毒性溃疡 | 多呈半月形，边缘整齐，坚硬削直如凿，略微内凹，基底面高低不平，存有稀薄臭秽分泌物 |

**7.辨出血**　以便血、尿血最为常见。准确辨认出血性状、部位、原因，对及时诊断、合理治疗有十分重要的意义。

# 第二单元　中医外科疾病治法

## 细目一　内治法

**外科内治法三个总则消、托、补的定义和适应证**

| 总则 | 定义 | | 适应证 |
|------|------|------|--------|
| 消法 | 是运用不同的治疗方法和方药，使初起的肿疡得到消散，不使邪毒结聚成脓；是一切肿疡初起的治法总则 | | 尚未成脓的初期肿疡、非化脓性肿块性疾病，以及各种皮肤疾病 |
| 托法 | 是用补益气血和透脓的药物扶助正气，托毒外出，以免毒邪扩散和内陷的治疗法则 | | 外疡中期，即成脓期 |
| | 分类 | 补托法 | 用于正虚毒盛 |
| | | 透托法 | 用于毒气虽盛而正气未衰者 |
| 补法 | 用补养的药物恢复其正气，助养其新生，使疮口早日愈合的治疗法则 | | 适用于溃疡后期，特别是疮疡的生肌收口期 |

## 细目二　外治法

**1.膏药、油膏的临床应用**

| | 代表方 | 性能功效 | 适应证 |
|------|--------|----------|--------|
| 膏药 | 太乙膏 | 性偏清凉，消肿、清火、解毒、生肌 | 均用于红肿热痛明显之阳证疮疡，为肿疡、溃疡通用方 |
| | 千捶膏 | 性偏寒凉，消肿、解毒、提脓、祛腐、止痛 | |
| | 阳和解凝膏 | 温经和阳，祛风散寒，调气活血，化痰通络 | 用于疮形不红不热，漫肿无头之阴证疮疡未溃者 |
| | 咬头膏 | 具有腐蚀性，功能蚀破疮头 | 用于肿疡脓成，不能自破，以及患者不愿接受手术切开排脓者 |
| 油膏 | 金黄膏、玉露膏 | 清热解毒，消肿止痛，散瘀化痰 | 适用于疮疡阳证。金黄膏长于除湿化痰，对肿而有结块，尤其是急性炎症控制后形成的慢性迁延性炎症更适宜；玉露膏性偏寒凉，对焮红灼热明显、肿势散漫者效果较佳 |
| | 冲和膏 | 活血止痛，疏风祛寒，消肿软坚 | 适用于半阴半阳证 |
| | 回阳玉龙膏 | 温经散寒，活血化瘀 | 适用于阴证 |
| | 生肌玉红膏 | 活血去腐，解毒止痛，润肤生肌收口 | 适用于一切溃疡，腐肉未脱，新肉未生之时，或经久不能收口者 |
| | 红油膏 | 防腐生肌 | 适用于一切溃疡 |
| | 生肌白玉膏 | 润肤，生肌，收敛 | 适用于溃疡腐肉已净，疮口不敛者，以及乳头皲裂、肛裂等 |
| | 疯油膏 | 润燥，杀虫，止痒 | 适用于牛皮癣、慢性湿疮、皲裂等 |
| | 青黛散油膏 | 收湿止痒，清热解毒 | 适用于蛇串疮、急慢性湿疮等皮肤焮红痒痛、渗液不多之症，以及疖腿和对各种油膏过敏者 |
| | 消痔膏、黄连膏 | 消痔，退肿，止痛 | 适用于内痔脱出、赘皮外痔、血栓外痔等出血、水肿、疼痛之症 |

**2. 箍围药的适应证、用法** 箍围药适用于外疡初起、成脓及溃后，肿势散漫不聚，而无集中之硬块者。

| 方药 | 适应证 | 用法 |
|---|---|---|
| 金黄散、玉露散 | 用于红肿热痛明显的阳证疮疡 | 多用菊花汁、银花露或冷茶汁调制 |
| 冲和膏 | 用于疮形肿而不高、痛而不甚，微红微热，属半阴半阳证者 | 多用葱、姜、韭、蒜捣汁或用蜂蜜调制 |
| 回阳玉龙膏 | 用于疮形不红不热，漫肿无头，属阴证者 | 多用醋、酒调敷 |

**3. 掺药的临床应用**

| 分类 | 代表方 | 性能功效 | 适应证 |
|---|---|---|---|
| 消散药 | 阳毒内消散、红灵丹 | 活血止痛，消肿化痰 | 一切阳证 |
| | 阴毒内消散、桂麝散、黑退消 | 温经活络，破坚化痰，散风逐寒 | 一切阴证 |
| 提脓去腐药 | 升丹（九一丹、八二丹、七三丹、五五丹、九黄丹） | 提脓去腐 | 溃疡初期，脓栓未溶，腐肉未脱，或脓水不净，新肉未生之际 |
| | 黑虎丹 | | 升丹过敏者 |
| 腐蚀药与平胬药 | 枯痔散 | 腐蚀组织 | 痔疮 |
| | 三品一条枪 | | 插入患处，能腐蚀瘘管，蚀去内痔，攻溃瘰疬 |
| | 白降丹 | 平复胬肉 | 溃疡疮口太小，脓腐难去；或肿疡脓成，不能穿溃，同时不愿接受手术治疗者；或赘疣、瘰疬 |
| | 平胬丹 | | 疮面胬肉突出 |
| 祛腐生肌药 | 回阳玉龙散 | 温阳活血，祛腐生肌 | 阴证溃疡，腐肉难脱，肉芽暗红；或腐肉已脱，肉芽灰白，新肉不长者 |
| | 月白珍珠散 | 清热解毒，祛腐生肌 | 阴证溃疡，腐肉脱而未尽，新肉不生，久不收口者 |
| | 拔毒生肌散 | 拔毒生肌 | 阳证溃疡，腐肉未脱，常流毒水，疮口下陷，久不生肌者 |
| | 黄芪六一散 | 补气和营生肌 | 虚证溃疡，脓水清稀，久不收口，偏气虚者 |
| | 回阳生肌散 | 回阳生肌 | 虚证溃疡，脓水清稀，久不收口，偏阳虚者 |
| 生肌收口药 | 生肌散 | 解毒，收敛，促进新肉生长 | 溃疡腐肉已脱，脓水将尽时 |
| | 八宝丹 | | |
| 止血药 | 桃花散 | 收涩凝血 | 溃疡出血 |
| | 圣金刀散 | | 创伤性出血 |
| | 云南白药 | | 溃疡出血、创伤性出血 |
| | 三七粉 | | 调成糊状涂敷患部，有止血作用 |
| 清热收涩药 | 青黛散 | 清热止痒 | 用于皮肤病大片潮红丘疹而无渗液者 |
| | 三石散 | 收涩生肌 | 用于皮肤糜烂，稍有渗液而无红热者 |
| 酊剂 | 红灵酒 | 活血，消肿，止痛 | 用于冻疮、脱疽未溃之时 |
| | 10%土槿皮酊、复方土槿皮酊 | 杀虫，止痒 | 用于鹅掌风、灰指甲、脚湿气等 |
| | 白屑风酊 | 祛风，杀虫，止痒 | 用于面游风 |

| 分类 | 代表方 | 性能功效 | 适应证 |
|------|--------|---------|--------|
| 洗剂 | 三黄洗剂 | 清热止痒 | 用于一切急性皮肤病，如湿疮、接触性皮炎，皮损为潮红、肿胀、丘疹等 |
|  | 颠倒散洗剂 | 清热散瘀 | 用于酒齄鼻、粉刺 |

**4. 切开法的适应证及具体运用** 切开法适用于一切外疡，确已成脓者。

（1）选择有利时机：肿疡成脓，脓肿中央出现透脓点（脓腔中央最软的一点），即为脓已熟。

（2）切口选择：选择脓腔最低点或最薄弱处进刀。一般疮疡宜循经直切；乳房部应以乳头为中心，放射状切开；面部脓肿应尽量沿皮肤自然纹理切开；手指脓肿应从侧方切开；关节区附近的脓肿，切口尽量避免越过关节；关节区脓肿，一般施行横切口、弧形切口或"S"形切口；肛旁低位脓肿，应以肛管为中心做放射状切开。

（3）切开原则：进刀深浅必须适度，以得脓为度。切口大小应据脓肿范围大小，以及病变部位的肌肉厚薄而定，以脓流通畅为原则。

（4）操作方法：切开时以右手握刀，刀锋向外，拇食两指夹住刀口要进刀的尺寸，其余三指把住刀柄，并把刀柄的末端顶在鱼际上 1/3 处，同时左手拇食两指按在所要进刀部位的两侧，进刀时刀刃宜向上，在脓点部位向内直刺，深入脓腔即止。

**5. 引流法、垫棉法的适应证、用法及注意点**

| 外治法 | | 适应证 | 用法 | 注意点 |
|--------|--------|--------|------|--------|
| 引流法 | 药线引流 | 溃疡疮口过小，脓水不易排出者，或已成瘘管、窦道者 | ①外黏药物法：一是将纸线用时放在油或水中润湿，蘸药插入疮口；或是用白液汁与药和匀，黏附药线上，候干，随用随取。②内裹药物法：将药先放在纸内，搓成纸线 | 药线应留小部分在外，向疮口侧或下方折放，以膏药或油膏固定。脓水已尽，流出淡黄黏稠液体，不可插药线，以防影响收口 |
|  | 导管引流 | 凡附骨疽、流痰、流注等，脓腔较深，脓液不易畅出者 | 将消毒之导管，插入疮口，到底后稍退一些，当管中有脓排出即用橡皮膏固定导管，脓减少后改药线引流；或当深部脓腔排脓不畅时，插入导管引流，脓少后再用药线引流 | 导管应放在疮口较低一端，易使脓液流出，导管须固定，以防滑脱或落入疮口内。导管不得受压，管腔被阻可松动引流管或冲洗，以保持畅通 |
|  | 扩创引流 | 痈、有头疽，溃疡有袋脓者，或瘰疬瘘管形成，或脂瘤继发感染化脓时 | 消毒局麻，脓腔小者，只需将疮口上、下延伸，大者作十字扩创 | 扩创后，用消毒棉蘸上八二丹或七三丹塞入疮口以祛腐，加压固定以防止出血。以后按一般溃疡处理 |
| 垫棉法 | | 溃疡脓出不畅有脓袋现象，或疮孔窦道有脓水不易排尽，或溃疡脓腐已尽，新肉已生，而皮肤与肌肉一时不能黏合者 | ①有脓袋者，将棉花或纱布垫在疮口下方空隙处，用绷带扎住。②窦道深，脓水不易排净者，用棉垫压住整个窦道，用绷带扎紧。③溃疡空腔皮肤与新肉不黏合者，用比空腔大的棉垫垫在疮口上，用绷带扎紧 | 急性炎症红肿热痛时不用本法。应用本法无效，应扩创引流 |

# 第三单元　疮　疡

## 细目一　疖

**1. 概念与特点** 疖是指发生在肌肤浅表部位范围较小的急性化脓性疾病。根据病因、证候不同，又可分有头疖、无头疖、蝼蛄疖、疖病等。其特点是：①肿势限局，范围多在 3cm 左右。②突起根浅，色红、灼热、疼痛，易脓、易溃、易敛。

**2. 病因病机** 常因内郁湿火，外感风邪，两相搏结，蕴阻肌肤所致；或夏秋季节感受暑毒而生；或因天气闷热，汗出不畅，暑湿热蕴蒸肌肤，引起痱子，复经搔抓，破伤染毒而成。

**3. 临床表现**

（1）有头疖：患处皮肤上有一红色结块，范围约 3cm，灼热疼痛，突起根浅，中心有一脓头，出脓即愈。

（2）无头疖：皮肤上有一红色结块，范围约 3cm，无脓头，表面灼热，触之疼痛，2～3 天化脓，溃后多迅速愈合。

（3）蝼蛄疖：多发于儿童头部。临床常见两种类型：一种是坚硬型，疮形肿势虽小，但根脚坚硬，溃破出脓而坚硬不退，疮口愈合后还会复发，常为一处未愈，他处又生。另一种是多发型，疮大如梅李，相连三五枚，溃破脓出而不易愈合，日久头皮窜空，如蝼蛄窜穴之状。

（4）疖病：好发于项后发际、背部、臀部，几个至几十个，反复发作，缠绵不愈；也可在身体各处散发疖肿，一处将愈，他处续发，或间隔周余、月余再发。患消渴、习惯性便秘或营养不良者易患本病。

**4. 治疗** 疖肿的治疗以清热解毒为主。暑疖需兼清暑化湿。

（1）内治法

| 证型 | 治法 | 方药 |
|------|------|------|
| 热毒蕴结证 | 清热解毒 | 五味消毒饮 / 黄连解毒汤 |
| 暑热浸淫证 | 清暑化湿解毒 | 清暑汤 |
| 体虚毒恋，阴虚内热证 | 养阴清热解毒 | 仙方活命饮合增液汤 |
| 体虚毒恋，脾胃虚弱证 | 健脾和胃，清化湿热 | 五神汤合参苓白术散 |

（2）外治法：①初起，小者用千捶膏盖贴或三黄洗剂外搽；大者用金黄散或玉露散，以金银花露或菊花露调成糊状覆于患处，或紫金锭水调外敷。②脓成，宜切开排脓，掺九一丹、太乙膏盖贴；深者可用药线引流。脓尽用生肌散掺白玉膏收口。③蝼蛄疖，宜作"十"字形切开。

**细目二 疔**

**1. 疔的特点与种类** 疔是一种发病迅速、易于变化而危险性较大的急性化脓性疾病，多发于颜面和手足等处。其特点是疮形虽小，但根脚坚硬，状如钉丁，病情变化迅速，易毒邪走散。发于颜面部的疔疮，易走黄而有生命危险；发于手足部的疔疮，易损筋伤骨而影响功能。

根据发病部位和性质的不同，疔分颜面部疔疮、手足部疔疮、红丝疔、烂疔、疫疔等。

**2. 颜面部疔疮的概念及特点** 颜面部疔疮是指发生于颜面部的急性化脓性疾病，相当于西医的颜面部疖、痈。由于发病部位不同，名称各异，如眉心疔（印堂疔）、眉棱疔、眼胞疔、颧疔、人中疔、虎须疔、锁口疔、反唇疔、承浆疔等。

**3. 颜面部疔疮的病因病机** 主要是火热之毒为患。其毒或从内发，或从外受。火热之毒蕴蒸肌肤，以致气血凝滞，火毒结聚，热胜肉腐而成。若火毒炽盛，内燔营血，则成走黄重症。

**4. 颜面部疔疮的临床表现及与疖的鉴别** 多发于额前、颧、颊、鼻、口唇等部。初期，在颜面部某处皮肤上忽起一粟粒样脓头，或痒或麻，以后逐渐红肿热痛，肿胀范围为 3～6cm，但根深坚硬，状如钉丁，重者有恶寒发热等症状。中期，第 5～7 日，肿势逐渐增大，四周浸润明显，疼痛加剧，脓头破溃，伴发热口渴、便干溲赤，苔薄腻或黄腻，脉象弦滑数等。后期，第 7～10 日，肿势局限，顶高根软溃脓，脓栓（疔根）随脓外出，肿消痛止，身热减退。病程一般 10～14 日。

## 易混考点解析

### 颜面部疔和疖的鉴别

| | 颜面部疔 | 疖 |
|---|---|---|
| 好发部位 | 好发于额前、颧、颊、鼻、口唇等部 | 好发于颜面部 |
| 与皮肤的位置关系 | 深 | 浅 |
| 红肿范围 | 肿势范围大，3～6cm | 红肿范围小，不超过3cm |
| 有无根脚 | 根深坚硬，状如钉丁 | 无明显根脚 |
| 全身症状 | 有恶寒发热 | 无全身症状 |

**5. 颜面部疔的治疗** 内治以清热解毒为大法，火毒炽盛证宜凉血清热解毒。外治根据初起、成脓、溃后，分别采用箍毒消肿、提脓祛腐、生肌收口疗法。

**6. 手足部疔疮的临床表现**

（1）蛇眼疔：初起时多局限于指甲一侧边缘的近端，有轻微的红肿疼痛，2～3天成脓，待出脓后即能肿退脓尽，迅速愈合；若脓毒浸淫皮肉，则可出现甲下溃空或有胬肉突出，甚至指（趾）甲脱落。

（2）蛇头疔：初起指端感觉麻痒而痛，继则刺痛，灼热肿胀，色红不明显，后肿势逐渐扩大。

（3）蛇肚疔：发于指腹部，整个患指红肿疼痛，呈圆柱状，形似小红萝卜，关节轻度屈曲，不能伸展，若强行扳直即觉剧痛，7～10天成脓。

（4）托盘疔：初起整个手掌肿胀高突，失去正常的掌心凹陷或稍凸出，手背肿势通常更为明显，甚则延及手臂，疼痛剧烈，或伴发红丝疔，伴有恶寒发热、头痛、纳呆、苔薄黄、脉滑数等症状。

（5）足底疔：初起足底部疼痛，不能着地，按之坚硬。3～5天后有啄痛，修去老皮后，可见到白色脓点。重者肿势蔓延至足背，痛连小腿，不能行走，伴有恶寒发热、头痛、纳呆、苔黄腻、脉滑数等。溃后流出黄稠脓液，肿消痛止，全身症状也随之消失。

**7. 手足部疔疮成脓期切开引流要求** 一般应尽可能循经切开。①蛇眼疔宜沿甲旁0.2cm挑开引流。②蛇头疔宜在指掌面一侧作纵形切口，务必引流通畅，必要时可对口引流。不可在指掌面正中切开。③蛇肚疔宜在手指侧面作一纵形切口，切口长度不得超过上下指关节面。④托盘疔应依掌横纹切开，切口应够大，保持引流通畅。

**8. 红丝疔的定义、特点及治疗** 红丝疔是发于四肢，皮肤呈红丝显露，迅速向上走窜的急性感染性疾病。其特点是先有手足疔疮或皮肤破损，红肿热痛，继则患肢内侧皮肤出现红丝一条或数条，迅速向躯干方向走窜，可伴恶寒发热等症状；邪毒重者可内攻脏腑，发生走黄。

其治疗宜清热解毒，佐以凉血活血；并应积极治疗原发病灶。若红丝细者，宜用砭镰法，局部皮肤消毒后，以针刀沿红丝行走途径，寸寸挑断，并用拇指和食指轻捏针孔周围皮肤，微令出血，或在红丝尽头挑断，挑破处均盖贴太乙膏掺红灵丹。初起可外敷金黄膏、玉露散；若结块成脓，则宜切开排脓，外敷红油膏；脓尽改用生肌散、白玉膏收口。

### 细目三 痈

**1. 概念与特点** 痈是指发生于体表皮肉之间的急性化脓性疾病，相当于西医的皮肤浅表脓肿、急性化脓性淋巴结炎等。其特点有：①局部光软无头，红肿疼痛（少数初起皮色不变）。②结块范围多在6～9cm。③发病迅速，易肿、易脓、易溃、易敛。④可伴有恶寒、发热、口渴等症状。

**2. 病因病机** 外感六淫邪毒，或皮肤受外来伤害感染毒邪，或过食膏粱厚味，聚湿生浊，邪毒湿浊留阻肌肤，郁结不散，致使营卫不和，气血凝滞，经络壅遏，化火成毒而成痈肿。

**3. 治疗** 治疗宜清热解毒、和营消肿，并结合发病部位辨证用药。外治按一般阳证疮疡治疗。

（1）内治法

| 证型 | 辨证要点 | 治法 | 方药 |
|---|---|---|---|
| 火毒凝结证 | 局部突然肿胀，光软无头，迅速结块，皮肤焮红，灼热疼痛。舌苔黄腻，脉弦滑或洪数 | 清热解毒，行瘀活血 | 仙方活命饮 |
| 热胜肉腐证 | 疼痛剧烈，痛如鸡啄，溃后脓出则肿痛消退，红热明显，肿势高突。舌红，苔黄，脉数 | 和营清热，透脓托毒 | 仙方活命饮合五味消毒饮 |
| 气血两虚证 | 脓水稀薄，疮面新肉不生，色淡红不鲜或暗红，愈合缓慢，伴面色无华、神疲乏力、纳少。舌质淡胖，苔少，脉沉细无力 | 益气养血，托毒生肌 | 托里消毒散 |

（2）外治法：①初起：用金黄膏或金黄散，以冷开水调成糊状外敷。热盛者，可用玉露膏或玉露散外敷，或太乙膏外敷，掺药均可用红灵丹或阳毒内消散。②成脓：宜切开排脓，以得脓为度。③溃后：先用药线蘸八二丹插入疮口，三五日后改用九一丹，外盖金黄膏或玉露膏。待肿势消退十之八九时，改用红油膏盖贴。脓腐已尽，见出透明浅色黏液者，改用生肌散、太乙膏、生肌白玉膏或生肌玉红膏盖贴。④有袋脓者：可先用垫棉法加压包扎，如无效可扩创引流。

**4. 颈痈的特点与治疗**

（1）特点：颈痈是发生在颈部两侧的急性化脓性疾病，俗名痰毒，又称时毒。其特点是：①多见于儿童，冬春易发。②初起时局部肿胀、灼热、疼痛而皮色不变，结块边界清楚，具有明显的风温外感症状。

（2）治疗

1）内治法

| 辨证分型 | 辨证要点 | 治法 | 方药 |
|---|---|---|---|
| 风热痰毒证 | 颈旁结块，初起色白濡肿，形如鸡卵，灼热疼痛，逐渐红肿化脓，伴恶寒发热、头痛、项强、咽痛、口干、溲赤便秘。苔薄腻，脉滑数 | 散风清热，化痰消肿 | 牛蒡解肌汤或银翘散 |

2）外治法：初起用金黄膏外敷。脓成应切开排脓。溃后用九一丹或八二丹药线引流，外盖金黄膏或红油膏。脓尽用生肌散、白玉膏。

### 细目四　有头疽

**1. 特点**　有头疽是发生于肌肤间的急性化脓性疾病，相当于西医的痈。其特点是：①初起皮肤上即有粟粒样脓头，焮热红肿胀痛，迅速向深部及周围扩散。②脓头相继增多，溃烂后状如莲蓬、蜂窝，范围常超过 9～12cm，大者可在 30cm 以上。③好发于项后、背部等皮肤厚韧之处。④多见于中老年人及消渴患者。⑤容易发生内陷。

**2. 病因病机**　本病总由外感风温、湿热，内有脏腑蕴毒，内外邪毒互相搏结，凝聚肌肤，以致营卫不和、气血凝滞、经络阻隔而成。

**3. 临床表现**　以项、背部为多见，好发于成年人，以中老年人居多。按局部症状可分为四候，每候约 7 天。《疡科心得集·辨脑疽对口论》云："对疽、发背必以候数为期，七日成形，二候成脓，三候脱腐，四候生肌。"

| 分期 | 临床表现 |
|---|---|
| 初期 | 局部红肿结块，肿块上有粟粒状脓头，作痒作痛，逐渐向周围和深部扩散，脓头增多，色红、灼热、疼痛。伴有恶寒发热，头痛，食欲不振，舌苔白腻或黄腻，脉多滑数或洪数等明显的全身症状。此为一候 |

| 分期 | 临床表现 |
|------|----------|
| 溃脓期 | 疮面腐烂形似蜂窝，肿势范围大小不一，常超过 10cm，甚至大逾盈尺；伴高热口渴，便秘溲赤。如脓液畅泄，腐肉逐渐脱落，红肿热痛随之减轻，全身症状也渐减或消失。此为二至三候，病变范围大者往往需 3～4 周 |
| 收口期 | 脓腐渐尽，新肉生长，肉色红活，逐渐收口而愈。少数病例，亦有腐肉虽脱，但新肉生长迟缓者。此为四候，常需 1～3 周 |

若兼见神昏谵语、气息急促、恶心呕吐、腰痛、尿少、尿赤、发斑等严重全身症状者，为合并内陷。体虚或消渴患者容易并发内陷。

**4. 治疗**

（1）内治法

| 证型 | 辨证要点 | 治法 | 方药 |
|------|----------|------|------|
| 火毒凝结证 | 局部红肿高突，灼热疼痛，根脚收束，迅速化脓脱腐，脓出黄稠。伴发热，口渴，尿赤。舌苔黄，脉数有力 | 清热泻火，和营托毒 | 黄连解毒汤合仙方活命饮 |
| 湿热壅滞证 | 局部症状与火毒凝结相同。伴全身壮热，朝轻暮重，胸闷呕恶。舌苔白腻或黄腻，脉濡数 | 清热化湿，和营托毒 | 仙方活命饮 |
| 阴虚火炽证 | 多见于消渴患者，肿势平塌，根脚散漫，皮色紫滞，脓腐难化，脓水稀少或带血水，疼痛剧烈。伴发热烦躁，口干唇燥，饮食少思，大便燥结，小便短赤。舌质红，苔黄燥，脉细弦数 | 滋阴生津，清热托毒 | 竹叶黄芪汤 |
| 气虚毒滞证 | 多见于年迈体虚、气血不足患者，肿势平塌，根脚散漫，皮色灰暗不泽，化脓迟缓，腐肉难脱，脓液稀少，色带灰绿，闷肿胀痛，容易形成空腔。伴高热，或身热不扬，小便频数，喜热饮，精神萎靡，面色少华。舌质淡红，苔白或微黄，脉数无力 | 扶正托毒 | 八珍汤合仙方活命饮 |

（2）外治法

| 分期 | 治疗措施 |
|------|----------|
| 初起未溃 | 患部红肿，脓头尚未溃破，属火毒凝结证或湿热壅滞证，金黄膏或千捶膏外敷；阴虚火炽证或气虚毒滞证，冲和膏外敷 |
| 酿脓期 | 以八二丹掺疮口，如脓水稀薄而带灰绿色者，用七三丹，外敷金黄膏。待脓腐大部脱落，疮面渐洁，用九一丹，外敷红油膏 |
| 溃脓期 | ①若脓腐阻塞疮口，脓液蓄积，引流不畅者，用五五丹药线或八二丹药线多枚分别插入疮口，蚀脓引流，或用棉球蘸五五丹或八二丹，松松填于脓腔以祛腐 |
| | ②若疮肿有明显波动，可采用手术扩创排毒，作"+"或"++"字形切开。如大块坏死组织一时难脱，可分次祛除，以不出血为度 |
| 收口期 | 疮面脓腐已净，新肉渐生，以生肌散掺疮口，外敷白玉膏。若疮口有空腔，皮肤与新肉一时不能黏合者，可用垫棉法 |

## 细目五 丹毒

**1. 概念与特点**

（1）概念：丹毒是患部皮肤突然发红成片、色如涂丹的急性感染性疾病。本病发无定处，根据其发病部位的不同又有不同的病名：①生于躯干部者，称内发丹毒。②发于头面部者，称抱头火丹。③发于小腿足部者，称流火。④新生儿多生于臀部，称赤游丹毒。

（2）特点：①病起突然，恶寒发热。②局部皮肤忽然变赤，色如丹涂脂染，灼热肿胀。③边界清楚，迅速扩大，数日内可逐渐痊愈，但容易复发。

**2.病因病机** 本病总由血热火毒为患。发于头面部者，多夹风热；发于胸腹腰胯部者，多夹肝脾郁火；发于下肢者，多夹湿热；发于新生儿者，多有胎热火毒。素体血分有热，或在肌肤破损处有湿热火毒之邪乘隙侵入，郁阻肌肤而发。

**3.治疗**

（1）内治法

| 证型 | 辨证要点 | 治法 | 方药 |
|------|---------|------|------|
| 风热毒蕴证 | 发于头面部，皮肤掀红灼热，肿胀疼痛，甚则发生水疱，眼胞肿胀难睁。伴恶寒发热，头痛。舌质红，苔薄黄，脉浮数 | 疏风清热解毒 | 普济消毒饮 |
| 肝脾湿火证 | 发于胸腹腰胯部，皮肤红肿蔓延，摸之灼手，肿胀疼痛。伴口干且苦。舌红苔黄腻，脉弦滑数 | 清肝泻火利湿 | 柴胡清肝汤、龙胆泻肝汤或化斑解毒汤 |
| 湿热毒蕴证 | 发于下肢，局部红赤肿胀，灼热疼痛，或见水疱、紫斑，甚至结毒化脓或皮肤坏死；或反复发作，可形成大脚风。伴发热，胃纳不香。舌红，苔黄腻，脉滑数 | 利湿清热解毒 | 五神汤合萆薢渗湿汤 |
| 胎火蕴毒证 | 发生于新生儿，多见臀部，局部红肿灼热，常呈游走性，或伴壮热烦躁，甚则神昏谵语、恶心呕吐 | 凉血清热解毒 | 犀角地黄汤合黄连解毒汤 |

（2）外治法：①外敷法：用玉露散或金黄散，以冷开水或鲜丝瓜叶捣汁或金银花露调敷；或鲜荷叶、鲜蒲公英、鲜地丁全草、鲜马齿苋、鲜冬青树叶等捣烂湿敷。②砭镰法：患处消毒后，用七星针或三棱针叩刺患部皮肤，放血泻毒。适用于下肢复发性丹毒、抱头火丹患者。③切开法：若流火结毒成脓者，可在坏死部分作小切口引流，掺九一丹，外敷红油膏。

## 细目六 瘰疬

**1.概念** 瘰疬是好发于颈部淋巴结的慢性感染性疾病，因其结核累累如贯珠之状，故名瘰疬。本病相当于西医的颈部淋巴结结核。

**2.病因病机** 常因情志不畅，肝气郁结，气滞伤脾，以致脾失健运，痰湿内生，结于颈项而成。日久痰湿化热，或肝郁化火，下灼肾阴，热胜肉腐成脓，或脓水淋漓，耗伤气血，渐成虚损。亦可因肺肾阴亏，以致阴亏火旺，肺津不能输布，灼津为痰，痰火凝结，结聚成核。

**3.诊断与鉴别诊断**

（1）诊断要点：多见于儿童或青年，好发于颈部的一侧或两侧，亦可延及颔下、缺盆、腋部，病程进展缓慢。发病前常有痨病史。

| 分期 | 临床表现 |
|------|---------|
| 初期 | 颈部一侧或双侧结块肿大如豆粒，一个或数个不等，皮色不变，按之坚实，推之能动，不热不痛。多无全身症状 |
| 中期 | 结核增大，皮核粘连，有时相邻的结核可互相融合成块，推之不动，渐感疼痛。如皮色渐转暗红，按之微热及微有波动感，为内脓已成。可伴轻微发热，食欲不振，全身乏力等 |
| 后期 | 切开或自溃后，脓水清稀，夹有败絮样物，疮口呈潜行性空腔，疮面肉色灰白，四周皮肤紫暗，可形成窦道。如脓水转厚，肉芽转成鲜红色，则即将愈合。常伴潮热、咳嗽、盗汗等肺肾阴亏之证，或出现面色少华、精神倦怠、头晕、失眠、经闭等气血两亏之证，或出现腹胀便溏、形瘦纳呆等脾虚不运之证 |

（2）鉴别诊断

1）颈痈：虽亦生于颈之两侧，但发病较快，初起即寒热交作，结块形如鸡卵，漫肿坚硬，焮热疼痛，易消，易溃，易敛。

2）臀核：可由头面、口腔或四肢等部皮肤破碎或生疮引起，一般单个，在颏颌、颈部、腋部、胯腹部结核如豆，边界清楚，起发迅速，压之疼痛明显，很少化脓破溃，一般无全身症状。

3）失荣：多见于中老年人。生于耳前后及项间，初起结核形如堆栗，按之坚硬，推之不移，生长迅速，溃破后疮面如石榴样或菜花样，血水淋漓。常由口腔、喉部、鼻部或脏腑的岩转移而来。

**4. 治疗**

（1）内治法

| 证型 | 辨证要点 | 治法 | 方药 |
|---|---|---|---|
| 气滞痰凝证 | 结块肿大如豆粒，一个或数个不等。皮色不变，按之坚实，推之能动，不热不痛，无明显全身症状。苔腻，脉弦滑 | 疏肝养血，健脾化痰 | 开郁散 |
| 阴虚火旺证 | 结块逐渐增大，皮肤粘连，皮色暗红，全身见潮热、盗汗、咳嗽或痰中带血丝，心烦失眠。舌红，少苔，脉细数 | 滋阴降火 | 六味地黄丸合清骨散 |
| 气血两虚证 | 溃后或经切开后脓出清稀，淋沥不尽，或夹败絮样物，创面灰白，形成窦道，不易收口，兼见面色苍白，头晕，精神疲乏，胃纳不香。舌质淡红，苔薄，脉细弱 | 益气养血 | 香贝养营汤 |

（2）外治法：①初期：局部结块处可敷冲和膏或阳和解凝膏掺黑退消。②中期：外敷冲和膏，如脓成未熟可用千捶膏。若脓已熟，宜切开排脓，创口宜大。③后期：用七三丹或八二丹掺于药棉，纳入溃口，外敷红油膏或冲和膏。如肉芽红活，脓腐已尽时，改用生肌散、白玉膏。如有空腔或窦道时，可用千金药线，也可用手术方法将坏死组织清除。

### 细目七　窦道

**1. 临床表现**　窦道是一种只有外口而无内孔相通的病理性盲管。属中医漏管的范畴。其特点是管道由深部组织通向体表，有一个或多个外口，管道或长或短，或直或弯，一般不与内脏相通。常有脓性分泌物流出。疮周皮肤可呈潮红、丘疹、糜烂等表现，瘙痒不适。一般无全身症状。

**2. 外治法**

（1）腐蚀法：先用五五丹或千金散蚀管拔毒，红油膏或太乙膏盖贴。如有异物，应及时取出。

（2）冲洗法：适用于管道狭长，药线无法引流到位，又不宜做扩创者。

（3）灌注法：经引流、冲洗等治疗，窦道内脓尽、无异物时，可注入生肌收口药油，促进窦道愈合。

（4）扩创法：适用于脓液引流不畅时，用其他方法无效，窦道所在部位也允许做扩创手术者。有助于清除异物和坏死组织，缩短疗程。

（5）垫棉法：用于生肌收口阶段，促进窦道愈合，尤其是腋部、腘窝部、乳房部等。

# 第四单元　乳房疾病

### 细目一　乳痈

**1. 病因病机**

（1）乳汁淤积：乳汁淤积是最常见的原因。初产妇乳头破碎，或乳头畸形、凹陷，影响充分哺乳；或哺乳方法不当，或乳汁多而少饮，或断乳不当均可导致乳汁淤积，乳络阻塞结块，淤久化热酿脓而成痈肿。

（2）肝郁胃热：情志不畅，肝气郁结，厥阴之气失于疏泄；产后饮食不节，脾胃运化失司，阳明胃热壅滞，均可使乳络闭阻不畅，郁而化热，形成乳痈。

（3）感受外邪：产妇体虚汗出受风，或露胸哺乳外感风邪；或乳儿含乳而睡，口中热毒之气侵入乳孔，均可使乳络郁滞不通，化热成痈。

**2. 临床表现** 多见于产后 3 ~ 4 周的哺乳期妇女。

（1）初起：常有乳头皲裂，哺乳时感觉乳头刺痛，伴有乳汁淤积或结块；乳房局部肿胀疼痛，皮色不红或微红，皮肤不热或微热；或伴有全身感觉不适、恶寒发热、食欲不振、脉滑数。

（2）成脓：患乳肿块逐渐增大，局部疼痛加重，或有雀啄样疼痛，皮色焮红，皮肤灼热，同侧腋窝淋巴结肿大压痛。至乳房红肿热痛第 10 天左右肿块中央渐渐变软，按之应指有波动感，穿刺抽吸有脓液，有时脓液可从乳窍中流出。全身症状加剧，壮热不退，口渴思饮，小便短赤，舌红苔黄腻，脉洪数。

（3）溃后：若脓出通畅，则肿消痛减，寒热渐退，疮口逐渐愈合。若溃后脓出不畅，肿势不消，疼痛不减，身热不退，可能形成脓袋，或脓液波及其他乳络形成传囊乳痈。亦有溃后乳汁从疮口溢出，久治不愈，形成乳漏者。

**3. 治疗**

（1）内治法

| 证型 | 辨证要点 | 治法 | 方药 |
|------|----------|------|------|
| 气滞热壅证 | 乳汁淤积结块，乳房皮色不变或微红，肿胀疼痛。伴有恶寒发热，周身酸楚，口渴、便秘。苔薄，脉数 | 疏肝清胃，通乳消肿 | 瓜蒌牛蒡汤 |
| 热毒炽盛证 | 乳房疼痛，皮肤焮红灼热，肿块变软，有应指感。或切开排脓后引流不畅，红肿热痛不消，有"传囊"现象，壮热。舌红，苔黄腻，脉洪数 | 清热解毒，托里透脓 | 透脓散 |
| 正虚毒恋证 | 溃脓后乳房肿痛虽轻，但疮口脓水不断，脓汁清稀，愈合缓慢或形成乳漏。全身乏力，面色少华，或低热不退，饮食减少。舌淡，苔薄，脉弱无力 | 益气和营托毒 | 托里消毒散 |

（2）外治法：①初起：乳汁淤滞致乳房肿痛、结块，可用热敷加乳房按摩，以疏通乳络。可用金黄散或玉露散外敷，或用鲜菊花叶、鲜蒲公英、仙人掌去刺捣烂外敷，或用六神丸研细末加适量凡士林调敷，亦可用 50% 芒硝溶液湿敷。②成脓：脓肿形成时，应在波动感及压痛最明显处及时切开排脓。切口应按乳络方向并与脓腔基底大小一致。③溃后：切开排脓后，用八二丹或九一丹提脓拔毒，并用药线插入切口内引流，切口周围外敷金黄膏。待脓净仅有黄稠滋水时，改用生肌散收口。若有袋脓现象，可在脓腔下方用垫棉法加压，使脓液不致潴留。

**4. 预防与调护** ①妊娠 5 个月后经常用温开水或肥皂水洗净乳头。乳头内陷者可经常提拉矫正。②乳母宜心情舒畅，情绪稳定。忌食辛辣炙煿之物，不过食肥甘厚腻之品。③保持乳头清洁，不使婴儿含乳而睡。注意乳儿口腔清洁。要定时哺乳，每次哺乳应将乳汁吸空，如有积滞，可按摩或用吸奶器帮助排出乳汁。④若有乳头擦伤、皲裂，可外涂麻油或蛋黄油。身体其他部位有化脓性感染时，应及时治疗。⑤断乳时应先逐步减少哺乳时间和次数，再行断乳。断乳前可用生麦芽 60g，生山楂 60g，煎汤代茶，并用皮硝 60g 装入纱布袋中外敷。⑥以胸罩或三角巾托起患乳，脓未成者可减少活动牵痛；破溃后可防止袋脓，有助于加速疮口愈合。

## 细目二 乳漏

**1. 概念** 发生于乳房部或乳晕部的脓肿溃破后，久不收口而形成管道者，称为乳漏（漏亦作瘘）。其特点是疮口脓水淋沥，或杂有乳汁或豆腐渣样分泌物，经久不愈。

**2. 病因病机** 乳房部漏管，多因乳痈、乳发失治，脓出不畅；或切开不当，损伤乳络，乳汁从疮口溢出，以致长期流脓、溢乳而形成；或因乳痨溃后，身体虚弱，日久不愈所致。乳晕部漏管，多因乳头内缩凹陷感染毒邪，或脂瘤染毒溃脓，疮口久不愈合而成。

**3. 外治法**

（1）腐蚀法：先用提脓祛腐药，如八二丹或七三丹药捻，外敷红油膏。脓尽后改用生肌散、生肌玉红膏，必须使创面从基底部长起。

（2）垫棉法：适用于疮口漏乳不止和乳房部乳漏脓腐脱尽后，以促进疮口愈合。

（3）切开疗法：适用于浅层漏管及腐蚀法失败者。乳晕部乳漏手术的关键是切开通向乳头孔的漏管或扩张的乳腺导管。切开后创面用药同腐蚀法。

（4）挂线疗法：适用于深层漏管，常配合切开疗法。

## 细目三　乳癖

**1. 概念与特点**　乳癖是乳腺组织既非炎症也非肿瘤的良性增生性疾病。其特点是：①单侧或双侧乳房疼痛并出现肿块。②乳痛和肿块与月经周期及情志变化密切相关。③乳房肿块大小不等，形态不一，边界不清，质地不硬，活动度好。

**2. 病因病机**

（1）情志不遂，郁怒伤肝，肝郁气滞，气血凝结乳络；思虑伤脾，痰滋内生，气滞痰凝瘀血结聚形成乳房肿块。

（2）冲任失调，使气血瘀滞；或阳虚痰湿内结，经脉阻塞，导致乳房结块、疼痛、月经不调。

**3. 临床表现**

| 发病年龄 | | 好发年龄为 25～45 岁 |
|---|---|---|
| 高发人群 | | 城市妇女的发病率高于农村妇女；社会经济地位高或受教育程度高，或月经初潮年龄早，或低经产状况，或初次怀孕年龄大，或未授乳，或绝经迟的妇女 |
| 乳房疼痛 | | 乳房疼痛以胀痛为主，也有刺痛或牵拉痛 |
| | | 疼痛月经前加剧，经后疼痛减轻，或疼痛随情绪波动而变化，行走或活动时也有乳痛 |
| | | 乳痛主要以乳房肿块处为甚，常涉及胸胁部或肩背部。有些患者还可伴有乳头疼痛和作痒，乳痛重者影响工作或生活 |
| 乳房肿块 | 位置 | 乳房肿块可发生于单侧或双侧，大多位于乳房的外上象限，也可见于其他象限 |
| | 质地 | 肿块的质地中等或质硬不坚，表面光滑或呈颗粒状 |
| | 活动度 | 活动度好，大多伴有压痛 |
| | 大小 | 肿块的大小不一，直径一般为 1～2cm，大者可超过 3cm |
| | 形态 | 常可分为片块型、结节型、混合型、弥漫型等数种类型 |
| | 变化 | 乳房肿块可于经前期增大变硬，经后稍见缩小变软 |
| | 伴随症状 | 个别患者还可伴有乳头溢液，呈白色或黄绿色，或呈浆液状 |
| 疼痛和肿块的关系 | | 乳房疼痛和乳房肿块可同时出现，也可先后出现，或以乳痛为主，或以乳房肿块为主 |

**4. 治疗**　治疗要点是止痛、消块。肿块经久不消或增大者，适时手术。

（1）内治法

| 证型 | 辨证要点 | 治法 | 方药 |
|---|---|---|---|
| 肝郁痰凝证 | 多见于青壮年妇女。乳房肿块随喜怒消长，伴有胸闷胁胀，善郁易怒，失眠多梦，心烦口苦。苔薄黄，脉弦滑 | 疏肝解郁，化痰散结 | 逍遥蒌贝散 |
| 冲任失调证 | 多见于中年妇女。乳房肿块月经前加重，经后缓减。伴有腰酸乏力，神疲倦怠，月经失调，量少色淡，或闭经。舌淡，苔白，脉沉细 | 调摄冲任 | 二仙汤合四物汤 |

（2）外治法：中药局部外敷，如用阳和解凝膏掺黑退消或桂麝散盖贴。

## 细目四　乳核

**1. 特点与临床表现**

（1）特点：乳核是发生在乳房部最常见的良性肿瘤。历代文献将本病归属于"乳癖""乳痞""乳中结核"的范畴。其特点是好发于 20 ～ 25 岁的青年妇女，乳中结核，形如丸卵，边界清楚，表面光滑，推之移动。

（2）临床表现：肿块一般无疼痛感，少数可有轻微胀痛，但与月经无关。一般生长缓慢，妊娠期可迅速增大，应排除恶变可能。

**2. 治疗**

（1）内治法

| 证型 | 辨证要点 | 治法 | 方药 |
|------|---------|------|------|
| 肝气郁结证 | 肿块较小，发展缓慢，不红不热，不觉疼痛，推之可移，伴胸闷叹息。舌质正常，苔薄白，脉弦 | 疏肝解郁，化痰散结 | 逍遥散 |
| 血瘀痰凝证 | 肿块较大，坚硬木实，重坠不适。伴胸闷牵痛，烦闷急躁，或月经不调、痛经等。舌质暗红，苔薄腻，脉弦滑或弦细 | 疏肝活血，化痰散结 | 逍遥散合桃红四物汤加山慈菇、海藻 |

（2）外治法：阳和解凝膏掺黑退消盖贴，7 日换药 1 次。

## 细目五　乳岩

**1. 概念与特点**　乳岩是指乳房部的恶性肿瘤。其特点是乳房部出现无痛、无热、皮色不变而质地坚硬的肿块，推之不移，表面不光滑，凹凸不平，或乳头溢血，晚期溃烂，凹如泛莲。

乳岩是女性最常见的恶性肿瘤之一。无生育史或无哺乳史的妇女、月经过早来潮或绝经期愈晚的妇女、有乳腺癌家族史的妇女乳腺癌的发病率相对较高。男性乳腺癌较少发生。

**2. 诊断**

| | | |
|---|---|---|
| | 发病年龄一般在 40 ～ 60 岁，绝经期妇女发病率相对较高。乳癌可分为一般类型乳腺癌及特殊类型乳腺癌 | |
| 临床表现 | 一般类型乳腺癌 | 常为乳房内触及无痛性肿块，边界不清，质地坚硬，表面不光滑，不易推动，常与皮肤粘连而呈现酒窝征，个别可伴乳头血性或水样溢液 |
| | | 后期随着癌肿逐渐增大，可产生不同程度疼痛；皮肤可呈橘皮样水肿、变色；病变周围可出现散在的小肿块，状如堆栗；乳头内缩或抬高，偶可见到皮肤溃疡 |
| | | 晚期出现乳房肿块溃烂，疮口边缘不整齐，中央凹陷似岩穴，有时外翻似菜花，时渗紫红色血水，恶臭难闻。癌肿转移至腋下及锁骨上时，可触及散在、质硬无痛的臖核，以后渐大，互相粘连，融合成团，逐渐出现形体消瘦、面色苍白、憔悴等恶病质貌 |
| | 特殊类型乳腺癌 | 炎性癌：临床少见，多发于青年妇女，半数发生在妊娠或哺乳期。起病急骤，乳房迅速增大，皮肤肿胀，色红或紫红，发热，但无明显的肿块。转移甚广，对侧乳房往往不久即被侵及，并很早出现腋窝部、锁骨上淋巴结肿大。本病恶性程度极高，病程较短，常于 1 年内死亡 |
| | | 湿疹样癌：临床较少见，其发病率占女性乳腺癌的 0.7% ～ 3%。早期临床表现似慢性湿疹，乳头和乳晕的皮肤发红，轻度糜烂，有浆液渗出，有时覆盖着黄褐色的鳞屑状痂皮。病变的皮肤甚硬，与周围分界清楚。多数患者感到奇痒，或有轻微灼痛。中期表现为数年后病变蔓延到乳晕以外皮肤，色紫而硬，乳头凹陷。后期表现为溃后易于出血，逐渐乳头蚀落，疮口凹陷，边缘坚硬，乳房内也可出现坚硬的肿块 |

| 实验室及辅助检查 | 钼靶 X 线摄影检查 | 病变部位可见致密的肿块阴影，大小比实际触诊的要小，形态不规则、边缘呈现毛刺状或结节状，密度不均匀，可有细小成堆的钙化点，常伴血管影增多增粗，乳头回缩，乳房皮肤增厚或凹陷 |
| --- | --- | --- |
| | B超检查 | 可见实质性占位病变，形状不规则，边缘不齐，光点不均匀，血流有改变 |
| | 病理切片检查 | 可作为确诊的依据 |

**3.治疗** 早期诊断是治疗的关键。本病原则上以手术治疗为主。中医药治疗多用于晚期患者。

| 证型 | 辨证要点 | 治法 | 方药 |
| --- | --- | --- | --- |
| 肝郁痰凝证 | 情志抑郁，或性情急躁，胸闷胁胀，伴经前乳房作胀或少腹作胀。乳房部肿块皮色不变，质硬而边界不清。苔薄，脉弦 | 疏肝解郁，化痰散结 | 神效瓜蒌散合开郁散 |
| 冲任失调证 | 经事紊乱，素有经前乳房胀痛，或婚后从未生育，或有多次流产史，乳房结块坚硬。舌淡，苔薄，脉弦细 | 调摄冲任，理气散结 | 二仙汤合开郁散 |
| 正虚毒炽证 | 乳房肿块扩大，溃流血水，不痛或剧痛，精神萎靡，面色晦暗或苍白，饮食少进，心悸失眠。舌紫或有瘀斑，苔黄，脉弱无力 | 调补气血，清热解毒 | 八珍汤 |
| 气血两亏证 | 多见于癌肿晚期或手术、放化疗后。患者形体消瘦，面色萎黄或㿠白，头晕目眩，神倦乏力，少气懒言，术切口皮瓣坏死糜烂，时流渗液，皮肤灰白，腐肉色暗不鲜。舌淡，苔薄白，脉沉细 | 补益气血，宁心安神 | 人参养荣汤 |
| 脾虚胃弱证 | 手术或放化疗后，食欲不振，神疲肢软，恶心欲呕，肢肿倦怠 | 健脾和胃 | 参苓白术散或理中汤 |

## 易混考点解析

### 乳岩与乳癖、乳核的鉴别

| 鉴别要点 | 乳核 | 乳岩 | 乳癖 |
| --- | --- | --- | --- |
| 好发年龄 | 20～30岁 | 40～60岁 | 30～45岁 |
| 肿块特点 | 大多为单个，也可以有多个，圆形或卵圆形，边缘清楚，表面光滑，质地坚实，生长比较缓慢 | 多为单个，形状不规则，边缘不清楚，质地硬或不均匀，生长速度较快 | 常为多个，双侧乳房散在分布，形状多样，呈片状、结节状或条索状，边缘清或不清，质地软或韧或有囊性感 |
| 疼痛 | 无 | 少数病例有疼痛 | 明显胀痛，多有周期性，或与情绪变化有关 |
| 与皮肤及周围组织粘连情况 | 无粘连 | 极易粘连，皮肤呈"酒窝"征或"橘皮样变" | 无粘连 |
| 活动度 | 好，用手推动时有滑脱感 | 早期活动度可，中期及晚期肿块固定 | 可活动 |
| 乳头及分泌物情况 | 乳头正常；无分泌物 | 乳头可缩回或被牵拉；可有分泌物溢出，血性或水样，多为单孔 | 乳头正常；部分有分泌物溢出或挤压后才有，多为乳汁样或浆液样，常为双侧多孔 |
| 淋巴结肿大 | 无 | 可有同侧腋窝淋巴结肿大，质地硬，活动度差 | 无 |

# 第五单元 瘿

## 细目一 气瘿

**1.病因病机** 外因为平素饮水或食物中含碘不足;内因为情志不畅,忧怒无节,气化失调,升降障碍,营运阻塞。此外,产后肾气亏虚,外邪乘虚侵入,亦能引起本病。

西医学认为本病的病因可分为三类:①甲状腺激素原料(碘)的缺乏。②甲状腺激素需要量的激增。③甲状腺激素生物合成和分泌的障碍。

**2.临床表现**

(1)女性发病率较男性略高。一般多发生在青春期,在流行地区常见于入学年龄的儿童。

(2)初起时无明显不适感,甲状腺呈弥漫性肿大,腺体表面较平坦,质软不痛,皮色如常,腺体随吞咽动作而上下移动。

(3)肿块进行性增大,可下垂,自觉沉重感,可压迫气管、食管、血管、神经等而引起各种症状。

**3.内治法与预防**

(1)内治法

| 证型 | 辨证要点 | 治法 | 方药 |
|------|----------|------|------|
| 肝郁气滞证 | 颈部弥漫性肿大,边缘不清,随喜怒消长,皮色如常,质软无压痛,肿块随吞咽动作上下移动。伴急躁易怒,善太息。舌淡红,苔薄,脉沉弦 | 疏肝解郁,化痰软坚 | 四海舒郁丸 |

(2)预防调护:①在流行地区,除改善水源外,应以碘化食盐煮菜,作为集体性预防,服用至青春发育期过后。②经常用海带或其他海产植物佐餐,尤其在怀孕期和哺乳期。③平时保持心情舒畅,勿郁怒动气。

## 细目二 肉瘿

**1.概念与特点** 肉瘿是瘿病中较常见的一种,是由于忧思郁怒,气滞、痰浊、瘀血凝结而成,相当于西医学的甲状腺腺瘤或囊肿,属甲状腺的良性肿瘤。其特点是:①部位:颈前喉结一侧或两侧结块,柔韧而圆,如肉之团。②随吞咽动作而上下移动,发展缓慢。③好发于青年女性及中年人。

**2.病因病机** 由于忧思郁怒,气滞、痰浊、瘀血凝结而成。情志抑郁,肝失条达,气滞血瘀;或忧思郁怒,肝旺乘土,脾失运化,痰湿内蕴。气滞、湿痰、瘀血随经络而行,流注于结喉,聚而成形,乃成肉瘿。

**3.治疗**

(1)内治法

| 证型 | 辨证要点 | 治法 | 方药 |
|------|----------|------|------|
| 气滞痰凝证 | 颈部一侧或两侧肿块呈圆形或卵圆形,不红不热,随吞咽动作上下移动。一般无明显全身症状,如肿块过大可有呼吸不畅或吞咽不利。苔薄腻,脉弦滑 | 理气解郁,化痰软坚 | 逍遥散合海藻玉壶汤 |
| 气阴两虚证 | 颈部肿块柔韧,随吞咽动作上下移动。常伴有急躁易怒,汗出心悸,失眠多梦,消谷善饥,形体消瘦,月经不调,手部震颤等。舌红,苔薄,脉弦 | 益气养阴,软坚散结 | 生脉散合海藻玉壶汤 |

(2)外治法:阳和解凝膏掺黑退消或桂麝散外敷。

### 细目三　石瘿

**1.概念与特点**　瘿病坚硬如石，不可移动者，称为石瘿。其特点是：①结喉两侧结块。②坚硬如石，高低不平，推之不移。③好发于 40 岁以上中年人。

**2.病因病机与诊断**

（1）病因病机：由于情志内伤，肝脾气逆，痰湿内生，气滞血瘀，瘀血与痰湿凝结，上逆于颈部而成；亦有由肉瘿日久转化而来者。

（2）诊断

1）临床表现：①多见于 40 岁以上患者，女多于男，或既往有肉瘿病史者。②颈前多年存在的肿块，生长迅速，质地坚硬，表面凹凸不平，推之不移，并可出现吞咽时移动受限，可伴有疼痛。③石瘿的淋巴结转移较为常见，有时颈部出现的淋巴结肿大，往往是一些微小而不易触及的乳头状腺癌的最初体征。

2）辅助检查：甲状腺同位素 $^{131}$I 扫描多显示为凉结节（或冷结节）。B 超、CT 检查可明确诊断。

**3.治疗**　石瘿为恶性肿瘤，应及早诊断并早期手术治疗。

# 第六单元　瘤、岩

### 细目一　血瘤

**1.概念与特点**　血瘤是指体表血络扩张，纵横丛集而形成的肿瘤，可发生于身体任何部位，大多数为先天性。其特点是病变局部色泽鲜红或暗紫，或呈局限性柔软肿块，边界不清，触之如海绵状。相当于西医的血管瘤。常见的有毛细血管瘤和海绵状血管瘤。

**2.诊断**

| 毛细血管瘤 | 发病年龄 | 多在出生后 1～2 个月内出现，部分在 5 岁左右自行消失 |
| --- | --- | --- |
| | 发病部位 | 多发生在颜面、颈部，可单发，也可多发 |
| | 病变特点 | 多数表现为在皮肤上有红色丘疹或小的红斑，逐渐长大，界限清楚，大小不等，质软可压缩，色泽为鲜红色或紫红色，压之可退色，抬手复原 |
| 海绵状血管瘤 | 病变特点 | 表现为质地柔软似海绵，常呈局限性半球形、扁平或高出皮面的隆起物，肿物有很大压缩性，可因体位下垂而充盈，或随患肢抬高而缩小，在瘤内有时可扪及颗粒状的静脉石硬结 |
| | 继发症状 | 外伤后可引起出血，继发感染，可形成慢性出血性溃疡 |

**3.治疗**

（1）内治法

| 证型 | 辨证要点 | 治法 | 方药 |
| --- | --- | --- | --- |
| 心肾火毒证 | 多见于初生婴儿。肿块大小不一，色泽鲜红，边界不清，不痛不痒，伴五心烦热，面赤口渴，尿黄便干，易口舌生疮。舌质红，苔薄黄，脉细数 | 清心泻火，凉血解毒 | 芩连二母丸合凉血地黄汤 |
| 肝经火旺证 | 多发于头面或大腿部，肿块呈丘疹或结节状，表面呈红色，易出血，常因情志不遂或郁怒而发生胀痛，可伴心烦易怒，咽干口苦等症。舌质红，苔微黄，脉弦细数 | 清肝泻火，祛瘀解毒 | 丹栀逍遥散合清肝芦荟丸 |
| 脾统失司证 | 肿瘤体积不大，边界不清，表面色红，好发于下肢，质地柔软易出血，无疼痛，伴肢软乏力，面色萎黄，纳食不佳等。舌质淡，苔白或白腻，脉细 | 健脾益气，化湿解毒 | 顺气归脾丸 |

（2）外治法

1）对小面积毛细血管瘤及海绵状血管瘤可用五妙水仙膏外搽。

2）清凉膏合藤黄膏外敷，包扎固定，1 日换药 1 次，以促其消散。

3）若肿瘤出血，可用云南白药掺敷伤口，既可止血，又具消散作用。

（3）其他疗法

1）注射疗法：消痔灵注射液加 1% 普鲁卡因按 1 ：1 混合后注入瘤体，缓慢注入，至整个瘤体稍高起为止。每次用药 3 ～ 6mL。隔 1 周可再注射 1 次。若瘤体尚未发硬萎缩，可用消痔灵 2 份、普鲁卡因 1 份，如上法注射。

2）手术疗法：孤立病变可行手术切除。对病在头面部者要注意美容，以防术后瘢痕过大。

3）冷冻疗法：适用于浅表较小的血瘤。

4）放射疗法：适用于范围较大的血瘤。

## 细目二 肉瘤

| 概念 | 肉瘤是发于皮里膜外，由脂肪组织过度增生而形成的良性肿瘤，相当于西医的脂肪瘤 |
|---|---|
| 特点 | ①软似棉，肿似馒。②皮色不变，不紧不宽。③如肉之隆起 |
| 注意点 | 西医所称的肉瘤是指发生于软组织的恶性肿瘤，如脂肪肉瘤、纤维肉瘤等，与本病有质的区别，临证中不可混淆 |
| 临床表现 | 多见于成年女性，好发于肩、背、腹、臀及前臂皮下 |
| | 大小不一，边界清楚，皮色不变，生长缓慢，触之柔软，呈扁平团块状或分叶状，推之可移动，基底较广阔，一般无疼痛 |
| | 多发者常见于四肢、胸或腹部，呈多个较小的圆形或卵圆形结节，质地较一般肉瘤略硬，压之有轻度疼痛 |

## 细目三 失荣

**1. 概念**　失荣是发于颈部及耳之前后的岩肿，因其晚期气血亏乏，面容憔悴，形体消瘦，状如树木枝叶枯，失去荣华而命名。相当于西医的颈部淋巴结转移癌和原发性恶性肿瘤。本病多见于 40 岁以上的男性，属古代外科四大绝症之一。

**2. 病因病机**　足少阳胆经循行耳之前后，失荣的发生与肝胆关系密切。如七情内伤，忧思郁怒，肝失条达，气机不舒，气滞血瘀，阻于胆经颈络，则结为肿块；或脾虚运化失司，水湿津液凝聚为痰，痰瘀脏毒凝结于少阳、阳明之络，可发为本病。

**3. 临床表现**　一般表现为颈部淋巴结肿大，生长较快，质地坚硬。病变开始时多为单发结节，可活动；后期肿块体积增大，数量增多，融合成团块或连结成串，表面不平，固定不移。一般无疼痛，但合并染毒时，可有压痛。日久癌肿溃破，疮面渗流血水，高低不平，形似翻花。其肿痛波及范围可向面部、胸部、肩背部扩展。

**4. 治疗**

| 证型 | 辨证要点 | 治法 | 方药 |
|---|---|---|---|
| 气郁痰结证 | 颈部或耳前、耳后有坚硬之肿块，肿块较大聚结成团，与周围组织粘连而固定，有轻度刺痛或胀痛，颈项牵扯感，活动转侧不利，患部皮色暗红微热，伴胸闷胁痛，心烦口苦等症。舌质红，苔微黄腻，脉弦滑 | 理气解郁，化痰散结 | 化痰开郁方 |

续表

| 证型 | 辨证要点 | 治法 | 方药 |
|------|----------|------|------|
| 阴毒结聚证 | 颈部肿块坚硬，不痛不胀，尚可推动，患部初起皮色如常，以后可呈橘皮样变，伴畏寒肢冷，纳呆便溏。舌质淡，苔白腻，脉沉细或弦细 | 温阳散寒，化痰散结 | 阳和汤 |
| 瘀毒化热证 | 颈部岩肿迁延日久，肿块迅速增大，中央变软，周围坚硬，溃破后渗流血水，状如翻花，并向四周漫肿，范围可波及面部、胸部、肩背等处，伴疼痛，发热，消瘦，头颈活动受限。舌质红，苔黄，脉数 | 清热解毒，化痰散瘀 | 五味消毒饮合化坚二陈丸 |
| 气血两亏证 | 颈部肿块溃破以后，长期渗流脓血，不能愈合，疮面苍白水肿，肉芽高低不平，胬肉翻花，伴低热，乏力，消瘦等。舌质淡，苔白或无苔，脉沉细 | 补益气血，解毒化瘀 | 八珍汤合四妙勇安汤 |

### 细目四 肾岩

**1.概念** 阴茎属肾，岩肿生于阴茎，故名肾岩。由于肾岩日久，疮面溃破，形如去皮之石榴，如花瓣翻开，故又称"肾岩翻花"。相当于西医的阴茎癌。

**2.病因病机** 肾岩的发生与肝肾关系密切。

（1）湿浊瘀结：因肾气内虚而不能主阴茎，外感寒湿邪毒或肝经湿热之邪乘虚下注阴茎，使湿热浊邪结于前阴，局部经络阻塞，气血凝滞，而发为本病。

（2）火毒炽盛：湿热浊邪瘀久化热成毒，肝胆之火或心火移热于小肠，滞于阴茎，皆可使阴茎发生肿块、结节，热盛则肉腐，则结节可溃烂、翻花。

（3）阴虚火旺：素体肝肾亏虚，加之火毒日久耗散阴血津液，阴虚火旺，则发生低热、贫血、消瘦等症状。

**3.诊断**

（1）临床表现：本病多发于中老年人。初起时在包皮系带附近、阴茎头部、冠状沟部或尿道口处，可见丘疹、红斑、结节、疣状增生等，逐渐增大，刺痒，甚至破溃，状如翻花石榴子样，并有恶臭分泌物，疼痛加重，严重者阴茎溃烂脱落。患者约有30%以上发生淋巴结转移，以腹股沟淋巴结最多见，但也可波及髂外及直肠周围淋巴结等。本病早期一般无明显全身症状，晚期可出现发热、消瘦、贫血等。

（2）辅助检查：行病理切片检查可以明确诊断。

**4.治疗原则** 本病以手术治疗为主，可配合中医辨证论治或其他疗法。

# 第七单元 皮肤及性传播疾病

### 细目一 概论

**1.皮肤及性传播疾病的病因病机** 皮肤病的病因复杂，但归纳起来不外乎内因、外因两类。外因主要是风、湿、热、虫、毒；内因主要是七情内伤、饮食劳倦和肝肾亏损。其病机主要因气血不和、脏腑失调、邪毒结聚而致生风、生湿、化燥、致虚、致瘀、化热、伤阴等。性传播疾病主要由性接触染毒致病。

（1）风：①发无定处，骤起骤消，如瘾疹、游风。②剧烈瘙痒，皮肤干燥，脱屑，如风瘙痒。③多生于上部，如面游风、白屑风等。④临床上风邪常与他邪相兼为病，如风湿、风热、风寒等。

（2）湿：①湿邪所致的皮肤病，其皮肤损害以水疱为主，或为多形性，或皮肤糜烂，或淫浸四窜、滋水淋漓。②常患病于下部。③病程缠绵，难以速愈，愈后易发。

（3）热：①热邪致病多发于人体上部。②皮肤损害以红斑、红肿、脓疱、糜烂为主。③自觉瘙痒或疼痛。

（4）虫：其症状是皮肤瘙痒甚剧，有的表现为糜烂，有的能互相传染，有的可伴局部虫斑，脘腹疼痛，大便中可查到虫卵等。

（5）毒：由毒邪引起的皮肤病可分为食毒、药物毒、虫毒、漆毒等。其病机不外中其毒邪，或禀赋不耐，对某物质过敏而成。

（6）血瘀：多见于慢性皮肤病，其特点是皮损色暗、紫红、青紫，或出现肌肤甲错、色素沉着、瘀斑、肥厚、结节、肿块、瘢痕、脱发、舌紫或有瘀点、脉弦涩等，如黧黑斑。

（7）血虚风燥：其皮损特点以干燥、肥厚、粗糙、脱屑为主，很少糜烂、渗液，自觉瘙痒，病期较长，如牛皮癣、白疕、慢性湿疮、风瘙痒、鱼鳞病等慢性皮肤病。

（8）肝肾不足：其特点是大多呈慢性过程，其皮损有干燥、肥厚粗糙、脱屑或伴毛发枯槁，脱发，色素沉着、指甲受损，或伴生疣目、血痣等。因肾为先天之本，故某些先天性、遗传性皮肤病与肝肾亦有一定的关系，如鱼鳞病、毛周角化症。

**2. 皮肤及性传播疾病的辨证**

| | | | | |
|---|---|---|---|---|
| 皮肤病的症状 | 自觉症状 | 瘙痒 | | |
| | | 疼痛 | | |
| | | 灼热感、蚁走感、麻木感 | | |
| | 他觉症状 | 原发性损害 | 斑疹 | 分为红斑、色素沉着斑、色素减退斑 |
| | | | 丘疹 | 有扁平丘疹、斑丘疹、丘疱疹 |
| | | | 风团 | 常见于瘾疹 |
| | | | 结节 | 常见于结节性红斑等病 |
| | | | 疱疹 | 常见于湿疮、接触性皮炎、虫咬皮炎等 |
| | | | 脓疱 | 常见于脓疱疮等 |
| | | 继发性损害 | 鳞屑 | 多由血虚生风、生燥，皮肤失其濡养所致 |
| | | | 糜烂 | 多属湿热为患 |
| | | | 溃疡 | 多为热盛肉腐而成，常见于疮疖、外伤染毒等溃烂形成，预后留有瘢痕 |
| | | | 痂皮 | 脓痂为热毒未清；血痂为血热络伤，血溢所结；滋痂为湿热所致 |
| | | | 抓痕 | 多由风盛或内热所致 |
| | | | 皲裂 | 多由血虚风燥所致 |
| | | | 苔藓样变 | 多由血虚风燥，肌肤失养所致 |
| | | | 色素沉着 | 多因气血失和所致 |
| | | | 萎缩 | 多因气血两虚，营卫失和，肌肤失养而成 |
| 皮肤病的性质 | 急性 | 大多发病急骤，皮损表现以原发性为主，如红斑、丘疹、疱疹、风团、结节、脓疱等，亦可相继出现糜烂、渗液、鳞屑等继发性皮损。病因大多为风、湿、热、虫、毒，以实证为主，与肺、脾、心三脏的关系最为密切 | | |
| | 慢性 | 大多发病缓慢，皮损表现以继发性为主，如苔藓样变、色素沉着、皲裂、鳞屑等，或伴有脱发、指（趾）甲变化。发病原因大多为血瘀或营血不足，肝肾亏损，冲任不调，以虚证为主，与肝、肾两脏关系最为密切 | | |

**3. 皮肤及性传播疾病的治法**

| | | | |
|---|---|---|---|
| 内治法 | 祛风法 | 疏风清热 | 用于风热证，方选银翘散、桑菊饮、消风散 |
| | | 疏风散寒 | 用于风寒证，方选麻黄汤、麻桂各半汤等 |
| | | 祛风胜湿 | 用于风湿证，方选独活寄生汤 |
| | | 祛风潜镇 | 用于风邪久羁证、顽癣类皮肤病、疣类皮肤病或由皮肤病所引起的神经痛，方选天麻钩藤饮 |
| | 清热法 | 清热解毒 | 用于实热证，方选五味消毒饮、黄连解毒汤 |
| | | 清热凉血 | 用于血热证，方选犀角地黄汤、化斑解毒汤 |
| | 祛湿法 | 清热利湿 | 用于湿热证和暑湿证，方选茵陈蒿汤、龙胆泻肝汤、草薢渗湿汤 |
| | | 健脾化湿 | 用于脾湿证，方选除湿胃苓汤 |
| | | 滋阴除湿 | 用于渗利伤阴证，方选滋阴除湿汤 |
| | 润燥法 | 养血润燥 | 用于血虚风燥证，方选四物汤、当归饮子等 |
| | | 凉血润燥 | 用于血热风燥证，方选凉血消风散 |
| | 活血法 | 理气活血 | 用于气滞血瘀证，方选桃红四物汤、通络活血方等 |
| | | 活血化瘀 | 用于瘀血凝结证，方选通窍活血汤、血府逐瘀汤等 |
| | 温通法 | 温阳通络 | 用于寒湿阻络证，方选当归四逆汤、独活寄生汤等 |
| | | 通络除痹 | 用于寒凝皮痹证，方选阳和汤、独活寄生汤等 |
| | 软坚法 | 消痰软坚 | 用于痰核证，方选海藻玉壶汤 |
| | | 活血软坚 | 用于瘀阻结块证，方选活血散瘀汤 |
| | 补肾法 | 滋阴降火 | 用于阴虚内热证或肝肾阴虚证，方选知柏地黄汤、大补阴丸 |
| | | 温补肾阳 | 用于脾肾阳虚证，方选肾气丸、右归丸 |
| 外治法 | 溶液 | | 具有清洁、止痒、消肿、收敛、清热解毒的作用。适用于急性皮肤病渗出较多或剧烈红肿或脓性分泌物多的皮损。可用于湿敷和熏洗 |
| | 粉剂 | | 具有保护、吸收、蒸发、干燥、止痒的作用。适用于无渗液的急性或亚急性皮炎 |
| | 洗剂 | | 具有清凉止痒、保护、干燥、消斑解毒之功。适应证同粉剂 |
| | 酊剂 | | 具有收敛散风、活血消肿、杀菌止痒、溶解皮脂、刺激色素生长等作用。适用于慢性瘙痒性皮肤病、色素脱失性皮肤病、脱发、脚湿气、鹅掌风、圆癣等 |
| | 油剂 | | 具有润泽保护、解毒收敛、止痒生肌、软化皮痂的作用。适用于亚急性皮肤病中有少量渗出、鳞屑、痂皮、溃疡的皮损 |
| | 软膏 | | 具有保护、润滑、杀菌、止痒、去痂的作用。适用于一切慢性皮肤病具有结痂、皲裂、苔藓样变等皮损者 |
| | 药物使用原则 | | 根据病情阶段正确选择剂型 |
| | | | 根据疾病性质合理选择药物 |
| | | | 用药宜先温和后强烈 |
| | | | 用药浓度宜先低后高 |
| | | | 随时注意药敏反应 |

## 细目二　热疮

**1. 病因病机**　外感风温热毒，阻于肺胃二经，蕴蒸皮肤而生；或由肝经湿热下注，阻于阴部而成疮；或因反复发作，热邪伤津，阴虚内热所致。

西医认为本病是由单纯疱疹病毒感染引起的。发热、日晒、月经来潮、妊娠、肠胃功能障碍等常为本病的诱发因素。

**2. 治疗** 以清热解毒养阴为主要治法。初发以清热解毒治之；反复发作者扶正祛邪并治。

| 证型 | 辨证要点 | 治法 | 方药 |
|---|---|---|---|
| 肺胃热盛证 | 群集小疱，灼热瘙痒，轻度周身不适，心烦郁闷，大便干，小便黄。舌红，苔黄，脉弦数 | 疏风清热 | 辛夷清肺饮合竹叶石膏汤 |
| 湿热下注证 | 疱疹发于外阴，灼热痛痒，水疱易破糜烂，可伴有发热，尿赤、尿频、尿痛。苔黄，脉数等 | 清热利湿 | 龙胆泻肝汤 |
| 阴虚内热证 | 间歇发作，反复不愈，口干唇燥，午后微热。舌红，苔薄，脉细数 | 养阴清热 | 增液汤 |

### 细目三 蛇串疮

**1. 概念与特点** 蛇串疮是一种皮肤上出现成簇水疱，多呈带状分布，痛如火燎的急性疱疹性皮肤病。相当于西医的带状疱疹，又名缠腰火丹，亦称为火带疮、蛇丹、蜘蛛疮等。其特点是：①皮肤上出现红斑、水疱或丘疱疹。②累累如串珠，排列成带状，沿一侧周围神经分布区出现。③局部刺痛，或伴臖核肿大。④好发于春秋季节，四季皆有。⑤好发于成人，老年人病情尤重。⑥好发于胸胁部。

**2. 治疗**

（1）内治法

| 证型 | 辨证要点 | 治法 | 方药 |
|---|---|---|---|
| 肝经郁热证 | 皮损鲜红，灼热刺痛，疱壁紧张，口苦咽干，心烦易怒，大便干燥，小便黄。舌质红，苔薄黄或黄厚，脉弦滑数 | 清泻肝火，解毒止痛 | 龙胆泻肝汤 |
| 脾虚湿蕴证 | 皮损色淡，疼痛不显，疱壁松弛，口不渴，食少腹胀，大便时溏。舌淡或正常，苔白或白腻，脉沉缓或滑 | 健脾利湿，解毒止痛 | 除湿胃苓汤 |
| 气滞血瘀证 | 皮疹减轻或消退后局部疼痛不止，放射到附近部位，痛不可忍，坐卧不安，重者可持续数月或更长时间。舌暗，苔白，脉弦细 | 理气活血，通络止痛 | 柴胡疏肝散合桃红四物汤 |

（2）外治法

1）初起用二味拔毒散调浓茶水外涂；或外敷玉露膏；或外搽双柏散、三黄洗剂、清凉乳剂（麻油加饱和石灰水上清液充分搅拌成乳状），每日 3 次；或鲜马齿苋、野菊花叶、玉簪花叶捣烂外敷。

2）水疱破后，用黄连膏、四黄膏或青黛膏外涂；有坏死者，用九一丹或海浮散换药。

3）若水疱不破或水疱较大者，可用三棱针或消毒空针刺破，吸尽疱液或使疱液流出，以减轻胀痛不适。

### 细目四 疣

**1. 不同疣的特点与好发部位** 疣是一种发于皮肤浅表的良性赘生物。因其皮损形态及发病部位不同而名称各异。

（1）如发于手背、手指、头皮等处者，称千日疮、疣目、枯筋箭或瘊子（相当于西医的寻常疣）。

（2）发于颜面、手背、前臂等处者，称扁瘊（相当于西医的扁平疣）。

（3）发于胸背部有脐窝的赘疣，称鼠乳（相当于西医的传染性软疣）。

（4）发于足跖部者，称跖疣（相当于西医的掌跖疣）。

（5）发于颈周围及眼睑部位，呈细软丝状突起者，称丝状疣或线瘊。

**2. 寻常疣、扁平疣、传染性软疣的治疗** 各种疣均可选用木贼草、板蓝根、马齿苋、香附、苦参、白鲜皮、薏苡仁等中药，煎汤趁热洗涤患处，每日 2～3 次，可使部分皮疹脱落。

（1）疣目：可选用推疣法、鸦胆子散敷贴法、荸荠或菱蒂摩擦法。

（2）扁瘊：可选用洗涤法、涂法。

（3）鼠乳：可用消毒针头挑破患处，挤尽白色乳酪样物，再用碘酒或浓苯酚溶液点患处。若损害较多，应分批治疗，并注意保护周围皮肤。

## 细目五　癣

**1. 头癣、手足癣、体癣和花斑癣的临床特点与诊断**

<table>
<tr><td colspan="2">概念</td><td>癣是指发生在表皮、毛发、指（趾）甲浅部的真菌性皮肤病。临床常见的癣病，有发于头部的白秃疮、肥疮；发于手部的鹅掌风；发于足部的脚湿气；发于面、颈、躯干、四肢的圆癣、紫白癜风等。癣都具有传染性、长期性和广泛性的特征</td></tr>
<tr><td rowspan="12">临床特点</td><td rowspan="2">头癣</td><td rowspan="1">白秃疮</td></tr>
</table>

<table>
<tr><td rowspan="17">临<br>床<br>特<br>点</td><td rowspan="4">头<br>癣</td><td rowspan="2">白<br>秃<br>疮</td><td>相当于西医的白癣</td></tr>
<tr><td>①部位：头。②年龄：多见于学龄儿童。③性别：男性多于女性。④皮损特征：在头皮有圆形或不规则的覆盖灰白鳞屑的斑片。病损区毛发干枯无泽，常在距头皮 0.3～0.8cm 处折断而呈参差不齐。头发易于拔落且不疼痛，病发根部包绕有白色鳞屑形成的菌鞘。自觉瘙痒。发病部位以头顶、枕部居多，但发缘处一般不被累及。青春期可自愈，秃发也能再生，不遗留瘢痕</td></tr>
<tr><td rowspan="2">肥<br>疮</td><td>相当于西医的黄癣，俗称"黄癞"</td></tr>
<tr><td>①部位：头。②年龄：儿童多见。③人群：多见于农村。④皮损特征：有黄癣痂堆积。癣痂呈蜡黄色，肥厚，富黏性，边缘翘起，中心微凹，上有毛发贯穿，质脆易粉碎。有特殊的鼠尿臭。久之毛囊被破坏而成永久性脱发。当病变痊愈后，则在头皮留下广泛、光滑的萎缩性瘢痕。病变四周约1cm处头皮不易受损</td></tr>
<tr><td rowspan="4">手<br>足<br>癣</td><td rowspan="2">鹅<br>掌<br>风</td><td>相当于西医的手癣</td></tr>
<tr><td>①部位：手。②年龄：成年人多见，男女老幼均可染病。③发病季节：夏天起水疱病情加重，冬天则枯裂、疼痛明显。④皮损特征：初起为掌心或指缝水疱或掌部皮肤角化脱屑、水疱。水疱多透明如晶，散在或簇集，瘙痒难忍。水疱破后干涸，叠起白屑，中心向愈，四周继发疱疹，并可延及手背、腕部。若反复发作，可致手掌皮肤肥厚，枯槁干裂，疼痛，屈伸不利，宛如鹅掌。损害若侵及指甲，可使甲板被蛀蚀变形，甲板增厚或萎缩翘起，色灰白而成灰指甲（甲癣）。鹅掌风病程为慢性，反复发作</td></tr>
<tr><td rowspan="2">脚<br>湿<br>气</td><td>相当于西医的脚癣</td></tr>
<tr><td>①部位：脚。②年龄：多发于成年人，儿童少见。③发病季节：夏秋病重。④皮损特征：脚湿气主要发生在趾缝，也见于足底。以皮下水疱、趾间浸渍糜烂、渗流滋水、角化过度、脱屑、瘙痒等为特征。分为水疱型、糜烂型、脱屑型</td></tr>
<tr><td rowspan="4">体<br>癣</td><td rowspan="2">圆<br>癣</td><td>相当于西医的体癣。皮损多呈钱币状、圆形，故名圆癣，亦称铜钱癣。发于股胯、外阴等处者，称阴癣（股癣）</td></tr>
<tr><td>①部位：面部、颈部、躯干及四肢近端。②年龄：青壮年男性。③发病季节：多发于夏季。④皮损特征：为环形、多环形，边界清楚，中心消退，外围扩张的斑块</td></tr>
<tr><td rowspan="2">紫<br>白<br>癜<br>风</td><td>相当于西医的花斑癣，俗称汗斑，可在家庭中互相传染</td></tr>
<tr><td>①部位：颈项、躯干，尤其是多汗部位及四肢近心端。②年龄：多汗体质青年。③发病季节：夏发冬愈。④皮损特征：皮损为大小不一、边界清楚的圆形或不规则的无炎症性斑块，色淡褐、灰褐至深褐色，或轻度色减退，或附少许糠秕状细鳞屑，常融合成片，有轻微痒感，复发率高</td></tr>
<tr><td colspan="2">诊断</td><td>典型的皮损特征＋真菌镜检及培养</td></tr>
</table>

**2. 治疗**　杀虫止痒为主要治法，必须彻底治疗。以外治为主，抗真菌西药有一定优势，可中西药合用。白秃疮、肥疮采用拔发疗法。

## 细目六　疥疮

**1. 病因病机**　疥疮由人型疥虫通过密切接触而传染。其传染性很强，在家庭或集体宿舍中可相互传播，或使用患者用过而未经消毒的衣服、被席、用具等传染而得。

**2. 临床特点** 夜间剧痒，在皮损处有灰白色、浅灰色或普通皮色的隧道，可找到疥虫。继发感染者，称脓窝疥。

**3. 治疗** 本病以杀虫止痒为主要治法。必须隔离治疗，以外治为主。一般不需内服药，若抓破染毒，需内外合治。

（1）疥疮以外治杀虫为主：硫黄治疗疥疮，古今皆为常用特效药物。目前临床常用浓度 5% ~ 20% 的硫黄软膏，小儿用 5% ~ 10%、成人用 10% ~ 15%，若患病时间长，可用 20% 的浓度，但浓度不宜过高，否则易产生皮炎。

（2）涂药方法：先以花椒 9g，地肤子 30g，煎汤外洗；或用温水肥皂洗涤全身后，再擦药。一般先擦好发部位，再涂全身。

**4. 预防** ①加强卫生宣传及监督管理，对公共浴室、旅馆、车船上的衣服应定期严格消毒。②注意个人卫生，勤洗澡，勤换衣服，被褥经常洗晒。③接触疥疮患者后，用肥皂水洗手。患者所用衣服、被褥、毛巾等均需煮沸消毒，或在阳光下充分曝晒，以便杀灭疥虫及虫卵。④彻底消灭传染源，注意消毒隔离。家庭和集体宿舍患者应分居，并积极治疗，以杜绝传染源。

### 细目七 湿疮

**1. 概念与特点** 湿疮是一种过敏性炎症性皮肤病，相当于西医的湿疹。根据病程可分为急性、亚急性、慢性湿疮三类。急性湿疮以丘疱疹为主，有渗出倾向；慢性湿疮以苔藓样变为主，易反复发作。本病男女老幼皆可发病，但以先天禀赋不耐者为多，无明显季节性，但冬季常复发。其特点是对称分布、多形性损害、剧烈瘙痒、渗出倾向、反复发作、易成慢性。

**2. 病因病机** 由于禀赋不耐，饮食失节，或过食辛辣刺激、荤腥动风之物，脾胃受损，失其健运，湿热内生，又兼外受风邪，内外两邪相搏，风湿热邪浸淫肌肤所致。急性者以湿热为主；亚急性者多与脾虚湿恋有关；慢性者则多病久耗伤阴血，血虚风燥，乃至肌肤甲错。

**3. 治疗** 本病以清热利湿止痒为主要治法。急性者以清热利湿为主；慢性者以养血润肤为主。外治宜用温和的药物，以免加重病情。

（1）内治法

| 证型 | 辨证要点 | 治法 | |
|---|---|---|---|
| 湿热蕴肤证 | 发病快、病程短，皮损潮红，有丘疱疹，灼热瘙痒无休，抓破渗液流脂水。伴心烦口渴，身热不扬，大便干，小便短赤。舌红，苔薄白或黄，脉滑或数 | 清热，利湿，止痒 | 龙胆泻肝汤合萆薢渗湿汤 |
| 湿热浸淫证 | 发病时间短，皮损面积大，色红灼热，丘疱疹密集，瘙痒剧烈，抓破脂水淋漓，浸淫成片。伴胸闷纳呆，身热不扬，腹胀便溏，小便黄。舌红，苔黄腻，脉滑数 | 清热利湿，解毒止痒 | 龙胆泻肝汤合五味消毒饮 |
| 脾虚湿蕴证 | 发病较缓，皮损潮红，有丘疹，瘙痒，抓后糜烂渗出，可见鳞屑。伴纳少，腹胀便溏，易疲乏。舌淡胖，苔白腻，脉濡缓 | 健脾，利湿，止痒 | 除湿胃苓汤或参苓白术散加紫荆皮、地肤子、白鲜皮 |
| 血虚风燥证 | 病程久，反复发作，皮损色暗或色素沉着，或皮损粗糙肥厚，剧痒难忍，遇热或肥皂水洗后瘙痒加重。伴口干不欲饮，纳差，腹胀。舌淡，苔白，脉弦细 | 养血润肤，祛风止痒 | 当归饮子或四物消风饮加丹参、鸡血藤、乌梢蛇 |

（2）外治法

1）急性湿疮：初起仅有潮红、丘疹，或少数水疱而无渗液时，外治宜清热安抚，避免刺激。可选用清热止痒的中药苦参、黄柏、地肤子、荆芥等煎汤湿敷，或用三黄洗剂、炉甘石洗剂外搽。

2）亚急性湿疮：外治原则为消炎、止痒、燥湿、收敛，选用三黄洗剂、5% 黑豆馏油泥膏等外搽。

3）慢性湿疮：可选用各种软膏剂、乳剂，根据瘙痒及皮肤肥厚程度加入不同浓度的止痒剂、角质促成和溶解剂，一般可外搽青黛膏、5% 硫黄软膏、10% ～ 20% 黑豆馏油软膏。

**4. 婴儿湿疮的病因、治疗**　婴儿湿疮是发于 1 ～ 2 岁婴儿的过敏性皮肤病，又称奶癣、胎疮。相当于西医的婴儿湿疹。

（1）病因：由于禀赋不耐，脾胃运化失职，内有胎火湿热，外受风湿热邪，两者蕴阻肌肤而成；或因消化不良、食物过敏、衣服摩擦、肥皂水洗等刺激而诱发。好发于头面，重者可延及躯干和四肢。患儿常有家族过敏史，多见于人工哺育的婴儿。

（2）治疗

1）内治法

| 证型 | 辨证要点 | 治法 | |
|------|---------|------|---|
| 胎火湿热证 | 皮肤潮红、红斑水疱，抓痒流滋，甚则黄水淋漓、糜烂，结黄色痂皮，大便干，小便黄赤。苔黄腻，脉滑数 | 凉血清火，利湿止痒 | 消风导赤汤 |
| 脾虚湿蕴证 | 初起皮肤暗淡，继而出现成片水疱，瘙痒，抓破后结薄痂。患儿多有消化不良，大便稀溏，或完谷不化。舌淡，苔白或白腻，脉缓 | 健脾利湿 | 小儿化湿汤加土茯苓、鱼腥草 |

2）外治法：①脂溢性和湿性：用生地榆、黄柏煎水或马齿苋合剂、2% 硼酸外用冷湿敷，待流滋糜烂减轻后，选用青黛散油、黄连油或蛋黄油外搽。②干性：用三黄洗剂、黄柏霜外搽。

## 细目八　接触性皮炎

**1. 诊断要点**

（1）发病前有明显的接触史，均有一定的潜伏期。

（2）一般急性发病，常见于暴露部位，如面、颈、四肢。

（3）皮损的形态、范围、严重程度取决于接触物质种类、性质、浓度、接触时间的久暂、接触部位面积大小及机体对刺激物的反应程度。皮损边界清楚，多局限于接触部位，形态与接触物大抵一致。皮疹一般为红斑、肿胀、丘疹、水疱或大疱、糜烂、渗出等，一个时期内以某一种皮损为主。

（4）病因去除和恰当处理后可在 1 ～ 2 周内痊愈。但反复接触或处理不当，可转变为亚急性或慢性，皮损表现为肥厚粗糙，呈苔藓样变。

（5）皮肤斑贴试验。将可疑致敏物用适当溶剂配成一定比例的浓度做斑贴试验，若呈阳性则提示患者对被试物过敏。

**2. 与急性湿疮、颜面丹毒的鉴别**

（1）急性湿疮：病因常不明确，无明显接触史，皮损为多形性，对称性分布，部位不定，边界不清楚，有趋向于慢性或再发的倾向。

（2）颜面丹毒：无异物接触史；全身症状严重，常有寒战、高热、头痛、恶心等症状；皮疹以水肿性红斑为主，形如云片，色若涂丹；自感灼热、疼痛而无瘙痒。

**3. 治疗**

（1）内治法

| 证型 | 辨证要点 | 治法 | 方药 |
|------|---------|------|------|
| 风热蕴肤证 | 起病较急，好发于头面部，皮损色红，肿胀轻，其上为红斑或丘疹，自觉瘙痒灼热，心烦、口干、小便微黄。舌红，苔薄白或薄黄，脉浮数 | 疏风清热止痒 | 消风散加紫荆皮（花）、僵蚕 |
| 湿热毒蕴证 | 起病急骤，皮损面积较广泛，其色鲜红肿胀，上有水疱或大疱，水疱破后则糜烂渗液，自觉灼热瘙痒。伴发热，口渴，大便干，小便短黄。舌红，苔黄，脉弦滑数 | 清热祛湿，凉血解毒 | 龙胆泻肝汤合化斑解毒汤 |

续表

| 证型 | 辨证要点 | 治法 | 方药 |
|---|---|---|---|
| 血虚风燥证 | 病程长，病情反复发作，皮损肥厚干燥有鳞屑，或呈苔藓样变，瘙痒剧烈，有抓痕及结痂。舌淡红，苔薄，脉弦细 | 养血润燥，祛风止痒 | 当归饮子合消风散 |

（2）外治法：找出致病原因，去除刺激物质，避免再次接触。

## 细目九 药毒

**1.病因病机** 总由禀赋不耐，邪毒侵犯所致。风热之邪侵袭腠理，入里化热，热入营血，血热妄行，溢于肌肤；或禀血热之体，受药毒侵扰，火毒炽盛，燔灼营血，外发皮肤，内攻脏腑；或禀湿热之体，受药毒侵扰，体内湿热蕴蒸，郁于肌肤；病久药毒灼伤津液，气阴两伤，肌肤失养；或久病阴液耗竭，阳无所附，浮越于外，病重而危殆。

**2.诊断**

| 临床表现 | 发病前有用药史 | |
|---|---|---|
| | 有一定的潜伏期，第一次发病多在用药后 5～20 天内，重复用药常在 24 小时内发生，短者甚至在药后瞬间或数分钟内发生 | |
| | 突然发病，自觉灼热瘙痒，重者伴有发热、倦怠、纳差、大便干燥、小便黄赤等全身症状 | |
| | 皮损形态多样，颜色鲜艳，分布为全身性、对称性，可泛发或仅限于局部 | |
| 常见类型 | 固定红斑型 | 典型皮损为圆形或椭圆形水肿性紫红斑，边界清楚，重者红斑中央形成水疱或大疱。如再服此药，可在数分钟或数小时后先感原发疹部位瘙痒，随之局部发生同样皮损，但损害可扩大 |
| | 荨麻疹样型 | 症状为大小不等的风团，颜色较一般荨麻疹红，持续时间较长 |
| | 麻疹样或猩红热样型 | 皮损为密集、红色、帽针头至米粒大的斑疹或斑丘疹，常对称分布，可泛发全身，以躯干为多，类似麻疹。猩红热样发疹型开始为小片红斑，从面、颈、上肢发展，快者 24 小时，慢者 3～4 天可遍及全身，为水肿性鲜红色斑疹，弥漫对称分布，互相融合，很似猩红热。若不及时停药，则可发展为重症药疹 |
| | 湿疹皮炎样型 | 大都先由外用药物引起局部接触过敏，发生湿疹样皮炎后，再服用或注射同样的或化学结构相似的药物，即可发生泛发的湿疹样皮损 |
| | 多形红斑型 | 临床表现与多形红斑相似。皮损为豌豆至蚕豆大圆形或椭圆形水肿性红斑、丘疹，红斑中心呈紫红色或有水疱，有虹膜样或靶样损害，境界清楚 |
| | 大疱性表皮松解型 | 是最严重的一型药疹。发病急，初起皮损发生于面、颈、胸部，为紫红或暗红色略带铁灰色斑，很快扩大、增多、融合，红斑上出现大小不等的松弛性水疱及表皮松解，水疱极易破，形成大片糜烂面；或外观无水疱，该处表皮极松，一推即形成糜烂面，似浅Ⅱ度烫伤。严重者可因感染、重要脏器病变、水电解质失衡等造成死亡 |
| | 剥脱性皮炎型 | 属重症药疹。开始即有全身皮肤潮红肿胀，或从麻疹样或猩红热样发疹型发展而来。面部及手足部皮损尤为严重。2 周左右全身皮肤大量脱屑，呈落叶状或鳞片状，手足呈手套、袜套样剥脱。严重者全身衰竭或继发感染而死亡 |

**3.治疗**

（1）内治法

| 证型 | 辨证要点 | 治法 | 方药 |
|---|---|---|---|
| 湿毒蕴肤证 | 皮疹为红斑、丘疹、风团、水疱，甚则糜烂渗液，表皮剥脱。伴灼热剧痒、口干、大便燥结，小便黄赤，或有发热。舌红，苔薄白或黄，脉滑或数 | 清热利湿，解毒止痒 | 萆薢渗湿汤 |

续表

| 证型 | 辨证要点 | 治法 | 方药 |
|------|----------|------|------|
| 热毒入营证 | 皮疹鲜红或紫红，甚则为紫斑、血疱、灼热痒痛。伴高热，神志不清、口唇焦燥、口渴不欲饮，大便干结，小便短赤。舌红绛，苔少或镜面舌，脉洪数 | 清热凉血，解毒护阴 | 清营汤 |
| 气阴两虚证 | 严重药疹后期大片脱屑。伴低热，神疲乏力，气短，口干欲饮。舌红，少苔，脉细数 | 益气，养阴，清热 | 增液汤合益胃汤 |

（2）外治法：①皮损潮红无渗出者，用马齿苋或大青叶煎汤外洗，或炉甘石洗剂外涂。②皮损潮红肿胀、糜烂渗出者，用马齿苋或黄柏煎汤冷湿敷，青黛散麻油调敷。③皮损脱屑干燥，用麻油或甘草油外擦。④皮损结痂，用棉签蘸麻油或甘草油揩痂皮。

**4. 预防与调护**

（1）预防本病发生的关键是合理用药。用药前必须询问患者有无药物过敏史。应用青霉素及抗毒血清制剂，用药前要做药敏试验。

（2）用药过程中要注意观察用药后的反应，遇到全身起疹、瘙痒，要考虑药疹的可能，及时诊断，及时处理。

（3）多饮开水，忌食辛辣发物。

（4）皮损忌用热水烫洗或搔抓。

（5）重症药疹应按危重患者进行护理。

## 细目十 瘾疹

**1. 病因病机**　本病因先天禀赋不足，卫外不固，风邪乘虚侵袭所致；或表虚不固，风寒、风热外袭，客于肌表，致使营卫失调而发；或饮食不节，过食辛辣肥厚；或肠道寄生虫，使肠胃积热，复感风邪，内不得疏泄，外不得透达，郁于皮毛腠理之间而发。此外，情志内伤，冲任不调，肝肾不足，血虚生风生燥，阻于肌肤也可发生；对食物、生物制品、肠道寄生虫等过敏亦可发作本病。

**2. 临床表现**　本病可以发生于任何年龄、季节。

发病突然，皮损可发于任何部位，出现形态不一、大小不等的红色或白色风团，边缘清楚，一般迅速消退，不留痕迹，以后不断成批出现，时隐时现。如单纯发生在眼睑、口唇、阴部等组织疏松处，出现浮肿，边缘不清，而无其他皮疹者，称为游风。其局部不痒或轻微痒感，或麻木胀感，水肿经 2～3 天消退，也有持续更长时间者，消退后不留痕迹。自觉灼热，瘙痒剧烈。部分患者可有怕冷、发热等症状。如侵犯消化道黏膜，可伴有恶心、呕吐、腹痛、腹泻等症状；喉头和支气管受累时可导致喉头水肿及呼吸困难，有明显气闷窒息感，甚至发生晕厥。

根据病程长短，可分为急性和慢性两种。急性者发作数天至 1～2 周；慢性者，反复发作，迁延数月，经年不断。

皮肤划痕试验阳性。

**3. 治疗**

（1）内治法

| 证型 | 辨证要点 | 治法 | 方药 |
|------|----------|------|------|
| 风寒束表证 | 风团色白，遇寒加重，得暖则减，恶寒怕冷，口不渴。舌淡红，苔薄白，脉浮紧 | 疏风，散寒，止痒 | 麻黄桂枝各半汤 |
| 风热犯表证 | 风团鲜红，灼热剧痒，遇热加重，得冷则减。伴有发热，恶寒，咽喉肿痛。舌质红，苔薄白或薄黄，脉浮数 | 疏风，清热，止痒 | 消风散 |

| 证型 | 辨证要点 | 治法 | 方药 |
|------|---------|------|------|
| 胃肠湿热证 | 风团片大色红，瘙痒剧烈，发疹的同时伴脘腹疼痛，恶心呕吐，神疲纳呆，大便秘结或泄泻。舌质红，苔黄腻，脉弦滑数 | 疏风解表，通腑泄热 | 防风通圣散 |
| 血虚风燥证 | 反复发作，迁延日久，午后或夜间加剧，伴心烦易怒，口干，手足心热。舌红少津，脉沉细 | 养血祛风，润燥止痒 | 当归饮子 |

## 细目十一　白疕

**1. 白疕（寻常型）的皮损特点**　皮损初起为针头大小的丘疹，逐渐扩大为绿豆、黄豆大小的淡红色或鲜红色丘疹或斑丘疹，可融合成形态不同的斑片，边界清楚，表面覆盖多层干燥银白色鳞屑，刮除鳞屑则露出发亮的半透明薄膜，为薄膜现象。再刮除薄膜，出现多个筛状出血点，为点状出血现象。在头部可出现束状发，在指甲甲板可呈顶针状凹陷。可见点滴状、钱币状、斑块状、地图状、蛎壳状、混合状等多种皮损状态。

**2. 白疕（寻常型）的治疗**

| 证型 | 辨证要点 | 治法 | 方药 |
|------|---------|------|------|
| 血热内蕴证 | 多见于进行期。皮疹多呈点滴状，发展迅速，颜色鲜红，层层鳞屑，瘙痒剧烈，刮去鳞屑有点状出血，伴口干舌燥，咽喉疼痛，心烦易怒，便干溲赤。舌质红，舌苔薄黄，脉弦滑或数 | 清热凉血，解毒消斑 | 犀角地黄汤 |
| 血虚风燥证 | 多见于静止期。病程较久，皮疹多呈片状，颜色淡红，鳞屑减少，干燥皲裂，自觉瘙痒，伴口咽干燥。舌质淡红，舌苔少，脉沉细 | 养血滋阴，润肤息风 | 当归饮子 |
| 气血瘀滞证 | 多见于静止期或消退期。皮损反复不愈，皮疹多呈斑块状，鳞屑较厚，颜色暗红。舌质紫暗有瘀点、瘀斑，脉涩或细缓 | 活血化瘀，解毒通络 | 桃红四物汤 |
| 湿毒蕴阻证 | 皮损多发生在腋窝、腹股沟等皱褶部位，红斑糜烂，痂屑黏厚，瘙痒剧烈，或掌跖红斑、脓疱、脱皮，或伴关节酸痛、肿胀、下肢沉重。舌质红，苔黄腻，脉滑 | 清利湿热，解毒通络 | 萆薢渗湿汤 |
| 火毒炽盛证 | 全身皮肤潮红、肿胀、灼热痒痛，大量脱皮，或有密集小脓疱，伴壮热、口渴、头痛、畏寒，大便干燥，小便黄赤。舌红绛，苔黄腻，脉弦滑数 | 清热泻火，凉血解毒 | 清瘟败毒饮 |

## 细目十二　粉刺

**1. 病因病机**　素体阳热偏盛，肺经蕴热，复受风邪，熏蒸面部而发；过食辛辣肥甘厚味，助湿化热，湿热互结，上蒸颜面而致；脾气不足，运化失常，湿浊内停，郁久化热，热灼津液，煎炼成痰，湿热瘀痰，凝滞肌肤而成。

**2. 诊断**　好发于颜面、颈、胸背部或臀部。多发于青春发育期，皮疹易反复发生，常在饮食不节、月经前后加重。

皮损初起为针头大小的毛囊性丘疹，或为白头粉刺，或为黑头粉刺，可挤出白色或淡黄色脂栓，因感染而成红色小丘疹，顶端可出现小脓疱。愈后可留暂时性色素沉着或轻度凹陷性瘢痕。

**3. 治疗**

（1）内治法

| 证型 | 辨证要点 | 治法 | 方药 |
|------|---------|------|------|
| 肺经风热证 | 丘疹色红，或有痒痛，或有脓疱，伴口渴喜饮，大便秘结，小便短赤。舌质红，苔薄黄，脉弦滑 | 疏风清肺 | 枇杷清肺饮 |
| 肠胃湿热证 | 颜面、胸背部皮肤油腻，皮疹红肿疼痛，或有脓疱，伴口臭，便秘，溲黄。舌红，苔黄腻，脉滑数 | 清热除湿解毒 | 茵陈蒿汤 |
| 痰湿瘀滞证 | 皮疹颜色暗红，以结节、脓肿、囊肿、瘢痕为主，或见窦道，经久难愈，伴纳呆腹胀。舌质暗红，苔黄腻，脉弦滑 | 除湿化瘀、活血散结 | 二陈汤合桃红四物汤 |

（2）外治法：①皮疹较多，可用颠倒散以茶调涂患处，每日2次，或每晚涂1次，次晨洗去。②脓肿、囊肿、结节较甚者，可外敷金黄膏，每日2次。

## 细目十三　酒齄鼻

**1. 临床表现**　皮损以红斑为主，好发于鼻尖、鼻翼、两颊、前额等部位，少数鼻部正常，而只发于两颊和额部。依据临床症状，可分为三型。

（1）红斑型：颜面中部特别是鼻尖部出现红斑，开始为暂时性，时起时消，寒冷、饮酒、进食辛辣刺激性食物及精神兴奋时红斑更为明显，以后红斑持久不退，并伴有毛细血管扩张，呈细丝状，分布如树枝。

（2）丘疹脓疱型：病情继续发展时，在红斑基础上出现痤疮样丘疹或小脓疱，但无明显的黑头粉刺形成。毛细血管扩张更为明显，如红丝缠绕，纵横交错，皮色由鲜红变为紫褐，自觉轻度瘙痒。

（3）鼻赘型：多见于病期长久者。鼻部结缔组织增殖，皮脂腺异常增大，致鼻尖部肥大，形成大小不等的结节状隆起，称为鼻赘。

**2. 治疗**

（1）内治法

| 证型 | 辨证要点 | 治法 | 方药 |
|------|---------|------|------|
| 肺胃热盛证 | 多见于红斑型。红斑多发于鼻尖或两翼，压之退色，常嗜酒，口干，便秘。舌红，苔薄黄，脉弦滑 | 清泄肺胃积热 | 枇杷清肺饮 |
| 热毒蕴肤证 | 多见于丘疹脓疱型。在红斑上出现痤疮样丘疹、脓疱，毛细血管扩张明显，局部灼热，伴口干，便秘。舌红，苔黄，脉数 | 清热解毒凉血 | 黄连解毒汤合凉血四物汤 |
| 气滞血瘀证 | 多见于鼻赘型。鼻部组织增生，呈结节状，毛孔扩大。舌略红，脉沉缓 | 活血化瘀散结 | 通窍活血汤 |

（2）外治法：①鼻部有红斑、丘疹者，可选用一扫光或颠倒散洗剂外搽，每天3次。②鼻部有脓疱者，可选用四黄膏外涂，每天2～3次。③鼻赘形成者，可先用三棱针刺破放血，再用颠倒散外敷。

## 细目十四　红蝴蝶疮

**1. 病因病机**　总由先天禀赋不足，肝肾亏虚而成。因肝主藏血，肾主藏精，精血不足，虚火上炎，兼因腠理不密，日光暴晒，外热入侵，热毒入里，二热相搏，瘀阻脉络，内伤于脏腑，外伤于肌肤而发病。

**2. 临床表现**

（1）盘状红斑狼疮：多见于20～40岁的女性，男女之比约为1∶3，家族中可有相同患者。

皮损好发于面部，尤以两颊、鼻部为著，其次为头项、两耳、眼睑、额角，亦可发于手背、指侧、唇红、肩胛等处。初为针尖至黄豆大小或更大微高起的鲜红或桃红色斑，呈圆形或不规则形，境界清楚，边缘略高起，中央轻度萎缩，形如盘状，表面覆有灰褐色的黏着性鳞屑，鳞屑下有角质栓，嵌入毛囊口内，毛囊口多开放，犹如筛孔，皮损周围有色素沉着，伴毛细血管扩张。两颊部和鼻部的皮损可相互融合，呈蝶形外观。黏膜亦可累及，主要发生在唇部，表现除鳞屑红斑外，甚至可发生糜烂、溃疡。一般无自觉症状。

（2）系统性红斑狼疮：多见于青年及中年女性，男女之比约为1∶10。

本病早期表现多种多样，症状多不明显，初起可单个器官受累，或多个系统同时被侵犯。常表现为不规则发热，关节疼痛，食欲减退，伴体重减轻、皮肤红斑等。

1）皮肤、黏膜损害：约80%的患者出现对称性的皮损，典型者在开始时与盘状红斑狼疮皮损相似，在两颊和鼻部出现蝶形水肿性红斑，为不规则形、色鲜红或紫红，边界清楚或模糊，有时可见鳞屑，病情缓解时红斑消退，留有棕色色素沉着，较少出现萎缩现象。皮损发生在指甲周围皮肤及甲下者，常为出血性紫红色斑片，高热时红肿光亮，时隐时现；发生在口唇者，则为下唇部红斑性唇炎的表现。皮损严重者，可有全身泛发性多形性红斑、紫红斑、水疱等，口腔、外阴黏膜有糜烂，头发可逐渐稀疏或脱落。手部遇冷时有雷诺现象，常为本病的早期表现。

2）全身症状：①发热：一般都有不规则发热，多数呈低热，急性活动期出现高热，甚至可达41℃。②关节、肌肉疼痛：约90%的患者有关节及肌肉疼痛，关节疼痛可侵犯四肢大小关节，多为游走性，软组织可有肿胀，但很少发生积液和潮红。③肾脏损害：几乎所有的系统性红斑狼疮皆累及肾脏，但有临床表现的约占75%，肾脏损害为较早的、常见的、重要的内脏损害，可见到各种肾炎的表现，早期尿中有蛋白、管型和红白细胞，后期肾功能损害可出现尿毒症、肾病综合征表现。④心血管系统病变：约有1/3的病人有心血管系统的病变，以心包炎、心肌炎、心包积液较为常见。有时伴发血栓性静脉炎、血栓闭塞性脉管炎。⑤呼吸系统病变：主要表现为胸膜炎和间质性肺炎，出现呼吸功能障碍。⑥消化系统病变：约有40%患者有恶心呕吐、腹痛腹泻、便血等消化道症状；约30%的患者有肝脏损害，呈慢性肝炎样表现。⑦神经系统病变：神经系统症状多见于后期，可表现为各种精神、神经症状，如抑郁、失眠、精神分裂症样改变，严重者可出现抽搐、症状性癫痫。⑧其他病变：可累及淋巴系统，表现为局部或全身淋巴结肿大，质软，无压痛。累及造血系统，见贫血、全血细胞减少。另外，约有20%的患者有眼底病变，如视盘水肿、视网膜病变。

**3. 辨证论治**

| 证型 | 辨证要点 | 治法 | 方药 |
|---|---|---|---|
| 热毒炽盛证 | 相当于系统性红斑狼疮急性活动期。面部蝶形红斑、色鲜艳，皮肤紫斑，关节肌肉疼痛，伴高热、烦躁口渴，抽搐，大便干结，小便短赤。舌红绛，苔黄腻，脉洪数或细数 | 清热凉血，化斑解毒 | 犀角地黄汤合黄连解毒汤 |
| 阴虚火旺证 | 斑疹暗红，关节痛，足跟痛，伴有不规则发热或持续性低热，手足心热，心烦失眠，疲乏无力，自汗盗汗，面浮红，月经量少或闭经。舌红，苔薄，脉细数 | 滋阴降火 | 六味地黄丸合大补阴丸、清骨散 |
| 脾肾阳虚证 | 眼睑、下肢浮肿，胸胁胀满，尿少或尿闭，面色无华，腰膝酸软，面热肢冷，口干不渴。舌淡胖，苔少，脉沉细 | 温肾助阳，健脾利水 | 附桂八味丸合真武汤 |
| 脾虚肝旺证 | 皮肤紫斑，胸胁胀满，腹胀纳呆，头昏头痛，耳鸣失眠，月经不调或闭经。舌紫暗或有瘀斑，脉细弦 | 健脾清肝 | 四君子汤合丹栀逍遥散 |
| 气滞血瘀证 | 多见于盘状局限型及亚急性皮肤型红斑狼疮。红斑暗滞，有角质栓形成，皮肤萎缩，伴倦怠乏力。舌暗红，苔白或光面舌，脉沉细涩 | 疏肝理气，活血化瘀 | 逍遥散合血府逐瘀汤 |

## 细目十五　尖锐湿疣

**1. 病因病机**　本病主要为性滥交或房事不洁，感受秽浊之毒，毒邪蕴聚，酿生湿热，湿热下注皮肤黏膜而产生的赘生物。

本病的病原体系人类乳头瘤病毒（HPV）的6、11、16、18等型。该病毒属DNA病毒，具有高度的宿主性和组织特异性，只侵犯人体皮肤黏膜，不侵犯动物。病毒通过局部细微损伤的皮肤黏膜而接种在患部，经过一定的潜伏期而出现赘生物。

**2. 诊断**

| | 病史及潜伏期 | 有与尖锐湿疣患者不洁性交或生活接触史。潜伏期一般为 1～12 个月，平均 3 个月 |
|---|---|---|
| 临床表现 | 好发部位 | 外生殖器及肛门周围皮肤黏膜湿润区为好发部位，少数患者可见于肛门生殖器以外部位（如口腔、腋窝、乳房、趾间等） |
| | 基本损害 | 为淡红色或污秽色柔软的表皮赘生物。赘生物大小不一，单个或群集分布，表面分叶或呈棘刺状，湿润，基底较窄或有蒂，但在阴茎体部可出现基底较宽的"无蒂疣"。由于皮损排列分布不同，外观上常表现为点状、线状、重叠状、乳头瘤状、鸡冠状、菜花状、蕈状、扁平状等不同形态。巨大的尖锐湿疣多见于男性，且好发于阴茎和肛门附近。女性则见于外阴部，偶尔可转化为鳞状细胞癌 |
| 辅助检查 | | 醋酸白试验：用 3%～5% 的醋酸液涂擦或湿敷 3～10 分钟，阳性者局部变白，病灶稍隆起，在放大镜下观察更明显。组织病理学检查有特异性 |

**3. 鉴别诊断**

（1）假性湿疣：多发生于 20～30 岁的女性外阴，特别是小阴唇内侧和阴道前庭；皮损为直径 1～2mm 大小的白色或淡红色小丘疹，表面光滑如鱼子状，群集分布；无自觉症状。

（2）扁平湿疣：为梅毒常见的皮损害，皮损为扁平而湿润的丘疹，表面光滑，成片或成簇分布；损害内可找到梅毒螺旋体；梅毒血清反应呈强阳性。

（3）阴茎珍珠状丘疹：多见于青壮年；皮损为冠状沟部珍珠样半透明小丘疹，呈半球状、圆锥状或不规则状，色白或淡黄、淡红，沿冠状沟排列成一行或数行，或包绕一周；无自觉症状。

**4. 治疗**

（1）内治法

| 证型 | 辨证要点 | 治法 | 方药 |
|---|---|---|---|
| 湿毒下注证 | 外生殖器或肛门等处出现疣状赘生物，色灰或褐或淡红，质软，表面秽浊潮湿，触之易出血，恶臭，伴小便黄或不畅。苔黄腻，脉滑或弦数 | 利湿化浊，清热解毒 | 萆薢化毒汤 |
| 湿热毒蕴证 | 外生殖器或肛门等处出现疣状赘生物，色淡红，易出血，表面有大量秽浊分泌物，色淡黄，恶臭，瘙痒，疼痛，伴小便色黄量少，口渴欲饮，大便干燥。舌红，苔黄腻，脉滑数 | 清热解毒，化浊利湿 | 黄连解毒汤 |

（2）外治法

1）熏洗法：板蓝根、山豆根、木贼草、香附各 30g；或白矾、皂矾各 120g，侧柏叶 250g，生薏苡仁 50g，孩儿茶 15g。煎水先熏后洗，每天 1～2 次。

2）点涂法：五妙水仙膏点涂疣体，或鸦胆子仁捣烂涂敷，或鸦胆子油点涂患处，包扎，3～5 天换药 1 次。应注意保护周围正常皮肤。适用于疣体小而少者。

### 细目十六　艾滋病

**1. 病因病机**　病因包括邪毒外袭和正气不足两个方面。正气不足主要为肾不藏精，肾亏体弱；邪毒为疫疬之气，具有强烈的传染性。疫疬和虚劳并存共处是其特点。疫疬之邪为艾滋病毒；虚劳是由邪毒入侵导致的五脏六腑特别是五脏的损伤、气血津液的耗竭。其病机为邪盛与正虚共存、夹杂，但最终导致正气衰竭，五脏受损，阴阳离决。

**2. 诊断**　潜伏期长短不一，可由 6 个月至 5 年或更久。感染艾滋病毒后，由于细胞免疫缺陷的程度不同，临床可分为艾滋病毒感染、艾滋病相关综合征、艾滋病三个阶段。艾滋病毒抗体检测是确定有无艾滋病毒感染的最简便方法，但高危人群若为阴性应在 2 个月后复查。

**3. 辨证论治**

| 证型 | 辨证要点 | 治法 | 方药 |
|---|---|---|---|
| 肺卫受邪证 | 见于急性感染期。症见发热，微恶寒，微咳，身痛，乏力，咽痛。舌质淡红，苔薄白或薄黄，脉浮 | 宣肺祛风，清热解毒 | 银翘散 |
| 肺肾阴虚证 | 多见于以呼吸系统症状为主的艾滋病早、中期患者，尤以卡氏肺囊虫肺炎、肺孢子肺炎、肺结核较多见。症见发热，咳嗽，无痰或少量黏痰，或痰中带血，气短胸痛，动则气喘，全身乏力，消瘦，口干咽痛，盗汗，周身可见淡红色皮疹，伴轻度瘙痒。舌红，少苔，脉沉细数 | 滋补肺肾，解毒化痰 | 百合固金汤合瓜蒌贝母汤 |
| 脾胃虚弱证 | 多见于以消化系统症状为主者。症见腹泻久治不愈，呈稀水状便，少数夹有脓血和黏液，里急后重不明显，可有腹痛，兼见发热，消瘦，全身乏力，食欲不振，恶心呕吐，吞咽困难，或腹胀肠鸣，口腔内鹅口疮。舌质淡，有齿痕，苔白腻，脉濡细 | 扶正祛邪，培补脾胃 | 补中益气汤合参苓白术散 |
| 脾肾亏虚证 | 多见于晚期患者，预后较差。症见发热或低热，形体极度消瘦，神情倦怠，心悸气短，头晕目眩，腰膝酸痛，四肢厥逆，食欲不振，恶心，呃逆频作，腹泻剧烈，五更泄泻，毛发枯槁，面色苍白。舌质淡或胖，苔白，脉细无力 | 温补脾肾，益气回阳 | 肾气丸合四神丸 |
| 气虚血瘀证 | 以卡波西肉瘤多见，也可见于其他恶性肿瘤。症见周身乏力，气短懒言，面色苍白，饮食不香，四肢、躯干部出现多发性肿瘤，瘤色紫暗，易于出血，淋巴结肿大。舌质暗，脉沉细无力 | 补气化瘀，活血清热 | 补阳还五汤、犀角地黄汤合消瘰丸 |
| 窍闭痰蒙证 | 多见于出现中枢神经症状的晚期患者。症见发热，头痛，恶心呕吐，神志不清，或神昏谵语，项强惊厥，四肢抽搐，或伴癫痫或痴呆。舌质暗或胖，或干枯，苔黄腻，脉细数或滑 | 清热化痰，开窍通闭 | 安宫牛黄丸，或紫雪丹，或至宝丹 |

# 第八单元　肛门直肠疾病

## 细目一　痔

**1. 痔的概念与分类**

| 概念 | | 痔是直肠末端黏膜下和肛管皮下的静脉丛发生扩大曲张所形成的柔软静脉团，是临床常见病、多发病。本病好发于 20 岁以上的成年人 |
|---|---|---|
| 分类 | 内痔 | 是发生于齿状线上，由直肠上静脉丛瘀血、扩张、屈曲所形成的柔软静脉团，好发于肛门右前、右后和左侧正中部位，即膀胱截石位 3、7、11 点处，以便血、坠胀、肿块脱出为主要临床表现 |
| | 外痔 | 是发生于齿线下，由痔外静脉丛扩大、曲张，或痔外静脉丛破裂，或反复发炎纤维增生所形成的疾病，以自觉坠胀、疼痛和有异物感为主要临床表现。常见外痔有结缔组织性外痔、静脉曲张性外痔、血栓性外痔、炎性外痔 |
| | 混合痔 | 是直肠上、下静脉丛瘀血、扩张、屈曲、相互沟通吻合而形成的静脉团。其位于齿线上下同一点位，表面分别为直肠黏膜和肛管皮肤所覆盖。内痔发展到 Ⅱ 期以上时多形成混合痔 |

**2. 内痔的病因病机**　内痔的发生，主要是由于先天性静脉壁薄弱，兼因饮食不节、过食辛辣醇酒厚味，燥热内生，下迫大肠，以及久坐久蹲、负重远行、便秘努责、妇女生育过多、腹腔癥瘕，致血行不畅，血液瘀积，热与血相搏，则气血纵横，筋脉交错，结滞不散而成。

**3. 内痔、外痔、混合痔的诊断**

（1）内痔

| | | |
|---|---|---|
| 临床表现 | 便血 | 内痔最常见的早期症状。初起多为无痛性便血，血色鲜红，不与粪便相混，可表现为手纸带血、滴血、喷射状出血，便后出血停止。出血呈间歇性，饮酒、疲劳、过食辛辣食物、便秘等诱因，常使症状加重。出血严重者可出现继发性贫血 |
| | 脱出 | 随着痔核增大，排便时可脱出肛门外。若不及时回纳，可致内痔嵌顿 |
| | 肛周潮湿、瘙痒 | 痔核反复脱出，肛门括约肌松弛，常有分泌物溢出肛门外，故感肛门潮湿；分泌物长期刺激肛周皮肤，易发湿疹、瘙痒不适 |
| | 疼痛 | 脱出的内痔发生嵌顿，引起水肿、血栓形成，糜烂坏死，可有剧烈疼痛 |
| | 便秘 | 患者常因出血而人为控制排便，造成习惯性便秘，干燥粪便又极易擦伤痔核表面黏膜而出血，形成恶性循环 |
| 分期 | Ⅰ期内痔 | 痔核较小，不脱出，以便血为主 |
| | Ⅱ期内痔 | 痔核较大，大便时可脱出肛外，便后自行回纳，便血或多或少 |
| | Ⅲ期内痔 | 痔核更大，大便时痔核脱出肛外，甚至行走、咳嗽、喷嚏、站立时也会脱出，不能自行回纳，须用手推回，或平卧、热敷后才能回纳，便血不多或不出血 |
| | Ⅳ期内痔 | 痔核脱出，不能及时回纳，嵌顿于外，因充血、水肿和血栓形成，以致肿痛、糜烂和坏死，即嵌顿性内痔 |

（2）外痔：外痔是发生于齿状线下，由痔外静脉丛扩大、曲张，或痔外静脉丛破裂，或反复发炎纤维增生所形成的疾病，以自觉坠胀、疼痛和有异物感为主要临床表现。常见外痔有结缔组织性外痔、静脉曲张性外痔、血栓性外痔、炎性外痔。

（3）混合痔：混合痔是直肠上、下静脉丛瘀血、扩大、屈曲、相互沟通吻合而形成的静脉团。混合痔兼有内外痔双重特征，临床以直肠黏膜及皮肤脱出、坠胀、疼痛、反复感染为主要症状。

**4. 治疗** 多适用于Ⅰ、Ⅱ期内痔，或内痔嵌顿伴有继发感染，或年老体弱者发病，或内痔兼有其他严重慢性疾病不宜手术治疗者。

| 证型 | 辨证要点 | 治法 | 方药 |
|---|---|---|---|
| 风伤肠络证 | 大便带血、滴血或呈喷射状出血，血色鲜红，或有肛门瘙痒。舌红，苔薄白或薄黄，脉浮数 | 清热，凉血，祛风 | 凉血地黄汤 |
| 湿热下注证 | 便血鲜红、量多，肛内肿物脱出，可自行还纳，肛门灼热。舌红，苔薄黄腻，脉弦数 | 清热，利湿，止血 | 脏连丸 |
| 气滞血瘀证 | 肛内肿物脱出，甚或嵌顿，肛门紧缩，坠胀疼痛，甚则肛门缘有血栓，形成水肿，触之疼痛明显。舌暗红，苔白或黄，脉弦或涩 | 清热利湿，行气活血 | 止痛如神汤 |
| 脾虚气陷证 | 肛门坠胀，痔核脱出，需用手托方能复位，便血鲜红或淡红，面色无华，神疲乏力，少气懒言，纳呆便溏。舌淡胖，边有齿痕，苔薄白，脉弱 | 补中益气，升阳举陷 | 补中益气汤 |

## 细目二　息肉痔

**1. 概念** 息肉痔是指直肠内黏膜上的赘生物，是一种常见的直肠良性肿瘤。其特点是肿物蒂小质嫩，其色鲜红，便后出血。分为单发性和多发性两种，前者多见于儿童，后者多见于青壮年。

**2. 病因病机** 本病多因湿热下迫大肠，以致肠道气机不利，经络阻滞，瘀血浊气凝聚而成。

西医学认为其发病可能与遗传有关，或因慢性刺激、慢性炎症、痢疾、血吸虫病感染等所致。

## 细目三 肛隐窝炎

**1.并发症** 肛隐窝炎是肛隐窝、肛门瓣发生的急慢性炎症性疾病，又称肛窦炎，常并发肛乳头炎、肛乳头肥大、肛周化脓性疾病（诱因）。

**2.病因病机** 多因饮食不节，过食醇酒厚味、辛辣炙博；或虫积骚扰，湿热内生，下注肛部；或因肠燥便秘，破损染毒而成。

**3.主要症状** 肛门不适和肛门潮湿有分泌物。

## 细目四 肛痈

**1.概念及病因病机**

| 概念 | 肛痈是指肛管直肠周围间隙发生急慢性感染而形成的脓肿，相当于西医的肛门直肠周围脓肿。中医称脏毒、悬痈、坐马痈、跨马痈等 |
| --- | --- |
| 分类 | 由于发生的部位不同，可有不同的名称，如肛门旁皮下脓肿、坐骨直肠间隙脓肿、骨盆直肠间隙脓肿、直肠后间隙脓肿 |
| 特点 | 多发病急骤、疼痛剧烈、伴高热，破溃后多形成肛漏 |
| 病因病机 | 多因过食肥甘、辛辣、醇酒等物，湿热内生，下注大肠，蕴阻肛门；或肛门破损染毒，致经络阻塞，气血凝滞而成；也有因肺、脾、肾亏损，湿热乘虚下注而成 |
| | 西医学认为，本病系由于肛腺感染后炎症向肛管直肠周围间隙组织蔓延而成 |

**2.诊断**

| 临床表现 | 发病男性多于女性，尤以青壮年为多，主要表现为肛门周围疼痛、肿胀、有结块，伴不同程度的发热、倦怠等全身症状 | |
| --- | --- | --- |
| | 肛门旁皮下脓肿 | 发生于肛门周围的皮下组织内，局部红、肿、热、痛明显，脓成按之有波动感，全身症状轻微 |
| | 坐骨直肠间隙脓肿 | 发于肛门与坐骨结节之间，感染区域比肛门皮下脓肿广泛而深。肛门指诊，患侧饱满，有明显压痛和波动感 |
| | 骨盆直肠间隙脓肿 | 位于提肛肌以上，腹膜以下，位置深隐，局部症状不明显，有时仅有直肠下坠感，但全身症状明显。肛门指诊，可触及患侧直肠壁处隆起、压痛及波动感 |
| | 直肠后间隙脓肿 | 症状与骨盆直肠间隙脓肿相同，但直肠内有明显的坠胀感，骶尾部可产生钝痛，并可放射至下肢，在尾骨与肛门之间有明显的深部压痛。肛门指诊，直肠后方肠壁处有触痛、隆起和波动感 |
| 实验室及辅助检查 | 血常规 | 白细胞及中性粒细胞可有不同程度的增加 |
| | B超检查 | 有助于了解肛痈的大小、位置及其与肛门括约肌和肛提肌的关系 |

**3.治疗** 肛痈的治疗以手术为主，注意预防肛漏的形成。

（1）内治法

| 证型 | 辨证要点 | 治法 | 方药 |
| --- | --- | --- | --- |
| 热毒蕴结证 | 肛门周围突然肿痛，持续加剧，伴恶寒、发热、便秘、溲赤；肛周红肿，触痛明显，质硬，皮肤灼热。舌红，苔薄黄，脉数 | 清热解毒 | 仙方活命饮合黄连解毒汤 |
| 火毒炽盛证 | 肛周肿痛剧烈，持续数日，痛如鸡啄，难以入寐，伴恶寒发热，口干便秘，小便困难；肛周红肿，按之有波动感或穿刺有脓。舌红，苔黄，脉弦滑 | 清热，解毒，透脓 | 透脓散 |
| 阴虚毒恋证 | 肛周肿痛，皮色暗红，成脓时间长，溃后脓出稀薄，疮口难敛，伴午后潮热，心烦口干，盗汗。舌红，苔少，脉细数 | 养阴清热，祛湿解毒 | 青蒿鳖甲汤合三妙丸 |

（2）外治法：①初起：实证用金黄膏、黄连膏外敷；位置深隐者，可用金黄散调糊灌肠。虚证用冲和膏或阳和解凝膏外敷。②成脓：宜早期切开引流，并根据脓肿部位深浅和病情缓急选择手术方法。③溃后：用九一丹纱条引流，脓尽改用生肌散纱条。日久成漏者，按肛漏处理。

### 细目五　肛漏

**1.病因病机**　肛痈溃后，余毒未尽，蕴结不散，血行不畅，疮口不合，日久成漏；亦有虚劳久嗽，肺、脾、肾亏损，邪乘于下，郁久肉腐成脓，溃后成漏。

西医学认为，肛漏与肛周脓肿分别属于肛周间隙化脓性感染的两个病理阶段。急性期为肛周脓肿，慢性期即为肛漏。

**2.诊断与分类**　本病可发生于各种年龄和不同性别，但以成年人多见。通常有肛痈反复发作史，并有自行溃破或曾作切开引流的病史。

（1）诊断

| 主要症状 | 流脓 | 局部间歇性或持续性流脓，久不收口 |
|---|---|---|
| | 疼痛 | 当瘘管通畅时，一般不觉疼痛，而仅有局部坠胀感 |
| | 瘙痒 | 由于脓液不断刺激肛门周围皮肤而引起瘙痒，有时可伴发肛周湿疮 |
| 查体 | | 肛门视诊可见外口，外口凸起较小者多为化脓性；外口较大，凹陷，周围皮肤暗紫，皮下有穿凿性者，应考虑复杂性或结核性肛漏 |
| | | 低位肛漏可在肛周皮下触及硬索，高位或结核性者一般不易触及。以探针探查，常可找到内口 |

（2）分类

| 分类 | | 特点 |
|---|---|---|
| 单纯性肛漏 | | 指肛门旁皮肤仅有一个外口，直通入齿线上肛隐窝之内口者，称为完全漏，又叫内外漏；若只有外口下连瘘管，而无内口者，称为单口外漏，又叫外盲漏；若只有内口与瘘管相通，而无外口者，称为单口内漏，又叫内盲漏 |
| 复杂性肛漏 | | 指在肛门内、外有三个以上的开口，或管道穿通两个以上间隙，或管道多而支管横生，或管道绕肛门而生，形如马蹄者，称为马蹄形肛漏 |
| | 低位单纯性肛漏 | 只有一个瘘管，并通过外括约肌深层以下；内口在肛窦附近 |
| | 低位复杂性肛漏 | 瘘管在外括约肌深层以下，有两个以上外口，或两条以上管道；内口在肛窦部位 |
| | 高位单纯性肛漏 | 仅有一条管道，瘘管穿过外括约肌深层以上；内口位于肛窦部位 |
| | 高位复杂性肛漏 | 有两个以上外口及管道有分支窦道，其主管道通过外括约肌深层以上，有一个或两个以上内口者 |

**3.发展规律**　将肛门两侧的坐骨结节画一条横线，当瘘管外口在横线之前距离肛缘 4cm 以内，内口在齿状线处与外口位置相对，其管道多为直行；如果外口在距离肛缘 4cm 以外，或外口在横线之后，内口多在后正中齿状线处，其瘘管多弯曲，或为马蹄形。

### 细目六　肛裂

**1.概念与病因病机**　肛管的皮肤全层纵行裂开并形成感染性溃疡者称肛裂，临床上以肛门周期性疼痛、出血、便秘为主要特点。中医将本病称为"钩肠痔""裂痔"等。

**2.诊断**

（1）主要症状：①疼痛：周期性疼痛是肛裂的主要症状。②出血：大便时出血，量不多，鲜红色，有时染红便纸或附着于粪便表面，有时滴血。③便秘。

（2）分类：①早期肛裂：发病时间较短，仅在肛管皮肤见一个小的溃疡，创面浅而色鲜红，边缘整齐而有弹性。②陈旧性肛裂：裂口、栉膜带、赘皮性外痔、单口内瘘、肛窦炎、肛乳头炎和肛乳头肥大六种病理改变，为陈旧性肛裂的特征。

### 3. 治疗
（1）内治法

| 证型 | 辨证要点 | 治法 | 方药 |
| --- | --- | --- | --- |
| 血热肠燥证 | 大便两三日一行，质干硬，便时肛门疼痛、滴血或手纸染血，裂口色红，腹部胀满，溲黄。舌偏红，脉弦数 | 清热润肠通便 | 凉血地黄汤合脾约麻仁丸 |
| 阴虚津亏证 | 大便干结，数日一行，便时疼痛点滴下血，裂口深红，口干咽燥，五心烦热。舌红，苔少或无苔，脉细数 | 养阴清热润肠 | 润肠汤 |
| 气滞血瘀证 | 肛门刺痛明显，便时便后尤甚，肛门紧缩，裂口色紫暗。舌紫暗，脉弦或涩 | 理气活血，润肠通便 | 六磨汤加红花、桃仁、赤芍等 |

（2）外治法：①早期肛裂：可用生肌玉红膏蘸生肌散，涂于裂口。每天便后用高锰酸钾液，或苦参汤，或花椒食盐水坐浴。②陈旧性肛裂：可用七三丹或枯痔散等腐蚀药搽于裂口，二三天腐脱后，改用生肌散收口。还可选用封闭疗法，于长强穴或裂口基底部注入长效止痛液。

## 细目七 脱肛

### 1. 概念及病因病机
（1）概念：脱肛是直肠黏膜、肛管、直肠全层和部分乙状结肠向下移位，脱出肛门外的一种疾病。其特点是以直肠黏膜及直肠反复脱出肛门外伴肛门松弛。相当于西医的直肠脱垂。

（2）病因病机：小儿气血未旺；老年人气血衰退，中气不足；或妇女分娩用力耗气，气血亏损；以及慢性泄痢、习惯性便秘、长期咳嗽均易导致气虚下陷，固摄失司，以致肛管直肠向外脱出。

西医学认为，全身功能状况尤其是神经系统功能减退对直肠脱垂的发生有重大影响。但局部因素如解剖结构缺陷和功能不全、肠源性疾病、腹压增高等，亦是造成脱垂的重要条件。

### 2. 症状与分度

| | | |
| --- | --- | --- |
| 症状 | 好发人群 | 多见于幼儿、老年人、久病体弱者及身高瘦弱者。女性因骨盆下口较大及多次分娩等因素，发病率高于男性 |
| | 典型症状 | 起病缓慢，无明显全身症状。早期便后有黏膜自肛门脱出，便后能自行回纳，以后渐渐不能自然回复，须手托或平卧方能复位。日久失治，致使直肠各层组织向下移位，直肠或部分乙状结肠脱出，甚至咳嗽、蹲下或行走时也可脱出 |
| | 伴随症状 | 患者常有大便不尽和大便不畅感，下腹部坠痛，腰部、腹股沟及两侧下肢有酸胀和沉重感觉。因直肠黏膜反复脱出暴露在外，常发生充血、水肿、糜烂、出血，故肛门可流出黏液，刺激肛门周皮肤，可引起瘙痒 |
| 直肠脱垂分度 | 一度脱垂 | 直肠黏膜脱出，脱出物淡红色，长3～5cm，触之柔软，无弹性，不易出血，便后可自行回纳 |
| | 二度脱垂 | 直肠全层脱出，脱出物长5～10cm，呈圆锥状，淡红色，表面为环状而有层次的黏膜皱襞，触之较厚，有弹性，肛门松弛，便后有时需用手回复 |
| | 三度脱垂 | 直肠及部分乙状结肠脱出，长达10cm以上，呈圆柱形，触之很厚，肛门松弛无力 |

### 3. 一度直肠黏膜脱垂与内痔脱出的鉴别

| 疾病 | 相同点 | 不同点 |
| --- | --- | --- |
| 一度直肠黏膜脱垂 | 均有肛门异物脱出 | 脱出物淡红色，长3～5cm，触之柔软，无弹性，不易出血，便后可自行回纳 |
| 内痔脱出 | | 内痔脱出时痔核分颗脱出，无环状黏膜皱襞，暗红色或青紫色，容易出血 |

**4. 内治法**

| 证型 | 辨证要点 | 治法 | 方药 |
|---|---|---|---|
| 脾虚气陷证 | 便时肛内肿物脱出，轻重不一，色淡红，伴有肛门坠胀，大便带血，神疲乏力，食欲不振，甚则头昏耳鸣，腰膝酸软。舌淡，苔薄白，脉细弱 | 补气升提，收敛固涩 | 补中益气汤 |
| 湿热下注证 | 肛内肿物脱出，色紫暗或深红，甚则表面溃破、糜烂，肛门坠痛，肛内指检有灼热感。舌红，苔黄腻，脉弦数 | 清热利湿 | 萆薢渗湿汤 |

## 细目八　锁肛痔

锁肛痔是发生在肛管直肠的恶性肿瘤，病至后期，肿瘤阻塞，肛门狭窄，排便困难，犹如锁住肛门一样，故称为锁肛痔。相当于西医的肛管直肠癌。本病的发病年龄多在 40 岁以上，偶见于青年人。

**1. 主要症状**

| 主要症状 | 初期表现为直肠黏膜或肛门皮肤一突起小硬结，无明显症状，病情进一步发展可出现一系列改变 | |
|---|---|---|
| | 便血 | 是直肠癌最常见的早期症状 |
| | 排便习惯改变 | 是直肠癌常见的早期症状。表现为排便次数增多、便意频繁、便不尽感等，有时为便秘，同时肛门内有不适或下坠感 |
| | 大便变形 | 大便形状变细、变扁等 |
| | 转移征象 | 首先是直接蔓延，后期穿过肠壁，侵入膀胱、阴道壁、前列腺等邻近组织，出现相应症状 |

**2. 治疗**　本病一经诊断，应及早采取根治性手术治疗，适时结合中医辨证论治。

| 证型 | 辨证要点 | 治法 | 方药 |
|---|---|---|---|
| 湿热蕴结证 | 肛门坠胀，便次增多，大便带血，色泽暗红，或夹黏液，或下痢赤白，里急后重。舌红，苔黄腻，脉滑数 | 清热利湿 | 槐角地榆丸 |
| 气滞血瘀证 | 肛周肿物隆起，触之坚硬如石，疼痛拒按，或大便带血，色紫暗，里急后重，排便困难。舌紫暗，脉涩 | 理气活血化瘀 | 桃红四物汤合失笑散 |
| 气阴两虚证 | 面色无华，消瘦乏力，便溏或排便困难，便中带血，色泽紫暗，肛门坠胀，或伴心烦口干，夜间盗汗。舌红或绛，苔少，脉细弱或细数 | 益气养阴，清热解毒 | 四君子汤合增液汤 |

# 第九单元　泌尿男性疾病

## 细目一　子痈

**1. 概念**　子痈是指睾丸及附睾的化脓性疾病。中医称睾丸和附睾为肾子，故以名之。临证中分急性子痈与慢性子痈，以睾丸或附睾肿胀疼痛为特点。相当于西医的急慢性附睾炎或睾丸炎。

**2. 病因病机**

（1）湿热下注：外感六淫或过食辛辣炙煿，湿热内生；或房事不洁，外染湿热秽毒；或跌仆闪挫，肾子受损，经络阻隔，气血凝滞，郁久化热，发为本病。

（2）气滞痰凝：郁怒伤肝，情志不畅，肝郁气结，经脉不利，血瘀痰凝，发于肾子，则为慢性子痈。

**3. 诊断**

| 疾病 | 症状 | 体征 | 实验室检查 |
|---|---|---|---|
| 急性子痈 | 附睾或睾丸肿痛，突然发作，疼痛程度不一，行动或站立时加重。疼痛可沿输精管放射至腹股沟及下腹部。伴有恶寒发热、口渴欲饮、尿黄、便秘等 | 附睾可触及肿块，触痛明显。化脓后阴囊红肿，可有波动感，溃破或切开引流后，脓出毒泄，症状消退迅速，疮口容易愈合 | 血白细胞计数增高，尿中可有白细胞 |
| 慢性子痈 | 患者常有阴囊部隐痛、发胀、下坠感，疼痛可放射至下腹部及同侧大腿根部，可有急性子痈发作史 | 可触及附睾增大、变硬，伴轻度压痛，同侧输精管增粗 | — |

**4. 治疗**

| 证型 | 辨证要点 | 治法 | 方药 |
|---|---|---|---|
| 湿热下注证 | 多见于成年人。睾丸或附睾肿大疼痛，阴囊皮肤红肿，焮热疼痛，少腹抽痛，局部触痛明显，脓肿形成时，按之应指，伴恶寒发热。苔黄腻，脉滑数 | 清热利湿，解毒消肿 | 枸橘汤或龙胆泻肝汤 |
| 气滞痰凝证 | 附睾结节，子系粗肿，轻微触痛，或牵引少腹不适，多无全身症状。舌淡或有瘀斑，苔薄白或腻，脉弦滑 | 疏肝理气，化痰散结 | 橘核丸 |

## 细目二 尿石症

**1. 病因病机** 本病多由肾虚和下焦湿热引起。病位在肾、膀胱和溺窍。肾虚为本，湿热为标。

西医认为，许多因素均可导致结石的形成，但其中主要因素是尿中盐类呈超饱和状态，尿中抑制晶体形成物质不足和核基的存在。

**2. 诊断**

| | 上尿路结石 | 包括肾和输尿管结石，典型的临床症状是突然发作的肾或输尿管绞痛和血尿 |
|---|---|---|
| **临床表现** | 膀胱结石 | 典型症状为排尿中断，并引起疼痛，放射至阴茎头和远端尿道。此时患者常手握阴茎，蹲坐哭叫，经变换体位又可顺利排尿 |
| | 尿道结石 | 主要表现为排尿困难、排尿费力，呈点滴状，或出现尿流中断及急性尿潴留。排尿时疼痛明显，可放射至阴茎头部，后尿道结石可伴有会阴和阴囊部疼痛 |
| **辅助检查** | 腹部 X 线平片多能发现结石的大小、形态和位置。排泄性尿路造影、B 超、膀胱镜、CT 等检查有助于临床诊断 | |

**3. 治疗**

（1）治疗原则：①结石横径小于 1cm，且表面光滑，无肾功能损害者，可采用中药排石。②对于较大结石，可先行体外震波碎石，再配合中药治疗。③初起宜宣通清利，日久则配合补肾活血、行气导滞之剂。

（2）内治法

| 证型 | 辨证要点 | 治法 | 方药 |
|---|---|---|---|
| 湿热蕴结证 | 腰痛或小腹痛，或尿流突然中断，尿频，尿急，尿痛，小便浑赤，或为血尿，口干欲饮。舌红，苔黄腻，脉弦数 | 清热利湿，通淋排石 | 三金排石汤 |
| 气血瘀滞证 | 发病急骤，腰腹胀痛或绞痛，疼痛向外阴部放射，尿频，尿急，尿黄或赤。舌暗红或有瘀斑，脉弦或弦数 | 理气活血，通淋排石 | 金铃子散合石韦散 |

续表

| 证型 | 辨证要点 | 治法 | 方药 |
|------|----------|------|------|
| 肾气不足证 | 结石日久，留滞不去，腰部胀痛，时发时止，遇劳加重，疲乏无力，尿少或频数不爽，或面部轻度浮肿。舌淡苔薄，脉细无力 | 补肾益气，通淋排石 | 济生肾气丸 |

### 细目三　男性不育症

**1.病因病机**　不育症与肾、心、肝、脾等脏有关，而与肾脏关系最为密切。肾气虚弱、肝郁气滞、湿热下注、气血两虚等导致精少、精弱、死精、无精、精稠、阳痿及不射精等引起不育。

**2.诊断**　对不育症的诊断，应从以下几方面进行。

（1）了解病史：详细了解患者的职业、既往史、个人生活史、婚姻史、性生活情况、过去精液检查结果及配偶健康状况等。如了解有无与放射线、有毒物品接触史及高温作业史，有无腮腺炎并发睾丸炎病史，有无其他慢性病及长期服药情况，是否经常食用棉籽油，有无酗酒、嗜烟习惯等。

（2）体格检查：重点是全身情况和外生殖器。如体型，发育营养状况，胡须、腋毛、阴毛分布，乳房发育等情况；阴茎的发育，睾丸位置及其大小、质地、有无肿物或压痛，附睾、输精管有无结节、压痛或缺如，精索静脉有无曲张等。

（3）实验室检查及其他检查：主要包括精液常规分析、精液生化测定、精子穿透宫颈黏液试验、精子凝集试验、睾丸活组织检查、输精管道的X线检查、生殖内分泌测定、遗传学检查等。精液常规分析正常标准（WHO）为：2mL ≤精液量< 7mL，液化时间< 60分钟，黏液丝长度< 2cm，pH值7.2 ~ 7.8，精子密度≥ $20×10^6$/mL，精子总计数≥ $40×10^6$，成活率≥ 70%，A级精子（快速直线前进）≥ 25%，或A级精子 +B级精子（缓慢直线前进）> 50%，正常形态精子≥ 50%，白细胞< $1×10^6$/mL。

**3.治疗**

| 证型 | 辨证要点 | 治法 | 方药 |
|------|----------|------|------|
| 肾阳虚衰证 | 性欲减退，阳痿早泄，精子数少，成活率低，活动力弱，或射精无力，伴腰酸腿软，疲乏无力，小便清长。舌质淡，苔薄白，脉沉细 | 温补肾阳，益肾填精 | 金匮肾气丸合五子衍宗丸 |
| 肾阴不足证 | 遗精滑泄，精液量少，精子数少，精子活动力弱，或精液黏稠不化，畸形精子较多，头晕耳鸣，手足心热。舌质红，少苔，脉沉细 | 滋补肾阴，益肾养血 | 左归丸合五子衍宗丸 |
| 肝郁气滞证 | 性欲低下，阳痿不举，或性交时不能射精，精子稀少，活力下降，精神抑郁，两胁胀痛，嗳气泛酸，舌质暗，苔薄，脉弦细 | 疏肝解郁，温肾益精 | 柴胡疏肝散合五子衍宗丸 |
| 湿热下注证 | 阳事不兴或勃起不坚，精子数少或死精子较多，小腹急满，小便短赤。舌苔薄黄，脉弦滑 | 清热利湿 | 程氏萆薢分清饮 |
| 气血两虚证 | 性欲减退，阳事不兴，或精子数少，成活率低，活动力弱，神疲力倦，面色无华。舌质淡，苔薄白，脉沉细无力 | 补益气血 | 十全大补汤 |

### 细目四　慢性前列腺炎（精浊）

**1.病因病机**　多由相火妄动，所愿不遂；或忍精不泄，肾火郁而不散，离位之精化成白浊；或房事不洁，精室空虚，湿热从精道内侵，湿热壅滞，气血瘀阻而成。病久伤阴，肾阴暗耗，可出现阴虚火旺证候；亦有体质偏阳虚者，久则火势衰微，易见肾阳不足之象。

**2.诊断**

| 临床表现 | 患者可出现不同程度的尿频、尿急、尿痛、尿不尽、尿道灼热，腰骶、小腹、会阴及睾丸等处坠胀隐痛。晨起、尿末或大便时尿道偶有少量白色分泌物。部分病程长患者可出现阳痿、早泄、遗精或射精痛等，或头晕耳鸣、失眠多梦、腰酸乏力等症状。直肠指检前列腺多为正常大小，或稍大或稍小，质软或软硬不均，轻度压痛 |
|---|---|
| 实验室及辅助检查 | 前列腺按摩液镜检：慢性者白细胞每高倍视野在 10 个以上，卵磷脂小体减少或消失。尿三杯试验可作为参考 |

**3.治疗**

| 证型 | 辨证要点 | 治法 | 方药 |
|---|---|---|---|
| 湿热蕴结证 | 尿频，尿急，尿痛，尿道有灼热感，排尿终末或大便时偶有白浊，会阴、腰骶、睾丸、少腹坠胀疼痛。苔黄腻，脉滑数 | 清热利湿 | 八正散或龙胆泻肝汤 |
| 气滞血瘀证 | 病程较长，少腹、会阴、睾丸、腰骶部坠胀不适、疼痛，有排尿不净之感。舌暗或有瘀斑，苔白或薄黄，脉沉涩 | 活血祛瘀，行气止痛 | 前列腺汤 |
| 阴虚火旺证 | 排尿或大便时偶有白浊，尿道不适，遗精或血精，腰膝酸软，五心烦热，失眠多梦。舌红少苔，脉细数 | 滋阴降火 | 知柏地黄汤 |
| 肾阳虚损证 | 多见于中年人。排尿淋沥，腰膝酸痛，阳痿早泄，形寒肢冷。舌淡胖，苔白，脉沉细 | 补肾助阳 | 济生肾气丸 |

## 细目五 前列腺增生症（精癃）

**1.诊断**

| 临床表现 | 发病年龄 | 本病多见于 50 岁以上的中老年男性患者 |
|---|---|---|
| | 主要症状 | 逐渐出现进行性尿频，夜间明显，并伴排尿困难、尿线变细。部分患者由于尿液长期不能排尽，致膀胱残余尿增多，而出现假性尿失禁 |
| | 并发症 | 在发病过程中，常因受寒、劳累、憋尿、便秘等，发生急性尿潴留。严重者可引起肾功能损伤，而出现肾功能不全的一系列症状。有些患者可并发尿路感染、膀胱结石、疝气或脱肛等 |
| | 直肠指检 | 前列腺常有不同程度的增大，表面光滑，中等硬度而富有弹性，中央沟变浅或消失 |
| | 辅助检查 | B 型超声、CT、膀胱尿道造影、膀胱镜及尿流动力学等可协助诊断 |

**2.治疗**

| 证型 | 辨证要点 | 治法 | 方药 |
|---|---|---|---|
| 湿热下注证 | 小便频数黄赤，尿道灼热或涩痛，排尿不畅，甚或点滴不通，小腹胀满，或大便干燥，口苦口黏。舌暗红，苔黄腻，脉滑数或弦数 | 清热利湿，消癃通闭 | 八正散 |
| 脾肾气虚证 | 尿频，滴沥不畅，尿线细甚，或夜间遗尿，或尿闭不通，神疲乏力，纳谷不香，面色无华，便溏脱肛。舌淡，苔白，脉细无力 | 补脾益气，温肾利尿 | 补中益气汤 |
| 气滞血瘀证 | 小便不畅，尿线变细或点滴而下；或尿道涩痛，闭塞不通；或小腹胀满隐痛，偶有血尿。舌质暗或有瘀点瘀斑，苔白或薄黄，脉弦或涩 | 行气活血，通窍利尿 | 沉香散 |
| 肾阴亏虚证 | 小便频数不爽，尿少热赤，或闭塞不通，头晕耳鸣，腰膝酸软，五心烦热，大便秘结。舌红少津，苔少或黄，脉细数 | 滋补肾阴，通窍利尿 | 知柏地黄丸 |

续表

| 证型 | 辨证要点 | 治法 | 方药 |
|---|---|---|---|
| 肾阳不足证 | 小便频数，夜间尤甚，尿线变细，余沥不尽，尿程缩短，或点滴不爽，甚则尿闭不通，精神萎靡，面色无华，畏寒肢冷。舌质淡润，苔薄白，脉沉细 | 温补肾阳通窍利尿 | 济生肾气丸 |

## 易混考点解析

### 精浊与精癃的鉴别

| 鉴别要点 | 精浊 | 精癃 |
|---|---|---|
| 好发年龄 | 中青年男性 | 55岁以上的老年男性 |
| 临床症状 | ①尿频、尿急、尿痛、尿道内灼热不适或排尿不净之感，滴白。②腰骶、腹股沟、下腹及会阴部等处坠胀隐痛，有时可牵涉到耻骨上、阴茎、睾丸及股内侧。③阳痿、早泄、遗精或射精痛等。④头晕、耳鸣、失眠多梦、腰酸乏力等神经衰弱症状 | ①进行性尿频，以夜间为甚，并伴排尿困难，尿线变细。②可出现假性尿失禁。③急性尿潴留，严重者可引起肾功能损伤。④可并发尿路感染、膀胱结石、疝气或脱肛等 |
| 直肠指检 | 前列腺正常大小，或稍大或稍小，轻度压痛。可表现为软硬不均或缩小变硬等异常现象 | 前列腺常增大，表面光滑，中等硬度，富有弹性，中央沟变浅或消失 |
| 前列腺液检查 | ①白细胞在10/HP以上。②卵磷脂小体减少 | 可无异常 |

# 第十单元　周围血管疾病

## 细目一　股肿

**1.概念与特点**　股肿是指血液在深静脉血管内发生异常凝固，而引起的静脉阻塞、血液回流障碍的疾病。相当于西医的下肢深静脉血栓形成，以往称血栓性深静脉炎。其发病特点为肢体肿胀、疼痛、局部皮温升高和浅静脉怒张四大症状，好发于下肢髂股静脉和股腘静脉，可并发肺栓塞和肺梗死而危及生命。

**2.病因病机**　本病的病因主要是创伤或产后长期卧床，以致肢体气血运行不畅，气滞血瘀，瘀血阻于脉络，脉络滞塞不通，营血回流受阻，水津外溢，聚而为湿，发为本病。

**3.诊断**

| 临床表现 | 主要表现为肢体水肿、疼痛、浅静脉曲张三大主症，疾病后期还可伴有小腿色素沉着、皮炎、臁疮等。由于阻塞的静脉部位不同，临床表现不一 | |
| | 小腿深静脉血栓形成 | 肢体疼痛是其最主要的临床症状之一 |
| | 髂股静脉血栓形成 | 突然性、广泛性、单侧下肢粗肿是本病的临床特征 |
| | 混合性深静脉血栓形成 | 是指血栓起源于小腿肌肉内的腓肠静脉丛，顺行性生长、蔓延扩展至整个下肢静脉主干，或由原发性髂股静脉血栓形成逆行扩展到整个下肢静脉者。临床上此被称为混合型。其临床表现兼具小腿深静脉和髂股静脉血栓形成的特点 |
| | 深静脉血栓形成后遗症 | 是指深静脉血栓形成后期，由于血液回流障碍或血栓机化再通后，静脉瓣膜被破坏，血液倒流，回流不畅，引起的肢体远端静脉高压、瘀血而产生的肢体肿胀、浅静脉曲张、色素沉着、溃疡形成等临床表现 |

| 实验室及辅助检查 | 放射性纤维蛋白原试验、核素静脉造影、多普勒血流和体积描记仪检查，为无创性检查方法，有助于明确患肢血液回流和供血状况 |
|---|---|
| | 静脉造影能使静脉直接显影，可判断有无血栓及其范围、形态及侧支循环状况，不仅有助于明确诊断，亦有助于直接观察治疗效果 |

### 4. 治疗

| 证型 | 辨证要点 | 治法 | 方药 |
|---|---|---|---|
| 湿热下注证 | 发病较急，表现为下肢粗肿、局部发热、发红、疼痛、活动受限。舌质红，苔黄腻，脉弦滑 | 清热利湿，活血化瘀 | 四妙勇安汤 |
| 血脉瘀阻证 | 下肢肿胀，皮色紫暗，固定性压痛，肢体青筋怒张。舌质暗或有瘀斑，苔白，脉弦 | 活血化瘀，通络止痛 | 活血通脉汤 |
| 气虚湿阻证 | 下肢肿胀日久，朝轻暮重，活动后加重，休息抬高下肢后减轻，皮色略暗，青筋迂曲，倦怠乏力。舌淡，边有齿印，苔薄白，脉沉 | 益气健脾，祛湿通络 | 参苓白术散 |

## 细目二 血栓性浅静脉炎（青蛇毒）

**1. 病因病机** 本病多由湿热蕴结、寒湿凝滞、痰浊瘀阻、脾虚失运、外伤血脉等因素致使气血运行不畅，留滞脉中而发病。

**2. 临床表现与常见类型**

| 临床表现 | 发病多见筋瘤后期，部位则以四肢多见（尤其多见于下肢），次为胸腹壁等处 | |
|---|---|---|
| | 初期（急性期） | 在浅层脉络（静脉）径路上出现条索状物，患处疼痛，皮肤发红，触之较硬，扪之发热，按压疼痛明显，肢体沉重。一般无全身症状 |
| | 后期（慢性期） | 患处遗有一条索状物，其色黄褐，按之如弓弦，可有按压疼痛，或结节破溃形成臁疮 |
| 常见类型 | 肢体血栓性浅静脉炎 | 临床最常见，下肢多于上肢。主要是累及一条浅静脉，沿着发病的静脉出现疼痛、红肿、灼热感，常可扪及结节或硬索状物，有明显压痛 |
| | 胸腹壁浅静脉炎 | 多为单侧胸腹壁出现一条索状硬物，长 10～20cm，皮肤发红，轻度刺痛 |
| | 游走性血栓性浅静脉炎 | 多发于四肢，即浅静脉血栓性炎症呈游走性发作，当一处炎性硬结消失后，其他部位的浅静脉又出现病变，具有游走、间歇、反复发作的特点 |

### 3. 治疗

| 证型 | 辨证要点 | 治法 | 方药 |
|---|---|---|---|
| 湿热证 | 患肢肿胀、发热，皮肤发红、胀痛，喜冷恶热，或有条索状物，或微恶寒发热。苔黄腻或厚腻，脉滑数 | 清热利湿，解毒通络 | 二妙散合茵陈赤豆汤 |
| 血瘀证 | 患肢疼痛、肿胀，皮色红紫，活动后则甚，小腿部挤压刺痛，或见条索状物，按之柔韧或似弓弦。舌有瘀点、瘀斑，脉沉细或沉涩 | 活血化瘀，行气散结 | 活血通脉汤 |
| 肝郁证 | 胸腹壁有条索状物，固定不移，刺痛、胀痛或牵掣痛，伴胸闷、嗳气等。舌质淡红或有瘀点、瘀斑，苔薄，脉弦或弦涩 | 疏肝解郁，活血解毒 | 柴胡清肝汤或复元活血汤 |

### 细目三 筋瘤

**1. 概念与特点** 筋瘤是以筋脉色紫、盘曲突起、状如蚯蚓或形成团块为主要表现的浅表静脉病变。相当于西医的下肢静脉曲张。其特点是"筋瘤者，坚而色紫，垒垒青筋，盘曲甚者结若蚯蚓"。由于长期从事站立负重工作，劳倦伤气，或多次妊娠等，使筋脉结块成瘤。

**2. 治疗**

| 证型 | 辨证要点 | 治法 | 方药 |
|---|---|---|---|
| 劳倦伤气证 | 久站久行或劳累时瘤体增大，下坠不适感加重，常伴气短乏力，脘腹坠胀，腰酸。舌淡，苔薄白，脉细缓无力 | 补中益气，活血舒筋 | 补中益气汤 |
| 寒湿凝筋证 | 瘤色紫暗，喜暖，下肢轻度肿胀，伴形寒肢冷，口淡不渴，小便清长。舌淡暗，苔白腻，脉弦细 | 暖肝散寒，益气通脉 | 暖肝煎合当归四逆汤 |
| 外伤瘀滞证 | 青筋盘曲，状如蚯蚓，表面色青紫，患肢肿胀疼痛。舌有瘀点，脉细涩 | 活血化瘀，和营消肿 | 活血散瘀汤 |

### 细目四 臁疮

**1. 概念** 臁疮是指发生于小腿臁骨部位的慢性皮肤溃疡。相当于西医的下肢慢性溃疡，俗称"老烂腿"。常发于双小腿内外侧下 1/3 处。

**2. 病因病机** 本病多由久站或过度负重而致小腿筋脉横解，青筋显露，瘀停脉络，久而化热；或小腿皮肤破损染毒，湿热下注而成，疮口经久不愈。

**3. 局部辨证** 根据臁疮的局部特点，临床中将其分为结核性、放射性和瘀滞性。本病的后期如果经久不愈，则有发生恶变的可能。

**4. 治疗**

（1）内治法

| 证型 | 辨证要点 | 治法 | 方药 |
|---|---|---|---|
| 湿热下注证 | 小腿青筋怒张，局部发痒，红肿疼痛，继则破溃，滋水淋漓，疮面腐暗，伴口渴，便秘，小便黄赤。苔黄腻，脉滑数 | 清热利湿，和营解毒 | 二妙丸合五神汤 |
| 气虚血瘀证 | 病程日久，疮面苍白，肉芽色淡，周围皮色黑暗、板硬，肢体沉重，倦怠乏力。舌淡紫或有瘀斑，苔白，脉细涩无力 | 益气活血，祛瘀生新 | 补阳还五汤合四妙汤 |

（2）外治法：①初期：局部红肿，溃破渗液较多者，宜用洗药。如马齿苋 60g，黄柏 20g，大青叶 30g，煎水温湿敷，每日 3～4 次。局部红肿，渗液较少者，宜用金黄膏薄敷，每日 1 次。②后期：久不收口，皮肤乌黑，疮口凹陷，疮面腐肉不脱，时流污水，用八二丹麻油调后，摊贴疮面，并用绷带缠缚，每日换药。腐肉已脱，露新肉者，用生肌散，外盖生肌玉红膏。周围有湿疹者，用青黛散调麻油盖贴。

### 细目五 脱疽

**1. 概念与特点** 脱疽是指发生于四肢末端，严重时趾（指）节坏疽脱落的周围血管疾病，又称脱骨疽。相当于西医的动脉硬化性闭塞症、糖尿病足和血栓闭塞性脉管炎。其特点是好发于四肢末端，以下肢多见，初起患肢末端发凉、怕冷、苍白、麻木，可伴间歇性跛行，继则疼痛剧烈，日久患趾（指）坏死变黑，甚至趾（指）节脱落。部分患者起病急骤，进展迅速，预后严重，需紧急处理。

**2. 病因病机**

（1）病因：本病主要由于脾气不健，肾阳不足，加外受寒冻，寒湿之邪入侵而发病。本病的发生还与长期吸烟、饮食不节、环境、遗传及外伤等因素有关。

（2）病机：本病的发生以脾肾亏虚为本，寒湿外伤为标。气血凝滞、经脉阻塞为其主要病机。

**3. 诊断与鉴别诊断**

| 诊断 | 临床表现 | | 血栓闭塞性脉管炎多发于寒冷季节，以 20 ～ 40 岁男性多见。常先一侧下肢发病，继而累及对侧，少数患者可累及上肢。患者多有受冷、潮湿、嗜烟、外伤等病史。本病病程较长，常在寒冷季节加重，治愈后又可复发。根据疾病的发展过程，临床一般可分为三期 |
|---|---|---|---|
| 诊断 | 分期 | 一期（局部缺血期） | 患肢末端发凉、怕冷、麻木、酸痛、间歇性跛行。患肢出现轻度肌肉萎缩，皮肤干燥，皮温稍低于健侧。皮肤指压试验可见充盈缓慢，足背动脉、胫后动脉搏动减弱。部分患者小腿可出现游走性红硬条索（游走性血栓性浅静脉炎） |
| 诊断 | 分期 | 二期（营养障碍期） | 患肢发凉、怕冷、麻木、坠胀疼痛、间歇性跛行加重，并出现静息痛。患肢肌肉明显萎缩，皮肤干燥，汗毛脱落，趾甲增厚且生长缓慢，皮肤苍白或潮红或发绀。患侧足背动脉、胫后动脉搏动消失 |
| 诊断 | 分期 | 三期（坏死期或坏疽期） | 坏疽可先为一趾或数趾，逐渐向上发展。合并感染时，足趾紫红肿胀、溃烂坏死，呈湿性坏疽；或足趾发黑、干瘪，呈干性坏疽。病程日久，患者可出现疲乏无力、不欲饮食、口干、形体消瘦，甚则壮热神昏 |
| 诊断 | 分级 | 1 级坏疽 | 局限于足趾或手指部位 |
| 诊断 | 分级 | 2 级坏疽 | 局限于足跖部位 |
| 诊断 | 分级 | 3 级坏疽 | 发展至足背、足跟、踝关节及其上方 |
| 诊断 | 辅助检查 | | 肢体动脉彩色多普勒超声、血流图、甲皱微循环、计算机体层血管成像（CTA）、动脉造影等影像学检查及血脂、血糖等实验室检查，可以明确诊断，并有助于鉴别诊断、了解病情严重程度 |
| 鉴别诊断 | 雷诺综合征 | | 又称肢端动脉痉挛症，多见于青年女性。上肢较下肢多见，好发于双手。每因寒冷和精神刺激双手出现发凉苍白，继而发绀、潮红，最后恢复正常的三色变化（雷诺现象）。患肢动脉搏动正常，一般不出现肢体坏疽 |

# 易混考点解析

**三种脱疽的临床鉴别**

| 鉴别要点 | 动脉硬化性闭塞症 | 糖尿病足 | 血栓闭塞性脉管炎 |
|---|---|---|---|
| 发病年龄 | 40 岁以上 | 40 岁以上 | 20 ～ 40 岁 |
| 浅静脉炎 | 无 | 无 | 游走性 |
| 高血压 | 大部分有 | 大部分有 | 极少 |
| 冠心病 | 有 | 可有可无 | 无 |
| 血脂 | 升高 | 多数升高 | 基本正常 |
| 血、尿糖 | 正常 | 血糖高，尿糖阳性 | 正常 |
| 受累血管 | 大、中动脉 | 大、微血管 | 中、小动脉 |

**4. 治疗**

| 证型 | 辨证要点 | 治法 | 方药 |
|---|---|---|---|
| 寒湿阻络证 | 患趾（指）喜暖怕冷，麻木，酸胀疼痛，多走则疼痛加剧，稍歇痛减，皮肤苍白，触之发凉，趺阳脉搏动减弱。舌淡，苔白腻，脉沉细 | 温阳散寒，活血通络 | 阳和汤 |
| 血脉瘀阻证 | 患趾（指）酸胀疼痛加重，夜难入寐，步履艰难，患趾（指）皮色暗红或紫暗，下垂更甚，皮肤发凉干燥，肌肉萎缩，趺阳脉搏动消失。舌暗红或有瘀斑，苔薄白，脉弦涩 | 活血化瘀，通络止痛 | 桃红四物汤 |

续表

| 证型 | 辨证要点 | 治法 | 方药 |
|------|----------|------|------|
| 湿热毒盛证 | 患肢剧痛，日轻夜重，局部肿胀，皮肤紫暗，浸淫蔓延，溃破腐烂，肉色不鲜，身热口干，便秘溲赤。舌红，苔黄腻，脉弦数 | 清热利湿，活血化瘀 | 四妙勇安汤 |
| 热毒伤阴证 | 皮肤干燥，毫毛脱落，趾（指）甲增厚变形，肌肉萎缩，趾（指）呈干性坏疽，口干欲饮，便秘溲赤。舌红，苔黄，脉弦细数 | 清热解毒，养阴活血 | 顾步汤 |
| 气阴两虚证 | 病程日久，坏死组织脱落后疮面久不愈合，肉芽暗红或淡而不鲜，倦怠乏力，口渴不欲饮，面色无华，形体消瘦，五心烦热。舌淡尖红，少苔，脉细无力 | 益气养阴 | 黄芪鳖甲煎 |

# 第十一单元　其他外科疾病

## 细目一　烧伤

**1. 烧伤面积的计算**

（1）手掌法：伤员本人五指并拢时，一只手掌的面积占体表面积的1%。此法常用于小面积或散在烧伤的计算。

（2）中国九分法：将全身体表面积分为11个9等分。成人头、面、颈部为9%；双上肢为2×9%；躯干前后包括外阴部为3×9%；双下肢包括臀部为5×9%+1%=46%。

（3）儿童烧伤面积计算法：小儿的躯干和双上肢的体表面积所占百分比与成人相似。其特点是头大、下肢小，随着年龄的增长，其比例也不同。计算公式如下：

头颈面部百分比 = 9+（12- 年龄）

双下肢百分比 = 46-（12- 年龄）

**2. 烧伤深度的计算**

| 分度 | | 深度 | 创面表现 | 创面无感染的愈合过程 |
|------|------|------|----------|----------------------|
| Ⅰ度（红斑） | | 达表皮角质层 | 红肿热痛，感觉过敏，表面干燥 | 2～3天后脱屑痊愈，无瘢痕 |
| Ⅱ度（水疱） | 浅Ⅱ度 | 达真皮浅层，部分生发层健在 | 剧痛，感觉过敏，有水疱，基底部呈均匀红色，潮湿，局部肿胀 | 1～2周愈合，无瘢痕，有色素沉着 |
| | 深Ⅱ度 | 达真皮深层，有皮肤附件残留 | 痛觉消失，有水疱，基底苍白，间有红色斑点，潮湿 | 3～4周愈合，可有瘢痕 |
| Ⅲ度（焦痂） | | 达皮肤全层，甚至伤及皮下组织、肌肉和骨骼 | 痛觉消失，无弹力，坚硬如皮革样，蜡白焦黄或炭化，干燥。干后皮下静脉阻塞如树枝状 | 2～4周焦痂脱落，形成肉芽创面。除小面积外，一般均需植皮才能愈合，可形成瘢痕和瘢痕挛缩 |

**3. 重度烧伤的治疗原则和辨证分型**

（1）治疗原则：大面积重度烧伤，必须内外兼治，中西医结合治疗。内治原则以清热解毒、益气养阴为主。外治在于正确处理烧伤创面，保持创面清洁，预防和控制感染，促进愈合为原则。深Ⅱ度创面要争取和促进痂下愈合，减少瘢痕形成。Ⅲ度创面早期保持焦痂完整干燥，争取早期切痂植皮，缩短疗程。

（2）辨证分型

| 证型 | 辨证要点 |
|------|----------|
| 火毒伤津证 | 壮热烦躁，口干喜饮，便秘尿赤。舌红绛而干，苔黄或黄糙，舌光无苔，脉洪数或弦细数 |
| 阴伤阳脱证 | 神疲倦卧，面色苍白，呼吸气微，表情淡漠，嗜睡，自汗肢冷，体温不升反低，尿少，全身或局部水肿，创面大量液体渗出。舌淡暗苔灰黑，或舌淡嫩无苔，脉微欲绝或虚大无力 |

续表

| 证型 | 辨证要点 |
|------|----------|
| 火毒内陷证 | 壮热不退，口干唇燥，躁动不安，大便秘结，小便短赤。舌红绛而干，苔黄或黄糙，或焦干起刺，脉弦数等。若火毒传心，可见烦躁不安，神昏谵语；若火毒传肺，可见呼吸气粗，鼻翼扇动，咳嗽痰鸣，痰中带血；若火毒传肝，可见黄疸，双目上视，痉挛抽搐；若火毒传脾，可见腹胀便结，便溏黏臭，恶心呕吐，不思饮食，或有呕血、便血；若火毒传肾，可见浮肿，尿血或尿闭 |
| 气血两虚证 | 疾病后期，火毒渐退，低热或不发热，精神疲倦，气短懒言，形体消瘦，面色无华，食欲不振，自汗，盗汗，创面肉芽色淡，愈合迟缓。舌淡，苔薄白或薄黄，脉细弱 |
| 脾虚阴伤证 | 疾病后期，火毒已退，脾胃虚弱，阴津耗损，面色萎黄，纳呆食少，腹胀便溏，口干少津，或口舌生糜。舌暗红而干，苔花剥或光滑无苔，脉细数 |

**4. 中小面积烧伤创面的正确处理**

（1）根据创面的大小、部位、深浅，选用不同方法。

（2）一般肢体部位、中小面积烧伤创面多采用包扎疗法。

（3）头面、颈部、会阴部和大面积创面多采用暴露疗法。

（4）中小面积Ⅰ、Ⅱ度烧伤可外涂京万红烫伤药膏、清凉膏、紫草膏、万花油等，暴露或包扎；或用地榆粉、大黄粉各等份，麻油调敷后包扎，隔日换药1次。

## 细目二 毒蛇咬伤

**1. 我国常见毒蛇的种类、有毒蛇与无毒蛇在形态和齿痕上的区别**

（1）常见毒蛇种类：目前已知我国的蛇类有173种，其中毒蛇48种，华南地区较多，主要出没于山林、田野、海边等处。毒蛇咬伤是一种对劳动人民危害较大的灾害性、外伤性外科疾病。毒蛇咬伤虽然在我国南方多见，但毒蛇在全国范围内均有不同程度分布。其危害较大，能置人死亡的主要有10种：①神经毒者有银环蛇、金环蛇、海蛇。②血循毒者有蝰蛇、尖吻蝮蛇、竹叶青蛇和烙铁头蛇。③混合毒者有眼镜蛇、眼镜王蛇和蝮蛇。

（2）有毒蛇与无毒蛇的区别：有毒蛇咬伤后，患部一般有粗大而深的毒牙痕，一般有2～4个毒牙痕。无毒蛇咬伤后，牙痕呈锯齿状或弧形，数目多，浅小，大小一致，间距密。

**2. 病因病机** 中医认为蛇毒系风、火二毒。风者善行数变；火者生风动血，耗伤阴津。风毒偏盛，每多化火；火毒炽盛，极易生风。风火相扇，则邪毒鸱张，必客于营血或内陷厥阴，形成严重的全身性中毒症状。

**3. 治疗措施**

（1）局部处理：毒蛇咬伤的局部常规处理，是指咬伤后在短时间内采取的紧急措施，包括早期结扎、扩创排毒、烧灼、针刺、火罐排毒、封闭疗法、局部用药等。

（2）辨证论治：根据毒蛇咬伤的毒理、病理和症状，将毒蛇咬伤分为风毒证、火毒证、风火毒证、蛇毒内陷证四个证型进行辨证施治。

（3）抗蛇毒血清治疗：抗蛇毒血清又名蛇毒抗毒素，有单价和多价两种。抗蛇毒血清特异性较高，效果确切，应用越早，疗效越好。

## 细目三 肠痈

**1. 病因病机** 暴饮暴食，嗜食生冷、油腻，损伤脾胃，导致肠道功能失调，糟粕积滞，湿热内生，积结肠道而成痈。

**2. 诊断**

| 临床表现 | 初期（瘀滞证） | 腹痛多起于脐周或上腹部，数小时后腹痛转移并固定在右下腹部，疼痛呈持续性、进行性加重。70% ～ 80% 的患者有转移性右下腹痛的特点，但也有一部分患者发病开始即出现右下腹痛。右下腹压痛是本病常见的重要体征，压痛点通常在麦氏点。两侧足三里、上巨虚穴附近（阑尾穴）可有压痛点。一般可伴有轻度发热、恶心纳减、舌苔白腻、脉弦滑或弦紧等 |
|---|---|---|
| | 酿脓期（湿热证） | 若病情发展，渐致化脓，则腹痛加剧，右下腹明显压痛、反跳痛、局限性腹皮挛急；或右下腹可触及包块，伴有壮热不退、恶心呕吐、纳呆、口渴、便秘或腹泻，舌红苔黄腻，脉弦数或滑数 |
| | 溃脓期（热毒证） | 腹痛扩展至全腹，腹皮挛急、全腹压痛、反跳痛，伴有恶心呕吐、大便秘结或似痢不爽、壮热自汗、口干唇燥，舌质红或绛，苔黄糙，脉洪数或细数等 |
| 实验室及辅助检查 | 血常规：初期，多数患者白细胞计数及中性粒细胞比例增高；在酿脓期和溃脓期，白细胞计数常升至 $18 \times 10^{12}$/L 以上 | |
| | 尿常规：盲肠后位阑尾炎可刺激右侧输尿管，尿中可见少量红细胞和白细胞 | |
| | 诊断性腹腔穿刺检查和 B 超检查对诊断有一定帮助 | |

**3. 治疗**

（1）内治法：六腑以通为用，通腑泄热是治疗肠痈的关键。清热解毒、活血化瘀法及早应用可以缩短疗程。

| 证型 | 辨证要点 | 治法 | 方药 |
|---|---|---|---|
| 瘀滞证 | 转移性右下腹痛，呈持续性、进行性加剧，右下腹局限性压痛或拒按，伴恶心纳差，可有轻度发热。苔白腻，脉弦滑或弦紧 | 行气活血，通腑泄热 | 大黄牡丹汤合红藤煎剂 |
| 湿热证 | 腹痛加剧，右下腹或全腹压痛、反跳痛，腹皮挛急，右下腹可触及包块，壮热，纳呆，恶心呕吐，便秘或腹泻。舌红苔黄腻，脉弦数或滑数 | 通腑泄热，解毒利湿透脓 | 复方大柴胡汤 |
| 热毒证 | 腹痛剧烈，全腹压痛、反跳痛，腹皮挛急，高热不退或恶寒发热，时时汗出，烦渴，恶心呕吐，腹胀，便秘或似痢不爽。舌红而干，苔黄厚干燥或黄糙，脉洪数或细数 | 通腑排脓，养阴清热 | 大黄牡丹汤合透脓散 |

（2）外治法

1）中药外敷：无论脓已成或未成，均可选用金黄散、玉露散或双柏散，用水或蜜调成糊状，外敷右下腹。如阑尾周围脓肿形成后，可先行脓肿穿刺抽脓，注入抗生素（2 ～ 3 天抽脓 1 次），用金黄膏或玉露膏外敷。

2）中药灌肠：采用通里攻下、清热解毒等中药，如大黄牡丹汤、复方大柴胡汤等煎剂 150 ～ 200mL，直肠内缓慢滴入（滴入管插入肛门内 15cm 以上，药液 30 分钟左右滴完），以达到通腑泄热排毒的目的。

# 第七章 中医妇科学

【本章通关解析】

中医妇科学是中医学的一门重要临床课程，在历年传统医学师承及确有专长人员出师考核中占有重要地位。在综合笔试中，平均每年出题约占30分（综合笔试总分300分）。

本科目重点考查经、带、胎、产、杂五大类疾病。考生需重点掌握五个方面内容：一是辨病；二是病因病机；三是证候类型；四是治疗方法；五是使用方剂。在复习过程中，要抓住疾病的诊断要点，记忆证候类型和辨证要点，强化记忆治疗方剂，其中病机－证候－治法三者是有机联系的。一般来说，有几种发病机制，就有几种证候类型，而治法又是针对证候而确立的。

同时，在学习过程中，要注意妇科疾病与内科、儿科相同或类似疾病的比较，如经行感冒与内科感冒和儿科感冒的比较，经行泄泻与内科泄泻和小儿泄泻的比较等；并对异病同治现象归纳总结，加深记忆。

## 第一单元 女性的生理特点

### 细目一 月经

**1. 月经的生理现象**

（1）月经初潮：女性第一次月经来潮，称初潮。年龄一般为13～15岁，平均14岁，即"二七"之年。

（2）月经周期：月经有月节律的周期性，出血的第一天为月经周期的开始，两次月经第一天之间的间隔时间称为一个月经周期，一般28～30天。

（3）经期：月经持续时间，正常经期为3～7天，多数3～5天。

（4）月经的量、色、质：经量50～80mL，色暗红，质量不稀不稠，不凝固，无血块，无特殊臭气。

（5）月经期表现：经行前出现胸乳略胀，小腹略坠，腰微酸，情绪易于波动，一般经来自消。

（6）绝经：妇女一生中最后一次行经后，停经1年以上，称为绝经。

（7）特殊的月经现象：①并月：身体无病，但月经定期2个月来潮一次。②居经：或称季经，身体无病，但月经定期3个月来潮一次。③避年：身体无病，但月经1年行经1次。④暗经：终生不潮但却能受孕者。⑤激经：又称盛胎或垢胎，受孕初期仍能按月经周期有少量出血而无损于胎儿者。

**2. 月经产生的机理**

（1）脏腑与月经：五脏中，与月经产生密切相关的是肾、肝、脾。

（2）天癸与月经：天癸，是肾中精气充盛到一定程度时体内出现的具有促进人体生长、发育、生殖的一种精微物质。天癸是肾主生殖的物质基础。天癸主宰月经的潮与止。

（3）气血与月经：月经的主要成分是血，气为血之帅，血为气之母。血是月经的物质基础，而气能生血、行血、摄血。气血调和，经候如常。

（4）经络与月经：与妇女月经有关的经络有奇经八脉中的冲、任、督、带。

（5）胞宫与月经：子宫是化生月经和受孕育胎的内生殖器官。

**3. 月经的周期变化与调节**

（1）月经周期节律：月经周期分为行经期、经后期、经间期、经前期四个时期。

（2）月经周期的调节机理：①天人相应说。②肾阴阳转化说。③肾－天癸－冲任－胞宫生殖轴说。④脑－肾－天癸－冲任－胞宫轴说。

**4. 绝经机理** 中医认为，"七七"之年，肾气虚，任虚冲衰，天癸竭，最终导致绝经。

### 细目二 妊娠与产育

**1. 妊娠机理** 女子发育成熟后，月经按期来潮，就有了孕育的功能。受孕的机理在于肾气亢盛，天癸成熟，冲任二脉通盛，男女之精适时相合，便可构成胎孕。妊娠后，经十月怀胎，则"瓜熟蒂落"，足月分娩。

**2. 妊娠的生理现象**

（1）月经停闭：生育期的妇女，月经一贯正常而突然停闭，首应考虑怀孕。

（2）脉滑：妊娠后出现脉滑，是中医候胎重要的依据之一。

（3）妊娠反应：孕后常出现胃纳不馨、饱胀不思饮食、恶心欲吐、择食的早孕反应。3 个月内逐渐适应或消失。

（4）子宫增大：早孕 40 多天，可扪及子宫增大变软，子宫颈紫蓝色质软。非孕时子宫容量为 5mL，至妊娠足月约 5000mL，增加 1000 倍。子宫重量，非孕时 50g，至妊娠足月约 1000g，增加 20 倍。

（5）乳房变化：乳房自孕早期开始增大、发胀。乳头增大变黑，易勃起。乳晕增大变黑，外周有散在褐色小结节状隆起。妊娠 4 ～ 5 个月，挤压乳头可分泌少量乳汁。

（6）下腹膨隆：妊娠 3 个月以后，可于下腹部手测子宫底高度以了解胎之长养。

**3. 预产期的计算方法** 现代推算的公式是：从末次月经的第 1 天算起，月数加 9（或减 3）日数加 7（阴历则加 14）。

**4. 恶露的概念及持续时间** 恶露是产后自子宫排出的余血浊液，先是暗红色的血性恶露，也称红恶露，持续 3 ～ 4 天干净；后渐变淡红，量由多渐少，称为浆液性恶露，7 ～ 10 天干净。继则渐为不含血色的白恶露，2 ～ 3 周干净。

**5. 哺乳的最佳断乳时间** 顺产者，生产后 30 分钟即可开乳。哺乳时间一般以 10 ～ 12 个月为宜。3 个月后婴儿适当添加辅食。哺乳期月经大多停闭，少数有排卵，注意避孕。

# 第二单元　妇科疾病的病因病机

### 细目一 病因

**1. 外感六淫** 寒、热、湿邪为主。

**2. 情志因素** 怒、思、恐为害尤甚。

**3. 生活因素** 房劳多产、饮食不节、劳逸失常、跌仆损伤、调摄失宜。

**4. 体质因素** 如先天肾气不足、素性忧郁或脾虚气弱。

### 细目二 病机

**1. 脏腑功能失常** 人体是以五脏为中心的有机整体，脏腑生理功能的紊乱和脏腑气血阴阳的失调，均可导致妇产科疾病，其中关系最密切的是肾、肝、脾三脏。

**2. 气血失调** ①气分病机：气虚、气陷、气滞、气逆。②血分病机：血虚、血瘀、血热、血寒。

**3. 冲任督带损伤** 冲任损伤、督脉虚损和带脉失约。

**4. 胞宫、胞脉、胞络受损** ①胞宫：子宫形质异常、子宫藏泻失司、子宫闭阻。②胞脉、胞络：若胞脉、胞络受损，可发生闭经、痛经、崩漏、不孕等病。

**5. 肾－天癸－冲任－胞宫轴失调**　生殖轴功能失调，可发生崩漏、闭经、迟发或"早发"绝经、流产、不孕症等妇科疾病。

# 第三单元　月经病

## 细目一　概述

**1. 月经病的定义**　凡以月经的周期、经期和经量异常为主症的疾病，以及伴随月经周期或经断前后出现明显症状的疾病，称为月经病，是妇科临床的多发病。

**2. 月经病的病因病机**　月经病发生的主要机理是脏腑功能失调，气血不和，导致冲任二脉的损伤。其病因除外感邪气、内伤七情、房劳多产、饮食不节之外，尚须注意身体素质对月经病发生的影响。

**3. 月经病的诊断**　以四诊收集到的资料为依据，以主要症状来命名。

**4. 月经病的辨证**　注意月经的量、色、质的异常或伴随月经周期出现的不适感觉。

**5. 月经病的治疗原则**　重在治本以调经。治本，即消除病因，平衡阴阳。调经，即运用各种治疗方法，使经恢复正常。治疗中应注意的问题：①顺应月经周期中阴阳气血的变化规律。②顺应不同年龄阶段生理病理特点。③掌握虚实补泻的规律。

## 细目二　月经先期

**1. 概述**　月经先期又称为"经期超前""经行先期""经早""经水不及期"等。其主症是月经周期提前 7 天以上，甚至十余日一行，连续两个周期以上者。

**2. 病因病机**

（1）病因：①气虚：脾气虚、肾气虚。②血热：阴虚血热、阳盛血热、肝郁化热。

（2）病机：冲任不固，经血失于制约。气虚则统摄无权，冲任不固；血热则热伏冲任，伤及子宫，血海不宁，均可使月经先期而至。

**3. 辨证论治**

| 证型 | | 辨证要点 | 治法 | 方药 |
|---|---|---|---|---|
| 气虚证 | 脾气虚证 | 经期提前，或兼量多，色淡质稀，神疲肢倦，气短懒言，小腹空坠，纳少便溏，舌淡红，苔薄白，脉缓弱 | 补脾益气，固冲调经 | 补中益气汤 |
| | 肾气虚证 | 经期提前，量少，色淡暗，质清稀，腰酸腿软，头晕耳鸣，小便频数，面色晦暗或有暗斑，舌淡暗，苔薄白，脉沉细 | 补肾益气，固冲调经 | 固阴煎 |
| 血热证 | 阴虚血热证 | 经期提前，量少，色红质稠，颧赤唇红，手足心热，咽干口燥，舌红，苔少，脉细数 | 养阴清热，凉血调经 | 两地汤 |
| | 阳盛血热证 | 经期提前，量多，色紫红，质稠，心胸烦闷，渴喜冷饮，大便燥结，小便短赤，面色红赤，舌红，苔黄，脉滑数 | 清热降火，凉血调经 | 清经散 |
| | 肝郁血热证 | 经期提前，量多或少，经色紫红，质稠有块，经前乳房、胸胁、少腹胀痛，烦躁易怒，口苦咽干，舌红，苔黄，脉弦数 | 疏肝清热，凉血调经 | 丹栀逍遥散 |

**4. 丹栀逍遥散、清经散和两地汤的药物组成**

（1）丹栀逍遥散：逍遥散用归芍柴，苓术甘草姜薄偕，疏肝养血兼理脾，丹栀加入热能排。

（2）清经汤：水火太旺清经散，地骨白芍茯苓丹，熟地青蒿黄柏并，先期量多服之安。

（3）两地汤：两地汤方地骨皮，胶芍冬地及玄参，月经先期因虚热，清经凉血复滋阴。

### 细目三　月经后期

**1.概述**　月经周期延后7天以上，甚至3～5个月一行，经期正常者，称为"月经后期"，亦称"经期错后""经迟"。

**2.病因病机**

（1）虚：虚者多因肾虚、血虚、虚寒导致精血不足，冲任不充，血海不能按时满溢而经迟。

（2）实：实者多因血寒、气滞、痰湿等导致血行不畅，冲任受阻，血海不能如期满盈，致使月经后期而来。

**3.鉴别诊断**

| 疾病 | 相同点 | 不同点 |
|------|--------|--------|
| 月经后期 | 均有月经延后现象 | 月经延后7天以上，甚则3～5个月未行，无孕象。既往多有月经失调病史 |
| 早孕 | | 有早孕反应，妇科检查宫颈着色，子宫体增大、变软，妊娠试验阳性，B超检查可见子宫腔内有孕囊 |

**4.辨证论治**

| 证型 | | 辨证要点 | 治法 | 方药 |
|------|------|----------|------|------|
| 肾虚证 | | 周期延后，量少，色淡暗，质清稀，或带下清稀，腰膝酸软，头晕耳鸣，面色晦暗，或面部暗斑，舌淡，苔薄白，脉沉细 | 补肾养血调经 | 当归地黄饮 |
| 血虚证 | | 周期延后，量少，色淡红，质清稀，或小腹绵绵作痛，或头晕眼花，心悸少寐，面色苍白或萎黄，舌质淡红，脉细弱 | 补血益气调经 | 大补元煎 |
| 血寒证 | 实寒证 | 月经周期延后，量少，色暗有块，小腹冷痛拒按，得热痛减，畏寒肢冷，或面色青白，舌质淡暗，苔白，脉沉紧 | 温经散寒调经 | 温经汤（《妇人大全良方》） |
| | 虚寒证 | 月经延后，量少，色淡红，质清稀，小腹隐痛，喜暖喜按，腰酸无力，小便清长，大便稀溏，舌淡，苔白，脉沉迟或细弱 | 扶阳祛寒调经 | 温经汤（《金匮要略》） |
| 气滞证 | | 月经周期延后，量少或正常，色暗红，或有血块，小腹胀痛，或精神抑郁，胸胁乳房胀痛，舌质正常或红，苔薄白或微黄，脉弦或弦数 | 理气行滞调经 | 乌药汤 |

**5.温经汤（《妇人大全良方》《金匮要略》）药物组成**

（1）温经汤（《妇人大全良方》）：妇人良方温经汤，川芎牛膝人参当，桂芍莪术丹皮草，温经行滞效力彰。

（2）温经汤（《金匮要略》）：温经汤用桂萸芎，归芍丹皮姜夏冬，参草阿胶调气血，暖宫祛瘀在温通。

### 细目四　月经先后无定期

**1.概述**　月经先后无定期是指月经周期或提前或延后7天以上，连续3个周期以上者，又称"经水先后无定期""月经愆期""经乱"等。

**2.病因病机**　病因多为肾虚、肝郁和脾虚。主要病机是冲任气血失调，血海蓄溢失常。

**3. 辨证论治**

| 证型 | 辨证要点 | 治法 | 方药 |
|------|---------|------|------|
| 肝郁证 | 经来先后无定，经量或多或少，色暗红或紫红，或有血块，或经行不畅，胸胁、乳房、少腹胀痛，脘闷不舒，时叹息，嗳气食少，苔薄白或薄黄，脉弦 | 疏肝理气调经 | 逍遥散 |
| 肾虚证 | 经行或先或后，量少，色淡暗，质清，或腰骶酸痛，或头晕耳鸣，舌淡，苔白，脉细弱 | 补肾调经 | 固阴煎 |

## 细目五 月经过多

**1. 概述** 月经量较正常明显增多，而周期基本正常者，称为"月经过多"，又称"经水过多"。

**2. 病因病机** 病因主要是气虚、血热和血瘀。主要病机是冲任不固，经血失于制约而致出血量多。

**3. 辨证论治**

| 证型 | 辨证要点 | 治法 | 方药 |
|------|---------|------|------|
| 气虚证 | 经行量多，色淡红，质清稀，神疲体倦，气短懒言，小腹空坠，面色㿠白，舌淡，苔薄，脉缓弱 | 补气升提，固冲止血 | 举元煎 |
| 血热证 | 经行量多，色鲜红或深红，质黏稠，口渴饮冷，心烦多梦，尿黄便结，舌红，苔黄，脉滑数 | 清热凉血，固冲止血 | 保阴煎加地榆、茜草、马齿苋 |
| 血瘀证 | 经行量多，色紫暗，质稠有血块，经行腹痛，或平时小腹胀痛，舌紫暗或有瘀点，脉涩有力 | 活血化瘀，固冲止血 | 失笑散加益母草、三七、茜草 |

**4. 举元煎和保阴煎的药物组成**

（1）举元煎：景岳书中举元煎，参芪炙草升术添，升阳举陷摄气血，血崩血脱服之敛。

（2）保阴煎：保阴煎中两地芩，柏草山药续断行，经来量多并烦渴，清热凉血功效灵。

## 细目六 月经过少

**1. 概述** 月经过少是指月经周期正常，月经量明显减少，或行经时间不足 2 天，甚或点滴即净者，又称"经水涩少""经水少""经量过少"等。

**2. 病因病机** 常见的病因有肾虚、血虚、血寒和血瘀。病机有虚实两个方面，虚者多因精亏血少，冲任血海亏虚，经血乏源；实者多由瘀血内停，或痰湿阻滞，冲任壅塞，血行不畅而月经过少。

**3. 辨证论治**

| 证型 | 辨证要点 | 治法 | 方药 |
|------|---------|------|------|
| 肾虚证 | 经来量少，不日即净，或点滴即止，血色淡暗，质稀，腰酸腿软，头晕耳鸣，小便频数，舌淡，苔薄，脉沉细 | 补肾益精，养血调经 | 归肾丸 |
| 血虚证 | 经来量少，不日即净，或点滴即止，经色淡红，质稀，头晕眼花，心悸失眠，皮肤不润，面色萎黄，舌淡，苔薄，脉细无力 | 养血益气调经 | 滋血汤 |
| 血瘀证 | 经行涩少，色紫黑有块，小腹刺痛拒按，血块下后痛减，或胸胁胀痛，舌紫暗或有瘀斑紫点，脉涩有力 | 活血化瘀，理气调经 | 桃红四物汤 |
| 痰湿证 | 月经量少，色淡红，质黏稠如痰，经期正常，形体肥胖，胸闷呕恶，或带下量多黏腻，舌淡苔白腻，脉滑 | 化湿燥痰调经 | 苍附导痰丸 |

**4. 归肾丸和苍附导痰丸的药物组成**

（1）归肾丸：景岳全书归肾丸，杜仲枸杞菟丝含，归地药苓山茱萸，调经补肾又养肝。

（2）苍附导痰丸：苍附导痰叶氏方，陈苓神曲夏姜南，甘草枳壳行气滞，痰浊经闭此方商。

### 细目七　经间期出血

**1. 概述**　月经周期基本正常，在两次月经之间氤氲之时，发生周期性出血者，称为"经间期出血"。

**2. 病因病机**　肾阴不足，或脾气虚弱，或湿热内蕴，或瘀阻胞络，当阳气内动之时，阴阳转化不协调，阴络易伤，损及冲任，血海固藏失职，血溢于外，酿成经间期出血。

**3. 鉴别诊断**

| 疾病 | 出血时间 | 血量 | 月经周期 | 伴随症状 |
|---|---|---|---|---|
| 经间期出血 | 两次月经之间，周期性出血 | 少 | 正常 | 基础体温测定提示出血发生在低高温交替时 |
| 月经先期 | 非经间期，但偶有落在经间期者 | 正常或多或少 | 提前 | 基础体温测定提示出血发生在体温由高温下降至低温开始时 |
| 月经过少 | 每次月经来潮时 | 少或点滴而下 | 正常 | — |
| 赤带 | 不定时，持续时间长 | 少 | 无周期性 | 反复发作，可有接触性出血。妇检可见宫颈糜烂、赘生物，子宫、附件压痛明显 |

**4. 辨证论治**

| 证型 | 辨证要点 | 治法 | 方药 |
|---|---|---|---|
| 肾阴虚证 | 经间期出血，量少，色鲜红，质稠，头晕耳鸣，腰腿酸软，手足心热，夜寐不宁，舌红，苔少，脉细数 | 滋肾益阴，固冲止血 | 两地汤合二至丸 |
| 湿热证 | 经间期出血，血色深红，质稠，平时带下量多色黄，小腹时痛，心烦口渴，口苦咽干，舌红，苔黄腻，脉滑数 | 清热除湿，固冲止血 | 清肝止淋汤 |
| 血瘀证 | 经间期出血，血色紫暗，夹有血块，小腹疼痛拒按，情志抑郁，舌紫暗或有瘀点，脉涩有力 | 化瘀止血 | 逐瘀止血汤 |

### 细目八　崩漏

**1. 概述**　妇女不在行经期间阴道突然大量出血，或淋沥下血不断者，称为"崩漏"，前者称为"崩中"，后者称为"漏下"。若经期延长达2周以上者，应属崩漏范畴。

**2. 病因病机**　主要病机是冲任损伤，不能制约经血。引起冲任不固的常见原因有肾虚、脾虚、血热和血瘀。

**3. 崩漏治疗原则及塞流、澄源、复旧的含义**　崩漏的治疗原则是急则治其标，缓则治其本，灵活运用塞流、澄源、复旧三法。

塞流，即是止血。崩漏以失血为主，止血是治疗本病的当务之急。澄源，即是求因治本。塞流、澄源两法常常是同步进行的。复旧，即是调理善后。崩漏在血止之后，应理脾益肾以善其后。

**4. 辨证论治**

| 证型 | 辨证要点 | 治法 | 方药 |
|---|---|---|---|
| 脾虚证 | 经血非时而下，量多如崩，或淋沥不断，色淡质稀，神疲体倦，气短懒言，不思饮食，四肢不温，或面浮肢肿，面色淡黄，舌淡胖，苔薄白，脉缓弱 | 健脾益气，固冲止血 | 固本止崩汤 |

| 证型 | | 辨证要点 | 治法 | 方药 |
|---|---|---|---|---|
| 肾虚证 | 肾气虚证 | 经乱无期，出血量多，势急如崩，或淋沥日久不净，或崩淋反复，色淡红或淡暗，质稀，面色晦暗或眼眶暗，小腹空坠，腰骶酸软，舌淡暗，苔白润，脉沉弱 | 补肾益气，固冲止血 | 加减苁蓉菟丝子丸加党参、黄芪、阿胶 |
| | 肾阴虚证 | 经血非时而下，出血量少或多，淋沥不断，血色鲜红，质稠，头晕耳鸣，腰酸膝软，手足心热，颧赤唇红，舌红，苔少，脉细数 | 滋肾益阴，固冲止血 | 左归丸合二至丸或滋阴固气汤 |
| | 肾阳虚证 | 经血非时而下，出血量多或淋沥不尽，色淡质稀，腰痛如折，畏寒肢冷，小便清长，大便溏薄，面色晦暗，舌淡暗，苔薄白，脉沉弱 | 温肾助阳，固冲止血 | 右归丸加党参、黄芪、三七 |
| 血热证 | 实热证 | 经血非时而下，量多如崩，或淋沥不断，血色深红，质稠，心烦少寐，渴喜冷饮，头晕面赤，舌红，苔黄，脉滑数 | 清热凉血，固冲止血 | 清热固经汤 |
| | 虚热证 | 经来无期，量少淋沥不尽或量多势急，色鲜红质稠，伴有潮热颧红，心烦少寐，眼干口渴，便干溲黄，舌红少苔，脉细数 | 养阴清热，固冲止血 | 上下相资汤 |
| 血瘀证 | | 经血非时而下，量多或少，淋沥不尽，血色紫暗有块，小腹疼痛拒按，舌紫暗或边尖有瘀点，脉涩或弦涩有力 | 活血祛瘀，固冲止血 | 逐瘀止血汤 |

**5. 清热固经汤的药物组成**

清热固经汤：清热固经用两地，龟板牡芩藕节榆，棕炭焦栀同甘草，血热崩漏此方奇，

# 细目九 闭经

**1. 概述** 原发性闭经是指女性年逾 16 岁，虽有第二性征发育但无月经来潮；或年逾 14 岁，尚无第二性征发育及月经。继发性闭经是指月经来潮后停止 3 个周期或 6 个月以上者。

**2. 病因病机** 闭经的病因病机不外虚实两端。虚者，多因肾气不足，冲任虚弱；或肝肾亏损，精血不足；或脾胃虚弱，气血乏源；或阴虚血燥等。实者，多为气血阻滞，或痰湿流注下焦，使血流不通，冲任受阻，血海阻隔，经血不得下行而成闭经。

**3. 鉴别诊断**

妊娠期停经：育龄期妇女月经停闭达 6 个月以上者，需与妊娠月经停闭鉴别。妊娠停经在月经停闭同时，尚有厌食、择食、恶心呕吐等早孕反应，并伴有乳头着色、乳房增大等妊娠体征。

**4. 治疗原则** 虚者，补而通之（补益肝肾，调养气血）；实者，泻而通之（活血化瘀，理气行滞，除邪调经）；虚实夹杂者，补中有通，攻中有养。

**5. 辨证论治**

| 证型 | 辨证要点 | 治法 | 方药 |
|---|---|---|---|
| 气血虚弱证 | 月经逐渐后延，量少，血色淡而质薄，继而停闭不行，面色萎黄或苍白，头目眩晕，神疲肢倦，间有头痛，心悸失眠，舌淡，苔薄白，脉细弱 | 益气养血调经 | 人参养荣汤 |
| 肾气亏损证 | 年逾 16 周岁尚未行经，或由月经后期量少渐至月经停闭，形体虚弱，全身发育欠佳，第二性征发育不良，或腰酸腿软，头晕耳鸣，舌淡红，苔少，脉沉弱或细涩 | 补益肾气，调理冲任 | 加减苁蓉菟丝子丸加淫羊藿、紫河车 |
| 阴虚血燥证 | 月经周期延后，经量少，色红质稠，渐至月经停闭不行，五心烦热，颧红唇干，盗汗甚至骨蒸劳热，干咳或咳嗽唾血，舌红，苔少，脉细数 | 养阴清热调经 | 加减一阴煎 |
| 气滞血瘀证 | 月经停闭不行，胸胁、乳房胀痛，精神抑郁，少腹胀痛拒按，烦躁易怒，舌紫暗，有瘀点，脉沉弦而涩 | 理气活血，祛瘀通经 | 血府逐瘀汤 |

| 辨证分型 | 辨证要点 | 治法 | 方药 |
|---|---|---|---|
| 痰湿阻滞证 | 月经延后，经量少，色淡质黏腻，渐至月经停闭，伴形体肥胖，胸闷泛恶，神疲倦怠，纳少痰多或带下量多、色白，苔腻，脉滑 | 健脾燥湿化痰，活血调经 | 四君子汤合苍附导痰丸 |

## 细目十 痛经

**1. 概述** 凡在经期或经行前后，出现周期性小腹疼痛，或痛引腰骶，甚至剧痛晕厥者，称为"痛经"，亦称"经行腹痛"。

**2. 病因病机** 主要病机在于邪气内伏或精血素亏，更值经期前后冲任二脉气血的生理变化急骤，导致胞宫的气血运行不畅，"不通则痛"；或胞宫失于濡养，"不荣则痛"，故使痛经发作。

**3. 辨证论治**

| 证型 | 辨证要点 | 治法 | 方药 |
|---|---|---|---|
| 气滞血瘀证 | 经前或经期小腹胀痛拒按，胸胁、乳房胀痛，经行不畅，经色紫暗有块，块下痛减，舌紫暗或有瘀点，脉弦或弦涩有力 | 理气行滞，化瘀止痛 | 膈下逐瘀汤 |
| 寒凝血瘀证 | 经前或经期小腹冷痛拒按，得热则痛减，月经或见推后，经血量少，色暗有块，畏寒肢冷，面色青白，舌暗，苔白，脉沉紧 | 温经散寒，化瘀止痛 | 少腹逐瘀汤或温经散寒汤 |
| 湿热瘀阻证 | 经前或经期小腹灼痛拒按，痛连腰骶，或平时小腹痛，至经前疼痛加剧，经量多或经期长，经色紫红，质稠或有血块，平素带下量多，黄稠臭秽，或伴低热，小便黄赤，舌红，苔黄腻，脉滑数或濡数 | 清热除湿，化瘀止痛 | 清热调血汤加车前子、薏苡仁、败酱草 |
| 气血虚弱证 | 经期或经后小腹隐痛喜按，月经量少，色淡质稀，神疲乏力，头晕心悸，失眠多梦，面色苍白，舌淡，苔薄，脉细弱 | 益气养血，调经止痛 | 圣愈汤 |
| 肾气亏损证 | 经期或经后小腹隐隐作痛，喜按，月经量少，色淡质稀，头晕耳鸣，腰酸腿软，小便清长，面色晦暗，舌淡，苔薄，脉沉细 | 补肾益精，养血止痛 | 益肾调经汤或调肝汤 |

## 细目十一 经行泄泻

**1. 概述** 每值行经之际，或行经前后，出现大便溏薄，甚或水泻，日解数次，经净自止者，称"经行泄泻"，又称"经来泄泻""经行而泻"。

**2. 病因病机** 本病的发生主要责之于脾肾虚弱。脾主运化，肾主温煦，为胃之关，主司二便。若二脏功能失于协调，脾气虚弱或肾阳不足，则运化失司，水谷精微不化，水湿内停。经行之际，气血下注冲任，脾肾益虚而致经行泄泻。

**3. 辨证论治**

| 证型 | 辨证要点 | 治法 | 方药 |
|---|---|---|---|
| 脾虚证 | 经前或经期大便泄泻，脘腹胀满，神疲肢倦，经行量多，色淡质稀，平时带下量多，色白质黏，无臭气，或面浮肢肿，舌淡胖，苔白腻，脉濡缓 | 补脾益气，除湿止泻 | 参苓白术散 |
| 肾虚证 | 经前或经期大便泄泻，晨起尤甚，腰酸腿软，畏寒肢冷，头晕耳鸣，月经量少，色淡，平时带下量多，质稀，面色晦暗，舌淡，苔白滑，脉沉迟无力 | 温阳补肾，健脾止泻 | 健固汤 |

## 细目十二 经行浮肿

**1. 概述** 每值行经前后，或正值经期，头面四肢浮肿者，称"经行浮肿"，或称"经来遍身浮肿""经来浮肿"

**2. 病因病机** 临床常见的有脾肾阳虚和气滞血瘀。思虑劳倦，损及脾肾（经行之际气血下注胞宫），脾肾阳虚，气化不利；情志内伤，肝失条达（经前、经时冲任气血壅滞），气机升降失常，水湿运化不利，溢于肌肤，发为水肿。

**3. 辨证论治**

| 证型 | 辨证要点 | 治法 | 方药 |
|---|---|---|---|
| 脾肾阳虚证 | 经行面浮肢肿，按之没指，晨起头面肿甚，月经推迟，经行量多，色淡质稀，腹胀纳减，腰膝酸软，大便溏薄，舌淡，苔白腻，脉沉缓或濡细 | 温肾化气，健脾利水 | 肾气丸合苓桂术甘汤 |
| 气滞血瘀证 | 经行肢体肿胀，按之随手而起，经色暗有块，脘闷胁胀，善叹息，舌紫暗，苔薄白，脉弦涩 | 理气行滞，养血调经 | 八物汤加泽泻、益母草 |

## 细目十三 经行吐衄

**1. 概述** 每逢经行前后，或正值行经之时，出现周期性的衄血或吐血，称"经行吐衄"，或称"倒经""逆经"

**2. 病因病机** 本病之因，由血热冲气上逆，迫血妄行所致。出于口者为吐，出于鼻者为衄。临床以鼻衄为多。常见肝经郁火、肺肾阴虚。

**3. 辨证论治**

| 证型 | 辨证要点 | 治法 | 方药 |
|---|---|---|---|
| 肝经郁火证 | 经前或经期吐血、衄血，量较多，色鲜红，月经可提前，量少甚或不行，心烦易怒，或两胁胀痛，口苦咽干，头晕耳鸣，尿黄便结，舌红苔黄，脉弦数 | 清肝调经 | 清肝引经汤 |
| 肺肾阴虚证 | 经前或经期吐血、衄血，量少，色暗红，月经每先期、量少，平素可有头晕耳鸣，手足心热，两颧潮红，潮热咳嗽，咽干口渴，舌红或绛，苔花剥或无苔，脉细数 | 滋阴养肺 | 顺经汤加牛膝 |

**4. 顺经汤的药物组成**

顺经汤：顺经四物去川芎，芥穗丹皮沙茯苓，再加茜草怀牛膝，顺气降逆不倒经。

## 细目十四 绝经前后诸证

**1. 概述** 妇女在绝经前后，出现烘热面赤，进而汗出，精神倦怠，烦躁易怒，头晕目眩，耳鸣心悸，失眠健忘，腰酸背痛，手足心热，或伴有月经紊乱等与绝经有关的症状，称"经断前后证"，又称"经断前后诸证"。

**2. 病因病机** 本病发生的病机以肾虚为主。常见的病因有肾阴虚、肾阳虚和肾阴阳两虚。

**3. 辨证论治**

| 证型 | 辨证要点 | 治法 | 方药 |
|---|---|---|---|
| 肾阴虚证 | 经断前后，月经周期紊乱，量少或多，经色鲜红，头晕耳鸣，腰酸腿软，烘热汗出，五心烦热，失眠多梦，口燥咽干，或皮肤瘙痒，舌红，苔少，脉细数 | 滋养肾阴，佐以潜阳 | 左归丸合二至丸加制首乌、龟甲 |

| 证型 | 辨证要点 | 治法 | 方药 |
|---|---|---|---|
| 肾阳虚证 | 经断前后，月经不调，量多或少，色淡质稀，头晕耳鸣，形寒肢冷，腰酸膝软，腹冷阴坠，小便频数或失禁，带下量多，精神萎靡，面色晦暗，舌淡，苔白滑，脉沉细而迟 | 温肾扶阳 | 右归丸 |
| 肾阴阳俱虚证 | 经断前后，时而畏寒恶风，时而潮热汗出，腰酸乏力，头晕耳鸣，五心烦热，月经紊乱，量少或多，舌红，苔薄，脉沉细 | 阴阳双补 | 二仙汤合二至丸加菟丝子、何首乌、龙骨、牡蛎 |

### 细目十五　经断复来

**1. 概述**　经断复来是指绝经期妇女月经停止 1 年或 1 年以上，又再次出现子宫出血，亦称为"年老经水复行"或"妇人经断复来"。

**2. 病因病机**　经断复来见于老年妇女，当进入老年期后，肾阴虚逐渐影响他脏，或脾虚肝郁、冲任失固，或湿热下注，或血热，或湿毒瘀结，损伤冲任，以致经断复行。

**3. 辨证论治**

| 证型 | 辨证要点 | 治法 | 方药 |
|---|---|---|---|
| 脾虚肝郁证 | 经断后阴道出血，量少，色淡，质稀；气短懒言，神疲肢倦，食少腹胀，胁肋胀满，舌苔薄白，脉弦无力 | 健脾调肝，安冲止血 | 安老汤 |
| 肾阴虚证 | 经断后阴道出血，量少，色鲜红，质稠；腰膝酸软，潮热盗汗，头晕耳鸣，口咽干燥，舌质偏红，苔少，脉细数 | 滋阴清热，安冲止血 | 知柏地黄丸加阿胶、龟甲 |
| 湿热下注证 | 绝经后阴道出血，色红或紫红，量较多；平时带下色黄有味，外阴及阴道瘙痒，口苦咽干，大便不爽，疲惫无力，纳谷不馨，小便短赤；舌质偏红，苔黄腻，脉细数 | 清热利湿，止血凉血 | 易黄汤加黄芩、茯苓、泽泻、侧柏叶、大小蓟 |
| 湿毒瘀结证 | 绝经后复见阴道出血，量少，淋漓不断，夹有杂色带下，恶臭，小腹疼痛，低热起伏，神疲，形体消瘦，舌质暗或有瘀斑，苔白腻，脉细弱 | 利湿解毒，化瘀散结 | 萆薢渗湿汤合桂枝茯苓丸，去滑石，加黄芪、三七 |

# 第四单元　带下病

### 细目一　概述

**1. 带下病的定义**　带下病是指带下量增多或减少，色、质、气味异常，或伴有全身或局部症状者。带下明显增多者称为带下过多；带下明显减少者称为带下过少。

**2. 带下病的治疗原则**　以除湿为主，治脾宜运、宜升、宜燥；治肾宜补、宜固、宜涩；湿热和热毒宜清、宜利；阴虚夹湿则补清兼施。

### 细目二　带下过多

**1. 概述**　带下过多是指带下量明显增多，色、质、气味异常，或伴有局部及全身症状者。

**2. 病因病机**　病机是湿邪伤及任、带二脉，使任脉不固，带脉失约。湿邪是导致本病的主要原因，但有内外之别。

**3. 辨证要点**　带下色深（黄、赤、青绿）、质黏稠、气味臭秽者，属实，属热；带下色淡（淡白、淡黄）、质稀，或有腥气者，属虚，属寒。

**4. 辨证论治**

| 证型 | 辨证要点 | 治法 | 方药 |
|---|---|---|---|
| 脾虚证 | 带下量多，色白或淡黄，质稀薄，或如涕如唾，绵绵不断，无臭，面色㿠白或萎黄，四肢倦怠，脘胁不舒，纳少便溏，或四肢浮肿，舌淡胖，苔白或腻，脉细缓 | 健脾益气，升阳除湿 | 完带汤 |
| 肾阳虚证 | 带下量多，绵绵不断，质清稀如水，腰酸如折，畏寒肢冷，小腹冷感，面色晦暗，小便清长，或夜尿多，大便溏薄，舌质淡，苔白润，脉沉迟 | 温肾培元，固涩止带 | 内补丸 |
| 阴虚夹湿证 | 带下量多，色黄或赤白相兼，质稠，有气味，阴部灼热感，或阴部瘙痒，腰酸腿软，头晕耳鸣，五心烦热，咽干口燥，或烘热汗出，失眠多梦，舌质红，苔少或黄腻，脉细数 | 滋肾益阴，清热利湿 | 知柏地黄汤 |
| 湿热下注证 | 带下量多，色黄或呈脓性，质黏稠，有臭气，或带下色白质黏，呈豆渣样，外阴瘙痒，小腹作痛，口苦口腻，胸闷纳呆，小便短赤，舌红，苔黄腻，脉滑数 | 清利湿热，解毒杀虫 | 止带方 |
| 热毒蕴结证 | 带下量多，黄绿如脓，或赤白相兼，或五色杂下，质黏腻，臭秽难闻，小腹疼痛，腰骶酸痛，烦热头晕，口苦咽干，小便短赤，大便干结，舌红，苔黄或黄腻，脉滑数 | 清热解毒 | 五味消毒饮加土茯苓、败酱草、鱼腥草、薏苡仁 |

**4. 完带汤的药物组成**

完带汤：完带二术与人参，山药白芍配草陈。柴胡车前黑芥穗，脾虚带下效无伦。

# 第五单元　妊娠病

## 细目一　概述

**1. 妊娠病的定义**　妊娠期间，发生与妊娠有关的疾病，称为"妊娠病"，又称"胎前病"。常见的疾病有妊娠恶阻、胎漏、胎动不安、妊高征、异位妊娠等。

**2. 妊娠病的诊断**　首先要明确妊娠诊断。根据停经史、早孕反应、脉滑等临床表现，结合辅助检查，如妊娠试验、基础体温、B超等判断是否妊娠。

**3. 妊娠病的发病机理**　阴血虚、脾肾虚、冲气上逆、气滞。

**4. 妊娠病的治疗原则**　胎元正常，治病与安胎并举；胎元异常，下胎以益母。

**5. 妊娠期间用药的注意事项**　①凡峻下、滑利、祛瘀、破血、耗气、散气及一切有毒药品，都应慎用或禁用。②禁用影响胎儿正常发育的药物。③慎用影响母体妊娠的药物；病情需要时，适量使用。④"衰其大半而止"。

## 细目二　妊娠恶阻

**1. 概述**　妊娠早期出现严重的恶心呕吐、头晕倦怠，甚至食入即吐者，称为"妊娠恶阻"。

**2. 病因病机**　病因是脾胃虚弱、肝胃不和。病机是冲脉之气上逆，胃失和降。

**3. 辨证论治**

| 证型 | 辨证要点 | 治法 | 方药 |
|---|---|---|---|
| 脾胃虚弱证 | 妊娠早期，恶心呕吐不食，甚则食入即吐，口淡，呕吐清水痰涎，头晕乏力，神疲嗜睡，脘痞腹胀，舌淡，苔白，脉细滑无力 | 健脾和胃，降逆止呕 | 香砂六君子汤 |

| 证型 | 辨证要点 | 治法 | 方药 |
|------|----------|------|------|
| 肝胃不和证 | 妊娠早期，恶心，呕吐酸水或苦水，恶闻油腻，烦渴，口苦口干，头胀头晕，胸满胁痛，嗳气叹息，舌淡红，苔微黄，脉弦滑 | 清肝和胃，降逆止呕 | 橘皮竹茹汤 |

### 细目三 妊娠腹痛

**1. 概述** 妊娠期间，出现以小腹疼痛为主的病症，称为"妊娠腹痛"。

**2. 病因病机** 发病机理主要是胞脉阻滞、气血运行不畅。不通则痛为实，不荣则痛为虚。常见分型有血虚、虚寒、气郁等。

### 细目四 胎漏、胎动不安

**1. 概述** 妊娠期间，阴道不时有少量出血，时出时止，或淋沥不断，而无腰酸、腹痛、小腹下坠者，称为"胎漏"，也称"胞漏""漏胎"。妊娠期间出现腰酸、腹痛、小腹下坠，或伴有少量阴道出血者，称为"胎动不安"。

**2. 堕胎、小产、暗产的定义** 凡妊娠12周内，胚胎自然殒堕者，称为堕胎；妊娠12～28周内，胎儿已成形而自然殒堕者，称为小产，亦称半产。怀孕1个月不知受孕而殒堕者，称为暗产。

**3. 病因病机** 胎漏、胎动不安的主要病机是冲任损伤，胎元不固。常见病因有肾虚、血热、气血虚弱、血瘀。

**4. 辨证论治**

| 证型 | 辨证要点 | 治法 | 方药 |
|------|----------|------|------|
| 肾虚证 | 妊娠期阴道少量出血，色淡暗，腰酸，腹痛，下坠，或曾屡孕屡堕，头晕耳鸣，夜尿多，眼眶暗黑或有面部暗斑，舌淡暗，苔白，脉沉细滑，尺脉弱 | 补肾健脾，益气安胎 | 寿胎丸加党参、白术或滋肾育胎丸 |
| 血热证 | 妊娠期阴道少量下血，色鲜红或深红，质稠，或腰酸，口苦咽干，心烦不安，便结溺黄，舌质红，苔黄，脉滑数 | 清热凉血，养血安胎 | 保阴煎或当归散 |
| 气血虚弱证 | 妊娠期少量阴道出血，色淡红，质清稀，或小腹空坠而痛，腰酸、面色㿠白、心悸气短、神疲肢倦，舌质淡，苔薄白，脉细弱略滑 | 补气养血，固肾安胎 | 胎元饮 |
| 癥瘕伤胎证 | 宿有癥积，孕后常有腰酸，腹痛下坠，阴道不时下血，色暗红，或妊娠期跌仆闪挫，继之腹痛，或少量阴道出血，舌暗红或有瘀斑，脉弦滑或沉弦 | 活血消癥，补肾安胎 | 桂枝茯苓丸合寿胎丸 |

**5. 寿胎丸和胎元饮的药物组成**

（1）寿胎丸：寿胎丸中用菟丝，寄生续断阿胶施，妊娠中期小腹痛，固肾安胎此方咨。

（2）胎元饮：胎元饮中地芍归，杜仲陈草参术配，冲任失司胎不固，对症治疗须加味。

### 细目五 子肿

**1. 概述** 妊娠中晚期，孕妇出现肢体面目肿胀者，称"子肿"，又称"妊娠肿胀"。

**2. 病因病机** 脾肾阳虚，水湿不化，或气滞湿停为妊娠肿胀的主要发病机理。

**3. 辨证论治**

| 证型 | 辨证要点 | 治法 | 方药 |
|------|----------|------|------|
| 脾虚证 | 妊娠数月,四肢面目浮肿或遍及全身,皮薄光亮,按之凹陷不起+脾阳虚证(面色㿠白无华,神疲气短懒言,口淡而腻,脘腹胀满,食欲不振,小便短少,大便溏薄)+舌淡体胖,边有齿印,苔白润而腻,脉缓滑 | 健脾利水 | 白术散 |
| 肾虚证 | 妊娠数月,面浮肢肿,下肢尤甚,按之如泥+肾阳虚证(腰酸乏力,下肢逆冷,小便不利)+舌淡,苔白润,脉沉迟 | 补肾温阳,化气行水 | 真武汤 |
| 气滞证 | 妊娠3~4个月后,肢体肿胀,始于两足,渐延于腿,皮色不变,随按随起+气滞证(胸闷胁胀,头晕胀痛)+苔薄腻,脉弦滑 | 理气行滞,除湿消肿 | 天仙藤散 |

## 易混考点解析

| 经行浮肿 | | 子肿 | |
|------|------|------|------|
| 证型 | 方药 | 证型 | 方药 |
| 脾肾阳虚证 | 肾气丸合苓桂术甘汤 | 脾虚证 | 白术散 |
| | | 肾虚证 | 真武汤 |
| 气滞血瘀证 | 八物汤加泽泻、益母草 | 气滞证 | 天仙藤散 |

### 细目六 妊娠小便淋痛

**1. 概述** 妊娠期间出现尿频、尿急、淋沥涩痛等症,称"妊娠小便淋痛",亦称"妊娠小便难",俗称"子淋"。

**2. 病因病机** 总因于热,病机是膀胱郁热,气化失司,水道不利。其热有虚实之分,虚者阴虚内热;实者心火亢盛,湿热下注。

**3. 辨证论治**

| 证型 | 辨证要点 | 治法 | 方药 |
|------|----------|------|------|
| 阴虚津亏证 | 妊娠期间,小便频数,淋沥涩痛,量少,色淡黄+阴虚内热证候,舌红少苔,脉细滑数 | 滋阴清热,润燥通淋 | 知柏地黄丸 |
| 心火偏亢证 | 妊娠期间,小便频数,尿少色黄,艰涩刺痛+心火上炎证候,舌红欠润,少苔或无苔,脉细数 | 清心泻火,润燥通淋 | 导赤散 |
| 湿热下注证 | 妊娠期间,突然尿频、尿急、尿痛,尿不尽感,欲解不能,小便短赤+湿热下注证,舌红,苔黄腻,脉弦滑数 | 清热利湿,润燥通淋 | 加味五苓散 |

### 细目七 妊娠小便不通

妊娠期间,小便不通,甚至小腹胀急疼痛,心烦不得卧,称为"妊娠小便不通",又称"转胞"或"胞转"。常见于妊娠中晚期(妊娠7~8个月)。

# 第六单元　产后病

## 细目一　概述

**1.产后病的定义**　产妇在新产后及产褥期间，发生与分娩或产褥有关的疾病。

**2.产后"三冲""三病""三急"的内容**　产后三冲，即冲心、冲胃、冲肺。产后三病，是指病痉、病郁冒、大便难。产后三急，即呕吐、盗汗、泄泻。

**3.病因病机**　由产后亡血伤津、元气受损、瘀血内阻、外感六淫或饮食房劳所伤形成的"多虚多瘀"的病机特点。

**4.产后"三审"**　先审小腹痛与不痛，以辨有无恶露停滞；次审大便通与不通，以验津液盛衰；再审乳汁行与不行和饮食多少，以察胃气的强弱。

**5.治疗原则**　不拘于产后，也勿忘于产后。注意点：补虚扶正与逐瘀攻邪的关系。

**6.用药"三禁"**　禁大汗以防亡阳。禁峻下以防亡阴。禁通利小便以防亡津液。

## 细目二　产后血晕

**1.概述**　产妇分娩后突然头晕眼花，不能起坐，或心胸满闷，恶心呕吐，痰涌气急，心烦不安，甚则神昏口噤，不省人事，称为"产后血晕"。本病为产后危重急症之一，属于"三冲"。

**2.病因病机**　虚证多因素体气血虚弱或产时失血过多；实证多因产时或产后感受风寒，寒凝血瘀。

**3.鉴别诊断**

（1）产后郁冒与产后血晕

| 疾病 | 相同点 | 不同点 |
| --- | --- | --- |
| 产后血晕 | 都可见眩晕症状 | 多由于产后阴血暴亡，心神失养，或瘀血停滞，气逆攻心所致，晕来势急，病情严重。临床诊断以不省人事、口噤，甚则昏迷不醒为特点 |
| 产后郁冒 | | 多由产后亡血复汗感受寒邪所致，症见头晕目瞀，郁闷不适，呕不能食，大便反坚，但头汗出 |

（2）产后痉病与产后血晕

| 疾病 | 相同点 | 不同点 |
| --- | --- | --- |
| 产后血晕 | 都可见口噤不开症状 | 多与产后阴血暴亡，心神失养，或瘀血停滞，气逆攻心所致，晕来势急，病情严重。临床诊断以不省人事、口噤，甚则昏迷不醒为特点 |
| 产后痉病 | | 多由于产时创伤，感染邪毒、或产后亡血伤津，筋脉失养所致。其发病时间较产后血晕缓慢。其症状以四肢抽搐、项背强直，角弓反张为主 |

（3）产后子痫与产后血晕

| 疾病 | 相同点 | 不同点 |
| --- | --- | --- |
| 产后血晕 | 都可见神志不清症状 | 多与产后阴血暴亡，心神失养，或瘀血停滞，气逆攻心所致，晕来势急，病情严重。临床诊断以不省人事、口噤，甚则昏迷不醒为特点。产后血晕无下述病史及典型的抽搐症状 |
| 产后子痫 | | 除了产前有头晕目眩、头面及四肢浮肿、高血压、蛋白尿等病史以外，尚有典型的抽搐症状 |

**4. 辨证论治**

| 证型 | 辨证要点 | 治法 | 方药 |
|------|---------|------|------|
| 血虚气脱证 | 产时或产后失血过多，突然晕眩、面色苍白，心悸愦闷，甚则昏不知人，眼闭口开，手撒肢冷，冷汗淋漓，舌淡无苔，脉微欲绝或浮大而虚 | 益气固脱 | 参附汤 |
| 瘀阻气闭证 | 产后恶露不下或量少，少腹阵痛拒按，突然头晕眼花，不能起坐，甚则心下急满，气粗喘促，神昏口噤，不省人事，两手握拳，牙关紧闭，面色青紫，唇舌紫暗，脉涩 | 行血逐瘀 | 夺命散 |

## 细目三 产后发热

**1. 概述** 在产褥期间，出现发热持续不退，或突然高热寒战，并伴有其他症状者。

**2. 病因病机** 产后发热的原因较为复杂，但致病机理与产后"正气易虚，易感病邪，易生瘀滞"的特殊生理状态密切相关。其常见病因有感染邪毒、外感、血瘀、血虚。

**3. 辨证论治**

| 证型 | 辨证要点 | 治法 | 方药 |
|------|---------|------|------|
| 感染邪毒证 | 产后高热寒战，热势不退，小腹疼痛拒按，恶露量或多或少，色紫暗如败酱，气臭秽，心烦口渴，尿少色黄，大便燥结，舌红苔黄，脉数有力 | 清热解毒，凉血化瘀 | 五味消毒饮合失笑散 |
| 外感证 | 产后恶寒发热，鼻流清涕，头痛，肢体酸痛，无汗，舌苔薄白，脉浮紧 | 养血祛风，疏解表邪 | 荆穗四物汤 |
| 血虚证 | 产后低热不退，腹痛绵绵，喜按，恶露量或多或少，色淡质稀，自汗，头晕心悸，舌质淡，苔薄白，脉细数 | 养血益气，和营退热 | 补中益气汤 |
| 血瘀证 | 产后寒热时作，恶露不下或下亦甚少，色紫暗有块，小腹疼痛拒按，舌质紫暗或有瘀点，脉弦涩 | 活血化瘀，和营除热 | 生化汤 |

## 细目四 产后腹痛

**1. 概述** 产妇在产褥期内，发生与分娩或产褥有关的小腹疼痛。其中因瘀血引起者，称"儿枕痛"。本病以新产后多见。

**2. 病因病机** 病因是气血两虚、瘀滞子宫。病机是气血运行不畅，不荣则痛；迟滞而痛，不通则痛。

**3. 辨证论治** 治疗原则以"补虚化瘀，调畅气血"为主。

| 证型 | 辨证要点 | 治法 | 方药 |
|------|---------|------|------|
| 气血两虚证 | 产后小腹隐隐作痛，数日不止，喜按喜揉，恶露量少，色淡红，质稀无块＋气血虚证候，舌质淡，苔薄白，脉细弱 | 补血益气，缓急止痛 | 肠宁汤 |
| 瘀滞子宫证 | 产后小腹疼痛，拒按，得热痛缓，恶露量少，涩滞不畅，色紫暗有块，块下痛减＋血寒或气滞证候，舌质紫暗，脉沉紧或弦涩 | 活血化瘀，温经止痛 | 生化汤 |

**4. 生化汤的药物组成**

生化汤：生化汤是产后方，归芎桃草酒炮姜，消瘀活血功偏擅，止痛温经效亦彰。

## 细目五 产后恶露不绝

**1. 概述** 产后恶露（血性）持续 10 天以上，仍淋沥不断者，称为"恶露不绝"，又称"恶露不尽"。

**2. 病因病机** 病机主要是胞宫藏泻失度，冲任不固，血海不宁。常见病因有气虚、血热、血瘀。

**3. 辨证论治**

| 证型 | 辨证要点 | 治法 | 方药 |
|------|----------|------|------|
| 气虚证 | 产后恶露过期不止，量多或淋沥不尽，色淡红，质稀，无臭味 + 气虚证候 | 补气摄血固冲 | 补中益气汤 |
| 血热证 | 产后恶露过期不止，量较多，色深红，质黏稠，气臭秽 + 阴虚血热证候 | 养阴清热止血 | 保阴煎 |
| 血瘀证 | 产后恶露过期不止，淋沥量少，色紫暗，夹有血块，块下痛减，小腹疼痛拒按，舌紫暗或边有瘀点，脉沉涩 | 活血化瘀止血 | 生化汤 |

## 易混考点解析

| 月经过多 | | 产后恶露不绝 | |
|----------|------|--------------|------|
| 证型 | 方药 | 证型 | 方药 |
| 气虚证 | 举元煎 | 气虚证 | 补中益气汤 |
| 虚热证 | 保阴煎 | 血热证 | 保阴煎 |
| 血瘀证 | 失笑散 | 血瘀证 | 生化汤 |

# 第七单元　妇科杂病

### 细目一　概述

**1. 妇科杂病的定义**　凡不属于经、带、胎、产疾病范围，而又与妇女解剖、生理、病机特点密切相关的各种妇科疾病，统称为妇科杂病。

**2. 妇科杂病的范围**　癥瘕、盆腔炎、不孕症、阴痒、阴疮、子宫脱垂、妇人脏躁等。

**3. 妇科杂病的病因病机**　气滞血瘀，湿热瘀结，痰湿壅阻，肾虚，肝郁，脾虚，冲任、胞脉胞络损伤，以及脏阴不足。

**4. 妇科杂病的治疗**　重在整体调补肾、肝、脾功能，调理气血，调治冲任、胞宫，以恢复其生理功能，并注意祛邪。

### 细目二　癥瘕

**1. 概述**　妇女下腹结块，伴有或胀，或痛，或满，或异常出血者，称为癥瘕。癥者有形可征，固定不移，推揉不散，痛有定处，病属血分；瘕者假聚成形，聚散无常，推之可移，痛无定处，病属气分。

**2. 病因病机**　癥瘕的发生主要是由于机体正气不足，风寒湿热之邪内侵，或七情、房事、饮食内伤，脏腑功能失调。其主要病因有气滞血瘀、痰湿瘀结、湿热瘀阻和肾虚血瘀。

**3. 辨证论治**

| 证型 | 辨证要点 | 治法 | 方药 |
|------|----------|------|------|
| 气滞血瘀证 | 下腹结块，触之有形，按之痛或不痛，小腹胀满，月经先后不定，经血量多有块，经行难净，经色暗 + 气滞血瘀证候，舌质紫暗或有瘀点、瘀斑，脉沉弦涩 | 行气活血，化瘀消癥 | 香棱丸或大黄䗪虫丸 |
| 痰湿瘀结证 | 下腹结块，触之不坚，固定难移，经行量多，淋沥难净，经间带下增多 + 痰湿瘀结证候，舌体胖大、紫暗，有瘀斑、瘀点，苔白厚腻，脉弦滑或沉涩 | 化痰除湿，活血消癥 | 苍附导痰丸合桂枝茯苓丸 |

续表

| 证型 | 辨证要点 | 治法 | 方药 |
|---|---|---|---|
| 湿热瘀阻证 | 下腹部肿块，热痛起伏，触之痛剧，痛连腰骶，经行量多，经期延长，带下量多，色黄如脓，或赤白相杂＋湿热瘀阻证候，舌暗红，有瘀斑，苔黄，脉弦滑数 | 清热利湿，化瘀消癥 | 大黄牡丹汤 |
| 肾虚血瘀证 | 下腹部结块，触痛，月经量多或少，经行腹痛较剧，经色紫暗有块，婚久不孕或曾反复流产＋肾虚证候，舌暗，脉弦细 | 补肾活血，消癥散结 | 补肾祛瘀方或益肾调经汤 |

### 细目三　盆腔炎

**1. 概述**　女性内生殖器及其周围的结缔组织、盆腔腹膜发生的炎症，称为盆腔炎。本病分为急性和慢性两种。

**2. 病因病机**

（1）急性盆腔炎：多发在产后、流产后、宫腔内手术处置后，或经期卫生保健不当之际，邪毒乘虚侵袭，稽留于冲任及胞宫脉络，与气血相搏结，邪正交争，而发热疼痛；邪毒炽盛则腐肉酿脓，甚至泛发为急性腹膜炎、感染性休克。常见病因有热毒炽盛、湿热瘀结。

（2）慢性盆腔炎：其病因病机主要是经行产后，胞门未闭，风寒湿热之邪或虫毒乘虚内侵，与冲任气血相搏结，蕴积于胞宫，反复进退，耗伤气血，虚实错杂，缠绵难愈。常见病因有湿热瘀结、气滞血瘀、寒湿凝滞、气虚血瘀。

**3. 辨证论治**

| 证型 | | 辨证要点 | 治法 | 方药 |
|---|---|---|---|---|
| 急性盆腔炎 | 热毒炽盛证 | 高热腹痛，恶寒或寒战，下腹部疼痛拒按，带下量多、色黄，或脓血，大便秘结，小便短赤，舌红，苔黄厚，脉滑数 | 清热解毒，利湿排脓 | 五味消毒饮合大黄牡丹汤 |
| 急性盆腔炎 | 湿热瘀结证 | 下腹部疼痛拒按或胀满，热势起伏，寒热往来，带下量多、色黄，质稠，味臭秽，舌红，有瘀点，苔黄厚，脉弦滑 | 清热利湿，化瘀止痛 | 仙方活命饮加薏苡仁、冬瓜仁 |
| 慢性盆腔炎 | 湿热瘀结证 | 少腹部隐痛或疼痛拒按，痛连腰骶，低热，经行或劳累加重，带下量多，色黄，大便秘结，尿黄，舌红，苔黄腻，脉弦数或滑数 | 清热利湿，化瘀止痛 | 银甲丸或当归芍药散加丹参、毛冬青、忍冬藤、田七 |
| 慢性盆腔炎 | 气滞血瘀证 | 少腹部胀痛或刺痛，经行腰腹疼痛加重，经量多，有血块，带下量多，婚后多年不孕，经前乳房胀痛，舌紫暗，有瘀斑，苔薄，脉弦涩 | 活血化瘀，理气止痛 | 膈下逐瘀汤 |
| 慢性盆腔炎 | 寒湿凝滞证 | 小腹冷痛，或坠胀疼痛，经行腹痛加重，喜热恶寒，得热痛减，月经错后，经量少色暗，带下淋沥，腰骶冷痛，小便频数，婚久不孕，舌暗红，苔白腻，脉沉迟 | 祛寒除湿，活血化瘀 | 慢盆汤（四版《中医妇科学》） |
| 慢性盆腔炎 | 气虚血瘀证 | 下腹部疼痛结块，缠绵日久，痛连腰骶，经行加重，经量多，有血块，带下量多，疲乏无力，舌暗红，有瘀点，苔白，脉弦紧无力 | 益气健脾，化瘀散结 | 理冲汤 |

### 细目四　不孕症

**1. 概述**　凡女子婚后未避孕，有正常性生活，同居 1 年以上，而未受孕者，称原发性不孕，古称"全不产"。曾有过妊娠，而后未孕，又连续 1 年以上未再受孕者，称继发性不孕，古称"断绪"。

**2. 病因病机**　虚者因冲任、胞宫失于濡养与温煦，难以成孕，主要因素有肾阳亏损和肾阴不足。实者因瘀滞内停，冲任受阻，不能摄精成孕，主要因素有肝郁、痰湿和血瘀。

**3. 辨证论治**

| 证型 | | 辨证要点 | 治法 | 方药 |
|---|---|---|---|---|
| 肾虚证 | 肾气虚证 | 婚久不孕，月经不调或停闭，经量或多或少，色暗＋肾气虚证候，舌淡，苔薄，脉沉细 | 补肾益气，温养冲任 | 毓麟珠 |
| | 肾阳虚证 | 婚久不孕，月经推后或停闭不行，色淡暗，性欲淡漠，小腹冷，带下量多，清稀如水，或子宫发育不良＋肾阳虚证候，舌淡暗，苔白，脉沉细尺弱 | 温肾暖宫，调补冲任 | 温胞饮或右归丸 |
| | 肾阴虚证 | 婚久不孕，月经提前、量少或停闭，经色鲜红，或行经时间延长，甚至崩中或漏下不止＋肾阴虚证候，舌红略干，苔少，脉细或细数 | 滋肾养血，调补冲任 | 养精种玉汤 |
| 肝气郁结证 | | 婚久不孕，月经或先或后，经量多少不一，经来腹痛＋肝郁证候，舌暗红或有瘀点、瘀斑，脉弦细 | 疏肝解郁，理血调经 | 开郁种玉汤 |
| 瘀滞胞宫证 | | 婚久不孕，月经推后或周期正常，经来腹痛，或进行性加剧，经量多少不一，经色紫暗，有血块、块下痛减，或经行不畅，淋沥难净，或经间出血，或肛门坠胀不适，性交痛，舌紫暗或有瘀点、瘀斑，脉弦或弦细涩 | 逐瘀荡胞，调经助孕 | 少腹逐瘀汤 |
| 痰湿内阻证 | | 婚久不孕，形体肥胖，月经推后，甚停闭不行，带下量多，色白质黏无臭＋痰湿证候，舌淡胖，苔白腻，脉滑 | 燥湿化痰，理气调经 | 苍附导痰丸 |

## 细目五　阴痒

**1. 概述**　妇女外阴及阴道瘙痒，甚则痒痛难忍，坐卧不宁，或伴有带下增多等，称为"阴痒"。

**2. 病因病机**　本病内因为脏腑虚损，肝肾功能失常；外因多见会阴局部损伤，带下、尿液停积，湿蕴而生热，湿热生虫，虫毒侵蚀，则致外阴痒痛难忍。常见病因有肝经湿热、肝肾阴虚。

**3. 辨证论治**

| 证型 | 辨证要点 | 治法 | 方药 |
|---|---|---|---|
| 肝经湿热证 | 阴部瘙痒难忍，坐卧不安，外阴皮肤粗糙增厚，有抓痕，黏膜充血破溃，或带下量多，色黄如脓，或呈泡沫米泔样，或灰白如凝乳，味腥臭＋湿热证候 | 清热利湿，杀虫止痒 | 龙胆泻肝汤或萆薢渗湿汤，外用蛇床子散 |
| 肝肾阴虚证 | 阴部瘙痒难忍，干涩灼热，夜间加重，或会阴部肤色变浅白，皮肤粗糙，皲裂破溃＋肝肾阴虚证候 | 滋阴补肾，清肝止痒 | 知柏地黄汤加当归、栀子、白鲜皮 |

**4. 阴痒的外治法**

（1）熏洗盆浴：蛇床子 30g，百部 30g，苦参 30g，徐长卿 15g，黄柏 20g，荆芥（或薄荷）20g(后下)。亦可选用市售洁尔阴、洁身纯等中药制剂。

（2）阴道纳药：根据白带检查结果，针对病源选药。

## 细目六　阴挺（子宫脱垂）

**1. 概述**　妇女子宫下脱，甚则挺出阴户之外，或阴道壁膨出，前者为阴挺，西医称为"子宫脱垂"；后者为阴道壁膨出，又称"阴菌""阴脱"。因其多发于产后，故又有"产肠不收"之称。

**2. 病因病机**　气虚下陷与肾虚不固，致胞络损伤，不能提摄子宫。

**3. 辨证论治**

| 证型 | 辨证要点 | 治法 | 方药 |
|---|---|---|---|
| 气虚证 | 子宫下移或脱出于阴道口外，阴道壁松弛膨出，劳则加剧，小腹下坠，四肢无力，少气懒言，面色少华，小便频数，带下量多，质稀色白，舌淡苔薄，脉缓弱 | 补中益气，升阳举陷 | 补中益气汤加金樱子、杜仲、续断 |
| 肾虚证 | 子宫下脱，日久不愈，头晕耳鸣，腰膝酸软，小腹下坠，小便频数，夜间尤甚，带下清稀，舌淡红，脉沉弱 | 补肾固脱，益气升提 | 大补元煎加黄芪 |

# 第八章 中医儿科学

【本章通关解析】

中医儿科学是中医学的一门重要临床课程，在历年传统医学师承及确有专长人员出师考核中占有重要地位。在综合笔试中，本科目平均每年出题约占 30 分（综合笔试总分 300 分）。

本科目重点考查的是新生儿疾病和小儿肺系统、脾系统、肾系统和心肝系统疾病，以及儿科传染病。本章重点掌握五个方面内容：一是辨病；二是病因病机；三是证候类型；四是治疗方法；五是使用方剂。复习过程中，要抓住该病的诊断要点，记忆证候类型和辨证要点，强化记忆治疗方剂。其中病机－证候－治法三者是有机联系的，病机和证候有着内在联系，一般来说，有几种发病机制，就有几种证候类型，而治法又是针对证候而确立的。

学习过程中，考生需注意儿科疾病与内、妇科相同疾病的比较，如儿科感冒与内科感冒、小儿泄泻与经行泄泻、内科泄泻等，从中找到联系与区别，以便加强记忆。

## 第一单元 小儿生长发育

### 细目一 小儿年龄分期

**1. 胎儿期** 从男女生殖之精相合而受孕，直至分娩断脐，胎儿出生。特点：妊娠早期 12 周的胚胎期，最易受到各种病理因素伤害。

**2. 新生儿期** 从出生后脐带结扎开始，至生后满 28 天。特点：易患产伤、窒息、硬肿、脐风等疾病。

**3. 婴儿期** 出生 28 天后至 1 周岁。特点：自身免疫力尚未健全，容易发生肺系疾病、脾系疾病及各种传染病。

**4. 幼儿期** 1 周岁后至 3 周岁。特点：容易发生吐泻、疳证等脾系疾病；传染病发病率增高；易于发生中毒、烫伤等事故。

**5. 学龄前期** 3 周岁后到 7 周岁。特点：容易发生意外伤害，如溺水、烫伤等。

**6. 学龄期** 7 周岁后至青春期来临（女 12 岁，男 13 岁）。特点：注意保护视力，防止近视；防治龋齿；注意情绪和行为变化，减少精神行为障碍的发病率。

**7. 青春期** 一般女孩自 11～12 岁到 17～18 岁，男孩自 13～14 岁到 18～20 岁。特点：青春期体格发育出现第二次高峰；容易出现各种身心疾病，如月经紊乱、性心理障碍、酗酒等。

### 细目二 小儿生长发育

**1. 体重测量方法、正常值及临床意义**

（1）方法：测量体重，宜在清晨空腹，排空大小便，仅穿单衣的情况下进行。平时以餐后 2 小时称量为佳。

（2）正常值：出生时体重约为 3kg，出生后前半年平均每月增长约 0.7kg，后半年平均每月增长约 0.5kg，1 周岁以后平均每年增加约 2kg。小儿体重推算公式：

$$6 \text{个月以下体重（kg）} = \text{出生时体重} + 0.7 \times \text{月龄}$$
$$7 \sim 12 \text{个月体重（kg）} = 6 + 0.25 \times \text{月龄}$$

$$1 岁以上体重（kg）=8+2× 年龄$$

（3）临床意义：①体重测定可以反映小儿体格生长状况和衡量小儿营养情况。②体重是临床用药的主要依据。③体重增长过快常见于肥胖症；体重低于正常均值的 85% 者为营养不良。

**2. 身长（高）正常值及临床意义**

（1）正常值：出生时身长约为 50cm。生后第一年增长约 25cm。2 周岁后至青春期身高增长每年约 7cm。进入青春期，身高增长出现第二个高峰。2 岁后至 12 岁儿童的身高推算公式：

$$身高（cm）=70+7× 年龄$$

（2）临床意义：身高（长）是反映骨骼发育的重要指标之一，其增长与种族、遗传、体质、营养、运动、疾病等因素有关。身高的显著异常是疾病的表现，身高低于正常均值的 70%，考虑侏儒症、克汀病和营养不良。

**3. 囟门测量方法、闭合时间及临床意义**

（1）测量方法：前囟是额骨与顶骨之间的菱形间隙，以囟门对边中点间的连线距离表示，出生时 1.5 ～ 2cm。前囟应在小儿出生后的 12 ～ 18 个月闭合。后囟在部分小儿出生时就已闭合，未闭合者应在生后 2 ～ 4 个月内闭合。

（2）临床意义：囟门闭合时间对某些疾病诊断有一定意义。囟门早闭且头围明显小于正常者，为头小畸形；囟门迟闭及头围大于正常者，常见于解颅（脑积水）、佝偻病等。囟门凹陷多见于阴伤液竭之失水；囟门凸出多见于热炽气营之脑炎、脑膜炎等。

**4. 乳牙和恒牙的萌出时间、数目正常值及临床意义**

（1）乳牙萌出时间及正常值：生后 4 ～ 10 个月乳牙开始萌出；乳牙在 2 ～ 2.5 岁出齐；6 岁左右开始萌出第 1 颗恒牙。2 岁以内乳牙颗数可用以下公式推算：

$$乳牙数 = 月龄 –4（或 6）$$

（2）临床意义：出牙时间推迟或出牙顺序混乱，常见于佝偻病、呆小病、营养不良。

**5. 呼吸、脉搏、血压的正常值及与年龄增长的关系**

（1）呼吸脉搏与年龄的关系：小儿呼吸、脉搏的正常频率，随着年龄增长而逐渐减低。

（2）血压与年龄的关系：小儿血压的正常值，随着年龄增长而逐渐增高。血压正常值可用以下公式推算：

$$收缩压（mmHg）= 80+2× 年龄$$
$$舒张压（mmHg）= 收缩压 ×2/3$$

**6. 动作发育、语言发育要点**

（1）运动发育规律：由上向下、由粗到细、由不协调到协调。

①粗动作：新生儿仅有反射性活动（如吮吸、吞咽等）和不自主的活动；1 个月小儿睡醒后常做欠伸动作；"二抬四撑六会坐，七滚八爬周会走"；18 个月可跑步和倒退行走；24 个月时可双足并跳；36 个月会骑三轮车。

②细动作：新生儿时双手握拳；3 ～ 4 个月时可自行玩手；5 个月时眼与手的动作取得协调；5 ～ 7 个月时出现换手与捏、敲等探索性的动作；9 ～ 10 个月时可用拇指、食指拾东西；12 ～ 15 个月时学会用匙，乱涂画；18 个月时能摆放 2 ～ 3 块方积木；2 岁时会粗略地翻书页；3 岁时会穿简单的衣服。

（2）语言发育：小儿语言发育要经过发音、理解与表达三个阶段。

## 细目三 小儿生理、病因、病理特点

**1. 生理特点及临床意义**

（1）脏腑娇嫩，形气未充：稚阳未充，稚阴未长。小儿的脏腑娇嫩，是指小儿五脏六腑的形与气皆属不足，其中又以肺、脾、肾三脏不足更为突出。

（2）生机蓬勃，发育迅速：纯阳之体。小儿的机体，无论是在形态结构方面，还是在生理功能方面，都在不断地、迅速地发育成长。

**2. 病因特点及临床意义** 外感因素、乳食因素、先天因素、情志因素、意外因素、其他因素。

**3. 病理特点及临床意义** ①发病容易，传变迅速。②脏气清灵，易趋康复。

## 细目四 儿科四诊特点

**1. 儿科四诊应用特点** 既主张四诊合参，又特别重视望诊。

**2. 望诊特点及临床意义**

（1）望神色（同中医诊断学）

（2）望形态

| 发育情况 | ①凡发育正常，筋骨强健，肌丰肤润，毛发黑泽，姿态活泼者，是胎禀充足，营养良好，属健康表现；<br>②若生长迟缓，筋骨软弱，肌瘦形瘠，皮肤干枯，毛发萎黄，囟门逾期不合，姿态呆滞者，为胎禀不足，营养不良，属于病态 |
|---|---|
| 头 | ①头小顶尖，颅缝闭合过早，是头小畸形；<br>②头大颌缩，前囟宽大，头缝开解，目珠下垂，见于解颅；<br>③前囟及眼窝凹陷，皮肤干燥，可见于婴幼儿泄泻阴伤液脱 |
| 头发 | ①头发稀细，色枯无泽，多是肾气亏虚或阴血内亏；<br>②发细结穗，色黄不荣，多是气血亏虚，积滞血瘀；<br>③头发脱落，见于枕部，是为气虚多汗之枕秃；<br>④脱落成片，界限分明，是为血虚血瘀之斑秃 |
| 面部五官 | ①面容瘦削，气色不华，是为气血不足；<br>②面部浮肿，脸肿如蚕，是为水湿泛溢；<br>③耳下腮部肿胀，是为邪毒窜络之痄腮或发颐；<br>④颌下肿胀热痛，多为热毒壅结之臖核肿大；<br>⑤五官不正，眼距缩小，鼻梁扁平，口张舌伸，见于先天禀赋异常之痴呆；<br>⑥口角歪斜，眼睑不阖，偏侧流涎，表情不对称，见于风邪留络之面瘫；<br>⑦面呈苦笑貌，是风毒从创口内侵之破伤风；<br>⑧面肌抽搐，是风邪走窜经络之惊风或痫病；<br>⑨小儿面部表情异常，或眨眼，或搐鼻，或咧嘴，或龇牙，或多咽，属抽动障碍 |
| 胸腹 | ①胸廓前凸形如鸡胸，可见于佝偻病、哮喘；<br>②腹部膨大，肢体瘦弱，发稀，额上有青筋显现，属于疳积 |

（3）审苗窍

| 察舌 | 舌体 | 同中医诊断学 |
|---|---|---|
| | 舌质 | 舌起粗大红刺，状如草莓者，常见于猩红热、皮肤黏膜淋巴结综合征。余同中医诊断学 |
| | 舌苔 | 同中医诊断学 |
| 察目 | | ①瘛时眼睑张开而不能闭阖，是脾虚气弱之露睛；<br>②上眼睑下垂不能提起，是气血两虚之睑废；<br>③两目呆滞，转动迟钝，是肾精不足，或为惊风之先兆；<br>④目眶凹陷，啼哭无泪，是阴津大伤。余同中医诊断学 |
| 察鼻 | | ①鼻塞流清涕，为风寒感冒；<br>②鼻流黄浊涕，为风热客肺；<br>③气急喘促，鼻翼扇动，为肺气郁闭。余同中医诊断学 |

| | | |
|---|---|---|
| 察口 | 口唇 | ①唇色樱红，为暴泻伤阴；<br>②面颊潮红，唯口唇周围苍白，是丹痧征象。余同中医诊断学 |
| | 黏膜 | ①口腔黏膜色淡白为虚为寒，色红为实为热；<br>②口腔黏膜破溃糜烂，为心脾积热之口疮；<br>③口内白屑成片，为鹅口疮；<br>④两颊黏膜有针尖大小的白色小点，周围红晕，为麻疹黏膜斑；<br>⑤上下臼齿间腮腺管口红肿如粟粒，按摩肿胀腮部无脓水流出者为痄腮（流行性腮腺炎），有脓水流出者为发颐（化脓性腮腺炎） |
| | 齿齦 | ①新生儿牙龈上有白色斑点斑块，称为马牙；<br>②咽痛微红，有灰白色假膜，不易拭去，为白喉之症；<br>③咽红恶寒发热，是外感之象；<br>④咽红乳蛾肿痛，为外感风热或肺胃之火上炎；<br>⑤乳蛾溢脓，是热壅肉腐；<br>⑥乳蛾大而不红，多为瘀热未尽，或气虚不敛 |
| 察耳 | | ①小儿耳壳丰厚，颜色红润，是先天肾气充沛的表现；<br>②耳壳薄软，耳舟不清，是先天肾气未充的征象；<br>③耳内疼痛流脓，为肝胆火盛之证；<br>④以耳垂为中心的腮部漫肿疼痛，是痄腮（流行性腮腺炎）之表现 |
| 察二阴 | | ①男孩阴囊不紧不松，是肾气充沛的表现；<br>②若阴囊松弛，多为体虚或发热；<br>③阴囊中睾丸肿大透亮不红，为水疝；<br>④阴囊中有物下坠，时大时小，上下可移，为小肠下坠之狐疝；<br>⑤阴囊水肿，常见于阳虚阴水；<br>⑥女孩前阴部潮红灼热，常见于湿热下注，亦须注意是否有蛲虫病 |

（4）辨斑疹（同中医诊断学）

（5）察二便

| | | |
|---|---|---|
| 察二便 | 大便 | ①初生婴儿胎粪呈暗绿色或赤褐色，黏稠无臭；<br>②母乳喂养儿，大便呈卵黄色，稠而不成形，常发酸臭气；<br>③牛奶、羊奶喂养儿，大便呈淡黄白色，质地较硬，有臭气；<br>④大便燥结，为内有实热或津伤内热；<br>⑤大便稀薄，夹有白色凝块，为内伤乳食；<br>⑥大便稀薄，色黄秽臭，为肠腑湿热；<br>⑦下利清谷，洞泄不止，为脾肾阳虚；<br>⑧大便赤白黏冻，为湿热积滞，常见于痢疾；<br>⑨婴幼儿大便呈果酱色，伴阵发性哭闹，常为肠套叠；<br>⑩大便色泽灰白不黄，多系胆道阻滞 |
| | 小便 | ①小便黄褐如浓茶，伴身黄、目黄，多为湿热黄疸；<br>②若小便色红如洗肉水，或镜检红细胞增多者，为尿血；鲜红色为血热妄行，淡红色为气不摄血，红褐色为瘀热内结，暗红色为阴虚内热；<br>③若小便浑浊如米泔水，为脾胃虚弱，饮食不调所致，常见于积滞与疳证 |

（6）察指纹：浮沉分表里，红紫辨寒热，淡滞定虚实，三关测轻重。

**3. 闻诊特点及临床意义**

| | | |
|---|---|---|
| 听声音 | 啼哭声 | ①啼哭声音洪亮有力者，多为实证；<br>②细弱无力者，多为虚证；<br>③哭声尖锐，阵作阵缓，弯腰曲背，多为腹痛；<br>④啼哭声嘶，呼吸不利，谨防急喉风；<br>⑤夜卧啼哭，睡卧不宁，为夜啼或积滞 |
| | 呼吸声 | ①若呼吸气粗有力，多为外感实证，肺蕴痰热；<br>②若呼吸急促，喉间哮鸣者，为邪壅气道，是为哮喘；<br>③呼吸急迫，甚则鼻扇，咳嗽频作者，是为肺气闭郁；<br>④呼吸窘迫，面青不咳或呛咳，常为异物堵塞气道 |
| | 咳嗽声 | ①如干咳无痰或痰少黏稠，多为燥邪犯肺，或肺阴受损；<br>②咳声清高，鼻塞声重，多为外感；<br>③咳嗽频频，痰稠难咳，喉中痰鸣，多为肺蕴痰热，或肺气闭塞；<br>④咳声嘶哑，如犬吠者，常见于白喉、急喉风；<br>⑤连声咳嗽，夜咳为主，咳而呕吐，伴鸡鸣样回声者，为顿嗽（百日咳） |
| 嗅气味 | 便臭 | ①大便臭秽，是湿热积滞；<br>②大便酸臭而稀，多为伤食；<br>③下利清谷，无明显臭味，为脾肾两虚 |

**4. 切诊特点及临床意义**

| | | |
|---|---|---|
| 脉诊 | | 基本脉象主要分浮、沉、迟、数、有力、无力六种 |
| 按诊 | 按头囟 | ①囟门凹陷者，为囟陷，多见于阴伤液竭之失水或极度消瘦者；<br>②囟门隆凸，按之紧张，为囟填，多见于热炽气营之脑炎、脑膜炎等；<br>③颅骨开解，头缝四破，头大额缩，囟门宽大者，为解颅，多属先天肾气不足，或后天髓热膨胀之故 |
| | 按颈腋 | ①耳下腮部肿胀疼痛，咀嚼障碍者，多是痄腮；<br>②触及质地较硬之圆形肿块，推之可移，头面口咽有炎症感染者，属痰热壅结之瘰核肿痛；<br>③若仅见增大，按之不痛，质坚成串，则为瘰疬 |
| | 按胸腹 | ①胸骨高突，按之不痛者，为鸡胸；<br>②脊背高突，弯曲隆起，按之不痛，为龟背；<br>③胸胁触及串珠，两肋外翻，可见于佝偻病；<br>④剑突下疼痛，多属胃脘痛；<br>⑤脐周疼痛，按之痛减，并可触及条索状包块者，多为蛔虫病；<br>⑥腹部胀满，叩之如鼓者，为气胀；叩之音浊，按之有液体波动之感，多为腹水；<br>⑦右下腹按之疼痛，兼发热，右下肢拘急者，多属肠痈 |
| | 按四肢 | ①四肢厥冷，多属阳虚；<br>②手足心热者，多属阴虚内热或内伤乳食；<br>③高热时四肢厥冷，为热深厥甚；<br>④四肢厥冷，面白唇淡者，多属虚寒；<br>⑤四肢厥冷，唇舌红赤者，多是真热假寒之象 |
| | 按皮肤 | ①肤热无汗，为热炽所致；<br>②肌肤肿胀，按之随手而起，属阳水水肿；<br>③肌肤肿胀，按之凹陷难起，属阴水水肿 |

## 细目五　儿科辨证概要

**小儿常用的辨证方法**　脏腑辨证、八纲辨证、卫气营血辨证、气血津液辨证、病因辨证。

### 细目六　儿科治法概要

**1. 儿科常用内治法的用药原则、给药剂量及方法**

（1）用药原则：治疗及时准确、方药精简灵巧、重视先证而治、注意顾护脾胃、掌握用药剂量。

（2）给药方法：口服给药法（每剂内服中药煎剂总药量为：新生儿 10～30mL，婴儿 50～100mL，幼儿及学龄前儿童 120～240mL，学龄期儿童 250～300mL）、鼻饲给药法、蒸气及气雾吸入法、直肠给药法、注射给药法。

**2. 儿科常用外治法及其临床应用**　熏洗法、涂敷法、罨包法、热熨法、敷贴法、擦拭法、药袋疗法、推拿疗法。

# 第二单元　儿童保健

### 细目　婴儿期保健

**1. 新生儿的特殊生理现象**　①"螳螂子"。②"马牙"。③乳房隆起。④假月经。⑤生理性黄疸。

**2. 新生儿护养的主要措施**　拭口洁眼、断脐护脐、洗浴衣着、祛除胎毒。

**3. 喂养方式及选择原则**　婴儿喂养方法分为母乳喂养、人工喂养和混合喂养三种。母乳喂养是指生后6个月之内以母乳为主要食品者，原则是按需喂哺。

（1）母乳喂养优点：①母乳中含有最适合婴儿生长发育的各种营养素，易于消化和吸收，是婴儿期前4～6个月最理想的食物。另外，母乳含不饱和脂肪酸较多，有利于脑发育。②母乳中含有丰富的抗体、活性细胞和其他免疫活性物质，可增强婴儿抗感染能力。③母乳温度及泌乳速度适宜，新鲜无细菌污染，直接喂哺，简便经济。④母乳喂养有利于增进母子感情，又便于观察小儿变化，随时照料护理。⑤产后哺乳可促进母体子宫收缩复原，推迟月经复潮，不易怀孕，减少乳母患乳腺癌和卵巢肿瘤的可能性。

（2）注意事项：①若母亲患有严重疾病，如急慢性传染病、活动性肺结核、慢性肾炎、糖尿病、恶性肿瘤、精神病、癫痫或心功能不全等，应停止哺乳。②乳头皲裂、急性感染等可暂停哺乳，但要定时吸出乳汁，以免乳量减少。

（3）断奶时间：8～12 个月时可以完全断乳。若遇婴儿患病或正值酷暑、严冬，可延至婴儿病愈、秋凉或春暖季节断奶。

**4. 添加辅食的原则**　辅食添加的原则是由少到多，由稀到稠，由细到粗，由一种到多种。

# 第三单元　新生儿疾病

### 细目一　胎怯

**1. 概述**　胎怯，是指新生儿体重低下，身材矮小，脏腑形气均未充实的一种病证，又称"胎弱"。胎怯为新生儿常见病之一，相当于西医的低出生体重儿，临床以出生低体重为特点，以出生体重低于 2500g 为客观指标，包括早产儿和小于胎龄儿。

胎怯多因先天不足，脾肾两虚而致。患儿出生后难以适应出生后的变化，易并发硬肿症、败血症、新生儿窒息、黄疸等疾病。出生体重越低，器官发育越不成熟，死亡率越高，成为围生期死亡的主要原因之一。

**2. 病因病机**　病因是先天禀赋不足，病变脏腑关键在肾、脾两脏。发病机制是先天禀赋不足，化源未充，涵养不足，肾脾两虚，五脏失养。

**3. 辨证论治**　胎怯的治疗原则是补肾培元。

| 证型 | 辨证要点 | 治法 | 方药 |
|------|----------|------|------|
| 肾精薄弱证 | 体短形瘦，头大囟张，头发稀黄，耳壳软，哭声低微，肌肤不温，指甲软短，骨弱肢柔，或有先天性缺损畸形，指纹淡 | 益精充髓，补肾温阳 | 补肾地黄丸 |
| 脾肾两虚证 | 啼哭无力，多卧少动，皮肤干皱，肌肉瘠薄，四肢不温，吮乳乏力，呛乳溢乳，腹胀腹泻，甚而水肿，指纹淡 | 健脾益肾，温运脾阳 | 保元汤 |

### 细目二 胎黄

**1. 概述** 胎黄以婴儿出生后皮肤、面目出现黄疸为特征，因与胎禀因素有关，故称"胎黄"或"胎疸"。胎黄相当于西医的新生儿黄疸，包括了新生儿生理性黄疸和病理性高胆红素血症，如溶血性黄疸、肝细胞性黄疸、阻塞性黄疸、新生儿溶血症、胆汁淤阻、母乳性黄疸等。

本病多见于早产儿、多胎儿、素体虚弱的新生儿。部分非结合性高胆红素血症可引起胆红素脑病（核黄疸），一般多留有后遗症，严重者可死亡。

**2. 病因病机** 主要为胎禀湿蕴。胎黄的病变脏腑在肝胆、脾胃。病机主要为脾胃湿热或寒湿内蕴，肝失疏泄，胆汁外溢而致发黄，日久则气滞血瘀。

**3. 生理性黄疸与病理性黄疸的鉴别**

| 疾病 | 鉴别要点 |
|------|----------|
| 生理性黄疸 | 生理性黄疸大多在生后 2～3 天出现，4～6 天达高峰。足月儿在生后 2 周消退，早产儿持续时间较长，3～4 周。黄疸较轻（足月儿血清总胆红素 ≤ 221μmol/L，早产儿 ≤ 257μmol/L），除有轻微食欲不振外，一般无其他临床症状 |
| 病理性黄疸 | 黄疸出现早（生后 24 小时以内）、发展快（血清总胆红素每日上升幅度 > 85.5μmol/L 或每小时上升幅度 > 8.5μmol/L）、程度重（血清总胆红素足月儿 > 221μmol/L，早产儿 > 257μmol/L）、消退迟（黄疸持续时间：足月儿 > 2 周，早产儿 > 4 周）或黄疸退而复现，伴随各种临床症状 |

**4. 辨证论治**

（1）辨证要点：①辨生理性黄疸和病理性黄疸。②常证辨阴阳及虚实。③变证辨胎黄动风和胎黄虚脱。

（2）治疗原则：利湿退黄。

| 证型 | 辨证要点 | 治法 | 方药 |
|------|----------|------|------|
| 湿热郁蒸证 | 面目皮肤发黄，色泽鲜明如橘，哭声响亮，不欲吮乳，口渴唇干，或有发热，大便秘结，小便深黄，舌质红，苔黄腻 | 清热利湿退黄 | 茵陈蒿汤 |
| 寒湿阻滞证 | 面目皮肤发黄，色泽晦暗，持久不退，精神萎靡，四肢欠温，纳呆，大便溏薄、色灰白，小便短少，舌质淡，苔白腻 | 温中化湿退黄 | 茵陈理中汤 |
| 气滞血瘀证 | 面目皮肤发黄，颜色逐渐加深，晦暗无华，右胁下痞块质硬，肚腹膨胀，青筋显露，或见瘀斑、衄血，唇色暗红，舌见瘀点，苔黄 | 行气化瘀消积 | 血府逐瘀汤 |

# 第四单元 肺系病证

### 细目一 感冒

**1. 概述** 感冒是感受外邪引起的一种疾病，以发热、鼻塞流涕、喷嚏、咳嗽为主要临床特征，是儿科最常见的疾病。本病一年四季均可发生，以气候骤变及冬春时节发病率较高。任何年龄皆可发病，婴幼儿更为多见。小儿具有肺脏娇嫩、脾常不足、肝火易亢的生理特点，患感冒后易出现夹痰、夹滞、夹惊的兼夹证。

**2. 病因病机**　感冒的病变部位主要在肺，可累及肝、脾。病机关键为卫表失和，肺气失宣。

**3. 辨证论治**　感冒的治疗原则是疏风解表。

| | 证型 | 辨证要点 | 治法 | 方药 |
|---|---|---|---|---|
| 主证 | 风寒感冒 | 发热、恶寒、鼻流清涕、喷嚏、咳嗽、咽部不红肿、舌淡红、苔薄白、脉浮紧或指纹浮红 | 辛温解表 | 荆防败毒散 |
| | 风热感冒 | 发热重、鼻流浊涕、咽红肿痛、脉浮数或指纹浮紫 | 辛凉解表 | 银翘散 |
| | 暑邪感冒 | 发热、无汗或汗出热不解、身重困倦、胸闷 | 清暑解表 | 新加香薷饮 |
| 兼证 | 夹痰 | 咳嗽较剧、痰多、喉间痰鸣 + 风寒证 | 辛温解表，宣肺化痰 | 加用三拗汤、二陈汤 |
| | | 咳嗽较剧、痰多、喉间痰鸣 + 风热证 | 辛凉解表，清肺化痰 | 加用桑菊饮、黛蛤散 |
| | 夹滞 | 脘腹胀满、不思饮食、呕吐酸腐、口气秽浊 | 解表兼以消食导滞 | 加用保和丸 |
| | 夹惊 | 惊惕哭闹、睡卧不宁、甚至骤然抽风 | 解表兼以清热镇惊 | 加用镇惊丸 |

## 细目二　咳嗽

**1. 概述**　有声无痰为咳，有痰无声为嗽，有声有痰谓之咳嗽。

**2. 病因病机**　病变部位在肺，常涉及脾。基本病机为肺失宣肃。

**3. 辨证论治**

| | 证型 | 辨证要点 | 治法 | 方药 |
|---|---|---|---|---|
| 外感咳嗽 | 风寒咳嗽 | 咳嗽频作、声重、咽痒、痰白清稀、鼻塞流涕、恶寒无汗、发热头痛、全身酸痛、舌苔薄白、脉浮紧或指纹浮红 | 疏风散寒，宣肺止咳 | 杏苏散或金沸草散 |
| | 风热咳嗽 | 咳嗽不爽、痰黄黏稠、不易咳出、口渴咽痛、鼻流浊涕、伴有发热恶风、头痛、微汗出、舌质红、苔薄黄、脉浮数或指纹浮紫 | 疏风解热，宣肺止咳 | 桑菊饮 |
| 内伤咳嗽 | 痰热咳嗽 | 咳嗽痰多、色黄黏稠、难以咳出、甚则喉间痰鸣、发热口渴、烦躁不宁、尿少色黄、大便干结、舌质红、苔黄腻、脉滑数或指纹紫 | 清肺化痰，宣肺止咳 | 清金化痰汤 |
| | 阴虚咳嗽 | 干咳无痰、或痰少而黏、或痰中带血、不易咳出、口渴咽干、喉痒、声音嘶哑、午后潮热或手足心热、舌红、少苔、脉细数 | 养阴润肺，兼清余热 | 沙参麦冬汤 |

## 细目三　肺炎喘嗽

**1. 概述**　肺炎喘嗽是小儿时期常见的一种肺系疾病，临床以发热、咳嗽、痰壅、气喘、肺部闻及中细湿啰音、X线胸片见炎性阴影为主要表现，重者可见张口抬肩、呼吸困难、面色苍白、口唇青紫等症。

本病一年四季均可发生，但多见于冬春季节，好发于婴幼儿，年龄越小，发病率越高。本病若治疗及时得当，一般预后良好。病情较重者，容易合并心阳虚衰及邪陷心肝等严重变证。

**2. 病因病机**　本病外因责之于感受风邪，或由其他疾病传变而来；内因责之于小儿形气未充，肺脏娇嫩，卫外不固。病位在肺。病机为肺气闭郁。痰热是其病理产物。

**3. 辨证论治**

| 证型 | 辨证要点 | 治法 | 方药 |
|---|---|---|---|
| 风寒闭肺证 | 恶寒发热，无汗，呛咳不爽，呼吸气急，痰白而稀，口不渴，咽不红，舌质不红，舌苔薄白或白腻，脉浮紧，指纹浮红 | 辛温宣肺，化痰止咳 | 华盖散 |
| 风热闭肺证 | 发热恶风，头痛有汗，鼻塞流浊涕，咳嗽，气促，咳吐黄痰，咽红肿，喉核红肿，纳呆，舌红，苔薄黄，脉浮数，指纹浮紫 | 辛凉宣肺，化痰止咳 | 银翘散合麻杏石甘汤 |
| 痰热闭肺证 | 发热烦躁，咳嗽喘促，呼吸困难，气急鼻扇，喉间痰鸣，口唇发绀，面赤口渴，胸闷胀满，泛吐痰涎，舌质红，苔黄，脉象弦滑，指纹紫滞，显于气关 | 清热涤痰，开肺定喘 | 五虎汤合葶苈大枣泻肺汤 |
| 毒热闭肺证 | 壮热不退，咳嗽剧烈，痰黄稠难咳或痰中带血，气急鼻扇，甚至喘憋，涕泪俱无，鼻孔干燥，面赤唇红，烦躁口渴，溲赤便秘，舌红而干，舌苔黄腻，脉滑数 | 清热解毒，泻肺开闭 | 黄连解毒汤合三拗汤 |
| 阴虚肺热证 | 病程较长，低热盗汗，手足心热，干咳无痰，面色潮红，舌红乏津，舌苔花剥、苔少或无苔，脉细数 | 养阴清肺，润肺止咳 | 沙参麦冬汤 |
| 肺脾气虚证 | 低热起伏不定，面白少华，动则汗出，咳嗽无力，纳差便溏，神疲乏力，舌质偏淡，舌苔薄白，脉细无力 | 补肺益气，健脾化痰 | 人参五味子汤 |

### 细目四　哮喘

**1. 概述**　哮喘是小儿时期常见的肺系疾病。哮指声响言，喘指气息言，哮必兼喘，故通称哮喘。临床以反复发作，发作时喘促气急、喉间哮鸣、呼吸困难、张口抬肩、摇身撷肚为主要特征。本病包括西医所称的喘息性支气管炎、儿童哮喘等。本病有明显的遗传倾向，发病年龄以 1～6 岁为多见，大多在 3 岁以内初次发作。多数病儿可经治疗缓解或自行缓解，部分儿童哮喘在青春发育期可完全消失。

**2. 病因病机**　内因是肺、脾、肾三脏功能不足，导致痰饮留伏，隐伏于肺窍，成为哮喘之夙根；外因是感受外邪，接触异物、异味，以及嗜食咸酸等。发作时病机为内有壅塞之气，外有非时之感，膈有胶固之痰，三者相合，闭拒气道，搏击有声，发为哮喘。

**3. 诊断标准**

（1）多有婴儿期湿疹史、过敏史、家族哮喘史。

（2）有反复发作的病史。发作多与某些诱发因素有关，发作之前多有喷嚏、鼻塞、咳嗽等先兆。

（3）常突然发作，发作时咳嗽阵作，喘促，气急，喉间痰鸣，甚至不能平卧，烦躁不安，口唇青紫。

（4）肺部听诊两肺可闻及哮鸣音，以呼气时明显，呼气延长。若支气管哮喘有继发感染，可闻及湿啰音。

（5）实验室检查：外周血嗜酸性粒细胞增高。肺功能测定显示换气率和潮气量降低，残气量增加。

**4. 辨证论治**

| 证型 | | 辨证要点 | 治法 | 方药 |
|---|---|---|---|---|
| 发作期 | 寒性哮喘 | 气喘，喉间哮鸣，咳嗽，胸闷，痰稀色白有泡沫，喷嚏鼻塞，流清涕，唇青，形寒肢冷，无汗，口不渴，小便清长，大便溏薄，咽不红，舌淡红，苔薄白或白滑，脉浮紧，指纹红 | 温肺散寒，涤痰定喘 | 小青龙汤合三子养亲汤 |
| | 热性哮喘 | 气喘，声高息涌，喉间哮鸣，咳嗽痰壅，痰黏色黄难咳，胸闷，呼吸困难，鼻塞，流涕黄稠，身热，面赤，口干，夜卧不安，烦躁不宁，口渴，小便黄赤，大便干，咽红，舌质红，苔薄黄或黄腻，脉滑数，指纹紫 | 清肺涤痰，止咳平喘 | 麻杏石甘汤合苏葶丸 |
| | 外寒内热证 | 气喘，喉间哮鸣，咳嗽痰黏，色黄难咳，胸闷，喷嚏，鼻塞，流清涕，恶寒发热，面红目赤，夜卧不安，无汗，口渴，大便干结，尿黄，咽红，舌红，苔薄白或黄，脉滑数或浮紧，指纹浮红或沉紫 | 解表清里，定喘止咳 | 大青龙汤 |

续表

| | 证型 | 辨证要点 | 治法 | 方药 |
|---|---|---|---|---|
| 缓解期 | 肺脾气虚证 | 反复感冒,气短自汗,咳嗽无力,神疲懒言,形体消瘦,纳差,面白少华或萎黄,便溏,舌质淡,苔薄白,脉细软,指纹淡 | 健脾益气,补肺固表 | 人参五味子汤合玉屏风散 |
| | 脾肾阳虚证 | 喘促乏力,动则气喘,气短心悸,咳嗽无力,形体消瘦,形寒肢冷,腰膝酸软,面白少华,腹胀纳差,夜尿多,发育迟缓,舌质淡,苔薄白,脉细弱,指纹淡 | 健脾温肾,固摄纳气 | 金匮肾气丸 |
| | 肺肾阴虚证 | 喘促乏力,动则气喘,干咳少痰,痰黏难咳,咳嗽无力,盗汗,形体消瘦,腰膝酸软,面色潮红,午后潮热,口咽干燥,手足心热,便秘,舌红少津,苔花剥,脉细数,指纹淡红 | 养阴清热,敛肺补肾 | 麦味地黄丸 |

# 第五单元 脾系病证

## 细目一 鹅口疮

**1. 概述** 鹅口疮是以口腔、舌上蔓生白屑为主要临床特征的一种口腔疾病。因其状如鹅口,故称鹅口疮;因其色白如雪片,故又名"雪口"。

**2. 发病特点** 本病一年四季均可发生。多见于新生儿,久病体弱者,或长期使用抗生素、激素的患儿。

**3. 辨证论治**

| 证型 | 辨证要点 | 治法 | 方药 |
|---|---|---|---|
| 心脾积热证 | 口腔满布白屑,周围焮红较甚,面赤,唇红,或伴发热、烦躁、多啼、口干或渴,大便干结,小便黄赤,舌红,苔薄白,脉滑或指纹青紫 | 清心泻脾 | 清热泻脾散 |
| 虚火上浮证 | 口腔内白屑散在,周围红晕不著,形体瘦弱,颧红,手足心热,口干不渴,舌红,苔少,脉细或指纹紫 | 滋阴降火 | 知柏地黄丸 |

## 细目二 口疮

**1. 概述** 小儿口疮,以齿龈、舌体、两颊、上颚等处出现黄白色溃疡,疼痛流涎,或伴发热为特征。若满口糜烂,色红作痛者,称为口糜;若溃疡只发生在口唇两侧,称为燕口疮。

本病可单独发生,也可伴发于其他疾病之中。口疮一年四季均可发病,无明显的季节性。发病年龄以2~4岁为多见,预后良好;若体质虚弱,则口疮可反复出现,迁延难愈。

**2. 辨证论治**

| 证型 | 辨证要点 | 治法 | 方药 |
|---|---|---|---|
| 风热乘脾证 | 以口颊、上颚、齿龈、口角溃烂为主,甚则满口糜烂,周围焮红,疼痛拒食,烦躁不安,口臭,涎多,小便短赤,大便秘结,或伴发热,舌红,苔薄黄,脉浮数,指纹紫 | 疏风散火,清热解毒 | 银翘散 |
| 心火上炎证 | 舌上、舌边溃烂,色赤疼痛,饮食困难,心烦不安,口干欲饮,小便短黄,舌尖红,苔薄黄,脉细数,指纹紫 | 清心凉血,泻火解毒 | 泻心导赤散 |
| 虚火上浮证 | 口腔溃烂,周围色不红或微红,疼痛不甚,反复发作或迁延不愈,神疲颧红,口干不渴,舌红,苔少或花剥,脉细数,指纹淡紫 | 滋阴降火,引火归原 | 知柏地黄丸 |

### 细目三 泄泻

**1.概述** 泄泻是以大便次数增多，粪质稀薄或如水样为特征的一种小儿常见病。

本病一年四季均可发生，以夏秋季节发病率为高。不同季节发生的泄泻，其临床表现有所不同。2岁以下小儿发病率高。因婴幼儿脾常不足，易于感受外邪、伤于乳食，或脾肾气阳亏虚，均可导致脾病湿盛而发生泄泻。久泻迁延不愈者，易转为疳证。

**2.病因病机** 小儿泄泻发生的原因，以感受外邪、伤于饮食、脾胃虚弱为多见。其主要病变在脾胃。基本病机为脾虚湿困。

**3.辨证论治**

| 证型 | | 辨证要点 | 治法 | 方药 |
|---|---|---|---|---|
| 常证 | 湿热泻证 | 大便水样，或如蛋花汤样，泻下急迫，量多次频，气味秽臭，或见少许黏液，腹痛时作，食欲不振，或伴呕恶，神疲乏力，或发热烦闹，口渴，小便短黄，舌质红，苔黄腻，脉滑数，指纹紫 | 清肠解热，化湿止泻 | 葛根黄芩黄连汤 |
| | 风寒泻证 | 大便清稀，夹有泡沫，臭气不甚，肠鸣腹痛，或伴恶寒发热，鼻流清涕，咳嗽，舌质淡，苔薄白，脉浮紧，指纹淡红 | 疏风散寒，化湿和中 | 藿香正气散 |
| | 伤食泻证 | 大便稀溏，夹有乳凝块或食物残渣，气味酸臭，或如败卵，脘腹胀满，便前腹痛，泻后痛减，腹痛拒按，嗳气酸馊，或有呕吐，不思乳食，夜卧不安，舌苔厚腻或微黄，脉滑实，指纹滞 | 运脾和胃，消食化滞 | 保和丸 |
| | 脾虚泻证 | 大便稀溏，色淡不臭，多于食后作泻，时轻时重，面色萎黄，形体消瘦，神疲倦怠，舌淡苔白，脉缓弱，指纹淡 | 健脾益气，助运止泻 | 参苓白术散 |
| | 脾肾阳虚泻证 | 久泻不止，大便清稀，澄澈清冷，完谷不化，或见脱肛，形寒肢冷，面色㿠白，精神萎靡，睡时露睛，舌淡苍白，脉细弱，指纹色淡 | 温补脾肾，固涩止泻 | 附子理中汤合四神丸 |
| 变证 | 气阴两伤证 | 泻下过度，质稀如水，精神委顿或心烦不安，目眶及囟门凹陷，皮肤干燥或枯瘪，啼哭无泪，口渴引饮，小便短少，甚至无尿，唇红而干，舌红少津，苔少或无苔，脉细数 | 健脾益气，酸甘敛阴 | 人参乌梅汤 |
| | 阴竭阳脱证 | 泻下不止，次频量多，精神萎靡，表情淡漠，面色青灰或苍白，哭声微弱，啼哭无泪，尿少或无，四肢厥冷，舌淡无津，脉沉细欲绝 | 挽阴回阳，救逆固脱 | 生脉散合参附龙牡救逆汤 |

### 细目四 厌食

**1.概述** 厌食是小儿时期的一种常见病证，临床以较长时期厌恶进食、食量减少为特征。

本病可发生于任何季节，但夏季暑湿当令之时，可使症状加重。各年龄儿童均可发病，以1～6岁为多见。患儿除食欲不振外，一般无其他明显不适，预后良好。但长期不愈者，可使气血生化乏源，转化为疳证。

**2.病因病机** 病因常见者有喂养不当、脾胃湿热、他病伤脾、禀赋不足、情志失调、邪毒犯胃等。本病病位在脾、胃。病机关键为脾胃不和，纳化失职。

**3.辨证论治**

| 证型 | 辨证要点 | 治法 | 方药 |
|---|---|---|---|
| 脾失健运证 | 食欲不振，厌恶进食，食而乏味，或伴胸脘痞闷，嗳气泛恶，大便不调，偶尔多食后则脘腹饱胀，形体尚可，精神正常，舌淡红，苔薄白或薄腻，脉尚有力 | 调和脾胃，运脾开胃 | 不换金正气散 |
| 脾胃气虚证 | 不思进食，食而不化，大便溏薄，夹不消化食物，面色少华，形体偏瘦，肢倦乏力，舌质淡，苔薄白，脉缓无力 | 健脾益气，佐以助运 | 异功散 |

| 证型 | 辨证要点 | 治法 | 方药 |
|------|---------|------|------|
| 脾胃阴虚证 | 不思进食，食少饮多，皮肤失润，大便偏干，小便短黄，甚或烦躁少寐，手足心热，舌红少津，苔少或花剥，脉细数 | 滋脾养胃，佐以助运 | 养胃增液汤 |

## 细目五 积滞

**1. 概述** 积滞是指小儿内伤乳食，停聚中焦，积而不化，气滞不行所形成的一种胃肠疾患。临床以不思乳食、食而不化、脘腹胀满、嗳气酸腐、大便溏薄或秘结酸臭为特征。

本病既可单独出现，也可夹杂于其他疾病中。各种年龄均可发病，但以婴幼儿为多见。禀赋不足，脾胃素虚，人工喂养及病后失调者，更易罹患。

**2. 病因病机** 主要病因为乳食不节，伤及脾胃，致脾胃运化功能失调；或脾胃虚弱，腐熟运化不及，乳食停滞不化。其病位在脾胃。基本病理改变为乳食停聚中脘，积而不化，气滞不行。

**3. 辨证论治**

| 证型 | 辨证要点 | 治法 | 方药 |
|------|---------|------|------|
| 乳食内积证 | 不思乳食，嗳腐酸馊或呕吐食物、乳片，脘腹胀满疼痛，大便酸臭，烦躁啼哭，夜眠不安，手足心热，舌质红，苔白厚或黄厚腻，脉象弦滑，指纹紫滞 | 消乳化食，和中导滞 | 乳积者，选消乳丸食积者，选保和丸 |
| 脾虚夹积证 | 面色萎黄，形体消瘦，神疲肢倦，不思乳食，食则饱胀，腹满喜按，大便稀溏酸腥，夹有乳片或不消化食物残渣，舌质淡，苔白腻，脉细滑，指纹淡滞 | 健脾助运，消食化滞 | 健脾丸 |

## 细目六 疳证

**1. 概述** 疳证是由喂养不当或多种疾病影响，导致脾胃受损，气液耗伤，而形成的一种慢性疾病。临床以形体消瘦、面色无华、毛发干枯、精神萎靡或烦躁、饮食异常为特征。

本病发病无明显季节性，各种年龄均可罹患，临床尤多见于 5 岁以下小儿。

**2. 病因病机** 病因多为饮食不节、喂养不当、营养失调、疾病影响，以及先天禀赋不足。主要病变部位在脾胃。基本病理改变为脾胃受损，津液消亡。

**3. 鉴别诊断**

（1）厌食：由喂养不当，脾胃运化功能失调所致。以长期食欲不振、厌恶进食为主症，无明显消瘦、精神尚好；病在脾胃，不涉及他脏；一般预后良好。

（2）积滞：以不思乳食、食而不化、脘腹胀满、大便酸臭为特征，与疳证以形体消瘦为特征有明显区别。但两者也有密切联系，若积久不消，影响水谷精微化生，致形体日渐消瘦，可转化为疳证。

**4. 辨证论治**

| | 证型 | 辨证要点 | 治法 | 方药 |
|---|------|---------|------|------|
| 常证 | 疳气证 | 形体略瘦，面色少华，毛发稀疏，不思饮食，精神欠佳，性急易怒，大便干稀不调，舌质略淡，苔薄微腻，脉细有力 | 调脾健运 | 资生健脾丸 |
| | 疳积证 | 形体明显消瘦，面色萎黄，肚腹膨胀，甚则青筋暴露，毛发稀疏结穗，性情烦躁，夜卧不宁，或见揉眉挖鼻，吮指磨牙，动作异常，食欲不振或善食易饥，或嗜食异物，舌淡苔腻，脉沉细而滑 | 消积理脾 | 肥儿丸 |
| | 干疳证 | 形体极度消瘦，皮肤干瘪起皱，大肉已脱，皮包骨头，貌似老人，毛发干枯，面色㿠白，精神萎靡，啼哭无力，腹凹如舟，杳不思食，大便稀溏或便秘，舌淡嫩，苔少，脉细弱 | 补益气血 | 八珍汤 |

续表

| 证型 | | 辨证要点 | 治法 | 方药 |
|---|---|---|---|---|
| 兼证 | 疳肿胀证 | 足跟浮肿，甚或颜面及全身浮肿，面色无华，神疲乏力，四肢欠温，小便不利，舌淡嫩，苔薄白，脉沉迟无力 | 健脾温阳，利水消肿 | 防己黄芪汤合五苓散 |
| | 眼疳证 | 两目干涩，畏光羞明，眼角赤烂，甚则黑睛浑浊，白翳遮睛或有夜盲等 | 养血柔肝，滋阴明目 | 石斛夜光丸 |
| | 口疳证 | 口舌生疮，甚或满口糜烂，秽臭难闻，面赤心烦，夜卧不宁，小便短黄，或吐舌、弄舌，舌质红，苔薄黄，脉细数 | 清心泻火，滋阴生津 | 泻心导赤散 |

# 第六单元　心肝病证

## 细目一　汗证

**1. 概述**　汗证是指小儿在安静状态下，正常环境中，全身或局部出汗过多，甚则大汗淋漓的一种病证。多发生于 5 岁以内的小儿。

**2. 病因病机**　小儿汗证的发生，多由体虚所致。其主要病因为禀赋不足，调护失宜。小儿汗证有虚实之分，虚证有肺卫不固、营养失调、气阴亏损，实证多因湿热迫蒸所致。

**3. 辨证论治**

| 证型 | 辨证要点 | 治法 | 方药 |
|---|---|---|---|
| 肺卫不固证 | 以自汗为主，或伴盗汗，以头部、肩背部汗出明显，活动尤甚，神疲乏力，面色少华，平时易患感冒，舌质淡，苔薄白，脉细弱 | 益气固表 | 玉屏风散合牡蛎散 |
| 营卫失调证 | 以自汗为主，或伴盗汗，汗出遍身而不温，畏寒恶风，不发热或伴低热，精神疲倦，胃纳不振，舌质淡红，苔薄白，脉缓 | 调和营卫 | 黄芪桂枝五物汤 |
| 气阴亏虚证 | 以盗汗为主，也常伴自汗，形体消瘦，汗出较多，神萎不振，心烦少寐，寐后汗多，或伴低热、口干、手足心灼热，哭声无力，口唇淡红，舌质淡，苔少或见剥苔，脉细弱或细数 | 益气养阴 | 生脉散 |

## 细目二　惊风

惊风是小儿时期常见的急重病证，临床以抽搐、昏迷为主要症状。惊风是一个证候，可发生在许多疾病中。一般以 1～5 岁的儿童发病率最高，具有年龄越小发病率越高的特点。一年四季都可发生。

### 急惊风

**1. 概述**　急惊风为痰、热、惊、风四证俱备，临床以高热、抽风、神昏为主要表现，多由外感时邪、内蕴湿热和暴受惊恐而引发。

**2. 病因病机**　病因是外感时邪、内蕴湿热、暴受惊恐。病位主要在心、肝。病机关键为邪陷厥阴，蒙蔽心窍，引动肝风。

**3. 诊断要点**

（1）多见于 3 岁以下婴幼儿，5 岁以上则逐渐减少。

（2）以四肢抽搐、颈项强直、角弓反张、神志昏迷为主要临床表现。

（3）可有接触疫疠之邪或暴受惊恐的病史。

（4）有明显的原发疾病，如感冒、肺炎喘嗽、疫毒痢、流行性腮腺炎、流行性乙型脑炎等。中枢神经系统感染患儿，脑脊液检查有异常改变，神经系统检查出现病理性反射。

（5）必要时可做大便常规及大便细菌培养、血培养、脑脊液等有关检查。

**4. 辨证论治**

| 证型 | 辨证要点 | 治法 | 方药 |
|---|---|---|---|
| 风热动风证 | 起病急骤，发热，头痛，咳嗽，鼻塞，流涕，咽痛，随即出现烦躁、神昏、抽搐，舌苔薄白或薄黄，脉浮数 | 疏风清热，息风定惊 | 银翘散 |
| 气营两燔证 | 多见于盛夏之季，起病较急，壮热多汗，头痛项强，恶心呕吐，烦躁嗜睡，抽搐，口渴便秘，舌红，苔黄，脉弦数。病情严重者高热不退，反复抽搐，神志昏迷，舌红苔黄腻，脉滑数 | 清气凉营，息风开窍 | 清瘟败毒饮 |
| 邪陷心肝证 | 起病急骤，高热不退，烦躁口渴，谵语，神志昏迷，反复抽搐，两目上视，舌质红，苔黄腻，脉数 | 清心开窍，平肝息风 | 羚角钩藤汤 |
| 湿热疫毒证 | 持续高热，频繁抽风，神志昏迷，谵语，腹痛呕吐，大便黏腻或夹脓血，舌质红，苔黄腻，脉滑数 | 清热化湿，解毒息风 | 黄连解毒汤合白头翁汤 |
| 惊恐惊风证 | 暴受惊恐后惊惕不安，身体战栗，喜投母怀，夜间惊啼，甚则惊厥、抽风，神志不清，大便色青，脉律不整，指纹紫滞 | 镇惊安神，平肝息风 | 琥珀抱龙丸 |

**5. 西医治疗**

（1）退热：①物理降温：用退热贴或冷湿毛巾敷额头处，过高热时头、颈侧放置冰袋。②药物降温：安乃近滴鼻；或用安痛定，每次 1～2mL，肌内注射。

（2）抗惊厥：地西泮（安定），每次 0.3～0.5mg/kg，最大剂量不超过 10mg，静脉缓慢注射，惊厥止则停用，注射过程中注意防止呼吸抑制。5% 水合氯醛，1mL/kg，保留灌肠；或用苯巴比妥钠，每次 8～10mg/kg，肌内注射。

（3）预防脑损伤：减轻惊厥后脑水肿。惊厥持续 30 分钟以上者，给予吸氧，并用高张葡萄糖，1g/kg，静脉注射；或用 20% 甘露醇，1～2g/kg，于 20～30 分钟内快速静滴，必要时 6～8 小时重复 1 次。

## 慢惊风

**1. 概述** 慢惊风来势缓慢，抽搐无力，时作时止，反复难愈，常伴昏迷、瘫痪等症。

**2. 病因病机** 病因是脾胃虚弱、脾肾阳虚、阴虚风动。慢惊风多由脾胃虚弱，土虚木亢；或脾肾阳虚，失于温煦；或热邪伤阴，经脉失去濡养所致。病位在肝、脾、肾，性质以虚为主。

**3. 诊断要点**

（1）有反复呕吐、长期腹泻、急惊风、解颅、佝偻病等病史。

（2）多起病缓慢，病程较长，也具有惊风八候的表现。

（3）根据不同疾病出现的证候，结合血液生化、脑电图、脑脊液、CT 等检查，明确原发疾病。

**4. 辨证论治**

| 证型 | 辨证要点 | 治法 | 方药 |
|---|---|---|---|
| 脾虚肝亢证 | 精神萎靡，嗜睡露睛，面色萎黄，不欲饮食，大便稀溏，色带青绿，时有肠鸣，四肢不温，抽搐无力，时作时止，舌淡，苔白，脉沉弱 | 温中健脾，缓肝理脾 | 缓肝理脾汤 |
| 脾肾阳衰证 | 精神委顿，昏睡露睛，面白无华或灰滞，口鼻气冷，额汗不温，四肢厥冷，溲清便溏，手足蠕动震颤，舌质淡，苔薄白，脉沉微 | 温补脾肾，回阳救逆 | 固真汤合逐寒荡惊汤 |
| 阴虚风动证 | 精神疲惫，形容憔悴，面色萎黄或时有潮红，虚烦低热，手足心热，易出汗，大便干结，肢体拘挛或强直，抽搐时轻时重，舌绛少津，苔少或无苔，脉细数 | 育阴潜阳，滋肾养肝 | 大定风珠 |

# 第七单元 肾系病证

## 细目一 水肿

**1.概述** 小儿水肿是由多种病证引起的体内水液潴留，泛滥肌肤，引起面目、四肢甚则全身浮肿及小便短少，严重的可伴有胸水、腹水为主要表现的常见病证，临床以肾脏疾病引发者多见。好发于 2～7 岁小儿，一年四季均可发病。

**2.病因病机** 主要病因为外感风邪、湿热、疮毒。小儿水肿与体质稚弱，不慎感受外邪，导致肺的通调、脾的传输、肾的开阖及三焦、膀胱的气化异常，不能输布水津有关。水肿的基本病机为水液泛滥。

**3.辨证论治**

| 证型 | 辨证要点 | 治法 | 方药 |
|---|---|---|---|
| 风水相搏证 | 水肿自眼睑开始，迅速波及全身，以头面肿势为甚，皮色光亮，按之凹陷，随手而起，尿少色赤，微恶风寒或伴发热，咽红咽痛，肢体酸痛，鼻塞，咳嗽，舌质淡，舌苔薄白或薄黄，脉浮 | 疏风宣肺，利水消肿 | 麻黄连翘赤小豆汤合五苓散 |
| 湿热内侵证 | 头面肢体浮肿或轻或重，小便黄赤而少，尿血，伴脓疱疮、疖肿、丹毒等，发热口渴，烦躁，头痛头晕，大便干结，舌红，苔黄腻，脉滑数 | 清热利湿，凉血止血 | 五味消毒饮合小蓟饮子 |

## 细目二 尿频

**1.概述** 尿频是以小便频数为特征的疾病。多发于学龄前儿童，尤以婴幼儿发病率最高，女孩多于男孩。

**2.病因病机** 病因有湿热下注、脾肾气虚、阴虚内热。尿频的发生，多由于湿热之邪蕴结下焦；也可因脾肾气虚，使膀胱气化功能失常所致；或病久不愈，损伤肾阴而致阴虚内热。主要病机为膀胱气化功能失常。

**3.辨证论治**

| 证型 | 辨证要点 | 治法 | 方药 |
|---|---|---|---|
| 脾肾气虚证 | 病程日久，小便频数，滴沥不尽，尿液不清，面色萎黄，精神倦怠，食欲不振，甚则畏寒怕冷，手足不温，大便稀薄，眼睑浮肿，舌质淡，或有齿痕，舌苔薄腻，脉细弱 | 温补脾肾，升提固摄 | 缩泉丸 |

## 细目三 遗尿

**1.概述** 遗尿又称尿床，是指 5 周岁以上的小儿睡中小便自遗，醒后方觉的一种病证。若 5 岁以后夜间仍不能自主控制排尿而经常尿床，就是遗尿症。多见于 10 岁以下的儿童。

**2.病因病机** 病因有肾气不足、肺脾气虚、肝经郁热、心肾失交。遗尿多与膀胱和肾的功能密切相关，其中尤以肾气不足、膀胱虚寒最为常见。膀胱失约是遗尿的主要病机。

**3.辨证论治**

| 证型 | 辨证要点 | 治法 | 方药 |
|---|---|---|---|
| 肾气不足证 | 寐中多遗，可达数次，小便清长，面白少华，神疲乏力，智力较同龄儿稍差，肢冷畏寒，舌质淡，苔白滑，脉沉无力 | 温补肾阳，固涩膀胱 | 菟丝子散 |

续表

| 证型 | 辨证要点 | 治法 | 方药 |
|---|---|---|---|
| 肺脾气虚证 | 睡中遗尿，日间尿频而量多，经常感冒，面色少华，神疲乏力，食欲不振，大便溏薄，舌质淡红，苔薄白，脉沉无力 | 补肺益脾，固涩膀胱 | 补中益气汤合缩泉丸 |
| 心肾失交证 | 梦中遗尿，寐不安宁，烦躁叫扰，白天多动少静，难以自制，或五心烦热，形体较瘦，舌质红，苔薄少津，脉沉细而数 | 清心滋肾，安神固脬 | 交泰丸合导赤散 |
| 肝经湿热证 | 寐中遗尿，小便量少色黄，性情急躁，夜梦纷纭，或寐中齘齿，目睛红赤，舌质红，苔黄腻，脉滑数 | 清热利湿，泻肝止遗 | 龙胆泻肝汤 |

### 细目四 五迟、五软

**1. 概述** 五迟、五软是小儿生长发育障碍的病证。五迟指立迟、行迟、齿迟、发迟、语迟；五软指头项软、口软、手软、足软、肌肉软。五迟、五软病证既可单独出现，也可同时存在。本病由于先天禀赋不足、后天调护失当引起。

**2. 病因病机** 先天因素致先天精气未充，髓脑未满，脏气虚弱，筋骨肌肉失养而成。后天因素致脾胃受损，气血虚弱，精髓不充，而致生长发育障碍。

**3. 辨证论治**

| 证型 | 辨证要点 | 治法 | 方药 |
|---|---|---|---|
| 肝肾亏损证 | 筋骨瘦弱，发育迟缓，坐起、站立、行走、生齿等明显迟于正常同年龄小儿，头项痿弱，天柱骨倒，头形方大，目无神采，反应迟钝，囟门宽大，易惊，夜卧不安，舌质淡，舌苔少，脉沉细无力，指纹淡 | 补肾填髓，养肝强筋 | 加味六味地黄丸 |
| 心脾两虚证 | 语言发育迟滞，精神呆滞，智力低下，头发生长迟缓，发稀萎黄，四肢痿软，肌肉松弛，口角流涎，吮吸咀嚼无力，或见弄舌，纳食欠佳，大便秘结，舌质胖，苔少，脉细缓，指纹色淡 | 健脾养心，补益气血 | 调元散 |
| 痰瘀阻滞证 | 失聪失语，反应迟钝，意识不清，动作不自主，或有吞咽困难，口流痰涎，喉间痰鸣，或关节强硬，肌肉软弱，或有癫痫发作，舌体胖有瘀斑瘀点，苔腻，脉沉涩或滑，指纹暗滞 | 涤痰开窍，活血通络 | 通窍活血汤合二陈汤 |

# 第八单元 传染病

### 细目一 麻疹

**1. 概述** 麻疹是由麻疹时邪引起的一种急性出疹性传染病。临床以发热恶寒，咳嗽咽痛，鼻塞流涕，泪水汪汪，羞明畏光，口腔两颊近臼齿处见麻疹黏膜斑，周身皮肤依序布发红色斑丘疹，皮疹消退时皮肤有糠状脱屑和棕色色素沉着斑为特征。

本病一年四季均可发病，以冬春季多见。6个月至5岁小儿发病率较高，容易并发肺炎。

**2. 病因病机** 麻疹的病因为外感麻疹时邪。病机是邪犯肺脾，肺脾热炽，外发肌肤。病变部位主要在肺、脾。

**3. 辨证论治**

| 证型 | 辨证要点 | 治法 | 方药 |
|---|---|---|---|
| 邪犯肺卫证（初热期） | 发热咳嗽，微恶风寒，鼻塞流涕，喷嚏，咽喉肿痛，眼睑红赤，泪水汪汪，畏光羞明，神烦哭闹，纳减口干，小便短少，大便不调。发热第2～3天，口腔两颊黏膜红赤，贴近白齿处可见麻疹黏膜斑，周围红晕，舌质偏红，苔薄白或微黄，脉浮数 | 辛凉透表，清宣肺卫 | 宣毒发表汤 |
| 邪入肺胃证（出疹期） | 壮热持续，起伏如潮，肤微有汗，烦躁不安，目赤眵多，咳嗽阵作，皮疹布发，疹点由细小稀少而逐渐稠密，疹色先红后暗，皮疹凸起，触之碍手，压之退色，大便干结，小便短少，舌质红赤，苔黄腻，脉数有力 | 清凉解毒，透疹达邪 | 清解透表汤 |
| 阴津耗伤证（收没期） | 疹点出齐后，发热渐退，咳嗽渐减，疹点依次渐回，皮肤呈糠麸状脱屑，并有色素沉着，胃纳增加，精神好转，质红少津，舌苔净，脉细无力或细数 | 养阴益气，清解余邪 | 沙参麦冬汤 |

## 细目二 风痧（风疹）

**1. 概述** 风疹是由外感风疹时邪（风疹病毒）引起的一种急性出疹性传染病。临床以轻度发热，咳嗽、全身皮肤出现细沙样玫瑰色斑丘疹，耳后、枕部臀核（淋巴结）肿大为主要特征。

本病好发于冬春季节。多见于1～5岁的小儿。患病后可获得持久性免疫，预后好。孕妇在妊娠3个月内患本病，容易影响胚胎正常发育，引发先天性心脏病、白内障、脑发育障碍等疾病，因此必须特别重视防止孕期感染。

**2. 病因病机** 风痧的病因以感受风疹时邪为主。病机为邪犯肺卫，外发肌肤。其主要病变在肺卫。

**3. 辨证论治**

| 证型 | 辨证要点 | 治法 | 方药 |
|---|---|---|---|
| 邪犯肺卫证 | 发热恶风，喷嚏流涕，轻微咳嗽，精神倦怠，胃纳欠佳，疹色浅红，先起于头面、躯干，随即遍及四肢，分布均匀，稀疏细小，2～3日消退，有瘙痒感，耳后及枕部臀核肿大，有触痛，舌质偏红，舌苔薄白或薄黄，脉象浮数 | 疏风清热透疹 | 银翘散 |
| 邪入气营证 | 壮热口渴，心烦哭闹，疹色鲜红或紫暗，疹点稠密，甚至可见皮疹融合成片，皮肤猩红，小便黄少，大便秘结，舌质红赤，舌苔黄糙，脉象洪数 | 清气凉营解毒 | 透疹凉解汤 |

## 细目三 丹痧（猩红热）

**1. 概述** 丹痧是因感受猩红热时邪（A族乙型溶血性链球菌）引起的急性传染病。临床以发热，咽喉肿痛或伴糜烂，全身布发弥漫性猩红色皮疹，疹后脱屑脱皮为特征。

本病主要发生于冬春季节。各年龄均可发病，以2～8岁的儿童发病率较高。本病属于中医学温病范畴，又称为"疫痧""疫疹""烂喉痧""烂喉丹痧"。本病早期诊断，及时治疗，一般预后好。少数可并发心悸、痹证、水肿。

**2. 病因病机** 丹痧的病因为感受痧毒疫疠之邪（猩红热时邪）所致。猩红热病变部位主要在肺、胃二经。主要病机为邪侵肺胃，热毒炽盛，内外充斥，外透肌肤。

**3. 鉴别诊断**

| 病名 | 麻疹 | 奶麻 | 风疹 | 丹痧 |
|---|---|---|---|---|
| 病原 | 麻疹病毒 | 人疱疹病毒 6 型 | 风疹病毒 | A 族乙型溶血性链球菌 |
| 潜伏期 | 6～21 天 | 7～17 天 | 5～25 天 | 1～7 天 |
| 初期症状 | 发热，咳嗽，流涕，泪水汪汪 | 突然高热，一般情况好 | 发热，咳嗽，流涕，枕部淋巴结肿大 | 发热，咽喉红肿化脓疼痛 |
| 出疹与发热的关系 | 发热 3～4 天出疹，出疹时发热更高 | 发热 3～4 天出疹，热退疹出 | 发热 1～2 天出疹 | 发热数小时～1 天出疹，出疹时热高 |
| 特殊体征 | 麻疹黏膜斑 | 无 | 耳后、枕部淋巴结肿大 | 环口苍白圈，草莓舌，帕氏线 |
| 皮疹特点 | 玫瑰色斑丘疹自耳后发际→额面、颈部→躯干→四肢→手足心、鼻尖，3 天左右出齐。疹退后遗留棕色色素斑、糠麸样脱屑 | 玫瑰色斑疹或斑丘疹，较麻疹细小，发疹无一定顺序，疹出后 1～2 天消退。疹退后无色素沉着，无脱屑 | 玫瑰色细小斑丘疹自头面→躯干→四肢，24 小时布满全身。疹退后无色素沉着，很少有脱屑 | 细小红色丘疹，皮肤猩红，自颈、腋下、腹股沟处开始，2～3 天遍布全身。疹退后无色素沉着，有大片脱皮 |
| 周围血象 | 白细胞计数下降，淋巴细胞升高 | 白细胞计数下降，淋巴细胞升高 | 白细胞计数下降，淋巴细胞升高 | 白细胞计数升高，中性粒细胞升高 |

**4. 辨证论治**

| 证型 | 辨证要点 | 治法 | 方药 |
|---|---|---|---|
| 邪侵肺卫证 | 发热骤起，头痛畏寒，肌肤无汗，咽喉红肿疼痛，常影响吞咽，皮肤潮红，痧疹隐隐，舌质红，苔薄白或薄黄，脉浮数有力 | 辛凉宣透，清热利咽 | 解肌透痧汤 |
| 毒炽气营证 | 壮热不解，烦躁口渴，咽喉肿痛，伴有糜烂白腐，皮疹密布，色红如丹，甚则色紫如瘀点。疹由颈、胸开始，继而弥漫全身，压之退色，见疹后的 1～2 天舌苔黄糙，舌质起红刺，3～4 天后舌苔剥脱，舌面光红起刺，状如草莓，脉数有力 | 清气凉营，泻火解毒 | 凉营清气汤 |
| 疹后阴伤证 | 丹痧布齐后 1～2 天，身热渐退，咽部糜烂疼痛亦渐减轻，或见低热，唇干口燥，或伴有干咳，食欲不振，舌红少津，苔剥脱，脉细数。约 2 周后可见皮肤脱屑、脱皮 | 养阴生津，清热润喉 | 沙参麦冬汤 |

## 细目四 水痘

**1. 概述** 水痘是由水痘时邪（水痘－带状疱疹病毒）引起的一种传染性强的出疹性疾病。以发热、皮肤黏膜分批出现瘙痒性皮疹，丘疹、疱疹、结痂同时存在为主要特征。

本病一年四季均可发生，以冬春二季发病率高。任何年龄皆可发病，但以 6～9 岁儿童最为多见。本病一般预后良好，一次感染水痘大多可获终生免疫。

**2. 病因病机** 本病病因为感受水痘时邪。主要病机为时邪蕴郁肺脾，湿热蕴蒸，透于肌腠。病变部位主要在肺、脾两经。

**3. 辨证论治**

| 证型 | 辨证要点 | 治法 | 方药 |
|------|---------|------|------|
| 邪伤肺卫证 | 发热轻微，或无热，鼻塞流涕，喷嚏，咳嗽，起病后1～2天出疹，疹色红润，疱浆清亮，根盘红晕，皮疹瘙痒，分布稀疏，此起彼伏，以躯干为多，舌苔薄白，脉浮数 | 疏风清热，利湿解毒 | 银翘散 |
| 邪炽气营证 | 壮热不退，烦躁不安，口渴欲饮，面红目赤，皮疹分布较密，疹色紫暗，疱浆浑浊，甚至可见出血性皮疹、紫癜，大便干结，小便短黄，舌质红或绛，苔黄糙而干，脉数有力 | 清热凉营，解毒化湿 | 清胃解毒汤 |

## 细目五  痄腮（流行性腮腺炎）

**1. 概述**　痄腮是由痄腮时邪（腮腺炎病毒）引起的一种急性传染病。西医称为流行性腮腺炎。临床以发热、耳下腮部漫肿疼痛为主要特征。

本病冬春两季易于流行。好发于3岁以上儿童，2岁以下婴幼儿少见。感染本病后可获得终身免疫。

**2. 病因病机**　本病为感受痄腮时邪所致。当小儿机体抵抗力下降时，时邪乘虚侵入而致病。主要病机为邪毒壅阻少阳经脉，与气血相搏，凝滞于耳下腮部。

**3. 辨证论治**

| 证型 | | 辨证要点 | 治法 | 方药 |
|------|------|---------|------|------|
| 常证 | 邪犯少阳证 | 轻微发热恶寒，一侧或两侧耳下腮部漫肿疼痛，咀嚼不便，或有头痛，咽红，纳少，舌质红，舌苔薄白或淡黄，脉浮数 | 疏风清热，散结消肿 | 柴胡葛根汤 |
| | 热毒蕴结证 | 高热，一侧或两侧耳下腮部肿胀疼痛，坚硬拒按，张口咀嚼困难，或有烦躁不安，口渴欲饮，头痛，咽红肿痛，颌下肿块胀痛，纳少，大便秘结，尿少而黄，舌红苔黄，脉象滑数 | 清热解毒，软坚散结 | 普济消毒饮 |
| 变证 | 毒窜睾腹证 | 腮部肿胀消退后，一侧或双侧睾丸肿胀疼痛，或少腹疼痛，痛时拒按，舌红，苔黄，脉数 | 清肝泻火，活血止痛 | 龙胆泻肝汤 |

## 细目六  流行性乙型脑炎

**1. 概述**　流行性乙型脑炎（简称乙脑、乙型脑炎）是感受流行性乙型脑炎时邪（流行性乙型脑炎病毒）引起，以高热、昏迷、抽搐为主要特征的一种小儿急性传染性疾病。本病属中医学暑温范畴。

本病有明显的季节性，多发生在7～9月的盛夏时节。10岁以下小儿容易发生，以2～6岁儿童发病率高。本病发病急骤，传变迅速，在病程中容易出现内闭外脱、呼吸障碍危象，急需抢救。重症病例常留下后遗症。

**2. 病因病机**

（1）急性期病机：小儿脏腑柔嫩，肌肤薄弱，容易感受暑温时邪而发病。其发病之后，急性期疾病变化不外卫、气、营、血的传变规律，包括邪犯卫气、邪入气营和邪入营血。

（2）恢复期、后遗症期病机：病至恢复期、后遗症期，正气耗伤，余邪留恋，热、痰、风不尽，余证诸生，出现余热未尽、痰蒙清窍和内风扰动。

**3. 辨证论治**　急性期按照温病卫、气、营、血规律发展变化，但传变迅速，卫、气、营、血的界限常不分明，多表现为卫气同病、气营同病、营血同病，热、痰、风三证俱全，出现发热、神昏、抽搐。

| | 证型 | 辨证要点 | 治法 | 方药 |
|---|---|---|---|---|
| 急性期 | 邪犯卫气证 | 突然发热，微恶风寒，颈项强硬，口渴引饮，常伴恶心呕吐，或见抽搐，神烦不安或嗜睡，舌苔薄白或黄，脉浮数或洪数 | 辛凉解表，清暑化湿 | 偏卫分证用新加香薷饮，偏气分证用白虎汤 |
| | 邪炽气营证 | 壮热不退，头痛剧烈，呕吐频繁，口渴引饮，颈项强直，烦躁不安，或神昏谵语，四肢抽搐，喉间痰鸣，呼吸不利，大便干结，小便短赤，舌质红绛，舌苔黄腻，脉数有力 | 清气凉营，泻火涤痰 | 清瘟败毒饮 |
| | 邪入营血证 | 热势起伏不退，朝轻暮重，神志昏迷，两目上视，口噤项强，反复抽搐，四肢厥冷，胸腹灼热，二便失禁，或见吐衄、皮肤斑疹，舌质紫绛少津，舌苔薄，脉沉细数 | 凉血清心，增液潜阳 | 犀角地黄汤合增液汤 |
| 恢复期 | 余热未尽证 | 低热或不规则发热，面赤颧红，心烦不宁，口干喜饮，小便短少，偶有惊惕，舌红，苔光净，脉细数 | 养阴清热，调和营卫 | 青蒿鳖甲汤或黄芪桂枝五物汤 |
| | 痰蒙清窍证 | 意识不清，喉间痰鸣，或狂躁不宁，嚎叫哭闹，舌质红绛 | 豁痰开窍 | 涤痰汤或龙胆泻肝汤 |
| | 内风扰动证 | 肢体震颤，不自主动作，或强直性瘫痪，或癫痫样发作，舌红，苔薄白，脉细弦 | 搜风通络，养阴息风 | 止痉散或大定风珠 |

# 第九单元 虫 证

## 细目一 蛔虫病

**1. 概述** 蛔虫病是感染蛔虫卵引起的小儿常见肠道寄生虫病。临床以脐周疼痛，时作时止，饮食异常，大便下虫，或粪便镜检有蛔虫卵为主要特征。成虫寄生小肠，劫夺水谷精微，妨碍正常的消化吸收，严重者影响儿童生长发育。

本病无明显的季节性。其发生率农村高于城市，儿童高于成人，尤多见于3～10岁的儿童。蛔虫病不仅影响小儿的食欲及肠道功能，而且影响小儿的生长发育。重者可能出现并发症，其中以蛔厥证、虫瘕证多见。

**2. 辨证论治**

| 证型 | 辨证要点 | 治法 | 方药 |
|---|---|---|---|
| 肠虫证 | 腹部疼痛，轻重不一，时作时止，或不思饮食，或嗜食异物，大便不调，或泄泻，或便秘，或便下蛔虫，面色多黄滞，可见面部白斑、白睛蓝斑、唇内粟状白点，夜寐龄齿。甚者腹部扪及条索状物，时聚时散，形体消瘦，肚腹胀大，青筋显露。舌苔腻或花剥，舌尖红赤，脉弦滑 | 驱蛔杀虫，调理脾胃 | 使君子散 |
| 蛔厥证 | 有肠蛔虫症状，突然腹部绞痛，弯腰曲背，辗转不安，肢冷汗出，恶心呕吐，常吐出胆汁或蛔虫。腹部绞痛呈阵发性，疼痛部位在右上腹或剑突下为主，发作间歇时，痛止如常人。重者腹痛持续不止，时轻时剧，畏寒发热，甚则出现黄疸。舌苔多黄腻，脉弦紧或滑数 | 安蛔定痛，继则驱虫 | 乌梅丸 |
| 虫瘕证 | 有肠蛔虫症状，突然阵发性脐腹剧烈疼痛，部位不定，频繁呕吐，可呕出蛔虫，大便不下或量少，腹胀，腹部可扪及质软、无痛的可移动团块。病情持续不缓解者，见腹硬、压痛明显，肠鸣，无矢气。舌苔白或黄腻，脉滑数或弦数 | 行气通腑，散蛔驱虫 | 驱蛔承气汤 |

### 细目二 蛲虫病

**1. 概述** 蛲虫病是由蛲虫寄生人体所致的小儿常见肠道寄生虫病。临床以夜间肛门及会阴附近奇痒并见到蛲虫为特征。蛲虫色白，形细小如线头，俗称"线虫"

本病无明显的季节性。患儿是唯一的传染源。2～9岁儿童感染率最高，尤以集体机构的儿童高发。蛲虫的寿命不超过2个月，如果无重复感染可自行痊愈。

**2. 蛲虫病的诊断要点**

（1）有喜以手摄取食物、吮手指等不良卫生习惯。

（2）以夜间肛门及会阴部奇痒、睡眠不安为主要临床表现，可并见尿频、遗尿、腹痛等症。大便或肛周可见8～13mm长的白色线状成虫。

（3）用肛门拭纸法检查虫卵，常用方法有透明胶纸法、棉签拭子法。

**3. 辨证论治**

证候：肛门、会阴部瘙痒，夜间尤甚，睡眠不宁，烦躁不安，或尿频、遗尿，或女孩前阴瘙痒，分泌物增多，或食欲不振，形体消瘦，面色苍黄，舌淡，苔白，脉无力。

治法：杀虫止痒，结合外治。

方药：驱虫粉。

# 第十单元 其他疾病

### 细目一 夏季热

**1. 概述** 夏季热是婴幼儿在暑天发生的特有的季节性疾病。临床以长期发热、口渴、多饮、多尿、少汗或汗闭为特征。

本病多见于6个月至3岁的婴幼儿，5岁以上者少见。在我国南方如华东、中南、西南等气候炎热地区较多见。本病有严格的发病季节，多集中在6、7、8三个月；与气候有密切关系，气温愈高，发病就愈多，秋凉以后，症状多能自行消退。

**2. 病因病机** 夏季热的发病原因，在于小儿体质不能耐受夏季炎暑。病机关键是小儿正气虚弱，不耐暑气熏蒸，气阴耗伤所致。

**3. 辨证论治**

| 证型 | 辨证要点 | 治法 | 方药 |
|------|---------|------|------|
| 暑伤肺胃证 | 入夏后体温逐渐增高，发热持续，气温越高，体温越高，皮肤灼热，少汗或无汗，口渴引饮，小便频数，甚则饮一溲一，精神烦躁，口唇干燥，舌质稍红，苔薄黄，脉数 | 清暑益气，养阴生津 | 王氏清暑益气汤 |
| 上盛下虚证 | 发热日久不退，朝盛暮衰，精神萎靡或虚烦不安，面色苍白，下肢清冷，小便清长，频繁无度，大便稀溏，口渴多饮，舌质淡，舌苔薄黄，脉细数无力 | 温补肾阳，清心护阴 | 温下清上汤 |

### 细目二 紫癜

**1. 概述** 紫癜是小儿常见的出血性疾病之一，以血液溢于皮肤、黏膜之下，出现瘀点瘀斑，压之不退色为其临床特征，常伴鼻衄、齿衄，甚则呕血、便血、尿血。本病包括西医的过敏性紫癜和免疫性血小板减少症。过敏性紫癜好发年龄为3～14岁，尤以学龄儿童多见，男性多于女性，春秋两季发病较多。免疫性血小板减少症发病年龄多在2～5岁，男女发病比例无差异，其死亡率约1%，主要致死原因为颅内出血。

**2. 病因病机**　小儿素体正气亏虚是发病之内因，外感风热时邪及其他异气是发病之外因。风热之邪与气血相搏，热伤血络，迫血妄行，溢于脉外，渗于皮下，发为紫癜。

**3. 辨证论治**

| 证型 | 辨证要点 | 治法 | 方药 |
|---|---|---|---|
| 风热伤络证 | 起病较急，全身皮肤紫癜散发，尤以下肢及臀部居多，呈对称分布，色泽鲜红，大小不一，或伴痒感，可有发热、腹痛、关节肿痛、尿血等，舌质红，苔薄黄，脉浮数 | 疏风清热，凉血安络 | 银翘散 |
| 血热妄行证 | 起病较急，皮肤出现瘀点瘀斑，色泽鲜红，或伴鼻衄、齿衄、尿血、便血，血色鲜红或紫红，同时见心烦、口渴、便秘，或伴腹痛，或有发热，舌红，脉数有力 | 清热解毒，凉血止血 | 犀角地黄汤 |
| 气不摄血证 | 起病缓慢，病程迁延，紫癜反复出现，瘀点、瘀斑颜色淡紫，常有鼻衄、齿衄、面色苍黄，神疲乏力，食欲不振，头晕心慌，舌质淡胖，舌苔薄，脉细无力 | 健脾养心，益气摄血 | 归脾汤 |
| 阴虚火旺证 | 紫癜时发时止，鼻衄齿衄，血色鲜红，低热盗汗，心烦少寐，大便干燥，小便黄赤，舌光红，苔少，脉细数 | 滋阴降火，凉血止血 | 大补阴丸 |

# 第九章 针灸学

【本章通关解析】

    针灸学是中医专业的一门重要临床课程，在历年传统医学师承及确有专长人员出师考核中占据非常重要的地位。在综合笔试中，本科目平均每年出题约占 30 分（综合笔试总分 300 分）。

    本科目共涉及 32 个单元 41 种疾病，考查的重点主要是十四经穴的定位、主治，特定穴，以及常见疾病的针灸取穴，包括主穴及配穴。其中常见疾病的针灸取穴占据大部分分值。

    复习针灸学课程，要在牢固掌握中医基础理论和中医临床课程的基础上，并具备中医辨病辨证能力的前提下，再进一步深入学习，重点是各科常见病的针灸治疗取穴。

## 第一单元 腧穴的分类

    腧穴总体上可归纳为十四经穴、奇穴、阿是穴三类。

    **1.十四经穴** 具有固定的名称和位置，归属于十二经脉和任、督脉的腧穴，简称"经穴"。具有主治本经病证的共同作用。

    **2.奇穴** 具有一定的名称，又有明确的位置，但尚未归入或不便归入十四经系统的腧穴，又称"经外奇穴"。主治范围比较单纯，多数对某些病证有特殊疗效。

    **3.阿是穴** 既无固定名称，也无固定位置，而是以压痛点或其他反应点作为针灸施术部位的一类腧穴，又称"不定穴""天应穴""压痛点"等。

## 第二单元 腧穴的主治特点和规律

### 细目一 主治特点

**1.近治作用** "腧穴所在，主治所在"。

**2.远治作用** "经脉所过，主治所及"。

**3.特殊作用** 具有双向的良性调整作用和相对的特异性治疗作用。

### 细目二 主治规律

**1.分经主治规律**

手三阴经腧穴分经主治规律

| 经名 | 本经主治 | 二经相同主治 | 三经相同主治 |
|---|---|---|---|
| 手太阴经 | 肺、喉病 | | |
| 手厥阴经 | 心、胃病 | 神志病 | 胸部病 |
| 手少阴经 | 心病 | | |

手三阳经腧穴分经主治规律

| 经名 | 本经主治 | 二经相同主治 | 三经相同主治 |
|---|---|---|---|
| 手阳明经 | 前头、鼻、口、齿病 | | |
| 手少阳经 | 侧头、胁肋病 | 目病、耳病 | 咽喉病、热病 |
| 手太阳经 | 后头、肩胛病、神志病 | | |

足三阳经腧穴分经主治规律

| 经名 | 本经主治 | 二经相同主治 | 三经相同主治 |
|---|---|---|---|
| 足阳明经 | 前头、口齿、咽喉病、胃肠病 | | |
| 足少阳经 | 侧头、耳病、胁肋病、胆病 | 眼病 | 神志病、热病 |
| 足太阳经 | 后头、项、背腰病（背俞并治脏腑病）、肛肠病 | | |

足三阴经腧穴分经主治规律

| 经名 | 本经主治 | 二经相同主治 | 三经相同主治 |
|---|---|---|---|
| 足太阴经 | 脾胃病 | | |
| 足厥阴经 | 肝病 | 前阴病 | 腹部病、妇科病 |
| 足少阴经 | 肾病、肺病、咽喉病 | | |

任督二脉腧穴分经主治规律

| 经名 | 本经主治 | 二经相同主治 |
|---|---|---|
| 任脉 | 中风脱证、虚寒、下焦病 | 神志病、脏腑病、妇科病 |
| 督脉 | 中风、昏迷、热病、头面部病 | |

**2. 分部主治规律**

头面颈项部经穴主治规律

| 分部 | 主治 |
|---|---|
| 前头、侧头区 | 眼、鼻病，前头及侧头部病 |
| 后头区 | 神志病，头部病 |
| 项区 | 神志病，咽喉、眼、头项病 |
| 眼区 | 眼病 |
| 鼻区 | 鼻病 |
| 颈区 | 舌、咽喉、气管、颈部病 |

胸腹背腰部经穴主治规律

| 前 | 后 | 主治 |
|---|---|---|
| 胸膺部 | 上背部 | 肺、心（上焦）病 |
| 胁腹部 | 下背部 | 肝、胆、脾、胃（中焦）病 |
| 少腹部 | 腰尻部 | 前后阴、肾、肠、膀胱（下焦）病 |

# 第三单元　腧穴的定位方法

**1. 常用骨度折量寸定位法**

【简便记忆歌诀】

头部分寸有何难，发发 12 印发 3，印大 18 大发 3，头维之间横 9 寸，乳突耳后 9 寸连。

胸腹胁部看周全，先说 8 寸两乳间，天突胸剑歧为 9，5 寸脐至耻上缘，腋顶章门取 12，

8 寸胸剑歧脐间。背腰唯后正中线，肩胛内缘只横 3，另有 8 寸是哪里？后正中线肩峰缘。

肘腕横纹有 12，肘横 9 寸腋后前。下肢（腘）横纹先看，相约 16 外踝尖，臀沟 14 转 19，

胫髁踝尖只 13。

**2. 体表解剖标志定位法**

（1）固定标志：借助人体各部的骨节、肌肉所形成的突起和凹陷，五官轮廓，发际，指（趾）甲，乳头，脐窝等在自然姿势下可见的标志。

（2）活动标志：借助人体各部的关节、肌肉、肌腱、皮肤随着活动而出现的空隙、凹陷、皱纹、尖端等在活动姿势下才会出现的标志。

**3. 手指同身寸定位法（患者本人手指为尺寸折量标准）**

（1）中指同身寸：是以患者中指中节桡侧两端纹头间的距离作为 1 寸。

（2）拇指同身寸：是以患者拇指间关节的宽度作为 1 寸。

（3）横指同身寸：食指、中指、无名指及小指四指相并，以中指中节横纹为标准，其四指的宽度作为 3 寸。

# 第四单元　手太阴肺经、腧穴

**1. 经脉循行**

体表循行：腋下→上肢内侧前缘→寸口→鱼际→大指端（少商）。

体内联系：中焦 – 络大肠 – 胃口 – 属肺 – 肺系（气管咽喉）。

连接下经：食指桡侧端（商阳）– 大肠经。

**2. 主治概要**　①胸、肺、咽喉部等肺脏相关病证。②经脉循行部位的其他病证。

**3. 常用腧穴的定位、主治要点和操作**　手太阴肺经左右各 11 个穴位，起于中府，止于少商。

（1）尺泽　合穴

【定位】在肘区，肘横纹上，肱二头肌腱桡侧缘凹陷中。

【主治】①咳嗽、气喘、咽喉肿痛、咯血等肺系病证。②肘臂挛痛。③小儿惊风、急性腹痛、吐泻等急症。

【操作】直刺 0.8 ～ 1.2 寸，或点刺出血。

（2）太渊　输穴；原穴；八会穴之脉会

【定位】在腕前区，桡骨茎突与手舟骨之间，拇长展肌腱尺侧凹陷中。

【主治】①咳嗽、气喘、咳血、喉痹等肺系病证。②无脉症。③胸痛，缺盆中痛，腕臂痛。

【操作】避开桡动脉，直刺 0.3 ～ 0.5 寸。

（3）列缺▲　络穴；八脉交会穴，通任脉

【定位】在前臂，腕掌侧远端横纹上 1.5 寸，拇短伸肌腱与拇长展肌腱之间，拇长展肌腱沟的凹陷中。简便取穴法：两手虎口自然平直交叉，一手食指按在另一手桡骨茎突上，指尖下凹陷中是穴。

【主治】①咳嗽、气喘、咽喉肿痛等肺系病证。②外感头痛、项强、齿痛、口歪等头面五官疾患。③手腕痛。

【操作】向肘部斜刺 0.5 ～ 0.8 寸。

（4）鱼际 荥穴

【定位】在手外侧，第 1 掌骨桡侧中点赤白肉际处。

【主治】①咳嗽、气喘、咳血、失音、喉痹、咽干等肺系病证。②外感发热，掌中热。③小儿疳积。

【操作】直刺 0.5 ～ 0.8 寸。

（5）少商▲ 井穴

【定位】在手指，拇指末节桡侧，指甲根角侧上方 0.1 寸。

【主治】①咳嗽、气喘、咽喉肿痛、鼻衄等肺系实热病证。②中暑，发热。③昏迷，癫狂。④指肿、麻木。

【操作】浅刺 0.1 寸，或点刺出血。

# 第五单元　手阳明大肠经、腧穴

**1. 经脉循行**

体表循行：食指→合谷→上肢外侧前缘→肩前→颈→下齿→鼻旁。

体内联系：络肺 – 属大肠。

连接下经：鼻旁 – 足阳明胃经。

**2. 主治概要**　①头面五官病证。②肠腑病证。③皮肤病证。④神志病证。⑤热病。⑥经脉循行部位的其他病证。

**3. 常用腧穴的定位、主治要点和操作**　手阳明大肠经，左右各 20 个穴位，起于商阳，止于迎香。

（1）商阳▲ 井穴

【定位】在手指，食指末节桡侧，指甲根角侧上方 0.1 寸。

【主治】①热病，昏迷。②耳聋、青盲、咽喉肿痛、颐颔肿、齿痛等五官病证。③手指麻木。

【操作】浅刺 0.1 寸，或点刺出血。

（2）合谷▲ 原穴

【定位】在手背，第 2 掌骨桡侧的中点处。

【主治】①头痛、齿痛、目赤肿痛、咽喉肿痛、牙关紧闭、口歪、鼻衄、耳聋、痄腮等头面五官病证。②发热恶寒等外感病。③热病。④无汗或多汗。⑤经闭、滞产、月经不调、痛经、胎衣不下、恶露不止、乳少等妇科病证。⑥上肢疼痛、不遂。⑦皮肤瘙痒、荨麻疹等皮肤科病证。⑧小儿惊风，痉证。⑨腹痛、痢疾、便秘等肠腑病证。⑩牙拔出术、甲状腺手术等面口五官及颈部手术针麻常用穴。

【操作】直刺 0.5 ～ 1 寸。孕妇不宜针灸。

（3）手三里

【定位】在前臂，肘横纹下 2 寸，阳溪与曲池连线上。

【主治】①手臂麻痛、肘挛不伸、上肢不遂等上肢病证。②腹胀、泄泻等肠腑病证。③齿痛颊肿。

【操作】直刺 0.8 ～ 1.2 寸。

（4）曲池▲ 合穴

【定位】在肘区，尺泽与肱骨外上髁连线的中点处。

【主治】①目赤肿痛、齿痛、咽喉肿痛等五官热性病证。②热病。③手臂肿痛、上肢不遂等上肢病证。④风疹、瘾疹、湿疹、丹毒、瘰疬等皮肤科病证。⑤腹痛、吐泻、痢疾等肠腑病证。⑥头痛，眩晕。⑦癫狂等神志病。

【操作】直刺 1.0 ～ 1.5 寸。

（5）臂臑

【定位】在臂区，曲池上 7 寸，三角肌前缘处。

【主治】①肩臂疼痛。②瘰疬。

（6）肩髃▲　手阳明经与阳跷脉的交会穴。

【定位】在三角肌区，肩峰外侧缘前端与肱骨大结节两骨间凹陷中。

【主治】①肩痛不举，上肢不遂。②瘰疬。③瘾疹。

【操作】直刺或向下斜刺 0.8 ～ 1.5 寸。

（7）迎香▲

【定位】在面部，鼻翼外缘中点旁，鼻唇沟中。

【主治】①鼻塞、鼻衄、鼻渊等鼻病。②口歪、面痒、面肿等口面部病证。③胆道蛔虫病。

【操作】略向内上方斜刺或平刺 0.3 ～ 0.5 寸。

# 第六单元　足阳明胃经、腧穴

**1. 经脉循行**

体表循行：鼻旁→目下→面周→缺盆→胸腹二侧线→下肢外侧前→大次中趾。

体内联系：属胃 - 络脾 - 腹里 - 气冲。

连接下经：足太阴脾经。

**2. 主治概要**　①脾胃肠病证。②头面五官病证。③神志病证。④热病。⑤经脉循行部位的其他病证。

**3. 常用腧穴的定位、主治要点和操作**　足阳明胃经，左右各 45 个穴位，起于承泣，止于厉兑。

（1）四白▲

【定位】在面部，眶下孔处。

【主治】①目赤肿痛、目翳、近视等眼病。②口歪、眼睑𬅙动、头痛、眩晕、面痛等头面部病证。

【操作】直刺或向上斜刺 0.3 ～ 0.5 寸。

（2）地仓▲　手、足阳明经与任脉的交会穴

【定位】在面部，口角旁开 0.4 寸（指寸）。

【主治】口歪、眼睑𬅙动、流涎、齿痛、颊肿等头面五官病证。

【操作】斜刺或平刺 0.3 ～ 0.8 寸，可向颊车穴透刺。

（3）颊车

【定位】在面部，下颌角前上方一横指（中指）。

【主治】口歪、口噤、齿痛、面痛等面口病证。

【操作】直刺 0.3 ～ 0.5 寸，或向颊车穴透刺 1.5 ～ 2 寸。

（4）下关▲

【定位】在面部，颧弓下缘中央与下颌切迹之间凹陷中。

【主治】①牙关不利、面痛、齿痛、口歪等面口病证。②耳鸣、耳聋、聤耳等耳部病证。

【操作】直刺 0.5 ～ 1 寸。

（5）头维　足阳明经与足少阳经和阳维脉的交会穴

【定位】在头部，额角发际直上 0.5 寸，头正中线旁开 4.5 寸。

【主治】头痛、眩晕、目痛、迎风流泪、眼睑𬅙动等头面五官病证。

【操作】平刺 0.5 ～ 1 寸。

（6）天枢▲　大肠募穴

【定位】在腹部，横平脐中，前正中线旁开 2 寸。

【主治】①绕脐腹痛、腹胀、便秘、泄泻、痢疾等脾胃肠病证。②癥瘕、月经不调、痛经等妇科病证。

【操作】直刺 1 ～ 1.5 寸。

（7）归来　络穴

【定位】在下腹部，脐中下 4 寸，前正中线旁开 2 寸。

【主治】①小腹胀痛，疝气。②月经不调、闭经、痛经、带下、阴挺等妇科病证。

【操作】直刺 1 ～ 1.5 寸。

（8）犊鼻▲

【定位】在膝前区，屈膝状态下，髌骨外下方凹陷处。

【主治】①膝肿痛、屈伸不利等病症。②下肢痿痹。

【操作】屈膝，向后内斜刺 1 ～ 1.5 寸。

（9）足三里▲　合穴；胃下合穴

【定位】在小腿外侧，犊鼻下 3 寸，犊鼻与解溪连线上。

【主治】①胃痛、呕吐、腹胀、泄泻、痢疾、便秘、肠痈等脾胃肠病证。②膝痛、下肢痿痹、中风瘫痪等下肢病证。③癫狂、不寐等神志病证。④气喘，痰多。⑤乳痈。⑥虚劳诸证，为强壮保健要穴。

【操作】直刺 1 ～ 2 寸。

（10）上巨虚　大肠下合穴

【定位】在小腿外侧，犊鼻下 6 寸，犊鼻与解溪连线上。

【主治】①肠鸣、腹中切痛、泄泻、便秘、肠痈等肠腑病证。②下肢痿痹、中风瘫痪等下肢病证。

【操作】直刺 1 ～ 2 寸。

（11）丰隆　络穴

【定位】在小腿外侧，外踝尖上 8 寸，胫骨前肌的外缘。

【主治】①头痛、眩晕等头部病证。②癫狂。③咳嗽、哮喘、痰多等肺系病证。④下肢痿痹。

【操作】直刺 1 ～ 1.5 寸。

（12）内庭　荥穴

【定位】在足背，第 2、3 趾间，趾蹼缘后方赤白肉际处。

【主治】①胃痛、吐酸、泄泻、痢疾、便秘等胃肠病证。②足背肿痛。③齿痛、咽喉肿痛、鼻衄等五官病证。④热病。

【操作】直刺或斜刺 0.5 ～ 0.8 寸，可灸。

# 第七单元　足太阴脾经、腧穴

**1. 经脉循行**

体表循行：大趾→下肢内侧前（内踝上八寸以下肝前脾中）→胸腹第三侧线。

体内联系：属脾络胃 – 上膈，夹咽 – 注心中。

连接下经：心中 – 心经。

**2. 主治概要**　①脾胃病。②妇科病。③前阴病。④经脉循行部位的其他病证。

**3. 常用腧穴的定位、主治要点和操作**　足太阴脾经，左右各 21 个穴位，起于隐白，止于大包。

（1）隐白　井穴

【定位】在足趾，大趾末节内侧，趾甲根角侧后方 0.1 寸（指寸）。

【主治】①月经过多、崩漏等妇科证证。②鼻衄、便血、尿血等出血证。③腹满、呕吐、泄泻等脾胃病证。④癫狂、多梦等神志病证。⑤惊风。

【操作】浅刺 0.1 寸。

（2）公孙　络穴；八脉交会穴，通冲脉

【定位】在跖区，第 1 跖骨底的前下缘赤白肉际处。

【主治】①胃痛、呕吐、肠鸣腹胀、腹痛、痢疾等脾胃病证。②心烦不寐、狂证等神志病证。③逆气里急，气上冲心（奔豚气）等冲脉病证。

【操作】直刺 0.6 ～ 1.2 寸。

（3）三阴交▲　足三阴经的交会穴

【定位】在小腿内侧，内踝尖上 3 寸，胫骨内侧缘后际。

【主治】①肠鸣腹胀、泄泻、便秘等脾胃肠病证。②月经不调、经闭、痛经、带下、阴挺、不孕、滞产等妇产科病证。③心悸、不寐、癫狂等心神病证。④小便不利、遗尿、遗精、阳痿等泌尿生殖系统病证。⑤下肢痿痹。⑥湿疹、荨麻疹等皮肤病证。⑦阴虚诸证。

【操作】直刺 1 ～ 1.5 寸。孕妇禁针。

（4）阴陵泉▲　合穴

【定位】在小腿内侧，胫骨内侧髁下缘与胫骨内侧缘之间的凹陷中。

【主治】①腹痛、泄泻、水肿、黄疸等脾湿病证。②小便不利、遗尿、癃闭等泌尿系统病证。③遗精、阴茎痛等男科病证。④带下、妇人阴痛等妇科病证。⑤膝痛、下肢痿痹。

【操作】直刺 1 ～ 2 寸。

（5）血海▲

【定位】在股前区，髌底内侧端上 2 寸，股内侧肌隆起处。简便取穴法：患者屈膝，医者以左手掌心按于患者右膝髌骨上缘（或者右手掌心按于患者左膝髌骨上缘），第 2 ～ 5 指向上伸直，拇指约成 45° 斜置，拇指尖下是穴。

【主治】①月经不调、痛经、闭经、崩漏等妇科病证。②湿疹、瘾疹、丹毒、皮肤瘙痒等外科病证。③膝股内侧痛。

【操作】直刺 1 ～ 1.5 寸。

# 第八单元　手少阴心经、腧穴

**1. 经脉循行**

体表循行：腋下→上肢内侧后缘→寸口→手小指。

体内联系：起心中 – 属心系 – 络小肠 – 夹咽 – 系目系 – 上肺。

连接下经：小指末端 – 手太阳小肠经。

**2. 主治概要**　①心系病证。②神志病证。③经脉循行部位的其他病证。

**3. 常用腧穴的定位、主治要点和操作**　手少阴心经，左右各 9 个穴位，起于极泉，止于少冲。

（1）少海　合穴

【定位】在肘前区，横平肘横纹，肱骨内上髁前缘。

【主治】①心痛、瘿症、癫狂、痫证等心疾、神志病证。②肘臂挛痛、麻木，手颤。③腋胁痛，头项痛。④瘰疬。

【操作】直刺 0.5 ～ 1 寸。

（2）通里▲　络穴

【定位】在前臂前区，腕掌侧远端横纹上 1 寸，尺侧腕屈肌腱的桡侧缘。

【主治】①心悸、怔忡等心疾。②暴喑、舌强不语等舌窍病证。③肘臂挛痛、麻木、手颤等上肢病证。

【操作】直刺 0.5 ～ 1 寸。

（3）阴郄　郄穴

【定位】在前臂前区，腕掌侧远端横纹上 0.5 寸，尺侧腕屈肌腱的桡侧缘。

【主治】①心痛、心悸、惊恐等心疾。②吐血、衄血等血证。③骨蒸盗汗。

【操作】直刺 0.3 ～ 0.5 寸。

（4）神门▲　输穴；原穴

【定位】在腕前区，腕掌侧远端横纹尺侧端，尺侧腕屈肌腱的桡侧缘。

【主治】①心痛、心烦、惊悸、怔忡等心疾。②不寐、健忘、痴呆、癫狂痫等神志病证。③胸胁痛。

【操作】直刺 0.3 ～ 0.5 寸。

（5）少冲　井穴

【定位】在手指，小指末节桡侧，指甲根角侧上方 0.1 寸（指寸）。

【主治】①心悸、心痛等心疾。②癫狂、昏迷等神志病证。③目赤。④热病。⑤胸胁痛。

【操作】浅刺 0.1 寸，或点刺出血。

# 第九单元　手太阳小肠经、腧穴

**1. 经脉循行**

体表循行：小指外侧→上肢外侧后缘→肩关节→肩甲→肩上→颈→面颊→目外眦→耳前→入耳中。

体内联系：络心 – 循咽 – 抵胃 – 属小肠。

连接下经：从面颊 – 抵鼻 – 目内眦 – 足太阳膀胱经。

**2. 主治概要**　①头面五官病证。②热病。③神志病。④经脉循行部位的其他病证。

**3. 常用腧穴的定位、主治要点和操作**　手太阳小肠经，左右各 11 个穴位，起于中府，止于少商。

（1）少泽　井穴

【定位】在手指，小指末节尺侧，指甲根角侧上方 0.1 寸（指寸）。

【主治】①肩臂后侧痛、小指麻木疼痛等上肢病证。②乳痈、乳少、产后缺乳等乳房病证。③昏迷、癫狂等神志病证。④头痛、咽喉肿痛、目翳、胬肉攀睛、耳聋、耳鸣等头面五官病证。

【操作】斜刺 0.1 寸或点刺出血。孕妇慎用。

（2）后溪▲　输穴；八脉交会穴，通督脉

【定位】在手内侧，第 5 掌指关节尺侧近端赤白肉际凹陷中。

【主治】①头项强痛、腰背痛、手指及肘臂挛痛等痛证。②耳聋、目赤、咽喉肿痛等五官病证。③癫、狂、痫等神志病证。④疟疾。

【操作】直刺 0.5 ～ 1 寸。治手指挛痛可透刺合谷穴。

（3）养老　郄穴

【定位】在前臂后区，腕背横纹上 1 寸，尺骨头桡侧凹陷中。

【主治】①肩、背、肘、臂酸痛及项强等经脉循行所过部位病证。②急性腰痛。③目视不明。

【操作】直刺或斜刺 0.5 ～ 0.8 寸。

（4）天宗

【定位】在肩胛区，肩胛冈中点与肩胛骨下角连线的上 1/3 与下 2/3 交点凹陷中。

【主治】①肩胛疼痛。②气喘。③乳痈、乳癖等乳房病证。

【操作】直刺或斜刺 0.5 ～ 1 寸。遇到阻力不可强行进针。

（5）听宫▲

【定位】在面部，耳屏正中与下颌骨髁状突之间的凹陷中。

【主治】①耳鸣、耳聋、聤耳等耳部病证。②面痛、齿痛等口面病证。③癫、狂、痫等神志病证。

【操作】张口，直刺 1 ～ 1.5 寸。

# 第十单元　足太阳膀胱经、腧穴

**1. 经脉循行**

体表循行：目内眦→头顶第一侧线→腰背→下肢外侧后缘→小趾。

体内分布：络脑 – 络肾 – 属膀胱。

连接下经：足小趾外侧 – 足少阴肾经。

**2. 主治概要**　①脏腑病证。②神志病证。③头面五官病证。④经脉循行部位的其他病证。

**3. 常用腧穴的定位、主治要点和操作**　足太阳膀胱经，左右各 67 个穴位，起于睛明，止于至阴。

（1）睛明

【定位】在面部，目内眦内上方眶内侧壁凹陷中。

【主治】①目赤肿痛、流泪、视物不明、目眩、近视、夜盲、色盲、目翳等眼病。②急性腰痛。③心悸、怔忡等心疾。

【操作】嘱患者闭目，医者左手轻推眼球向外侧固定，右手缓慢进针，紧靠眶缘直刺 0.5～1 寸。遇到阻力时，不宜强行进针，应改变进针方向或退针。不捻转，不提插（或只轻微地捻转和提插）。出针后按压针孔片刻，以防出血。针具宜细，消毒宜严。禁灸。

（2）攒竹

【定位】在面部，眉头凹陷中，额切迹处。

【主治】①头痛、面痛、眉棱骨痛、面瘫等头面病证。②眼睑𬌗动、眼睑下垂、目视不明、流泪、目赤肿痛等眼疾。③呃逆。④急性腰扭伤。

【操作】可向眉中或向眼眶内缘平刺或斜刺 0.5～0.8 寸，或直刺 0.2～0.3 寸。禁灸。

（3）天柱

【定位】在颈后区，横平第 2 颈椎棘突上际，斜方肌外缘凹陷中。

【主治】①后头痛，项强，肩背痛。②眩晕、咽喉肿痛、鼻塞、目赤肿痛、近视等头面五官病证。③热病。④癫狂痫。

【操作】直刺或斜刺 0.5～0.8 寸，不可向内上方深刺，以免伤及延髓。

（4）风门▲

【定位】在脊柱区，第 2 胸椎棘突下，后正中线旁开 1.5 寸。

【主治】①感冒、发热、头痛、咳嗽、哮喘等外感病证、肺系病证。②项强，胸背痛。

【操作】斜刺 0.5～0.8 寸。热证宜点刺放血。

（5）肺俞　肺之背俞穴

【定位】在脊柱区，第 3 胸椎棘突下，后正中线旁开 1.5 寸。

【主治】①鼻塞、咳嗽、气喘、咯血等肺系病证。②骨蒸潮热、盗汗等阴虚病证。③背痛。④皮肤瘙痒，瘾疹。

【操作】斜刺 0.5～0.8 寸。热证宜点刺放血。

（6）心俞　心之背俞穴

【定位】在脊柱区，第 5 胸椎棘突下，后正中线旁开 1.5 寸。

【主治】①心痛、惊悸、不寐、健忘、癫痫等心神病证。②胸闷、胸痛、咳嗽、吐血等胸肺病证。③遗精、白浊等男科病证。④盗汗。

【操作】斜刺 0.5～0.8 寸。

（7）膈俞　八会穴之血会

【定位】在脊柱区，第 7 胸椎棘突下，后正中线旁开 1.5 寸。

【主治】①胃痛。②呕吐、呃逆、咳嗽、气喘等气逆之证。③贫血、吐血、便血等血证。④瘾疹、皮肤瘙痒等皮肤病证。⑤潮热、盗汗等阴虚证。

【操作】斜刺 0.5～0.8 寸。

（8）肝俞　肝之背俞穴

【定位】在脊柱区，第 9 胸椎棘突下，后正中线旁开 1.5 寸。

【主治】①胁痛、黄疸等肝胆病证。②目赤、目视不明、夜盲、迎风流泪等目疾。③眩晕，癫狂痫。④脊背痛，角弓反张，转筋。

【操作】斜刺 0.5～0.8 寸。

（9）脾俞　脾之背俞穴

【定位】在脊柱区，第 11 胸椎棘突下，后正中线旁开 1.5 寸。

【主治】①腹胀、纳呆、呕吐、泄泻、痢疾、便血、多食善饥、身体消瘦等脾胃病证。②黄疸，水肿。③背痛。

【操作】斜刺 0.5～0.8 寸。

（10）胃俞▲　胃之背俞穴。

【定位】在脊柱区，第 12 胸椎棘突下，后正中线旁开 1.5 寸。

【主治】胃痛、呕吐、腹胀、肠鸣、多食善饥、身体消瘦等脾胃病证。

【操作】斜刺 0.5 ～ 0.8 寸。

（11）肾俞▲　肾之背俞穴

【定位】在脊柱区，第 2 腰椎棘突下，后正中线旁开 1.5 寸。

【主治】①头晕、耳鸣、耳聋、慢性腹泻、气喘、腰酸痛、遗精、阳痿、不育等肾虚病证。②遗尿、癃闭等前阴病证。③月经不调、带下、不孕等妇科病证。④消渴。

【操作】斜刺 0.5 ～ 1 寸。

（12）大肠俞　大肠之背俞穴

【定位】在脊柱区，第 4 腰椎棘突下，后正中线旁开 1.5 寸。

【主治】①腰痛。②腹胀、泄泻、便秘等肠腑病证。

【操作】斜刺 0.8 ～ 1.2 寸。

（13）次髎　合穴

【定位】在骶区，正对第 2 骶后孔中。

【主治】①月经不调、痛经、阴挺、带下等妇科病证。②遗精、阳痿等男科病证。③小便不利、癃闭、遗尿、疝气等前阴病证。④腰骶痛，下肢痿痹。

【操作】直刺 1.0 ～ 1.5 寸。

（14）委中▲　膀胱下合穴

【定位】在膝后区，腘横纹中点。

【主治】①腰背痛、下肢痿痹等。②急性腹痛、急性吐泻等急症。③癃闭、遗尿等泌尿系病证。④丹毒、瘾疹、皮肤瘙痒、疔疮等血热病证。

【操作】直刺 1 ～ 1.5 寸，或用三棱针点刺腘静脉出血。针刺不宜过快、过强、过深，以免损伤血管和神经。

（15）秩边▲

【定位】在骶区，横平第 4 骶后孔，骶正中嵴旁开 3 寸。

【主治】①腰骶痛，下肢痿痹。②癃闭、便秘、痔疾、阴痛等前后二阴病证。

【操作】直刺 1.5 ～ 3 寸。

（16）承山▲

【定位】在小腿后区，腓肠肌两肌腹与肌腱交角处。

【主治】①腰腿拘急、疼痛。②痔疾，便秘。③腹痛，疝气。

【操作】直刺 1 ～ 2 寸。不宜过强刺激，以免引起腓肠肌痉挛。

（17）昆仑▲　经穴

【定位】在踝区，外踝尖与跟腱之间的凹陷中。

【主治】①后头痛、目眩、项强等头项病证。②腰骶疼痛，足踝肿痛。③癫痫。④滞产。

【操作】直刺 0.5 ～ 0.8 寸。孕妇禁用，经期慎用。

（18）申脉　八脉交会穴，通阳跷脉；足太阳经与阳跷脉的交会穴

【定位】在踝区，外踝尖直下，外踝下缘与跟骨之间凹陷中。

【主治】①头痛、眩晕等头部疾病。②癫、狂、痫等神志病证。③嗜睡、不寐等眼睛开阖不利病证。④腰腿酸痛，下肢运动不利。

【操作】直刺 0.3 ～ 0.5 寸。

（19）至阴▲　井穴

【定位】在足趾，小趾末节外侧，趾甲根角侧后方 0.1 寸（指寸）。

【主治】①胎位不正、滞产、胞衣不下等胎产病证。②头痛、目痛、鼻塞、鼻衄等头面五官病证。

【操作】浅刺 0.1 寸。胎位不正用灸法。

# 第十一单元　足少阴肾经、腧穴

**1. 经脉循行**

体表循行：足小趾下→足心→下肢内侧后缘→胸腹第一侧线。

体内分布：贯脊属肾 – 络膀胱 – 贯肝膈，入肺 – 循喉咙，夹舌本 – 络心 – 注胸中。

连接下经：胸中 – 手厥阴心包经。

**2. 主治概要**　①头及五官病证。②妇科病证。③前阴病证。④经脉循行部位的其他病证。

**3. 常用腧穴的定位、主治要点和操作**　足少阴肾经，左右各 27 个穴位，起于涌泉，止于俞府。

（1）涌泉▲　井穴

【定位】在足底，屈足卷趾时足心最凹陷中。

【主治】①昏厥、中暑、小儿惊风等急症。②癫狂痛、头痛、头晕、目眩、失眠等神志病证。③咽喉肿痛、喉痹、失音等头面五官病证。④大便难、小便不利等前后二阴病证。⑤足心热。⑥奔豚气。

【操作】直刺 0.5 ～ 1 寸。针刺时要防止刺伤足底动脉弓。临床常用灸法或药物贴敷。

（2）太溪▲　输穴；原穴

【定位】在踝区，内踝尖与跟腱之间的凹陷中。

【主治】①头晕目眩、不寐、健忘、遗精、阳痿、月经不调等肾虚证。②咽喉肿痛、齿痛、耳聋、耳鸣等阴虚性五官病证。③咳喘、胸痛、咳血等肺系病证。④消渴，小便频数，便秘。⑤腰脊痛，足跟痛，下肢厥冷。

【操作】直刺 0.5 ～ 0.8 寸。

（3）照海　八脉交会穴，通阴跷脉

【定位】在踝区，内踝尖下 1 寸，内踝下缘边际凹陷中。

【主治】①月经不调、痛经、阴痒、赤白带下等妇科病证。②癫痫、不寐、嗜卧、癔症等神志病证。③咽喉干痛，目赤肿痛。④小便频数，癃闭。⑤便秘。

【操作】直刺 0.5 ～ 0.8 寸。

（4）复溜　经穴

【定位】在小腿内侧，内踝尖上 2 寸，跟腱前缘。

【主治】①腹胀，泄泻，癃闭，水肿。②盗汗、汗出不止或热病无汗等津液输布失调病证。③下肢痿痹，腰脊强痛。

【操作】直刺 0.5 ～ 1 寸。

（5）阴谷

【定位】在膝后区，腘横纹上，半腱肌肌腱外侧缘。

【主治】①阳痿，月经不调，崩漏，疝气，阴中通，癃闭。②膝股内侧痛。

# 第十二单元　手厥阴心包经、腧穴

**1. 经脉循行**

体表循行：乳头外侧天池穴→上肢内侧正中→掌中→中指末端。

体内分布：属心包 – 络上、中、下三焦。

连接下经：掌中劳宫 – 无名指端 – 三焦经。

**2. 主治概要**　①心胸、神志病证。②胃腑病证。③经脉循行部位的其他病证。

**3. 常用腧穴的定位、主治要点和操作**　手厥阴心包经，左右各 9 个穴位，起于天池，止于中冲。

（1）曲泽　合穴

【定位】在肘前区，肘横纹上，肱二头肌腱的尺侧缘凹陷中。

【主治】①心痛、心悸、善惊等心疾。②胃痛、呕吐、泄泻等胃腑热性病证。③热病，中暑。④肘臂挛痛，上肢颤动。

【操作】直刺 1 ～ 1.5 寸；或三棱针点刺出血。

（2）郄门　郄穴

【定位】在前臂前区，腕掌侧远端横纹上 5 寸，掌长肌腱与桡侧腕屈肌腱之间。

【主治】①心痛、心悸、心烦、胸痛等心胸病证。②咳血、呕血、衄血等血证。③疔疮。④癫痫。

【操作】直刺 0.5 ～ 1 寸。

（3）内关▲　络穴；八脉交会穴，通阴维脉

【定位】在前臂前区，腕掌侧远端横纹上 2 寸，掌长肌腱与桡侧腕屈肌腱之间。

【主治】①心痛、心悸、胸闷等心胸病证。②胃痛、呕吐、呃逆等胃腑病证。③不寐、郁病、癫狂病等神志病证。④中风，眩晕，偏头痛。⑤胁痛，胁下痞块，肘臂挛痛。

【操作】直刺 0.5 ～ 1 寸。注意穴位深层有正中神经。

（4）劳宫　荥穴

【定位】在掌区，横平第 3 掌指关节近端，第 2、3 掌骨之间偏于第 3 掌骨。简便取穴：握拳，中指尖下是穴。

【主治】①中风昏迷、中暑等急症。②心痛、烦闷等心疾。③癫狂病等神志病证。④口疮，口臭。⑤鹅掌风。

【操作】直刺 0.3 ～ 0.5 寸。

# 第十三单元　手少阳三焦经、腧穴

**1. 经脉循行**

体表循行：无名指尺侧端→手背→上肢外侧正中→肩颈→耳后→耳前→眉梢。

体内分布：属三焦，络心包。

连接下经：目外眦交胆经。

**2. 主治概要**　①头面五官病证。②热病。③经脉循行部位的其他病证。

**3. 常用腧穴的定位、主治要点和操作**　手少阳三焦经，左右各 23 个穴位，起于关冲，止于丝竹空。

（1）中渚　输穴

【定位】在手背，第 4、5 掌骨间，第 4 掌指关节近端凹陷中。

【主治】①手指屈伸不利，肘臂肩背痛。②头痛、耳鸣、耳聋、聤耳、耳痛、目赤、咽喉肿痛等头面五官病证。③热病，疟疾。

【操作】直刺 0.3 ～ 0.5 寸。

（2）外关▲　络穴；八脉交会穴，通阳维脉

【定位】在前臂后区，腕背侧远端横纹上 2 寸，尺骨与桡骨间隙中点。

【主治】①耳鸣、耳聋、聤耳、耳痛、目赤肿痛、目生翳膜、目眩、咽喉肿痛、口噤、口歪、齿痛、面痛等头面五官病证。②头痛、颈项及肩部疼痛，胁痛，上肢痹痛。③热病，疟疾，伤风感冒。④瘰疬。

【操作】直刺 0.5 ～ 1 寸。

（3）支沟▲　经穴

【定位】在前臂后区，腕背侧远端横纹上 3 寸，尺骨与桡骨间隙中点。

【主治】①便秘。②热病。③耳鸣、耳聋、咽喉肿痛、暴喑、头痛等头面五官病证。④肘臂痛，胁肋痛，落枕。⑤瘰疬。

【操作】直刺 0.5 ～ 1 寸。

（4）肩髎

【定位】在三角肌区，肩峰角与肱骨大结节两骨间凹陷中。

【主治】①肩臂挛痛，不遂。②风疹。

【操作】直刺 0.8 ～ 1.5 寸。

（5）翳风▲　手、足少阳经的交会穴。

【定位】在颈部，耳垂后方，乳突下端前方凹陷中。

【主治】①耳鸣、耳聋、聤耳等耳病。②眼睑瞤动、颊肿、口歪、牙关紧闭、齿痛等面口病证。③瘰疬。

【操作】直刺 0.5 ～ 1 寸。

（6）角孙▲

【定位】在头部，耳尖正对发际处。

【主治】①耳部肿痛、耳聋、目赤肿痛、视物不明、目翳等官窍病证。②偏头痛，项强。③颊肿，疖腮，齿痛。

【操作】平刺 0.3 ～ 0.5 寸。治疗小儿腮腺炎常用灯草灸。

（7）丝竹空　手、足少阳经的交会穴

【定位】在面部，眉梢凹陷中。

【主治】①头痛、眩晕、目赤肿痛、眼睑瞤动、视物不清等头目病证。②癫痫。③齿痛，牙关拘急，口歪。

【操作】平刺 0.3 ～ 0.5 寸。不灸。

# 第十四单元　足少阳胆经、腧穴

**1. 经脉循行**

体表循行：目外眦旁→绕耳前后→头侧→颈、胸、腹侧面→下肢外侧正中→外踝前→第四趾外侧端。

体内分布：属胆，络肝。

连接下经：足背分出至足大趾交肝经。

**2. 主治概要**　①头面五官病证。②肝胆病证。③神志病证。④热病。⑤经脉循行部位的其他病证。

**3. 常用腧穴的定位、主治要点和操作**　足少阳胆经，左右各 44 个穴位，起于瞳子髎，止于足窍阴。

（1）阳白　足少阳经与阳维脉的交会穴

【定位】在头部，眉上 1 寸，瞳孔直上。

【主治】①头痛，眩晕。②视物模糊、目痛等目疾。③眼睑瞤动、眼睑下垂等目疾。

【操作】平刺 0.3 ～ 0.5 寸。

（2）听会　手、足少阳经的交会穴

【定位】在面部，耳屏间切迹与下颌骨髁突之间的凹陷中。

【主治】①耳鸣、耳聋、聤耳等耳病。②齿痛、口歪、面痛等面口病证。

【操作】张口，直刺 0.5 ～ 1 寸。

（3）风池▲　足少阳经与阳维脉的交会穴

【定位】在颈后区，枕骨之下，胸锁乳突肌上端与斜方肌上端之间的凹陷中。

【主治】①中风、头痛、眩晕、不寐、癫痫等内风所致病证。②恶寒发热、口眼歪斜等外风所致证。③目赤肿痛、视物不明、鼻塞、鼻衄、鼻渊、耳鸣、咽喉肿痛等五官病证。④颈项强痛。

【操作】向鼻尖方向斜刺 0.8 ～ 1.2 寸。

（4）环跳▲　足少阳经与足太阴经的交会穴

【定位】在臀区，股骨大转子最凸点与骶管裂孔连线的外 1/3 与内 2/3 交点处。

【主治】①下肢痿痹，半身不遂，腰腿痛。②风疹。

【操作】直刺 2 ～ 3 寸。

（5）风市

【定位】在股部，直立垂手，掌心贴于大腿时，中指尖所指凹陷中，髂胫束后缘。

【主治】①下肢痿痹。②遍身瘙痒。

【操作】直刺 1～2 寸。

（6）阳陵泉▲ 合穴；胆下合穴；八会穴之筋会

【定位】在小腿外侧，腓骨头前下方凹陷中。

【主治】①黄疸、口苦、呕吐、胁痛等胆腑病证。②下肢痿痹、膝髌肿痛、肩痛等筋病。③小儿惊风。

【操作】直刺 1～1.5 寸。

（7）悬钟▲ 八会穴之髓会

【定位】在小腿外侧，外踝尖上 3 寸，腓骨前缘。

【主治】①中风、颈椎病、腰椎病等骨髓病。②颈项强痛，偏头痛，咽喉肿痛。③胸胁胀痛。④下肢痿痹，脚气。

【操作】直刺 0.5～0.8 寸。

（8）丘墟 原穴

【定位】在踝区，外踝的前下方，趾长伸肌腱的外侧凹陷中。

【主治】①偏头痛，胸胁胀痛。②下肢痿痹，外踝肿痛，足下垂，脚气。③疟疾。

【操作】直刺 0.5～0.8 寸。

（9）足临泣 输穴；八脉交会穴，通带脉

【定位】在足背，第 4、5 跖骨底结合部的前方，第 5 趾长伸肌腱外侧凹陷中。

【主治】①偏头痛、眩晕、目赤肿痛、目涩、耳鸣、耳聋等头面五官病证。②乳痈、乳胀、月经不调等妇科病证。③胁肋胀痛，足跗肿痛。④瘰疬。⑤疟疾。

【操作】直刺 0.3～0.5 寸。

# 第十五单元　足厥阴肝经、腧穴

**1. 经脉循行**

体表循行：足大趾外侧端大敦穴→内踝前→小腿内侧脾经前→内踝上八寸处交于脾经之后→股膝内侧正中→外阴→胁肋→乳下第六肋期门穴。

体内分布：属肝，络胆，与胃、肺、咽喉、外阴、目、脑等有联系。

连接下经：从肝贯膈交肺经。

**2. 主治概要** ①肝胆病证。②妇科病和前阴病证。③经脉循行部位的其他病证。

**3. 常用腧穴的定位、主治要点和操作** 足厥阴肝经，左右各 14 个穴位，起于大敦，止于期门。

（1）大敦 井穴

【定位】在足趾，大趾末节外侧，趾甲根角侧后方 0.1 寸（指寸）。

【主治】①疝气，少腹痛。②遗尿、癃闭、淋证等泌尿系病证。③月经不调、经闭、崩漏、阴挺等妇科病证。④癫痫。

【操作】浅刺 0.1～0.2 寸，或点刺出血。

（2）行间 荥穴

【定位】在足背，第 1、2 趾之间，趾蹼缘后方赤白肉际处。

【主治】①头痛、目眩、目赤肿痛、青盲、口歪等头面五官热性病证。②月经过多、崩漏、痛经、经闭、带下等妇科病证。③阴中痛，疝气。④小便不利，癃闭，尿痛。⑤胁痛，黄疸。

【操作】直刺 0.5～0.8 寸。

（3）太冲▲ 输穴；原穴

【定位】在足背，第 1、2 跖骨间，跖骨底结合部前方凹陷中，或触及动脉搏动处。

【主治】①中风、癫狂痫、头痛、眩晕、口眼歪斜、小儿惊风等内风所致病证。②目赤肿痛、口歪、青盲、咽喉干痛、耳鸣、耳聋等头面五官热性病证。③月经不调、崩漏、痛经、难产等妇科病证。④黄疸、胁痛、腹胀、呕逆等肝胃病证。⑤下肢痿痹，足跗肿痛。

【操作】直刺 0.5～1 寸。

（4）期门　肝募穴；足厥阴经与足太阴经的交会穴

【定位】在胸部，第 6 肋间隙，前正中线旁开 4 寸。

【主治】①胸胁胀痛。②腹胀、呃逆、吞酸等肝胃病证。③郁证，奔豚气。④乳痈。

【操作】斜刺 0.5～0.8 寸。

# 第十六单元　督脉、腧穴

**1. 经脉循行**

体表循行：小腹内→尾骨尖下长强穴→腰背项部正中→颠顶→前额正中→鼻柱→人中沟→上唇系带与齿龈相接处的龈交穴。

体内分布：与生殖器、脊髓、脑、鼻有联系。

**2. 主治概要**　①脏腑病证。②神志病。③热病。④头面五官病证。⑤经脉循行部位的其他病证。

**3. 常用腧穴的定位、主治要点和操作**　督脉经，为单穴，一穴一名，共 28 个穴位，起于长强，止于龈交。

（1）腰阳关▲

【定位】在脊柱区，第 4 腰椎棘突下凹陷中，后正中线上。

【主治】①月经不调、带下等妇科病证。②遗精、阳痿等男科病证。③腰骶疼痛，下肢痿痹。

【操作】向上斜刺 0.5～1 寸。

（2）命门▲

【定位】在脊柱区，第 2 腰椎棘突下凹陷中，后正中线上。

【主治】①月经不调、痛经、经闭、带下、不孕等妇科病证。②遗精、阳痿、不育等男科病证。③五更泄泻、小便频数、癃闭等肾虚病证。④腰脊强痛，下肢痿痹。

【操作】向上斜刺 0.5～1 寸。

（3）大椎▲　督脉与足三阳经的交会穴

【定位】在脊柱区，第 7 颈椎棘突下凹陷中，后正中线上。

【主治】①恶寒发热、疟疾等外感病证。②热病，骨蒸潮热。③咳嗽、气喘等肺气失于宣降证。④癫狂痫、小儿惊风等神志病证。⑤风疹、痤疮等皮肤疾病。⑥项强、脊痛等脊柱病证。

【操作】直刺 0.5～1 寸。

（4）哑门　督脉与阳维脉的交会穴

【定位】在颈后区，第 2 颈椎棘突上际凹陷中，后正中线上。

【主治】①暴喑，舌强不语，聋哑。②癫狂痫、癔症等神志病证。③头痛，项强。

【操作】伏案正坐位，头微前倾，项肌放松，向下颌方向缓慢刺入 0.5～1 寸。不可向上斜刺或深刺，以免刺入枕骨大孔，伤及延髓。

（5）百会▲　督脉与足太阳经的交会穴

【定位】在头部，前发际正中直上 5 寸。

【主治】①晕厥、中风、失语、痴呆等脑病。②癫狂、不寐、健忘等神志病。③头风、颠顶痛、眩晕、耳鸣等头面病证。④脱肛、阴挺、胃下垂等气虚下陷证。

【操作】平刺 0.5～0.8 寸。升阳固脱多用灸法。

（6）神庭▲

【定位】在头部，前发际正中直上 0.5 寸。

【主治】①癫狂痫、失眠、惊悸。②头痛、眩晕、目赤肿痛、迎风流泪、鼻渊、鼻衄等证。

【操作】平刺0.3～0.5寸。

（7）印堂▲

【定位】在头部，两眉毛内侧端中间的凹陷中。

【主治】①不寐、健忘、痴呆、痫证、小儿惊风等神志病。②头痛、眩晕、鼻渊、鼻衄、鼻鼽等头面五官病证。③小儿惊风，产后血晕，子痫。

【操作】平刺0.3～0.5寸，或三棱针点刺出血。

（8）水沟▲　督脉与手、足阳明经的交会穴

【定位】在面部，人中沟的上1/3与中1/3交点处。

【主治】①昏迷、晕厥、中风、中暑、脱证等急症，为急救要穴之一。②癫狂痫、癔症、急慢惊风等神志病。③闪挫腰痛，脊背强痛。④口歪、面肿、鼻塞、牙关紧闭等头面五官病证。

【操作】向上斜刺0.3～0.5寸，强刺激，或指甲按掐。

# 第十七单元　任脉、腧穴

**1.经脉循行**

体表循行：小腹内→前后阴之间会阴穴→腹胸颈前正中→承浆穴。

体内分布：与生殖器、唇、目有联系。

**2.主治概要**　①脏腑病证。②妇科病。③男科病及前阴病。④神志病。⑤虚证。⑥经脉循行部位的其他病证。

**3.常用腧穴的定位、主治要点和操作**　任脉经，为单穴，一穴一名，共24个穴位，起于会阴，止于承浆。

（1）中极▲　膀胱之募穴；任脉与足三阴经的交会穴

【定位】在下腹部，脐中下4寸，前正中线上。

【主治】①遗尿、癃闭、尿频、尿急等泌尿系病证。②遗精、阳痿、不育等男科病证。③崩漏、月经不调、痛经、闭经、不孕、带下等妇科病证。

【操作】直刺1～1.5寸，应在排尿后针刺，以免伤及深部膀胱。孕妇慎用。

（2）关元▲　小肠之募穴；任脉与足三阴经的交会穴

【定位】在下腹部，脐中下3寸，前正中线上。

【主治】①中风脱证、虚劳羸瘦、脱肛、阴挺等元气虚损所致病证。②遗精、阳痿、早泄、不育等男科病证。③崩漏、月经不调、痛经、闭经、不孕、带下等妇科病证。④遗尿、癃闭、尿频、尿急等泌尿系病证。⑤腹痛、泄泻、脱肛、便血等肠腑病证。⑥保健要穴。

【操作】直刺1～1.5寸，应在排尿后针刺，以免伤及深部膀胱。孕妇慎用。

（3）气海▲

【定位】在下腹部，脐中下1.5寸，前正中线上。

【主治】①中风脱证、虚劳羸瘦、脱肛、阴挺等气虚证。②遗精、阳痿、疝气、不育等男科病。③崩漏、月经不调、痛经、闭经、不孕、带下等妇科病证。④遗尿、癃闭等泌尿系病证。⑤水谷不化、绕脐疼痛、便秘、泄泻等肠腑病证。⑥保健要穴。

【操作】直刺1～1.5寸。孕妇慎用。

（4）神阙▲

【定位】在脐区，脐中央。

【主治】①中风脱证、虚脱、脱肛、阴挺、胃下垂等元气虚损病证。②腹胀、腹痛、肠鸣、泄泻、痢疾、便秘、水肿等脾肾虚损所致病证。③保健要穴。

【操作】此穴禁针，多用艾条灸或隔盐灸。

（5）中脘▲　胃之募穴；八会穴之腑会；任脉与手少阳经、手太阳经、足阳明经的交会穴

【定位】在上腹部，脐中上4寸，前正中线上。

【主治】①胃痛、呕吐、完谷不化、食欲不振、腹胀、泄泻、小儿疳积等脾胃病证。②癫痫、不寐等神志病。③黄疸。

【操作】直刺1～1.5寸。

（6）膻中　心包之募穴；八会穴之气会

【定位】在胸部，横平第4肋间隙，前正中线上。

【主治】①咳嗽、气喘、胸闷等胸中气机不畅病证。②心痛、心悸等心疾。③产后乳少、乳痈、乳癖等乳病。④呕吐、呃逆等胃气上逆证。

【操作】直刺0.3～0.5寸，或平刺。

（7）廉泉　任脉与阴维脉的交会穴

【定位】在颈前区，喉结上方，舌骨上缘凹陷中，前正中线上。

【主治】中风舌强不语、舌缓流涎、舌下肿痛、咽喉肿痛、暴喑、吞咽困难、喉痹等咽喉口舌病证。

【操作】向舌根斜刺0.5～0.8寸。

（8）承浆　任脉与督脉及手、足阳明经的交会穴

【定位】在面部，颏唇沟的正中凹陷处。

【主治】①口歪、流涎、齿龈肿痛、口舌生疮等面口舌病证。②癫狂。③暴喑。

【操作】斜刺0.3～0.5寸。

# 第十八单元　奇　穴

**常用奇穴的定位、主治要点和操作**

（1）四神聪

【定位】在头部，百会前后左右各旁开1寸，共4穴。

【主治】①头痛、眩晕、健忘等头脑病证。②不寐、癫痫等神志病证。

【操作】平刺0.5～0.8寸。

（2）太阳▲

【定位】在头部，眉梢与目外眦之间，向后约一横指的凹陷中。

【主治】①头痛。②目赤肿痛，眼睑瞤动，色盲。③面瘫。

【操作】直刺0.3～0.5寸，或点刺出血。

（3）夹脊

【定位】在脊柱区，第1胸椎至第5腰椎棘突下两侧，后正中线旁开0.5寸，一侧17穴。

【主治】上背部的夹脊穴治疗心肺及上肢病证，下背部的夹脊穴治疗胃肠病证，腰部的夹脊穴治疗腰腹及下肢病证。

【操作】直刺0.5～1寸，或梅花针叩刺。

（4）十宣▲

【定位】在手指，十指尖端，距指甲游离缘0.1寸（指寸），左右共10穴。

【主治】①中风、昏迷、晕厥等神志病。②中暑、高热等急症。③咽喉肿痛。④手指麻木。

【操作】直刺0.1～0.2寸，或点刺出血。

（5）四缝

【定位】在手指，第2～5指掌面的近侧指间关节横纹的中央，一手4穴。

【主治】①小儿疳积。②百日咳。

【操作】直刺0.1～0.2寸，点刺出血或挤出少许黄白色透明黏液。

（6）膝眼

【定位】在膝部，髌韧带两侧凹陷处的中央。内侧的为内膝眼，外侧的为外膝眼。

【主治】①膝痛，腿痛。②脚气等下肢病证。

【操作】从前内向后外与额状面成 45° 斜刺 0.5 ～ 1 寸。

（7）胆囊

【定位】在小腿外侧，腓骨小头直下 2 寸。

【主治】①胁痛、胆道蛔虫病等胆道病证。②下肢痿痹。

【操作】直刺 1 ～ 1.5 寸。

（8）阑尾

【定位】在小腿外侧，髌韧带外侧凹陷下 5 寸，胫骨前嵴外一横指（中指）。

【主治】①腹痛，胃痛，消化不良。②下肢痿痹。

【操作】直刺 1 ～ 1.5 寸。

# 第十九单元　毫针刺法

## 细目一　针刺准备

**1. 消毒**　针具器械消毒（以高压蒸汽灭菌法为佳）、医者手指消毒、针刺部位消毒、治疗室内消毒。

**2. 体位**

（1）仰卧位：适宜于取前身部（头面、颈部、胸腹、四肢前面）腧穴。

（2）侧卧位：适宜于取侧身部（侧头、胁肋、侧腰、臀部、四肢侧面）腧穴。

（3）俯卧位：适宜于取后身部（头颈、背、腰、臀、下肢背侧）腧穴。

（4）仰靠坐位：适宜于取头面、颈、胸、四肢的部分腧穴。

（5）侧伏坐位：适宜于取侧头、面颊、耳、颈侧、上肢的部分腧穴。

（6）俯伏坐位：适宜于取头顶、后头、项、肩、背、上肢的部分腧穴。

## 细目二　进针方法

**1. 单手进针法**

**2. 双手进针法**　①指切进针法：适用于短针的进针。②夹持进针法：适用于长针的进针。③舒张进针法：适用于皮肤松弛部位腧穴的进针。④提捏进针法：适用于皮肉浅薄部位腧穴的进针。

**3. 针管进针法**

## 细目三　针刺的方向、角度和深度

**1. 方向**

（1）依经脉循行定方向：根据治疗需要使用的针刺补泻手法，采用顺经脉而刺的补法，或逆经脉而刺的泻法，如"迎随补泻"手法。

（2）依腧穴位置定方向：根据腧穴的局部解剖，针刺某些穴位时，必须朝向某一特定方向进针。如哑门穴，针尖应朝下颌方向缓慢刺入。

（3）依病性、病位定方向：根据病位的深浅、病性的虚实，选择针尖朝向阳经刺或朝向阴经刺。

（4）依病证定方向：为使针感到达病变所在的部位，即达到"气至病所"的目的，针尖应朝向病所。

**2. 角度**

（1）直刺：是以 90° 垂直刺入，适用于肌肉较为丰厚的大部分腧穴，如四肢、腰臀、腹部的穴位。

（2）斜刺：是以 45° 左右倾斜刺入，适用于肌肉浅薄处或内有重要脏器处的腧穴，如胸、背部穴位等。

（3）平刺：是以 15° 左右横向刺入，适用于皮薄肉少处的腧穴，如头部穴位。

**3.深度** 主要根据年龄、体质、病情、部位确定。

（1）体质：形盛体强者宜深刺；形瘦体弱者宜浅刺。

（2）病情：阳证、新病，宜浅刺；阴证、久病，宜深刺。

（3）部位：头面、胸腹部及皮薄肉少处的腧穴，宜浅刺；四肢、臀、腹及肌肉丰满处的腧穴，宜深刺。对于天突、风府、哑门等，以及眼区、胸背和内有重要脏器部位的腧穴，要掌握好针刺的角度、深度。

## 细目四 行针手法

**行针的基本手法**

（1）提插法：施以上提下插动作。

（2）捻转法：施以向前向后交替旋转捻动动作。

## 细目五 得气

**1.得气的概念** 得气，又称"针感"，是指毫针刺入腧穴一定深度后，施以提插或捻转等行针手法，使针刺部位获得"经气"感应。

**2.得气的临床意义** 得气与否及气至的速迟，不仅关系到针刺的疗效，而且可以借此推断正气的盛衰、疾病的预后及转归。

## 细目六 针刺补泻

| 单式补泻手法 | 捻转补泻 | 捻转补法 | 针下得气后，捻转角度小、用力轻、频率慢、操作时间短，结合拇指向前、食指向后（左转用力为主）者为补法 |
|---|---|---|---|
| | | 捻转泻法 | 针下得气后，捻转角度大、用力重、频率快、操作时间长，结合拇指向后、食指向前（右转用力为主）者为泻法 |
| | 提插补泻 | 提插补法 | 针下得气后，先浅后深，重插轻提，提插幅度小，频率慢，操作时间短，以下插用力为主者为补法 |
| | | 提插泻法 | 针下得气后，先深后浅，轻插重提，提插幅度大，频率快，操作时间长，以上提用力为主者为泻法 |
| | 平补平泻 | | 进针得气后，均匀地捻转、提插后即可出针 |

## 细目七 针刺异常情况的处理

**1.晕针** ①立即停止针刺，将针全部起出。②使患者平卧，注意保暖，轻者仰卧片刻，给予温开水或糖水后，即可恢复正常。③重者在上述处理基础上，可针刺人中、素髎、内关、足三里，灸百会、关元、气海等穴，即可恢复。④若仍不省人事，呼吸微弱，脉细弱者，应配合其他治疗或采取急救措施。

**2.滞针** ①若患者精神紧张、局部肌肉过度收缩，可稍延长留针时间，或于滞针腧穴附近，进行循按或叩弹针柄，或在附近再刺一针，以宣散气血而缓解肌肉的紧张。②若行针不当，或单向捻针而致者，可向相反方向将针捻回，并用刮柄、弹柄法，使缠绕的肌纤维回缩，即可消除滞针。

**3.血肿** 若微量的皮下出血而局部小块青紫时，一般不必处理，可以自行消退；若局部肿胀疼痛较剧，青紫面积大且影响到活动功能时，可先做冷敷止血后，再做热敷或在局部轻轻揉按，以促使局部瘀血消散吸收。

**4.断针** 医者态度必须从容镇静，嘱患者切勿变动原有体位，以防断针向肌肉深部陷入；若残端部分针身显露于体外时，可用手指或镊子将针起出；若断端与皮肤相平或稍凹陷于体内者，可用左手拇、食二指垂直向下挤压针孔两旁，使断针暴露体外，右手持镊子将针取出；若断针完全深入皮下或肌肉深层时，应在 X 线下定位，手术取出。

**5. 弯针** ①出现弯针后，不得再行提插、捻转等手法。②如针柄轻微弯曲，应慢慢将针起出。③若弯曲角度过大时，应顺着弯曲方向将针起出。④若由患者移动体位所致，应使患者慢慢恢复原来体位，局部肌肉放松后，再将针缓缓起出。切忌强行拔针，以免将针体折断在体内。

**6. 刺伤内脏**

（1）气胸：一旦发生气胸，应立即出针，采取半卧位休息，要求患者心情平静，切勿因恐惧而翻转体位。一般漏气量少者，可自然吸收。同时要密切观察，随时对症处理，如给予镇咳消炎药物，以防止肺组织因咳嗽扩大创孔，加重漏气和感染。对严重病例，如发现呼吸困难、发绀、休克等现象需组织抢救，如胸腔排气、少量慢速输氧、抗休克等。

（2）刺伤其他内脏：伤轻者，卧床休息后一般即可自愈；如果损伤严重或出血明显者，应密切观察，注意病情变化，特别是要定时检测血压；若损伤严重，出血较多，出现休克、腹膜刺激征，应立即采取相应措施，必须迅速进行输血等急救或外科手术治疗。

**7. 刺伤脑与脊髓** 应立即出针。轻者安静休息，经过一段时间可自行恢复；重者应配合有关科室如神经外科，进行及时的抢救。

**8. 外周神经损伤** ①一旦出现神经损伤症状，勿继续提插捻转，应缓慢出针。②可应用维生素B族类药物治疗。③严重者可在相应经络腧穴上进行维生素B族类药物穴位注射，或根据病情需要应用激素冲击疗法以对症治疗。

### 细目八 针刺注意事项

**1. 施术部位的宜忌** 注意针刺角度、方向和深度，避免刺伤器官等。

**2. 患者状态的宜忌** 过于饥饿、疲劳，精神过于紧张者不宜；年老体弱、针刺耐受程度差、初次针刺者，应使用卧位针刺，且不宜强刺激；妇女行经时，若非为了调经，三阴交、合谷、昆仑、至阴等一些通经活血的腧穴应慎刺；妊娠妇女注意不宜行腰腹部的针刺；小儿囟门未合时，头项部的腧穴一般不宜针刺。对于不能合作的小儿，针刺时宜采用速针法，不宜留针。

**3. 病情的宜忌** 常有自发性出血或损伤后出血不止的患者，不宜针刺；皮肤有感染、溃疡、瘢痕或肿瘤的部位，不宜针刺。

# 第二十单元 灸 法

### 细目一 灸法的作用

**灸法的作用** 温经散寒、扶阳固脱、消瘀散结、防病保健、引热外行。

### 细目二 灸法的种类

**1. 艾炷灸**

| 名称 | | 适应证 |
|---|---|---|
| 直接灸 | 瘢痕灸（化脓灸） | 适用于哮喘、肺痨、瘰疬等慢性顽疾 |
| | 无瘢痕灸（非化脓灸） | 适用于虚寒性疾病，如哮喘、眩晕、慢性腹泻、风寒湿痹等 |
| 间接灸 | 隔姜灸 | 常用于因寒而致的呕吐、腹痛及风寒湿痹等，有温胃止呕、散寒止痛的作用 |
| | 隔蒜灸 | 多用于瘰疬、肺痨及初起肿疡等，有清热解毒、杀虫等作用 |
| | 隔盐灸 | 多用于伤寒阴证或吐泻并作、中风脱证等，有回阳、救逆、固脱之功，但需连续施灸，不拘壮数，以待脉起、肢温，证候改善 |
| | 隔附子饼灸 | 多用于命门火衰而致的阳痿、早泄、遗精和疮疡久溃不敛等，有温补肾阳的作用 |

**2. 艾条灸**

（1）悬起灸：温和灸（慢性病）、雀啄灸（急性病）、回旋灸（急性病）。

（2）实按灸：分为太乙针灸、雷火针灸。

**3. 温针灸**　针刺与艾灸结合应用的一种方法，适用于既需要针刺留针而又适宜用艾灸的病证。

### 细目三　灸法的注意事项

**施灸的禁忌**　①对实热证、阴虚发热者，一般不适宜灸疗。②对颜面、五官、大血管及关节活动部位，一般不适宜采用瘢痕灸。③孕妇的腹部和腰骶部也不宜施灸。④一般空腹、过饱、极度疲劳和对灸法恐惧者，应慎施灸法。⑤对于体弱患者，灸治时艾炷不宜过大，刺激量不可过强，以防晕灸。⑥一旦发生晕灸，应立即停止施灸，并做出及时处理，方法同晕针。

# 第二十一单元　拔罐法

**1. 拔罐的方法**

（1）留罐法（坐罐法）：一般疾病均可应用本法。

（2）走罐法：适宜于面积较大、肌肉丰厚的部位，如脊背、腰臀、大腿等部位。

（3）闪罐法：多用于局部皮肤麻木、疼痛或功能减退等疾患，尤其适用于不宜留罐的患者，如小儿、年轻女性的面部。

（4）刺血拔罐法（刺络拔罐法）：多用于丹毒、扭伤、乳痈等。

（5）留针拔罐法（针罐）：此法能起到针罐配合的作用。

**2. 拔罐的作用**　通经活络、行气活血、消肿止痛、祛风散寒等。

**3. 拔罐的适应范围**　较广泛，一般多用于风寒湿痹、腰背肩臂腿痛、关节痛、软组织闪挫伤及伤风感冒、头痛、咳嗽、哮喘、胃脘痛、呕吐、腹痛、泄泻、痛经、中风偏枯等。

**4. 拔罐的禁忌证**　①皮肤过敏、溃疡、水肿及心脏大血管分布部位。②高热抽搐者，以及孕妇的腹部、腰骶部位。③有自发性出血倾向疾患、高热、抽搐等。

# 第二十二单元　其他针法

**1. 电针法**

| 波形 | | 工作方式 | 特点 | 适应证 |
|---|---|---|---|---|
| 疏密波 | | 疏波、密波交替出现，各自持续 1.5 秒 | 能克服单一波形适应的缺点；改善组织营养，消除炎性水肿 | 出血、扭挫伤、关节周围炎、气血运行障碍、坐骨神经痛、面瘫、肌无力、局部冻伤等 |
| 断续波 | | 有节律地时断时续的波形 | 能提高肌肉组织兴奋性 | 痿证、瘫痪 |
| 连续波 | 密波 | 频率快，在 50～100 次／秒 | 产生抑制 | 止痛、镇静、缓解肌肉和血管痉挛 |
| | 疏波 | 频率慢，在 2～5 次／秒 | 产生兴奋 | 痿证和各种肌肉关节、韧带、肌腱的损伤 |

**2. 三棱针法**

（1）点刺法：点刺腧穴放出少量血液或挤出少量液体的方法，多用于四肢末端的十宣穴、十二井穴和耳尖及头面部的攒竹、上星、太阳、印堂等穴。

（2）散刺法：又叫豹纹刺，是在病变局部及其周围进行连续点刺以治疗疾病的方法，多用于局部瘀血、血肿或水肿、顽癣等。

（3）刺络法：刺入浅表血络或静脉放出适量血液的方法，多用于曲泽、委中等穴，治疗急性吐泻、中暑、发热等。

（4）挑刺法：用三棱针挑断穴位皮下纤维组织以治疗疾病的方法，常用于治疗肩周炎、胃痛、颈椎病、失眠、支气管哮喘、血管神经性头痛等。

三棱针法具有通经活络、开窍泄热、调和气血、消肿止痛作用，凡各种实证、热证、瘀血、疼痛等均可应用。

# 第二十三单元　针灸治疗总论

## 细目一　针灸处方

**1. 选穴原则**

（1）近部选穴：病变局部或距离比较接近的范围，腧穴所在，主治所及。如鼻病取睛明、上星，胃痛取中脘。

（2）远部选穴：病变部位所属和相关的经络上，距病位较远的部位，经脉所过，主治所及。如腰痛取委中，胃痛取足三里或取太冲，咳嗽取尺泽。

（3）辨证选穴：是根据疾病的证候特点，分析病因病机而辨证选取穴位的方法。证候所见，对应选穴。如发热取大椎、曲池、合谷，便秘取支沟、天枢，痰邪所致的病证取丰隆，遗尿、脱肛取百会等。

（4）对症选穴：是根据疾病的特殊症状而选取穴位的原则，即经验选穴。如哮喘选定喘穴，腰痛选腰痛点。

**2. 配穴方法**

（1）按经配穴

1）本经配穴法：当某一脏腑、经脉发生病变时，即选该脏腑、经脉的腧穴配成处方。如咳嗽取中府、太渊；急性胃痛取足三里、梁丘等。

2）表里经配穴法：当某一脏腑、经脉发生病变时，取该经和其相表里的经脉腧穴配成处方。如胃痛取三阴交、足三里。原络配穴法是典型代表，如咳嗽取合谷、列缺。

3）同名经配穴法：将手足同名经的腧穴相互配合的方法。如牙痛取合谷、内庭，肝气郁结证取太冲、内关。

（2）按部配穴

1）远近配穴法：是以病变部位为依据，在病变附近和远部同时选穴配伍组成处方的方法。如眼病以局部的睛明、邻近的风池、远端的光明相配；痔疮以局部的长强、下肢的承山相配；痛经以局部的关元、远端的三阴交相配。

2）上下配穴法：位于腰部以上或上肢的腧穴与腰部以下或下肢的腧穴配合应用的方法。如眩晕，上取百会，下取太冲等。八脉交会穴的配合应用是典型代表。

3）前后配穴法：人体前部和后部的腧穴配合应用的方法，主要指将胸腹部和背腰部的腧穴配合应用。本法主要用于治疗内脏疾病。如膀胱疾患取中极、秩边，咳嗽取膻中、风门。俞募配穴法是典型代表。

4）左右配穴法：人体左侧和右侧的腧穴配合应用的方法。如急性胃痛取双侧梁丘，面瘫取双侧合谷。对侧腧穴也适用，如左侧偏头痛取左侧的太阳和右侧的外关，也属于左右配穴。《灵枢·官针》中的"缪刺""巨刺"属本法的范畴。

## 细目二　特定穴

**1. 特定穴的分类及概念**　特定穴是指十四经中具有特殊治疗作用，并有特定称号的腧穴。根据其不同的分布特点、含义和治疗作用，将特定穴分为五输穴、原穴、络穴、郄穴、下合穴、背俞穴、募穴、八会穴、八脉交会穴和交会穴10类。

**2. 特定穴的内容及临床应用**

（1）原穴、络穴：十二经脉在腕、踝关节附近各有一个腧穴，是脏腑原气经过和留止的部位，称为原穴，又名"十二原"。络穴是指络脉从本经别出的部位。"络"，是联络的意思。

1）分布特点和组成：阴经五脏之原穴，与五输穴中的输穴为同一穴，即"阴经之输并于原"，"以输为原"。阴经的输穴与原穴为同一穴，阳经则除输穴外，还有专门的一个原穴。

【简便记忆歌诀】

十二原穴歌

肺渊包陵心神门，大肠合谷焦阳池，小肠之原腕骨穴，
足之三阴三原太，胃原冲阳胆丘墟，膀胱之原京骨取。

十五络穴歌

人身络穴一十五，我今逐一从头数，手太阴络为列缺，
手少阴络即通里，手厥阴络为内关，手太阳络支正是，
手阳明络偏历当，手少阳络外关位，足太阳络号飞扬，
足阳明络丰隆记，足少阳络为光明，足太阴络公孙寄，
足少阴络名大钟，足厥阴络蠡沟配，阳督之络号长强，
阴任之络号尾翳，脾之大络为大包，十五络穴君须记。

2）临床应用：十二络脉具有加强表里两经联系的作用。络穴能沟通表里二经，故有"一络通二经"之说。"原络配穴法"或"主客原络配穴法"，是表里经配穴法的典型用法。如肺经先病，先取其原穴太渊，大肠后病，再取该经络穴偏历。反之，大肠先病，先取其原穴合谷，肺经后病，后取该经络穴列缺。

（2）背俞穴、募穴：背俞穴是脏腑之气输注于背腰部的腧穴。募穴是脏腑之气结聚于胸腹部的腧穴。

1）分布特点和组成

【简便记忆歌诀】

十二募穴歌

天枢大肠肺中府，关元小肠巨阙心，中极膀胱京门肾，期门日月肝胆寻，
脾募章门胃中脘，气化三焦石门针，心包募穴何处取？胸前膻中觅浅深。

十二背俞穴歌

肺三厥四心五找，肝九胆十脾十一，十二胃俞焦腰一，腰二肾俞大肠四，骶一骶二小膀胱。

2）临床应用：①主要用于治疗相关脏腑的病变。②用于治疗与对应脏腑经络相联属的组织器官疾患。③临床上腑病多选其募穴治疗，脏病多选其背俞穴治疗。④俞募配穴法。⑤用于疾病的诊断。

（3）八脉交会穴：与奇经八脉相通的十二经脉在四肢部的八个腧穴，原称"交经八穴""流注八穴"和"八脉八穴"。

1）分布特点和组成：均分布于肘膝以下，包括公孙、内关、后溪、申脉、足临泣、外关、列缺、照海。

【简便记忆歌诀】

八脉交会穴歌

公孙冲脉胃心胸，内关阴维下总同，临泣胆经连带脉，阳维目锐外关逢，
后溪督脉内眦颈，申脉阳跷络亦通，列缺任脉行肺系，阴跷照海膈喉咙。

2）临床应用：①可以单独应用，治疗各自相通的奇经病证。②治疗两脉相合部位的疾病。

（4）八会穴：八会穴是脏、腑、气、血、筋、脉、骨、髓等精气所会聚的腧穴。"会"，是聚会的意思。

1）分布特点和组成：脏、腑、气、血、骨之会穴位于躯干部，筋、脉、髓之会穴位于四肢部。

【简便记忆歌诀】

八会穴歌

脏会章门，腑会中脘，气会膻中，血会膈俞，筋会阳陵，脉会太渊，骨会大杼，髓会绝骨。

2）临床应用：对于各自所会的脏、腑、气、血、筋、脉、骨、髓相关的病证有特殊的治疗作用。

（5）郄穴：十二经脉和奇经八脉中的阴跷脉、阳跷脉、阴维脉、阳维脉之经气深聚的部位称为郄穴。

1）分布特点和组成：大多分布在四肢肘膝关节以下，十二经脉各有一个郄穴，阴阳跷脉及阴阳维脉也各有一个郄穴，合称为十六郄穴。

【简便记忆歌诀】

十六郄穴歌

肺向孔最取，大肠温溜列，胃经是梁丘，脾属地机穴；

心则取阴郄，小肠养老列，膀胱金门守，肾向水泉施；

心包郄门刺，三焦会宗持，胆郄在外丘，肝经中都是；

阳跷跗阳走，阴跷交信期，阳维阳交穴，阴维筑宾知。

2）临床应用：阴经郄穴多治疗血证，阳经郄穴多治疗急性痛证。如孔最治咯血，中都治崩漏，颈项痛取外丘，胃脘痛取梁丘等。

# 第二十四单元　内科病证的针灸治疗

## 细目一　头痛

**1. 头痛的辨证分型**　枕部痛或下连于项者为太阳头痛；额痛或兼眉棱骨、鼻根部痛者为阳明头痛；两侧头部疼痛者为少阳头痛；颠顶痛或连于目系者为厥阴头痛。还可以分为外感头痛和内伤头痛。

**2. 头痛的治法**　调和气血，通络止痛。根据头痛部位循经取穴和取阿是穴为主。

**3. 头痛的处方**

【主穴】百会、太阳、风池、阿是穴、合谷。

【趣味记忆】白痴是太阳谷，让人头痛。

【配穴】见下表。

| 分型 | | 配穴 |
|---|---|---|
| 经络辨证 | 太阳头痛 | 天柱、后溪、昆仑 |
| | 阳明头痛 | 印堂、内庭 |
| | 少阳头痛 | 率谷、外关、足临泣 |
| | 厥阴头痛 | 四神聪、太冲、内关 |
| 外感头痛 | 风寒头痛 | 风门、列缺 |
| | 风热头痛 | 曲池、大椎 |
| | 风湿头痛 | 头维、阴陵泉 |
| 内伤头痛 | 肝阳头痛 | 太溪、太冲 |
| | 痰浊头痛 | 中脘、丰隆 |
| | 瘀血头痛 | 血海、膈俞 |
| | 血虚头痛 | 脾俞、足三里 |

**4. 头痛的治疗操作**

基本刺灸方法：毫针虚补实泻法，寒证加灸。瘀血头痛可在阿是穴点刺放血。头痛剧烈者，阿是穴可采用强刺激和久留针。

## 细目二　腰痛

**1. 腰痛的治法**　通经止痛。取局部阿是穴及足太阳经穴为主。

**2. 腰痛的处方**

【主穴】大肠俞、阿是穴、委中。

【趣味记忆】腰痛取穴太阳经，阿是大肠俞委中。

【配穴】见下表。

| 分型 | 配穴 |
|------|------|
| 督脉病证 | 后溪 |
| 足太阳经证 | 申脉 |
| 腰椎病变 | 腰夹脊 |
| 寒湿腰痛 | 命门、腰阳关 |
| 瘀血腰痛 | 膈俞、次髎 |
| 肾虚腰痛 | 肾俞、太溪 |

**3. 腰痛的治疗操作**

基本刺灸方法：毫针虚补实泻法。寒湿腰痛或肾虚腰痛加灸法；瘀血腰痛阿是穴用刺络拔罐；痛势较急者委中点刺放血。

### 细目三　痹证

**1. 痹证的治法**　通络止痛。以局部穴为主，配合循经取穴及辨证选穴。

**2. 痹证的处方**

【主穴】阿是穴、局部经穴。

【配穴】见下表。

| 分型 | 配穴 |
|------|------|
| 行痹 | 血海、膈俞 |
| 痛痹 | 肾俞、关元 |
| 着痹 | 阴陵泉、足三里 |
| 热痹 | 大椎、曲池 |

**3. 痹证的治疗操作**

基本刺灸方法：毫针泻法或平补平泻；痛痹、着痹者加灸法。大椎、曲池可点刺放血；局部腧穴可加拔罐法。

### 细目四　中风

**1. 中风辨证分型**

（1）中经络：意识清楚，半身不遂，口角㖞斜，语言不利。

（2）中脏腑：突然昏仆，不省人事，或神志恍惚、嗜睡，兼见半身不遂、口角㖞斜。

**2. 中风的治法**

（1）中经络：疏通经络，醒脑调神。取督脉、手厥阴及足太阴经穴为主。

（2）中脏腑：①闭证：平肝息风，醒脑开窍。取督脉、手厥阴和十二井穴为主。②脱证：回阳固脱。以任脉穴为主。

**3. 中风的处方**

（1）中经络

【主穴】水沟、内关、三阴交、极泉、尺泽、委中。

【趣味记忆】中风中络病情轻，内关水沟最为精；阴交胫骨内侧取，极泉尺泽委中请。

【配穴】见下表（中经络之辨证配穴）。

| 分型 | 配穴 |
| --- | --- |
| 肝阳暴亢 | 太冲、太溪 |
| 风痰阻络 | 丰隆、合谷 |
| 痰热腑实 | 曲池、内庭、丰隆 |
| 气虚血瘀 | 气海、血海、足三里 |
| 阴虚风动 | 太溪、风池 |

| 病变部位 | | 配穴 |
| --- | --- | --- |
| 上肢拘挛 | | 肩髃、曲池、手三里、合谷 |
| 下肢拘挛 | | 环跳、风市、阳陵泉、足三里、悬钟、太冲 |
| 病侧肢体屈曲拘挛者 | 肘部 | 曲泽 |
| | 腕部 | 大陵 |
| | 膝部 | 曲泉 |
| | 踝部 | 太溪 |
| | 足内翻 | 丘墟透照海 |
| | 足外翻 | 太溪、中封 |
| | 足下垂 | 解溪 |
| 口角歪斜 | | 地仓、颊车、合谷、太冲 |
| 语言謇涩 | | 廉泉、通里、哑门 |
| 吞咽困难 | | 廉泉、金津、玉液 |

（2）中脏腑

【主穴】闭证：水沟、十二井、太冲、丰隆、劳宫。脱证：关元、神阙。

【趣味记忆】中风中脏最严重，闭证水沟十二井，太冲丰隆与劳宫；脱证要用关元穴，神阙温灸保命行。

## 细目五 眩晕

**1. 眩晕的治法**

（1）实证：平肝潜阳，化痰定眩。取足少阳、足厥阴经穴及督脉穴为主。

（2）虚证：益气养血，填精定眩。取督脉穴和相应背俞穴为主。

**2. 眩晕的处方**

（1）实证

【主穴】百会、风池、太冲、内关。

【趣味记忆】白（百）痴（池）冲关，眩晕。

【配穴】见下表。

| 分型 | 配穴 |
| --- | --- |
| 肝阳上亢 | 行间、侠溪、太溪 |
| 痰湿中阻 | 头维、中脘、丰隆 |

（2）虚证

【主穴】百会、风池、肝俞、肾俞、足三里。

【趣味记忆】肝肾二叔（俞）会三里池。

【配穴】见下表。

| 分型 | 配穴 |
|------|------|
| 气血两虚 | 气海、脾俞、胃俞 |
| 肾精不足 | 太溪、悬钟、三阴交 |

**3. 眩晕的治疗操作**

基本刺灸方法：实证毫针用泻法。虚证百会、风池用平补平泻法，余穴用补法，可灸。

## 细目六　面瘫

**1. 面瘫的主症**　以口眼歪斜为特点。通常急性发作，常在睡眠醒来时发现一侧面部肌肉板滞、麻木、瘫痪，额纹消失，眼裂变大，露睛流泪，鼻唇沟变浅，口角下垂歪向健侧等。

**2. 面瘫的治法**　祛风通络，疏调经筋。取局部穴、手足阳明经穴为主。

**3. 面瘫的处方**

【主穴】攒竹、阳白、四白、颧髎、颊车、地仓、合谷、太冲。

【趣味记忆】攒四百车阳白髎，冲谷仓。

【配穴】见下表。

| 分型 | 配穴 |
|------|------|
| 风寒外袭 | 风池、风府 |
| 风热侵袭 | 外关、关冲 |
| 气血不足 | 足三里、气海 |
| 眼睑闭合不全 | 鱼腰、丝竹空、申脉 |
| 鼻唇沟变浅 | 迎香 |
| 人中沟歪斜 | 水沟 |
| 颏唇沟歪斜 | 承浆 |
| 乳突部疼痛 | 翳风 |
| 舌麻，味觉减退 | 廉泉 |

**4. 面瘫的治疗操作**

基本刺灸方法：面部腧穴均行平补平泻法，恢复期可加灸法。

## 细目七　不寐

**1. 不寐的治法**　舒脑宁心，安神利眠。取督脉、手少阴经穴为主。

**2. 不寐的处方**

【主穴】百会、安眠、神门、三阴交、照海、申脉。

【歌诀】神僧申脉照阴交，百会安眠。

【配穴】见下表。

| 分型 | 配穴 |
|------|------|
| 心脾两虚 | 心俞、脾俞 |
| 心肾不交 | 太溪、肾俞 |

| 分型 | 配穴 |
|------|------|
| 心胆气虚 | 心俞、胆俞 |
| 肝火扰神 | 行间、侠溪 |
| 脾胃不和 | 足三里、内关 |
| 噩梦多 | 厉兑、隐白 |
| 头晕 | 风池、悬钟 |
| 重症不寐 | 夹脊、四神聪 |

**3. 不寐的治疗操作**

基本刺灸方法：毫针平补平泻法，照海用补法，申脉用泻法。配穴则虚补实泻，心胆气虚者可配合灸法。

## 细目八 感冒

**1. 感冒的治法** 祛风解表。取手太阴、手阳明经穴及督脉穴为主。

**2. 感冒的处方**

【主穴】列缺、合谷、风池、大椎、太阳。

【趣味记忆】大谷池缺太阳，易患感冒。

【配穴】见下表。

| 分型 | 配穴 |
|------|------|
| 风寒感冒 | 风门、肺俞 |
| 风热感冒 | 曲池、尺泽 |
| 夹湿 | 阴陵泉 |
| 夹暑 | 委中 |
| 体虚感冒 | 足三里 |
| 咽喉肿痛 | 少商、商阳 |

**3. 感冒的治疗操作**

基本刺灸方法：主穴以毫针泻法，风寒感冒可加灸法，风热感冒大椎可行刺络拔罐法。配穴中足三里用补法，尺泽、委中、少商、商阳可点刺出血。

## 细目九 哮喘

**1. 哮喘的治法**

（1）实证：祛邪肃肺，化痰平喘。取手太阴经穴及相应背俞穴为主。

（2）虚证：补益肺肾，止哮平喘。取相应背俞穴及手太阴、足少阴经穴为主。

**2. 哮喘的处方**

（1）实证

【主穴】列缺、尺泽、肺俞、中府、定喘。

【趣味记忆】肺中缺尺泽，一定喘。

【配穴】见下表

| 分型 | 配穴 |
|---|---|
| 风寒外袭 | 风门、合谷 |
| 痰热阻肺 | 丰隆、曲池 |
| 喘甚 | 天突 |

（2）虚证

【主穴】肺俞、膏肓、肾俞、太渊、太溪、足三里、定喘。

【趣味记忆】肺肾二叔（俞）搞（膏）不定三太太，累得气喘吁吁。

【配穴】肺气虚配气海；肾气虚配关元。

**3. 哮喘的治疗操作**

基本刺灸方法：毫针常规刺法，实证用泻法，虚证用补法。风寒及肺肾气虚者可酌加灸法或拔罐法。

## 细目十　呕吐

**1. 呕吐的治法**　和胃理气，降逆止呕。取胃的募穴及足阳明、手厥阴经穴为主。

**2. 呕吐的处方**

【主穴】中脘、足三里、内关。

【趣味记忆】呕吐中关足。

【配穴】见下表。

| 分型 | 配穴 |
|---|---|
| 寒邪客胃 | 上脘、胃俞 |
| 热邪内蕴 | 合谷、金津、玉液 |
| 饮食停滞 | 梁门、天枢 |
| 肝气犯胃 | 期门、太冲 |
| 痰饮内停 | 丰隆、公孙 |
| 脾胃虚寒 | 脾俞、胃俞 |

**3. 呕吐的治疗操作**

基本刺灸方法：主穴毫针平补平泻法。寒气客胃或脾胃虚寒者宜配合灸法，热邪内蕴者金津、玉液点刺出血。

## 细目十一　胃痛

**1. 胃痛的治法**　和胃止痛。取胃的募穴、下合穴为主。

**2. 胃痛的处方**

【主穴】中脘、足三里、内关。

【趣味记忆】同呕吐。

【配穴】见下表。

| 分型 | 配穴 |
|---|---|
| 寒邪客胃 | 胃俞 |
| 饮食伤胃 | 梁门、下脘 |
| 肝气犯胃 | 期门、太冲 |
| 瘀血停胃 | 膈俞、三阴交 |

续表

| 分型 | 配穴 |
|------|------|
| 脾胃虚寒 | 关元、脾俞、胃俞 |
| 胃阴不足 | 胃俞、三阴交、内庭 |

**3. 胃痛的治疗操作**

基本刺灸方法：根据虚实证候进行相应毫针补泻法。寒邪客胃、脾胃虚寒者宜加用灸法。疼痛发作时可适当加强刺激，持续运针1～3分钟。中脘等局部穴以捻转为主，中等刺激。

## 细目十二 泄泻

**1. 泄泻的治法**

（1）急性泄泻：除湿导滞，通调腑气。取足阳明、足太阴经穴为主。

（2）慢性泄泻：健脾温肾，固本止泻。取任脉、足阳明、足太阴经穴为主。

**2. 泄泻的处方**

（1）急性泄泻

【主穴】天枢、上巨虚、阴陵泉、水分。

【趣味记忆】天上泉水泄下来，急。

【配穴】见下表。

| 分型 | 配穴 |
|------|------|
| 寒湿内盛 | 神阙 |
| 肠腑湿热 | 内庭、曲池 |
| 食滞胃肠 | 中脘 |
| 泻下脓血 | 曲池、三阴交、内庭 |

（2）慢性泄泻

【主穴】神阙、天枢、足三里、公孙。

【趣味记忆】天神三里谢（泄）公孙，慢。

【配穴】见下表。

| 分型 | 配穴 |
|------|------|
| 脾气虚弱 | 脾俞、太白 |
| 肾阳虚衰 | 肾俞、关元 |
| 肝气乘脾 | 肝俞、太冲 |
| 久泻虚陷 | 百会 |

**3. 泄泻的治疗操作**

基本刺灸方法：神阙穴用隔盐灸或隔姜灸，其他腧穴常规针刺。寒湿及脾虚、肾虚证针灸并用（肾阳虚衰者可用隔附子饼灸）。

## 细目十三 便秘

**1. 便秘的治法** 理肠通便。取大肠的背俞穴、募穴及下合穴为主。

**2. 便秘的处方**

【主穴】天枢、大肠俞、上巨虚、支沟。

【趣味记忆】天上大沟挡住了，便秘。

【配穴】见下表。

| 分型 | 配穴 |
|---|---|
| 热秘 | 合谷、曲池 |
| 气秘 | 太冲、中脘 |
| 冷秘 | 神阙、关元 |
| 虚秘 | 足三里、脾俞、气海 |
| 阴伤津亏 | 照海、太溪 |

**3. 便秘的治疗操作**

基本刺灸方法：毫针实泻虚补法。冷秘、虚秘宜配合灸法。

## 易混考点解析

| 疾病 | 主穴 | 总结 |
|---|---|---|
| 胃痛 | 中脘、足三里、内关 | 主穴相同 |
| 呕吐 | 中脘、足三里、内关 | |
| 便秘 | 天枢、上巨虚、大肠俞、支沟 | 大肠经募穴天枢和下合穴上巨虚常用 |

# 第二十五单元 妇儿科病证的针灸治疗

细目一 痛经▲

**1. 痛经的治法**

（1）实证：行气活血，调经止痛。取任脉、足太阴经穴为主。

（2）虚证：调补气血，温养冲任。取任脉、足太阴、足阳明经穴为主。

**2. 痛经的处方**

（1）实证

【主穴】中极、次髎、地机、三阴交。

【趣味记忆】三次中的（地），实在痛。

【配穴】见下表。

| 分型 | 配穴 |
|---|---|
| 气滞血瘀 | 太冲、血海 |
| 寒凝血瘀 | 关元、归来 |

（2）虚证

【主穴】关元、足三里、三阴交。

【趣味记忆】三元三。

【配穴】见下表。

| 分型 | 配穴 |
|---|---|
| 气血虚弱 | 气海、脾俞 |
| 肾气亏损 | 太溪、肾俞 |

**3. 痛经的治疗操作**

基本刺灸方法：①实证：毫针泻法，寒凝者加艾灸。②虚证：毫针补法，可加灸。

## 细目二 崩漏

**1. 崩漏的治法**

（1）实证：清热利湿，固经止血。取任脉、足太阴经穴为主。

（2）虚证：健脾补肾，固冲止血。取任脉及足太阴、足阳明经穴为主。

**2. 崩漏的处方**

（1）实证

【主穴】关元、三阴交、隐白。

【趣味记忆】三关隐，崩漏了。

【配穴】见下表。

| 分型 | 配穴 |
| --- | --- |
| 血热 | 中极、血海 |
| 血瘀 | 血海、膈俞 |
| 湿热 | 中极、阴陵泉 |
| 气郁 | 膻中、太冲 |

（2）虚证

【主穴】气海、三阴交、肾俞、足三里。

【趣味记忆】三海俞三里，崩溃了。

【配穴】见下表。

| 分型 | 配穴 |
| --- | --- |
| 脾虚 | 百会、脾俞 |
| 肾虚 | 肾俞、太溪 |

**3. 崩漏的治疗操作**

基本刺灸方法：①实证：毫针刺，关元用平补平泻法，其余穴用泻法，隐白用艾炷灸。②虚证：毫针补法，可灸。

## 细目三 缺乳

**1. 缺乳的治法** 调理气血，疏通乳络。取足阳明经、任脉穴为主

**2. 缺乳的处方**

【主穴】乳根、膻中、少泽。

【趣味记忆】膻中少乳，缺乳了。

【配穴】见下表。

| 分型 | 配穴 |
| --- | --- |
| 气血虚弱 | 足三里、脾俞、胃俞 |
| 肝郁气滞 | 太冲、内关 |

**3. 缺乳的治疗操作**

基本刺灸方法：乳根针尖向乳房基底部横刺至双乳微胀为佳；膻中向两侧乳房横刺 0.5～1 寸；少泽

点刺出血。气血不足者可加灸。

### 细目四　遗尿

**1. 遗尿的治法**　调理膀胱，温肾健脾。取任脉穴、足太阴经穴及膀胱的背俞穴、募穴为主。

**2. 遗尿的处方**

【主穴】关元、中极、膀胱俞、三阴交。

【趣味记忆】关中三俞（膀胱）遗尿了。

【配穴】见下表。

| 分型 | 配穴 |
|---|---|
| 肾气不足 | 肾俞、命门、太溪 |
| 肺脾气虚 | 肺俞、气海、足三里 |
| 肝经郁热 | 行间、阳陵泉 |
| 夜梦多 | 百会、神门 |

**3. 遗尿的治疗操作**

基本刺灸方法：毫针补法或平补平泻法，可灸。下腹部穴位针尖向下斜刺，以针感到达前阴部为佳。

# 第二十六单元　皮外伤科病证的针灸治疗

### 细目一　瘾疹

**1. 瘾疹的治法**　疏风和营。取手阳明、足太阴经穴为主。

**2. 瘾疹的处方**

【主穴】曲池、合谷、血海、膈俞、三阴交。

【趣味记忆】三阴荨麻隔（膈）谷血池。

【配穴】见下表。

| 分型 | 配穴 |
|---|---|
| 风热犯表 | 大椎、风门 |
| 风寒束表 | 风门、肺俞 |
| 胃肠积热 | 天枢、足三里 |
| 血虚风燥 | 脾俞、足三里 |
| 呼吸困难 | 天突 |
| 恶心呕吐 | 内关 |

**3. 瘾疹的治疗操作**

基本刺灸方法：毫针泻法，膈俞可点刺出血。风寒束表者可灸，血虚风燥者只针不灸。

### 细目二　蛇串疮

**1. 蛇串疮的治法**　泻火解毒，清热利湿。取局部阿是穴及相应夹脊穴为主。

**2. 蛇串疮的处方**

【主穴】局部阿是穴、相应夹脊穴。

【趣味记忆】蛇串阿是与夹脊，出疹子了。

【配穴】见下表。

| 分型 | 配穴 |
|---|---|
| 肝胆火盛 | 行间、侠溪 |
| 脾胃湿热 | 阴陵泉、内庭 |
| 瘀血阻络 | 血海、三阴交 |
| 便秘 | 天枢 |
| 心烦 | 神门 |

**3. 蛇串疮的治疗操作**

基本刺灸方法：毫针泻法，强刺激。皮损局部阿是穴用围针法，即在疱疹带的头、尾各刺一针，两旁则根据疱疹带的大小选取数点，向疱疹带中央沿皮平刺。

## 细目三　落枕

**1. 落枕的治法**　疏经活络，调和气血。取局部阿是穴和手太阳、足少阳经穴为主。

**2. 落枕的处方**

【主穴】外劳宫、天柱、阿是穴、后溪、悬钟。

【趣味记忆】后天选老公，累的落枕了。

【配穴】见下表。

| 分型 | 配穴 |
|---|---|
| 督脉、太阳经 | 大椎、束骨 |
| 少阳经 | 风池、肩井 |
| 风寒袭络 | 风池、合谷 |
| 气滞血瘀 | 内关、合谷 |
| 肩痛 | 肩髃 |
| 背痛 | 天宗 |

**3. 落枕的治疗操作**

基本刺灸方法：毫针泻法。先刺远端外劳宫、后溪、悬钟，持续捻转，嘱患者慢慢活动颈部，一般颈项疼痛立即缓解，再针刺局部腧穴。风寒袭络者可局部配合艾灸，气滞血瘀者可局部配合三棱针点刺出血。

## 细目四　漏肩风

**1. 漏肩风的治法**　通经活络，舒筋止痛。取局部穴位为主，配合循经远端取穴。

**2. 漏肩风的处方**

【主穴】肩髃、肩髎、肩贞、阿是穴、阳陵泉、条口透承山。

【趣味记忆】阳陵配三肩，条口透承山。

【配穴】见下表。

| 分型 | 配穴 |
|---|---|
| 手阳明经 | 合谷 |
| 手少阳经 | 外关 |
| 手太阳经 | 后溪 |

| 分型 | 配穴 |
|------|------|
| 手太阴经 | 列缺 |
| 外邪内袭 | 合谷、风池 |
| 气滞血瘀 | 内关、膈俞 |
| 气血虚弱 | 足三里、气海 |

**3. 漏肩风的治疗操作**

基本刺灸方法：毫针泻法或平补平泻法。先刺远端穴，行针后让患者运动肩关节。局部穴可加灸法。

### 细目五　扭伤

**1. 扭伤的治法**　祛瘀消肿，舒筋通络。取扭伤局部腧穴为主。

**2. 扭伤的处方**

【主穴】阿是穴、扭伤局部经穴。

腰部：阿是穴、大肠俞、腰痛点、委中。

颈部：阿是穴、风池、绝骨、后溪。

肩部：阿是穴、肩髃、肩髎、肩贞。

肘部：阿是穴、曲池、小海、天井。

腕部：阿是穴、阳溪、阳池、阳谷。

髋部：阿是穴、环跳、秩边、居髎。

膝部：阿是穴、膝眼、膝阳关、梁丘。

踝部：阿是穴、申脉、解溪、丘墟。

【配穴】①根据病位配合循经远端取穴。急性腰扭伤：督脉病证配水沟或后溪；足太阳经证配昆仑或后溪；手阳明经证配手三里或三间。②根据病位在其上下循经邻近取穴，如膝内侧扭伤，病在足太阴脾经，可在扭伤部位其上取血海，其下取阴陵泉。③根据手足同名经配穴法进行配穴。方法：踝关节与腕关节对应，膝关节与肘关节对应，髋关节与肩关节对应。例如，踝关节外侧昆仑穴、申脉穴处扭伤，病在足太阳经，可在对侧腕关节手太阳经养老穴、阳谷穴　寻找最明显的压痛点针刺。再如，膝关节内上方扭伤，病在足太阴经，可在对侧手太阴经尺泽穴处寻找　明显的压痛点针刺。以此类推。

**3. 扭伤的治疗操作**

基本刺灸方法：毫针泻法。陈旧性损伤留针加灸法，或用温针灸。针灸治疗急性扭伤者，常先针刺远端穴位，并令患者同时活动患部，常有针入痛止之效。

# 第二十七单元　五官科病证的针灸治疗

### 细目一　目赤肿痛

**1. 目赤肿痛的治法**　疏风散热，消肿止痛。以近部取穴及手阳明、足厥阴经穴为主。

**2. 目赤肿痛的处方**

【主穴】睛明、太阳、风池、合谷、太冲。

【趣味记忆】何故太阳净明，风太冲，眼睛疼。

【配穴】见下表。

| 分型 | 配穴 |
|------|------|
| 外感风热 | 少商、外关 |
| 肝胆火盛 | 行间、侠溪 |

**3. 目赤肿痛的治疗操作**

基本刺灸方法：毫针泻法。太阳、少商点刺出血。

## 细目二 耳鸣耳聋

**1. 耳鸣耳聋的治法**

（1）实证：疏风泻火，通络开窍。取局部穴及手足少阳经穴为主。

（2）虚证：补肾养窍。取局部穴及足少阴经穴为主。

**2. 耳鸣耳聋的处方**

（1）实证

【主穴】听会、翳风、中渚、侠溪。

【趣味记忆】侠溪听中医，听不清（耳聋）。

【配穴】见下表。

| 分型 | 配穴 |
|------|------|
| 外感风邪 | 外关、合谷 |
| 肝胆火盛 | 行间、丘墟 |
| 痰火郁结 | 丰隆、阴陵泉 |

（2）虚证

【主穴】听宫、翳风、太溪、肾俞。

【趣味记忆】肾俞听太医，听不懂（耳聋）。

【配穴】脾胃虚弱配气海、足三里。

**3. 耳鸣耳聋的治疗操作**

基本刺灸方法：听会、听宫、翳风的针感以向耳底或耳周传导为佳。余穴常规针刺，虚证可加灸。

## 细目三 牙痛▲

**1. 牙痛的治法** 祛风泻火，通络止痛。取手、足阳明经穴为主。

**2. 牙痛的处方**

【主穴】合谷、颊车、下关。

【趣味记忆】何故下车，牙痛。

【配穴】见下表。

| 分型 | 配穴 |
|------|------|
| 风火牙痛 | 外关、风池 |
| 胃火牙痛 | 内庭、二间 |
| 虚火牙痛 | 太溪、行间 |

**3. 牙痛的治疗操作**

基本刺灸方法：毫针泻法，或平补平泻法。循经远取可左右交叉刺，合谷持续行针1～2分钟。虚火牙痛者，太溪可用补法。

### 细目四　咽喉肿痛

**1. 咽喉肿痛的治法**

（1）实证：清热利咽，消肿止痛。取手太阴、手阳明经穴为主。

（2）虚证：滋阴降火，利咽止痛。取足少阴经穴为主。

**2. 咽喉肿痛的处方**

（1）实证

【主穴】少商、合谷、尺泽、关冲。

【趣味记忆】何故斥责关少商，嗓子疼。

【配穴】见下表。

| 分型 | 配穴 |
| --- | --- |
| 外感风热 | 风池、外关 |
| 肺胃热盛 | 内庭、鱼际 |

（2）虚证

【主穴】太溪、照海、列缺、鱼际。

【趣味记忆】照海缺（光），鱼太稀。

**3. 咽喉肿痛的治疗操作**

基本刺灸方法：实证用泻法，少商、关冲点刺出血。虚证用补法或平补平泻法，列缺、照海行针时可配合做吞咽动作。

# 第二十八单元　急症及其他病证的针灸治疗

### 细目一　晕厥▲

**1. 晕厥的治法**　苏厥醒神。取督脉穴为主。

**2. 晕厥的处方**

【主穴】水沟、百会、内关、足三里。

【趣味记忆】晕厥水沟三百关。

【配穴】见下表。

| 分型 | 配穴 |
| --- | --- |
| 虚证 | 气海、关元 |
| 实证 | 合谷、太冲 |

**3. 晕厥的治疗操作**

基本刺灸方法：毫针虚补实泻法。

### 细目二　内脏绞痛▲

**1. 内脏绞痛的治法**

（1）心绞痛：通阳行气，活血止痛。取手厥阴、手少阴经穴为主。

（2）胆绞痛：疏肝利胆，行气止痛。取足少阳经穴、胆的俞募穴为主。

（3）肾绞痛：清利湿热，通淋止痛。取足太阴经穴、背俞穴为主。

**2. 内脏绞痛的处方**

（1）心绞痛

【主穴】内关、郄门、阴郄、膻中。

【趣味记忆】二戏（郄）贪（膻）官（关），气得心绞痛了。

【配穴】见下表。

| 分型 | 配穴 |
| --- | --- |
| 气滞血瘀 | 太冲、血海 |
| 寒邪凝滞 | 神阙、至阳 |
| 痰浊阻络 | 中脘、丰隆 |
| 阳气虚衰 | 心俞、至阳 |

（2）胆绞痛

【主穴】胆囊、阳陵泉、胆俞、日月。

【趣味记忆】二胆凌（陵）日月，胆绞痛。

【配穴】见下表。

| 分型 | 配穴 |
| --- | --- |
| 肝胆湿热 | 内庭、阴陵泉 |
| 肝胆气滞 | 太冲、丘墟 |
| 蛔虫妄动 | 迎香透四白 |

（3）肾绞痛

【主穴】肾俞、膀胱俞、中极、三阴交、阴陵泉。

【趣味记忆】膀肾二俞三中阴陵，肾疼。

【配穴】见下表。

| 分型 | 配穴 |
| --- | --- |
| 下焦湿热 | 委阳、合谷 |
| 肾气不足 | 气海、关元 |

**3. 内脏绞痛的治疗操作**

基本刺灸方法：①心绞痛：毫针泻法。寒证、虚证加艾灸。②胆绞痛：毫针泻法。日月、胆俞注意针刺方向，勿深刺。③肾绞痛：毫针泻法。

## 细目三　虚脱▲

**1. 虚脱的治法**　回阳固脱，苏厥救逆。以督脉及手厥阴经穴为主。

**2. 虚脱的处方**

【主穴】素髎、水沟、内关。

【趣味记忆】素髎关水沟，溺水虚脱了。

【配穴】见下表。

| 分型 | 配穴 |
| --- | --- |
| 亡阳 | 气海、关元、足三里 |
| 亡阴 | 太溪、涌泉 |
| 神志昏迷 | 中冲 |
| 肢冷脉微 | 神阙、百会 |

**3. 虚劳的治疗操作**

基本针灸方法：素髎、水沟用泻法；内关用补法。配穴中冲、涌泉用点刺法，关元、神阙、百会用灸法。

## 细目四　抽搐▲

**1. 抽搐的治法**　醒脑开窍，息风止痉。以督脉及手足厥阴、手阳明经穴为主。

**2. 抽搐的处方**

【主穴】水沟、合谷、太冲、阳陵泉。

【趣味记忆】泉水冲合谷，抽搐了。

【配穴】见下表。

| 分型 | 配穴 |
|---|---|
| 热极生风 | 大椎、曲池、中冲 |
| 神昏不醒 | 十宣、涌泉 |
| 痰热化风 | 内关、丰隆 |
| 血虚生风 | 血海、足三里 |

**3. 抽搐的治疗操作**

基本刺灸方法：毫针写法。大椎刺络拔罐，少商、十宣、中冲点刺出血。

## 细目五　高热▲

**1. 高热的治法**　清泻热邪。取督脉穴、手太阴、手阳明经穴及井穴为主。

**2. 高热的处方**

【主穴】大椎、曲池、合谷、外关、十二井。

【趣味记忆】大谷池烧井关。

【配穴】见下表。

| 分型 | 配穴 |
|---|---|
| 风热表证 | 鱼际 |
| 肺热 | 少商、尺泽 |
| 气分热盛 | 内庭 |
| 热入营血 | 曲泽、委中、中冲、内关、十宣 |
| 抽搐 | 阳陵泉、太冲 |
| 神昏谵语 | 水沟 |

**3. 高热的治疗操作**

基本刺灸方法：毫针写法。大椎、十二井穴、十宣穴点刺出血。

# 附 录

# 传统医学出师考核和确有专长考核实施方案（试行）

根据《传统医学师承和确有专长人员医师资格考核考试办法》（卫生部令第 52 号）的有关规定，制订本实施方案。

## 一、考核性质

传统医学师承出师考核（以下简称出师考核）和传统医学医术确有专长考核（以下简称确有专长考核），是对传统医学师承和确有专长人员是否具有申请参加医师资格考试的资格评价和认定。

## 二、考核方式

（一）出师考核包括临床实践技能考核和综合笔试；确有专长考核包括临床实际本领考核和综合笔试。

（二）出师考核的临床实践技能考核，采取基本操作与临床答辩的方式；确有专长考核的临床实际本领考核，采取基本操作、临床答辩、居民和患者评议评价的方式。出师考核和确有专长考核的综合笔试，均采取闭卷考试方式。

## 三、考核内容

（一）临床实践技能（临床实际本领）考核范围

1.出师考核（临床实践技能）

（1）基本操作

中医四诊、针灸、推拿、拔罐、常见急症针灸技术应用等中医临床技术。

（2）临床答辩

①中医基本理论知识（含中医经典有关内容）；

②中药的功效、应用、用法用量、使用注意等基本知识；

③中医临床常用方剂的功效、主治、组方原则、配伍意义、临床应用等基础知识；

④对指导老师学术思想、临床经验和技术专长的掌握水平以及应用能力。

2.确有专长考核（临床实际本领）

（1）基本操作

①中医四诊、针灸、推拿、拔罐等中医临床技术；

②中医独特诊疗技术。

（2）临床答辩（临床答辩结合本人专长）

①与专长有关的中医基本理论知识（含中医经典有关内容）；

②与专长有关的中药的功效、应用、用法用量、使用注意等基本知识；

③与专长有关的中医临床常用方剂的功效、主治、组方原则、配伍意义、临床应用等基础知识；

④中医独特诊疗技术的掌握与临床应用水平。

（3）评议评价

选 30 名居民和 30 名患者对确有专长人员技术专长进行评议评价。

（二）综合笔试测试范围

1. 出师考核

（1）中医基础理论、中医诊断学及中医经典著作等相关知识；

（2）中药的功效、应用、用法用量、使用注意等基本知识；

（3）中医临床常用方剂的功效、主治、组方原则、配伍意义、临床应用等基础知识；

（4）临床常用腧穴的定位、主治、刺灸法、临床应用等基本知识；针灸科常见病证的辨证、治法、处方、操作等知识；

（5）中医内、外、妇、儿科常见病证的病因病机、理法方药等知识。

2. 确有专长考核

（1）中医基础理论、中医诊断学及中医经典著作等相关知识；

（2）中药的功效、应用、用法用量、使用注意等基本知识；

（3）中医临床常用方剂的功效、主治、组方原则、配伍意义、临床应用等基础知识；

（4）临床常用腧穴的定位、主治、刺灸法、临床应用等基本知识；针灸科常见病证的辨证、治法、处方、操作等知识；

（5）中医内、外、妇、儿科常见病证的病因病机、理法方药等知识；

（6）中医技术专长方面的临床专业知识。

## 四、考核题量

（一）临床实践技能考核（临床实际本领考核）：10 道

1. 出师考核（临床实践技能考核）

（1）中医基本操作试题：4 道；

（2）中医临床答辩试题：6 道。

2. 确有专长考核（临床实际本领考核）

（1）中医基本操作试题：4 道；

（2）中医临床答辩试题：6 道。

（二）综合笔试：300 道

1. 出师考核

（1）中医基础知识试题：150 道

①中医基础理论：40 道；

②中医诊断学：30 道；

③中药学：40 道；

④方剂学：40 道。

（2）中医临床专业知识试题：150 道

①中医内科学知识：30 道；

②中医外科学知识：30 道；

③中医妇科学知识：30 道；

④中医儿科学知识：30 道；

⑤针灸学知识：30 道。

2. 确有专长考核

（1）中医基础知识试题：150 道

①中医基础理论：40 道；

②中医诊断学：30 道；

③中药学：40 道；

④方剂学：40 道。

（2）中医临床专业知识试题：150 道

①中医内科学知识：30 道；

②中医外科学知识：30 道；

③中医妇科学知识：30 道；

④中医儿科学知识：30 道；

⑤针灸学知识：30 道；

⑥其他科目知识：30 道（供选答）。

确有专长人员可选答①至⑤共 150 道试题；或在①至⑤中选答四个科目共 120 道试题，再从省级中医药管理部门结合确有专长考生的专长补充命制的其他科目知识⑥试题中选择与自己专长相近专业 30 道试题。

## 五、考核分数

（一）临床实践技能考核（临床实际本领考核）：100 分

1. 出师考核（临床实践技能考核）

（1）中医基本操作试题：40 分；

（2）中医临床答辩试题：60 分。

2. 确有专长考核（临床实际本领考核）

（1）中医基本操作试题：40 分；

（2）中医临床答辩试题：60 分；

（3）居民和患者的评议评价：合格。

（二）综合笔试：300 分

1. 出师考核

（1）中医基础知识试卷（150 分）；

（2）中医临床专业知识试卷（150 分）。

2. 确有专长考核

（1）中医基础知识试卷（150 分）；

（2）中医临床专业知识试卷（150 分）。

## 六、考核时间

（一）临床实践技能考核（临床实际本领考核）：30 分钟

1. 中医基本操作：10 分钟；

2. 中医临床答辩：20 分钟。

（二）综合笔试：共 300 分钟

1. 中医基础知识试卷考试时间：150 分钟；

2. 中医临床专业知识试卷考试时间：150 分钟。

## 七、考核合格标准

（一）出师考核合格标准

1. 临床实践技能考核满分 100 分，达到 60 分为合格；综合笔试满分 300 分，达到 180 分为合格；

2. 临床实践技能考核和综合笔试均合格者，为出师考核合格。

（二）确有专长考核合格标准

1. 临床实际本领考核满分 100 分，达到 60 分为合格；综合笔试满分 300 分，达到 180 分为合格；

2. 居民和患者对确有专长人员技术专长的评议评价，70% 以上的居民和患者有疗效的，为合格；

3. 临床实际本领考核、综合笔试和居民患者评议均合格者，为确有专长考核合格。

（三）出师考核中的临床实践技能考核和确有专长考核中的临床实际本领考核合格成绩两年有效，综合笔试合格成绩当年有效。

## 八、组织管理

（一）国家中医药管理局负责全国传统医学出师考核和确有专长考核的监督管理工作。

（二）省级中医药管理部门负责辖区内的传统医学出师考核和确有专长考核工作，其职责是：

1. 根据本实施方案和《传统医学出师考核和确有专长考核大纲（试行）》，组织出师考核和确有专长考核的命题和组卷的有关具体工作；

2. 制定本实施方案要求但《传统医学出师考核和确有专长考核大纲》中未涵盖的内容；

3. 制定本辖区出师考核和确有专长考核考务管理制度；

4. 确定出师考核和确有专长考核的具体时间，考核工作开始前3个月在辖区内进行公告；

5. 受理申请参加出师考核人员的报名工作；

6. 根据申请出师考核的人员情况设置考点和考场；

7. 具体组织实施出师考核工作；

8. 指导各设区的市级卫生行政部门、中医药管理部门组织实施确有专长考核；

9. 处理、上报出师考核和确有专长考核期间发生的问题；

10. 对辖区内出师考核和确有专长考核情况进行分析，向国家中医药管理局提交年度考核结果统计分析报告；

11. 其它工作。

（三）设区的市级卫生行政部门、中医药管理部门负责辖区内确有专长考核的组织实施工作，其职责是：

1. 制定本辖区确有专长考核考务管理具体措施；

2. 受理申请参加确有专长考核人员的报名工作，并向省级中医药管理部门报送报名信息；

3. 根据申请确有专长考核的人员情况设置考场；

4. 在省级中医药管理部门领导下，具体组织实施确有专长考核工作；

5. 处理、上报确有专长考核期间发生的问题；

6. 对辖区内确有专长考核进行分析，向省级中医药管理部门提交考核结果统计分析报告；

7. 其它工作。

（四）国家中医药管理局中医师资格认证中心在国家中医药管理局领导下，具体负责出师考核和确有专长考核的技术性工作，其职责是：

1. 组织拟定《传统医学出师考核和确有专长考核大纲（试行）》的有关具体工作；

2. 指导各地建立考核考务管理制度；

3. 指导各地做好考务与考官培训工作；

4. 负责命、审题技术培训和组卷技术指导；

5. 建立出师考核和确有专长考核信息统计制度，负责全国信息数据的收集、统计、分析等信息数据的管理工作；

6. 定期向国家中医药管理局提交全国年度出师考核和确有专长考核统计分析报告；

7. 承担国家中医药管理局交办的其他工作。

## 九、民族医考核

民族医出师考核和确有专长考核，仅限于在国家医师资格考试中开考的民族医，其实施方案由各民族地区省级中医药、民族医药管理部门参照本实施方案制定，并报国家中医药管理局审定批准后施行。